Manfred Porkert
Die chinesische Medizin

unter Mitarbeit von
Christian Ullmann

Prof. Dr. Manfred Porkert

Die chinesische Medizin

unter Mitarbeit von
Dr. Christian Ullmann

ECON Verlag
Düsseldorf · Wien

1. Auflage 1982

Gesetzt aus der Trump-Mediäval normal von der Firma Dr. Ing. Rudolf Hell GmbH
Satz, Druck und Bindearbeiten: Bercker, Kevelaer
Papier: Papierfabrik Schleipen GmbH, Bad Dürkheim
Printed in Germany
ISBN 3 430 17 603 4

INHALT

Vorwort

Trotz erkennbarer Bereitschaft zum Umdenken hat die Wissenschaft des Westens noch längst nicht zu einem angemessenen Verhältnis gegenüber der chinesischen Zivilisation gefunden. Es wird zwar inzwischen weithin anerkannt, daß die Chinesen lange vor den Europäern den Kompaß entdeckt, die Kunst des Buchdrucks beherrscht und Porzellan gebrannt haben. Aber für richtig »erfunden« hält man die Dinge erst, seit sie auch in Europa verfügbar sind. Vor allem aber gelingt es nur ganz wenigen, herausragende chinesische Entdeckungen im Gesamtkontext der sich über mehr als zwei Jahrtausende entfaltenden chinesischen Kultur zu verstehen.

Am Kompaß, am Buchdruck, am Porzellan oder an zahlreichen anderen wissenschaftlichen und technischen Leistungen der Chinesen gibt es jedoch wesentlich mehr zu entdecken als die historische Priorität.

Um das originär Chinesische am Buchdruck oder am Porzellan zu entdecken, darf man sich nicht darauf beschränken, Herstellungsverfahren und Produkte nach westlichen Denkkategorien und in westlichen Sprachen zu beschreiben. Und um chinesische Heilpflanzen oder andere Arzneimittel der traditionellen chinesischen Medizin zu entdecken, genügt es nicht, mit der Botanisiertrommel und dem Reagenzglas durch China zu reisen und die so eher zufällig zusammengetragenen Drogen noch so ausgereiften Analysen der westlichen Pharmakologie zu unterziehen. Was auf diese Weise bestenfalls zu entdecken ist, ist eine zufällige aus China stammende Droge der westlichen Pharmakologie, auch wenn diese bisher außerhalb Ostasiens unbekannt gewesen sein mag.

Erst wenn es gelingt, die kulturellen Voraussetzungen und intellektuellen Leistungen zu verstehen, die in sehr viel früheren Zeiten als in Europa so hochstehende Ergebnisse menschlichen Schaffens gezeitigt haben, können wir begreifen, was einen »chinesischen« Kompaß von einem »europäischen« unterscheidet. Erst jenseits der physikalischen Eigenschaften einer unscheinbaren Eisennadel entdecken wir bestimmte Merkmale, die einen Kompaß als einen chinesischen ausweisen. Und nur jenseits chemischer Analysen entdecken wir an Heilpflanzen besondere Eigenschaften, die sie zu Medikamenten der chinesischen Medizin machen. Dazu bedarf es aber der ganz bewußten Bereitschaft, westliche Maßstäbe aufzugeben und sich in die chinesische Art des Denkens und der Weltbetrachtung einzuarbeiten.

Ohne Kenntnisse der chinesischen Sprache ist der Zugang zu chinesischer Geistesgeschichte und Wissenschaft nur sehr schwer möglich. Und selbst für Sinologen ist es zuweilen schwierig, an wichtige Texte heranzukommen, die für das Gesamtverständnis und die rationale Rekonstruktion einer chinesischen Wissenschaft unerläßlich sind. In der traditionellen Medizin etwa waren einzelne »Klassiker« seit 800 Jahren nicht mehr gedruckt worden. Vorhandene Übersetzungen sind allesamt mit philologischen Mängeln behaftet.

Wir müssen es als einen außerordentlich glücklichen Umstand bezeichnen, daß Mao Zedong dem Jahrhunderte dauernden Verfall der traditionellen chinesischen Medizin ein Ende setzte und in den fünfziger Jahren praktisch die gesamte klassische Medizinliteratur in sorgfältig edierten Ausgaben neu drucken ließ. Ich habe damals diese Literatur systematisch zu einer Bibliothek zusammengetragen und damit den Grundstock für zwei Jahrzehnte der Beschäftigung mit chinesischer Medizin gelegt. Meine Bemühungen konzentrierten sich zunächst auf die Entwicklung einer den Originaltexten angemessenen Terminologie in westlichen Sprachen (Latein, Deutsch, Englisch, Französisch) sowie auf die Erarbeitung der theoretischen Grundlagen der chinesischen Medizin. Nachdem hier ein ausreichend sicherer Grund gelegt worden war, habe ich Teilgebiete wie die chinesische Diagnostik und die Pharmakologie in Lehrbüchern und zahlreichen Aufsätzen erschlossen. Die akademische Lehre ermöglichte Studenten neben ihrem Studium der westlichen

Medizin auch eine Ausbildung in chinesischer Medizin zu absolvieren und führte schließlich zur Gründung einer Fachgesellschaft, der *Societas Medicinae Sinensis.*

Die Interessen meines Mitarbeiters an diesem Buch, Christian Ullmann, konzentrieren sich vor allem auf das wissenschaftstheoretische Verständnis und die rationale Rekonstruktion der Systematik einer fremden Wissenschaft.

Mit diesem Buch unternehmen wir den Versuch, die chinesische Medizintheorie und ihre praktische Anwendung umfassend und allgemeinverständlich darzustellen. Dabei wurde besondere Sorgfalt auf die Einführung in das medizinische Denken der Chinesen gelegt.

Aber es gibt auch eine Vielzahl nichtmedizinischer Gesichtspunkte, welche die Beschäftigung mit der traditionellen chinesischen Medizin lohnend erscheinen lassen. Sie stellt wohl das geschlossenste und ausführlichste System einer nichtwestlichen, d. h. nicht von indoeuropäischen Sprachen geprägten Wissenschaft dar. Damit führt dies Buch tief in die wissenschaftliche Weltbetrachtung der Chinesen ein, die natürlich nicht allein auf die Medizin beschränkt ist, sondern alle Bereiche des individuellen und sozialen Lebens und des kosmischen Geschehens umfaßt.

Manfred Porkert

I.
Die westliche und die chinesische Medizin

Die ungelösten Probleme der Medizin

Vor 100 Jahren blitzte am Horizont der medizinischen Forschung eine faszinierende Vision auf. Dem Landarzt Robert Koch gelang erstmals der Nachweis, daß ansteckende Krankheiten, die zu jener Zeit in Europa schrecklicher wüteten als alle Kriege, von lebenden Mikroorganismen hervorgerufen werden. Im Jahre 1876 entdeckte er den Milzbrandbazillus und später auch das Tuberkulose- und das Cholerabakterium; zugleich erforschte er Mittel zur Verhütung und Bekämpfung der todbringenden Seuchen. Koch wurde damit zum Begründer der modernen Bakteriologie. Und fast über Nacht schien die Ausrottung gefürchteter Krankheiten in greifbare Nähe gerückt, ein Leben bei voller Gesundheit keine Utopie mehr. »Die Medizin bekam in der Öffentlichkeit einen Kredit, der ihr eine neue Bedeutung für die menschliche Kultur gab.«[1]

Heute, zwei Generationen später, muß man uneingeschränkt eingestehen: Der damalige Traum ist voll in Erfüllung gegangen. Pest und Pocken sind weltweit ausgerottet. Andere Infektionskrankheiten, die einst Schrecken und Tod verbreiteten, wie Cholera, Fleckfieber, Kinderlähmung, Diphtherie und Typhus, sind in den Ländern mit ausgeprägter Hygiene und medizinischer Versorgung vollständig unter Kontrolle. Infektionsstationen, noch vor nicht allzu langer Zeit zentrale Abteilungen eines jeden Krankenhauses, werden überall auf jenes Mindestmaß reduziert, das die Vorsicht gebietet. Von der Effektivität der modernen westlichen Medizin zeugen nicht zuletzt auch die Gesundheitsstatistiken: Die Säuglingssterblichkeit ist in Deutschland von 226 pro 1000 Lebendgeborenen im Jahre 1900 auf weniger als 13 zurückgegangen, die Zahl der Sterbefälle von 22 auf 12 je 10 000 Einwohner gesunken. Die Lebenserwartung ist seit der Jahrhundertwende sprunghaft von 45 auf 75 Jahre angestiegen.

Aber trotz dieser Zahlen, die eindrucksvolle Erfolge der westlichen Medizin widerspiegeln, müssen wir heute feststellen, daß die Hoffnungen unserer Urgroßeltern trügerisch waren. Die Ausrottung mancher und die vollständige präventive Beherrschung vieler anderer Krankheiten hat den Menschen zwar ein längeres Leben gebracht, nicht jedoch die erhoffte Gesundheit. An die Stelle der alten, von der Wissenschaft erforschten und den Ärzten vertrauten Krankheiten sind zahlreiche »neue« getreten, gegen die alle westliche Heilkunst keine oder nur völlig unzulängliche Mittel kennt. »Die Medizin verhindert in vielen Fällen das Sterben, macht aber nicht gesund. Sie bewirkt den Zustand des chronischen Leidens«, bemerkte der Hamburger Internist Arthur Jores dazu.[2] Und der Medizinhistoriker Theodor Meyer-Steineg meinte: »Der Schauplatz des Kampfes der Ärzte gegen den Tod hat sich inzwischen vollständig verschoben: Nicht mehr die Infektionskrankheiten stehen an der Spitze der Todesursachen, sondern der Krebs und die Erkrankungen des Gefäßsystems.«[3] Dieser Kampf wird immer aufwendiger, für alle Beteiligten immer weniger durchschaubar, zugleich aber auch – wenn man bestimmte Indizien so deuten darf – erfolgloser. Seit einigen Jahren sinkt etwa die Lebenserwartung in bestimmten Altersklassen, in anderen stagniert sie. Sozialforscher stellen bereits die besorgte Frage, ob wir an einer »Tendenzwende in der Entwicklung der Lebenserwartung« stehen.[4]

Ein solches Alarmsignal darf man nicht überhören. Denn niemals zuvor waren die weltweiten Anstrengungen in medizinischer Forschung und die Aufwendungen für die Gesundheit größer als heute. Und trotzdem steigt die Zahl derjenigen Kranken ständig, denen die Medizin nur unzulänglich oder überhaupt nicht helfen kann. Der Heidelberger Physiologe Hans Schaefer meint sogar, daß sich »bei einer beträchtlichen, wenn nicht sogar der größeren Zahl aller Patienten ein meßbarer Befund nicht feststellen« lasse.[5] Arthur Jores wiederum beruft sich auf Untersuchungen Hamburger Kassenärzte, wonach etwa die Hälfte aller Patienten unter chronischen

Krankheiten litten. Weitere 30 bis 40 Prozent seien Neurotiker, so daß nur 10 bis 20 Prozent jener Krankheiten übrigblieben, gegen die allein die westliche Medizin über zuverlässige Behandlungsmethoden verfüge. Sie sei, so Jores, »verglichen mit dem Krankengut des praktischen Arztes, weitgehend zu einer Medizin der seltenen Krankheiten geworden«.[6]

Diese Daten erscheinen in einem noch ungünstigeren Licht, wenn man berücksichtigt, daß längst nicht alle Kranken den Weg in die Praxis eines Arztes finden. So hat der Soziologe Christof Helberger festgestellt: »Schätzungen besagen, daß die Hälfte bis zwei Drittel der Beschwerden nicht zu Arztkontakten führen. Diese Beschwerden müssen allerdings nicht immer geringfügig sein; man denke nur an die Krankheitsdunkelziffer und an die Frühstadien chronischer Leiden.«[7]

Medizinische Untersuchungen von Berufstätigen haben ergeben, daß weniger als 10 Prozent der Untersuchten als vollständig gesund angesehen werden können, hingegen rund 60 Prozent »in irgendeiner Weise behandlungsbedürftig«[8] waren. Und bei Meinungsumfragen haben mehr als 40 Prozent der Befragten geantwortet, ihr Gesundheitszustand könnte besser sein.[9]

Man könnte die Reihe der Indizien für die mangelhafte Gesundheit vieler Menschen und für die anhaltende Unfähigkeit der Medizin, darauf angemessen zu reagieren, beliebig fortsetzen. Aber es geht hier überhaupt nicht darum, die Medizin an den Pranger zu stellen. Für eine vernünftige Medizin gibt es keine vernünftige Alternative. Vielmehr soll auf eine besorgniserregende Entwicklung hingewiesen werden. In einer doppelten Entfremdung entfernen sich nicht nur Arzt und Patient immer weiter voneinander, sondern auch medizinische Wissenschaft und praktizierende Ärzte.

DAS DILEMMA DES BEHANDELNDEN ARZTES

Der praktizierende Arzt soll kranken Menschen zur Gesundheit verhelfen, und er soll dies mit Mitteln tun, die ihm die Wissenschaft zur Verfügung stellt. Er ist also beiden verpflichtet. Wie aber soll er sich bei der Behandlung jener Patienten verhalten, die unter Krankheiten leiden, gegen die ihm seine Wissenschaft das erforderliche

Rüstzeug noch nicht bereitstellen kann? Was soll er machen, wenn noch so sorgfältige Diagnosen keine positiven Befunde erbringen?

In solchen Fällen kann der Arzt die Heilung auf vorwissenschaftlicher Basis anstreben, vielleicht gestützt auf bestimmte Erfahrungswerte. Das ist nicht selten ein risikoreiches Unterfangen für den Patienten, denn der Erfolg der Behandlung ist noch weniger garantiert als bei wissenschaftlich erprobten Verfahren. Aber fast noch höher ist das Risiko für den Arzt. Im Falle eines Mißerfolges wird der Patient eher annehmen, er sei einem schlechten Arzt in die Hände gefallen, als daß er an den Möglichkeiten der Wissenschaft zweifelte. Und er muß mit der unfairen Dogmatik der Wissenschaft rechnen, die zwar weder dem Arzt noch dem Kranken helfen kann, trotzdem aber alle Methoden als »unwissenschaftlich« ablehnt, die von ihr nicht sanktioniert sind.

Der Arzt kann solche Krankheiten aber auch bagatellisieren. Er wird dabei eher die Unterstützung der Wissenschaft finden als bei der Wahl sogenannter Außenseitermethoden. Dieses Schicksal hatten lange Zeit die Neurotiker zu erleiden, deren Zahl Arthur Jores auf 30 bis 40 Prozent aller Patienten schätzt, und über die er meinte: »Sie waren die ausgesprochenen Stiefkinder der Medizin, von der sie mehr oder weniger als Simulanten hingestellt und der allgemeinen Verachtung preisgegeben wurden.«[10] Kaum weniger verhängnisvoll für die Patienten wirkt sich die weitverbreitete Meinung unter Medizinern aus, bei solchen Leiden handle es sich nicht um »wohldefinierte ernsthafte Krankheiten«.[11] Dabei wird »ernsthaft« mit »lebensgefährlich« identifiziert. Diese ernsthaften Krankheiten haben aber – wie wir bereits festgestellt haben – weitgehend ihren Schrekken für die Patienten verloren: nicht nur, weil sie kaum noch vorkommen und die Medizin dagegen wirksame Heilbehandlungen kennt. Betroffene Patienten werden zudem sofort aus ihrem sozialen Milieu herausgenommen und kehren erst nach vollständiger Genesung dorthin zurück. Hingegen wird von den »nicht ernsthaft« Erkrankten erwartet, daß sie sich in Beruf, Familie und übrigem sozialen Umfeld voll bewähren müssen, obwohl der Arzt vielfach keine Mittel gegen ihre Beschwerden kennt. Zur Krankheit kommt zunächst das Unverständnis der Umgebung, dann die wachsende

Angst, versagen zu können; daraus entstehen Konflikte am Arbeitsplatz, es folgt die »Flucht« in den Alkohol . . . Eine Schraube ohne Ende. Die eigentlich ernsthaften Krankheiten sind deshalb heute nicht mehr die »lebensgefährlichen«, sondern die »existenzbedrohenden«.

DER UNGEHEILTE PATIENT

Patienten, denen ihr Arzt nicht helfen kann, haben verschiedene Möglichkeiten, darauf zu reagieren. Weit verbreitet sind Bemühungen, Beschwerden, die man nicht los wird, sozial zu kompensieren oder gar zum Statussymbol zu erheben. Aus der Not wird eine Tugend gemacht. In solchen Bestrebungen wurde inzwischen die – eher elitäre – Managerkrankheit der fünfziger Jahre von der demokratischeren Midlife-crisis abgelöst, die sich heute ab 35 Jahren jeder leisten kann.

In der Erwartung, daß sich Leiden, von denen man nicht loskommt, in Gemeinschaften leichter ertragen lassen, werden immer häufiger unter diesem Gesichtspunkt Bekanntschaften gesucht und Gruppen gebildet. Die Anonymen Alkoholiker arbeiten nach diesem Prinzip. Und gegen bestimmte Beschwerden hat sich die Gruppentherapie erfolgreicher gezeigt als die Einzelbehandlung. In den Tageszeitungen tauchen aber auch zunehmend Anzeigen auf, wie jene eines »Top-Typs, 29/180, schlank, sportlich«, der unter Psoriasis (Schuppenflechte) litt und »Mädchen oder Frau ab 18 J. mit obengenanntem Problem zum Liebhaben u. vielem mehr« suchte.[12]

Jeder Patient, dem sein Arzt trotz anhaltender Bemühungen nicht helfen kann, wird früher oder später weitere Ärzte zu Rate ziehen und Spezialisten konsultieren. Vielleicht wird er sogar eine Diagnoseklinik aufsuchen, um sich »auf Herz und Nieren« untersuchen zu lassen. Vielfach kommen dabei zu den alten Beschwerden neue Enttäuschungen hinzu. Am Ende weiß der Patient, worunter er gewiß nicht leidet; aber was ihm wirklich fehlt, erfährt er nicht. »Die moderne Medizin ist für den Kranken längst zu einem Milchstraßensystem geworden, in dem er sich hoffnungslos verirrt – und in dem mit zunehmender Spezialisierung die kompetenten Berater und Helfer des Kranken unweigerlich aussterben«, urteilt der Ulmer Internist Thure von Uexküll, einer der prominenten Vertreter der psychosomatischen Medizin. »Spezialisten sind nur auf ihrem Gebiet – einem einzigen – Experten. Das ist nicht bloß bedauerlich, sondern gefährlich. Denn die medizinischen Disziplinen bilden, der Einteilung der Anatomie folgend, Organfächer; Krankheiten aber beschränken sich fast nie auf ein Organ. So kann man ohne Übertreibung sagen, daß ein Kranker bei einem hochspezialisierten Arzt nicht nur häufig unzureichend versorgt, sondern auch falsch behandelt wird.«[13]

DIE GRENZEN DES WISSENS DER HEUTIGEN MEDIZIN

Iatrogene Krankheiten[14] nennt man jene Leiden, die durch falsche Behandlungen oder unbedachte Äußerungen des Arztes, die zu neurotischen Reaktionen beim Patienten führen, hervorgerufen werden. In der Alltagssprache werden sie oftmals mit den »Kunstfehlern« in einen Topf geworfen. Das ist falsch, denn ein Kunstfehler kann nur dann vorliegen, wenn ein Arzt bei seinen Behandlungen leichtfertig oder aus Unwissenheit vom Kenntnisstand der Medizin abweicht. Darf man aber auch dann von Kunstfehlern sprechen, wenn solche Kenntnisse überhaupt fehlen? Soll der Arzt die Behandlung jener Krankheiten mit dem Argument ablehnen, die Medizin wisse darüber noch zu wenig und deshalb sei das Risiko von Fehlbehandlungen zu groß? Wenn aber solche Behandlungen in der Öffentlichkeit nach denselben moralischen Kategorien beurteilt werden wie echte Kunstfehler, dann darf man es einem Arzt nicht verdenken, wenn er solche Therapien überhaupt nicht in Erwägung zieht und die Patienten lieber auf den Gang durch die bereits erwähnte Milchstraße verweist. Auf diese Weise schützt er sich vor Mißerfolgen, die ihn der sozialen Ächtung aussetzen und so zum Existenzproblem werden können.

Allerdings ist die Medizin selbst an den Mißdeutungen und darauf aufbauenden moralischen Bewertungen medizinischer Fehlbehandlungen nicht ganz schuldlos. Sie hat es in der Zeit ihrer eindrucksvollsten Erfolge verstanden, sich das Image einer perfekten Wissenschaft zu erwerben, für die es im Grunde keine unbekannten Krankheiten gibt. Diesen Ruf hat sie bis heute bewahren können, wenngleich ihr Kredit in der Öffentlichkeit langsam schwindet. Was für andere Fehler können aber einer als perfekt erscheinenden Wissenschaft unterlaufen als Kunstfehler? Anstatt Phantombilder zu zeichnen, wäre der Medizin heute eher gedient, wenn sie die Grenzen ihrer Möglichkeiten realistisch aufzeigte.

Arthur Jores etwa sieht »beachtliche Lücken in der heutigen Medizin«, und er stellt die Frage, ob es »nur noch weiterer Forschung bedarf, um auch diese zu schließen«. Seine Antwort ist eher pessimistisch: »Bei dem großen Aufwand an medizinischer Forschung in der ganzen Welt erscheint dies jedoch sehr unwahrscheinlich. Ist es nicht sehr viel wahrscheinlicher, daß hier ein grundsätzlicher Fehler vorliegt? Gerade der völlige Mangel an Kenntnissen über Ursachen der Krankheiten des heutigen Menschen muß doch sehr stutzig machen.«[15]

Die Medizin ist hier in einer schwierigen Lage. Anders als in den meisten anderen Wissenschaften, wo es uns heute kaum noch etwas ausmacht, wenn sich der Fortschritt langsamer einstellt als bisher, verbergen sich hinter den ungelösten Problemen der Medizin auch Not und Leid vieler Menschen. Trotzdem ist es der Wissenschaft bisher nur völlig unzureichend gelungen, diese Beschwerden zum Gegenstand ihres Forschens zu machen. Man geht andere Wege. »Einem richtigen Instinkte folgend, hat die Forschung sich auf diejenigen Krankheiten geworfen, die mit den Methoden dieser Medizin geheilt beziehungsweise kompensiert werden können«, schreibt dazu Arthur Jores.[16]

ZEICHEN DER KRISE?

Für die betroffenen Patienten bedeutet das aber, daß sie von der westlichen Medizin kaum Hilfe erwarten können. Deshalb kann man es ihnen nicht verdenken – und das ist die dritte, immer öfter gewählte Möglichkeit der Reaktion auf Mißerfolge der Schulmedizin –, wenn sie ihr Glück in der Außenseitermedizin oder aber – völlig außerhalb des Medizinbetriebes – bei Heilsaposteln suchen.

Dieser Entwicklung wiederum können die praktizierenden Ärzte nicht gleichgültig gegenüberstehen. Sie müssen sich entscheiden, ob sie – allen Warnungen der Wissenschaftler zum Trotz – ihren Patienten in die Außenseitermethoden folgen oder ob sie deren Abwanderung hinnehmen wollen. Dann können sie aber innerhalb der Medizin zu einer Art Berufswechsel gezwungen sein. Im Alltag vollzieht sich das nicht als ein aufsehenerregender Prozeß, sondern als eine langsame Umschichtung von Berufschancen. Die Spezialisierung in der Medizin vollzieht sich nicht nur – wie Thure von Uexküll meint – an den Gegenständen der Anatomie, den Organen, orientiert, sondern zunehmend nach menschlichen Tätigkeiten. Auf diese Weise entstehen Arbeitsmediziner, Verkehrsmediziner, Urlaubsmediziner und andere Spezialisten. Darin kommt eine immer deutlichere Trennung zwischen präventiver und kurativer Medizin zum Ausdruck. Der Arzt wird zum Berater von Autokonstrukteuren und Planer von physiologisch sinnvollen Arbeitsabläufen. Solche medizinischen Leistungen, so wichtig sie auch sein mögen, kommen den Patienten nur noch indirekt zugute. Und die Befriedigung des Arztes liegt in einer langfristigen Verbesserung von Gesundheitsstatistiken. Hingegen befindet sich der Arzt auf einem ständigen Rückzug, der (zum Beispiel mit Impfungen) zugleich Krankheiten zu verhindern sucht und sie behandelt.

VORLÄUFIGE BILANZ

Fassen wir zusammen: Das Verhältnis zwischen Patient, Arzt und medizinischer Wissenschaft ist tiefgreifend gestört. Es muß neu austariert werden. Dafür gibt es keine Patentrezepte. Die Wissenschaft hat sich in weiten Bereichen als unfähig erwiesen, die zunehmend existenzbedrohenden Sorgen zum Gegenstand ihrer Forschungen zu machen. Wissenschaftliche Erkenntnis läßt sich indes weder erzwingen noch erkaufen. Deshalb ist der Medizin wegen der anhaltenden Stagnation auf manchen Gebieten, die freilich durch spektakuläre Erfolge in anderen Bereichen überspielt wird, kein Vorwurf zu machen, solange sie nicht Probleme bagatellisiert.

Auf welchem Wege aber soll die Medizin ihre Erkenntnislücken schließen? Hat Arthur Jores recht mit seiner Vermutung, daß ein grundsätzlicher Fehler in der medizinischen Forschung den Blick auf die Wirklichkeit eher trübt als erhellt?

Das Hindernis der Sprache

Die ausweglos erscheinende Situation wurde bereits in den dreißiger Jahren von dem amerikanischen Linguisten Benjamin Lee Whorf vorausgesagt. Whorf hatte festgestellt, daß sich Fachsprachen zunehmend als Hindernis des wissenschaftlichen Fortschritts erweisen, und eine Überprüfung der sprachlichen Hintergründe des Denkens gefordert. »Wie wir die Natur aufgliedern, sie in Begriffe organisieren und ihnen Bedeutungen zuschreiben«, so Whorf, »das ist weitgehend davon bestimmt, daß wir an einem Abkommen beteiligt sind, sie in dieser Weise zu organisieren – einem Abkommen, das für unsere ganze Sprachgemeinschaft gilt und in den Strukturen unserer Sprache kodifiziert ist. Dieses Übereinkommen ist natürlich nur ein implizites und unausgesprochenes, aber sein Inhalt ist absolut obligatorisch; wir können überhaupt nicht sprechen, ohne uns der Ordnung und Klassifikation des Gegebenen zu unterwerfen, die dieses Übereinkommen vorschreibt.«[17]

Nach eingehendem Studium von Indianersprachen erlebte Whorf eine neue, für Mitglieder der indogermanischen Sprachfamilie völlig fremdartige Welt. Er kam zu dem Ergebnis, daß in der Sprache weitgehend vorbestimmt sei, wie der einzelne »Phänomene und Zusammenhänge bemerkt oder übersieht, sein Nachdenken kanalisiert und das Gehäuse seines Bewußtseins baut«.[18] *Danach bildet die Sprache für eine Gemeinschaft von Wissenschaftlern ein bestimmtes Reservoir für Problemlösungen, und wenn das ausgeschöpft ist, ist wissenschaftlicher Fortschritt nicht mehr möglich.* Whorf meinte: »Es bedarf heute keines tiefdringenden Blickes mehr, um zu sehen, daß die Naturwissenschaft, die große Offenbarung der modernen westlichen Kultur, ohne ihren Willen an eine ganz neue Kampffront geraten ist. Sie muß nun entweder ihre Toten begraben, ihre Reihen schließen und in eine Landschaft vordringen, die zunehmend fremdartiger wird und mit Dingen angefüllt ist, die einem kulturbefangenen Verstand anstößig sind, oder sie wird . . . zum Plagiator ihrer eigenen Vergangenheit werden. Im Grunde wurde die neue Front schon in sehr alter Zeit vorausgeahnt. Man gab ihr damals einen Namen, der uns in einer Wolke von Mythen überliefert ist: Babel.«[19]

DIE SPRACHVERWIRRUNG IN DER MEDIZIN

Die täglich auf dem Buchmarkt erscheinende Medizinliteratur ist mittlerweile so umfangreich, daß sie nur noch mit Hilfe modernster Datentechnik in aufwendigen Dokumentationszentralen verfügbar gehalten werden kann. Solche Informationssysteme können nur sehr wenige Staaten aufbauen und unterhalten. Aber auch dort, wo sie vorhanden sind, ist es einem Arzt selbst auf engumrissenen Spezialgebieten kaum noch möglich, die wissenschaftliche Entwicklung einigermaßen zu verfolgen. Noch schwieriger wird die Verständigung über die Grenzen der einzelnen medizinischen Disziplinen hinweg, obwohl sie vielfach die gleichen Krankheiten behandeln, zum Beispiel die Chirurgie und die Nuklearmedizin.

Eine weitere Quelle der Sprachverwirrung liegt in der zuweilen unkoordinierten Entwicklung medizinischer Technologien. In vielen Ländern ist sie eine Sache nationalen Prestiges, an der angeblich die Überlegenheit des jeweiligen Gesellschaftssystems gegenüber anderen gemessen werden könne. Deshalb werden Forschungen mit hohem intellektuellen und materiellen Aufwand in Alleingängen vorangetrieben, bis sich schließlich herausstellt, daß sich die auf diese Weise gewonnenen Ergebnisse nicht miteinander vergleichen und auch nicht nachvollziehen lassen. So wird zum Beispiel in den großen nuklearmedizinischen Labors seit einiger Zeit auf dem Gebiet der Krebstherapie mit schnellen Neutronenstrahlen geforscht. Jeder baut sein eigenes Gerät und entwickelt sein eigenes System. Als schließlich Amerikaner und Briten erste therapeutische Erfolge melden konnten, mußten französische, deutsche, japanische, italienische und andere Wissenschaftler feststellen, daß sich diese Ergebnisse in ihren Labors nur mit großen Vorbehalten oder überhaupt nicht überprüfen lassen. Durch die verschiedenen technischen Systeme bedingt, fließen in die Messungen jeweils unterschiedliche Faktoren ein. Auf einer Serie internationaler Konferenzen versucht man jetzt, die verschiedenen Systeme und Sprachen aufeinander abzustimmen.

Worin liegt der Grund, daß der Fortschritt in der Medizin auf zahlreichen Gebieten schon lange nicht mehr in einem angemessenen Verhältnis zum Aufwand steht und daß trotz aller Bekenntnisse zu wissenschaftlicher Exaktheit und Klarheit die Sprachverwirrungen kontinuierlich steigen? Eine medizinische Antwort hat man auf diese Frage noch nicht gefunden; wenn man sie hätte, wären die damit verbundenen Probleme sicherlich bald gelöst. Man kann sich aber von anderen Seiten herantasten.

DAS FILTER DER ANGEWANDTEN METHODE

Der amerikanische Wissenschaftsforscher Thomas S. Kuhn vergleicht die Sprache des Wissenschaftlers mit einer Schublade und Wissenschaft als den Versuch, die Natur in diese vorgeformte und verhältnismäßig starre Schublade hineinzuzwängen. Es sei – so Kuhn – »in keiner Weise das Ziel der normalen Wissenschaft, neue Phänomene zu finden; und tatsächlich werden die nicht in die Schublade hineinpassenden überhaupt nicht gesehen«.[20] Ganz ähnlich argumentiert Whorf, wenn er meint: »Die Aufgliederung der Natur ist ein Aspekt der Grammatik – ein Aspekt, den die Grammatiker bisher wenig erforscht haben. Wir gliedern und ordnen die mit- und nacheinander auftretenden Ereignisse vornehmlich deshalb gerade so, wie wir es tun, weil wir durch unsere Muttersprache an einem Abkommen darüber beteiligt sind, nicht aber, weil die Natur selbst etwa in genau dieser Weise und für jedermann gegliedert ist. Sprachen unterscheiden sich nicht nur darin, wie sie ihre Sätze aufbauen, sondern auch darin, wie sie die Natur zerschneiden, um jene Elemente zu bekommen, aus denen sie die Sätze aufbauen.«[21] Wie Kuhn vertritt auch Whorf die Auffassung, daß das Struktursystem der Sprache nicht nur vorausbestimmt, welche Erscheinungen und Zusammenhänge *gesehen,* sondern auch, welche *übersehen* werden.[22] Und der Münchner Philosoph Wolfgang Stegmüller behauptet sogar, daß die Theorien des normalen Wissenschaftlers (im Sinne von Kuhn) »immun sind gegen aufsässige Erfahrung«, und dabei brauche in seinem Verhalten »nicht die Spur einer Irrationalität vorzukommen«.[23]

Ein Beispiel mag dies verdeutlichen: Aristoteles hat in schwingenden Steinen einen *gehemmten Fall* gesehen, Galilei hingegen eine *Pendelbewegung.* Dies sind Beispiele von sprachabhängigen Beobachtungen. Für Aristoteles wäre es völlig abwegig gewesen, einen schwingenden Stein als Pendelbewegung zu bezeichnen. Und auch Galilei ist zu seiner Aussage nicht aufgrund exakterer oder raffinierterer Beobachtungsmethoden gekommen, sondern weil er die Aristotelische Theorie in seiner Gesamtheit verworfen und an ihre Stelle eine neue Theorie gesetzt hatte. (Man kann auch sagen: er hat an die Stelle der Aristotelischen Sprache eine andere gesetzt.)

Ähnlich wie in der Physik und in anderen Wissenschaften besteht der Fortschritt in der Medizin oft nicht so sehr darin, daß neue Tatsachen entdeckt, sondern daß längst bekannte Sachverhalte neu gesehen werden.

NEUERUNG

Solche neuen Betrachtungsweisen haben immer weitreichende Konsequenzen, besonders aber in der Medizin. Denn die Ergebnisse wissenschaftlichen Forschens unter dem neuen Blickwinkel sind ja anfangs immer recht skizzenhaft. Trotzdem sind sie in aller Regel unverträglich mit den bisher herrschenden Auffassungen, die als geschlossene und in einem bestimmten Rahmen auch bewährte Theorien vorliegen. Demgegenüber sind die neuen Ideen meistens nicht viel mehr als eine »Verheißung von Erfolg«, wie Kuhn meint. Soll man für eine solche Wette auf die Zukunft die altvertrauten Gedankengebäude preisgeben? Soll man in einer Art von Goldgräber-Euphorie erprobte Wege des Denkens verlassen und in eine unbekannte Wildnis vordringen?

Wissenschaftler haben dies zu allen Zeiten gewagt und dabei immer gegen den heftigen Widerstand jener anzukämpfen gehabt, die am Hergebrachten festhielten. Umbruchphasen in Wissenschaften sind deshalb zu allen Zeiten auch Machtkämpfe gewesen, die eine Disziplin bis in die Grundfesten erschüttern können. Von einer solchen Krise wurde die Medizin etwa gegen Ende des 18. Jahrhunderts erfaßt, als die mittelalterliche Humoralpathologie von der pathologischen Anatomie und anderen Disziplinen abgelöst wurde. Einer ihrer Begründer, der französische Arzt François Xavier Bichat, provozierte seine Kollegen damals mit dem Ausspruch: »Man nehme einige fieberhafte und nervöse Leiden fort, und alles andere gehört in den Bereich der pathologischen Anatomie.«[24]

Wie sich später – zum Beispiel durch die bakteriologischen Entdeckungen Robert Kochs – herausstellte, war dieser Anspruch weit überzogen. Trotzdem wurde Bichat zum Begründer der normalen und pathologischen Histologie.

Daß in den Wissenschaften die Leistungsfähigkeit neuer Ideen und Theorien falsch eingeschätzt wird, ist nichts Außergewöhnliches. Es bedurfte mühsamer Forschung, bis man wußte, daß sich Newtons Mechanik nicht zur Erklärung optischer Phänomene eignet. Und ebenso wissen wir heute noch nicht, wie weit die Psychoanalyse bei der Therapie bestimmter Krankheiten hilfreich sein kann. Einer wissenschaftlichen Theorie – und das bedeutet immer auch: einem bestimmten Sprachsystem – sieht man ihre Grenzen in aller Regel nicht an. Diese werden meistens durch andere Theorien abgesteckt, die sich auf diesen Gebieten als leistungsfähiger erweisen. Manchmal werden bestimmte Forschungsansätze verworfen und geraten vorübergehend in Vergessenheit, weil man ihren Wert nicht richtig beurteilen konnte oder weil der sprachliche Zugang fehlte. Sie tauchen dann später als moderne Varianten wieder auf. Ein Beispiel hierfür ist Descartes' Lehre von den angeborenen Ideen, die in jüngster Zeit von dem amerikanischen Linguisten Noam Chomsky wiederentdeckt wurde.

Was bedeuten diese knappen historischen und theoretischen Betrachtungen für die moderne Medizin? Wenn in Wissenschaften falsche Spuren verfolgt werden, gerät ihr Fortschritt ins Stocken. Das kann sich die Medizin im Gegensatz zu anderen Wissenschaften, in denen Fortschritt ebenfalls häufig Probleme bringt, nicht leisten. Denn in der Medizin bedeutet Stillstand der Wissenschaft das Leid vieler Patienten. Neue Erkenntnisse lassen sich indes nicht erzwingen. Deshalb behilft sich die Medizin zuweilen mit einem anfechtbaren Trick; durch sprachliche Manipulation versucht sie, den Krankheitsbegriff mit ihrem jeweiligen Erkenntnisstand in Einklang zu bringen. Symptomatisch hierfür ist eine Definition von Viktor von Weizsäcker: »Das wirkliche Wesen des Krankseins ist eine Not und äußert sich als eine Bitte um Hilfe. Ich nenne den krank, der mich als Arzt anruft und in dem ich als Arzt die Not anerkenne. Für die Urteilsaussage ›Dieser ist krank‹ ist die bestimmende ›Kategorie‹: der Arzt.«[25]

Was aber geschieht mit jenen, die sich in Not fühlen, denen aber der Arzt eine solche Urteilsaussage verweigert? Weizsäckers Definition ist geradezu die theoretische Rechtfertigung für Jores' Feststellung, daß die Medizin große Gruppen von Patienten als Simulanten hinstellt und der Gerüchteküche der Gesellschaft überläßt. Eine solche Haltung muß zurückschlagen und zur Quelle schwerer Konflikte zwischen Ärzten und Patienten werden.

Denn es ist eine Gegebenheit, daß Patienten Krankheiten erleiden, die die Medizin nicht diagnostizieren kann. Und natürlich ist die Behandlung von Krankheiten, die nicht eindeutig diagnostiziert werden können, eine rein zufällige und ungewisse. Und wenn ein Arzt etwa einer bestimmten Therapie eine unangemessene medizinische Theorie zugrunde legt, dann wird in aller Regel auch seine Behandlung unangemessen sein. Bichat, der pathologische Anatom, konnte mit seinen Vorstellungen vom Wesen der Krankheiten einem Cholera-Patienten seiner Zeit nicht helfen; dies vermochten die Humoralpathologen besser. Und ebenso wird heute der Arzt keinen Erfolg und sein Patient keine Heilung finden, wenn er versucht, einem plötzlichen Leistungsabfall mit Psychotherapie beizukommen, obwohl sich dahinter eine beginnende, für die westliche Medizin nicht diagnostizierbare Leberfunktionsstörung verbirgt. Solche Patienten sind aber – wie wir unter Berufung auf Jores und Schaefer festgestellt haben – nicht die Ausnahme, sondern eher die Regel.

IRRATIONALITÄT IST NICHT DER AUSWEG . . .

Das Dilemma, in dem die Medizin heute steckt, wird vollends deutlich, wenn wir uns an dieser Stelle nochmals Stegmüllers Feststellung vergegenwärtigen: Ein Wissenschaftler (und demnach auch ein der Wissenschaft verpflichteter Arzt) kann sich völlig rational verhalten, wenn er an einer Theorie trotz »aufsässiger Erfahrung« festhält. Wie aber anders als rational soll sich ein Arzt verhalten? Rechtfertigt das Bewußtsein um diese Rationalität die Intoleranz, die heute unter Medizinern weit verbreitet ist? Es gibt, so müssen wir hier feststellen, in der Medizin eine Rationalität, die nicht zum Ziel führt.

Wie kommen wir aus diesem unauflösbar erscheinenden Dilemma heraus? Es fällt auf, daß der praktische Arzt Arthur Jores bei seiner Kritik der westlichen Medizin und der Sprachtheoretiker Benjamin Lee Whorf bei seiner Beurteilung der westlichen Naturwissenschaften (zu denen ja auch die Medizin gehört) zu ähnlichen Ergebnissen gekommen sind: Beide sagen, die westliche Wissenschaft hat jene Grenzen erreicht, an denen trotz aller Anstrengungen kaum noch nennenswerte Fortschritte zu erwarten sind. Aber während Jores dafür keinen Grund angibt und lediglich vermutet, es liege ein prinzipieller Fehler vor, geht Whorf einen Schritt weiter. Er ist der Überzeugung, daß dies die Grenzen sind, die die Sprache setzt. Es sei unmöglich, gegen das Regelsystem einer Sprache zu denken oder darüber hinaus. Wie eine »bindende Macht« hält uns die Sprache gefangen. Wenn wir freikommen wollen von ihr, wenn wir neue Welten jenseits unserer Sprache entdecken wollen, dann müssen wir zunächst einmal neue Sprachen lernen, mit völlig fremdartigen Struktursystemen. »Menschen, die Sprachen mit sehr verschiedenen Grammatiken benützen«, ist Whorf überzeugt, »werden durch diese Grammatiken zu typisch verschiedenen Beobachtungen geführt. Sie sind daher als Beobachter einander nicht äquivalent, sondern gelangen zu irgendwie verschiedenen Ansichten von der Welt.«[26]

... SONDERN EIN GEWEITETER HORIZONT DER SPRACHE

Bleiben wir bei dem früher verwendeten Bild: Wir brauchen einen neuen Schubladenschrank, in den wir die Natur anders als bisher hineinzwängen können. Dies klingt einfach und plausibel, und Sprachen, die mit dem Deutschen, Englischen, Französischen oder Russischen nichts gemeinsam haben, gibt es ja genügend. Warum aber ist, so müssen wir fragen, dem Rat von Whorf noch niemand gefolgt?

Bei der Suche nach einer Antwort auf diese Frage erhalten wir einen herben Dämpfer. Die Sprache allein ist ja noch kein Königsweg zum wissenschaftlichen Erfolg. Immerhin sind seit Aristoteles gut 2300 Jahre vergangen, in denen sich die westlichen Wissenschaften bis zu ihrem heutigen Niveau entwickelt haben. Und jetzt sollen wir nach neuen Sprachen suchen, die uns über dieses Niveau hinausführen. Wie groß kann denn der Anreiz für einen Biochemiker oder einen Geophysiker oder einen Mediziner sein, Indianersprachen zu lernen, in der vagen Hoffnung, damit vielleicht sein Fach weiterzubringen? Wie lange kann es dauern, bis in einer solchen Sprache ein intellektuelles System formuliert ist, das nur annähernd dem Aristotelischen Werk entspricht? Denn in keiner der Sprachen, die Whorf bei seiner Kritik der westlichen Wissenschaften vorschwebten, ist ein wissenschaftliches System auch nur in Ansätzen formuliert. Man kann sich allenfalls vorstellen, daß die Mathematik auf diese Weise Ansätze für neue Theorien finden könnte, die sie dann abstrakt und unabhängig von der Sprache, aus der sie die Anregungen empfangen hat, ausbaut. Auf solche Weise sind ja viele mathematische Disziplinen entstanden, zum Beispiel die Mengenlehre oder die Gruppentheorie.

DER BEITRAG CHINAS

Hier hilft uns jedoch das jahrtausendealte Erbe von Wissen aus Fernost. Chinesisch ist nicht nur eine von der indoeuropäischen Sprachfamilie völlig verschiedene Sprache. Die Chinesen können auch auf eine lange wissenschaftliche Tradition zurückblicken, die der westlichen in nichts nachsteht.

Unter den chinesischen Wissenschaften nimmt die Medizin eine hervorragende Stellung ein. Sie hat sich etwa seit dem dritten Jahrhundert vor der Zeitenwende mächtig entwickelt und erfüllt alle Anforderungen, die wir an eine Wissenschaft stellen: Sie ist eine leistungsfähige Theorie und damit eine rationale Wissenschaft. Sie verlangt von den Ärzten, die nach ihr arbeiten, exakte Beobachtungen, und ihre Aussagen müssen jederzeit nachprüfbar sein; damit ist sie auch eine empirische Wissenschaft. Ebenso wie westliche Ärzte stellen chinesische eine Diagnose, formulieren eine Prognose des Krankheitsverlaufs und bauen darauf ihre Therapie auf. Damit wird die Behandlung der Patienten kontrollierbar und an Hand der Befunde auch rational korrigierbar. Dies alles haben westliche und chinesische Medizin gemeinsam.

Worin sich aber beide Wissenschaften unterscheiden, ist die Art ihrer Aussagen. Die westliche Medizin sucht nach Veränderungen der Organe, sie analysiert die Zusammensetzung des Blutes oder spürt »Erreger« auf. Ihre Grundlagen sind die Anatomie (die Wissenschaft vom Körperbau des Menschen) und die Histologie (die Wissenschaft von den Geweben). Sie ist also eine stoffbezogene Wissenschaft, eine somatische[27] Medizin. Im Gegensatz dazu untersucht die chinesische Medizin Bewegungen, Dynamisches, Psychisches, Funktionen. Die Befunde chinesischer Ärzte sind *direkte* Aussagen über Funktionen und ihre Störungen, *ohne* ausdrückliche Bezugnahme auf Organe oder Nerven oder den Blutkreislauf. Deshalb eignet sich die chinesische Medizin auch in erster Linie zur Heilung von Funktionsstörungen. Das aber sind genau jene Krankheiten, bei denen die westliche Medizin oft nicht zu schlüssigen Befunden kommt. Umgekehrt geht es der chinesischen Medizin nicht besser: Ihre Erfolgsgewißheit schwindet auf jenen Gebieten, auf denen die westliche Heilwissenschaft ihre zuverlässigsten Leistungen erbringt.

Damit ist aber auch gesagt, daß westliche und fernöstliche Medizin nicht als Konkurrenten auftreten können, sondern einander auf das vortrefflichste ergänzen. Die chinesische Medizin vermag allen jenen Patienten zu helfen, die heute durch das Milchstraßensystem der Apparatemedizin wandern und sich enttäuscht von solcher Medizin abwenden.

ERWEITERUNG DES BEWUSSTSEINS

»Das abendländische Bewußtsein ist unter keinen Umständen das Bewußtsein schlechthin«, meinte der Schweizer Arzt und Psychologe Carl Gustav Jung. »Es ist vielmehr eine historisch bedingte und geographisch beschränkte Größe, welche nur einen Teil der Menschheit repräsentiert. Die Erweiterung unseres Bewußtseins soll nicht auf Kosten anderer Bewußtseinsarten gehen, sondern soll durch die Entwicklung jener Elemente unserer Psyche, die den Eigenschaften der fremden Psyche analog sind, zustande kommen, wie der Osten unserer Technik, Wissenschaft und Industrie auch nicht entraten kann. Die europäische Invasion im Osten war eine Gewalttat großen Stils. Sie hat uns – noblesse oblige – die Verpflichtung hinterlassen, den Geist des Ostens zu begreifen. Das ist uns vielleicht nötiger, als wir derzeit ahnen.«[28]

Chinoisieren der westlichen Medizin

DIE RESTON-STORY

Mit solchen Erkenntnissen war C. G. Jung seiner Zeit um Jahrzehnte voraus. Nicht einmal eingefleischte Widersacher konnte er damit zu Gegenreaktionen provozieren; und so blieben sie bis heute weitgehend unbeachtet. Was aber der Schweizer Psychologe mit seiner Herausforderung des abendländischen Denkens nicht erreichte, das schaffte gut 40 Jahre später die Blinddarmreizung eines amerikanischen Starreporters.

Der Journalist James Reston war auf einer Reise durch die Volksrepublik China im Sommer 1971 erkrankt. Auf Vermittlung von Premierminister Zhou Enlai wurde ihm am 17. Juli im Antiimperialistischen Krankenhaus von Peking der Blinddarm entfernt. Reston wurde nur lokal anästhesiert und erlebte den Eingriff, bei dem elf der führenden Ärzte Pekings anwesend waren, bei vollem Bewußtsein. Mit Hilfe des ihm vom Außenministerium zugeordneten Dolmetschers konnte er alle Anweisungen der Ärzte während der Operation befolgen. Später auftretende Beschwerden wurden mit Akupunktur und Moxibustion behandelt, worauf »eine spürbare Entspannung des Drucks und der Schwellung innerhalb einer Stunde eintrat und sich die Beschwerden auch später nicht wieder einstellten«.

Reston berichtete am 26. Juli 1971 in der *New York Times* über seine medizinischen Erlebnisse in der Volksrepublik China und über die »Nadel- und Kräutermedizin« der Chinesen. Vermutungen, wonach er selbst die Operation nur inszeniert habe, um die Nadelanästhesie selbst kennenzulernen, trat Reston mit der Bemerkung entgegen: »Das ist nicht nur unwahr, sondern übersteigt auch meine Phantasie, meinen Mut und meine Bereitschaft zum Selbstopfer um ein beträchtliches Maß.«

AKUPUNKTUR ALS SENSATION

Wie ein Lauffeuer ging Restons Geschichte rund um die Erde. Und alle Welt rätselte plötzlich, was dran sein könnte an der seltsamen Medizin mit den Nadeln aus Stahl. Die Akupunktur, bis dahin selbst den meisten Außenseitern der Medizin so abseitig, daß sie sich nicht damit befaßten, war buchstäblich über Nacht zum kontrovers diskutierten Modethema geworden, das die Gemüter auf Kongressen der Mediziner wie auf Partys der Schickeria erhitzte. Mit ungläubigem Staunen wurden Filme und Berichte von Operationen in der Volksrepublik China aufgenommen, nach denen Patienten nur mit einigen Nadeln schmerzfrei gehalten wurden und sich mit den Ärzten unterhielten, während sie mit dem Skalpell die Bauchdecke öffneten und kranke Organteile entfernten.

Die Vorstellung, daß sich Herzklappenfehler korrigieren und bösartige Tumore entfernen lassen, ohne daß die Patienten vorher mit Narkotika vollgepumpt werden müssen, war phantastisch – phantastisch in allen Facetten seiner Bedeutung. Akupunktur wurde, noch vor jeder wissenschaftlichen Prüfung, zur Glaubensfrage, bei der sich Befürworter und Gegner heftig befehdeten. Die einen trauten ihren Augen nicht und wollten nicht einmal gelten lassen, was sie selbst beobachten konnten, die anderen trauten der Akupunktur plötzlich alles zu.

Die Mehrzahl der Ärzte ging in Wartestellung und verfolgte »die Entwicklung« mit skeptischem Interesse. Aber unter den bohrenden Fragen ihrer Patienten, denen die Schulmedizin nicht helfen konnte und die deshalb in die Sprechzimmer der Heilpraktiker abzuwandern drohten, konnten sie nicht abseits bleiben. Auf Wochenendkursen in der gediegenen Atmosphäre von Kongreßhotels ließen sich mittlerweile Tausende von Ärzten in die Anfangsgründe des Nadelstechens einweisen, kauften bergeweise Akupunktur-Literatur für Anfänger und Fortgeschrittene, um sich als Autodidakten weiterzubilden, und flogen auch für 14 Tage nach Hongkong oder Taipeh, wo überhastet eröffnete »Akupunkturzentren« mit großem Werbeaufwand amerikanische und europäische Ärzte anlockten, um sie angeblich in die »jahrtausendealte chinesische Heilkunst« einzuführen.

In den Vereinigten Staaten, Frankreich, Österreich, der Schweiz und in der Bundesrepublik Deutschland blühten allenthalben Ärztegesellschaften für Akupunktur, die sich rasch zu respektablen Organisationen entwickelten, zum Teil aber auch heftig miteinander rivalisieren. Heilpraktiker, die vor dieser Zeit entscheidend dazu beigetragen hatten, daß die Akupunktur in Europa nicht völlig in Vergessenheit geriet, wurden aus diesen Gesellschaften verbannt.

Das konnte jedoch nicht verhindern, daß der Beruf des Heilpraktikers plötzlich eine neue Wertschätzung erfuhr und bald die höchsten Zuwachsraten unter allen Heilberufen erreichte. Zuweilen erregten die Umstände, unter denen jemand zum Heilpraktiker konvertierte, größeres Aufsehen als die Akupunktur selbst. In Deutschland war es vor allem der ehemalige Verlagsmanager Manfred Köhnlechner, der in der Münchner Prominentenwohnstadt Grünwald eine Naturheilpraxis eröffnete und unter großer Anteilnahme der Bilder- und Boulevardpresse Nadeln zu stechen begann. In seinen Büchern, die Bestseller-Auflagen erreichten, zählte er die Akupunktur zu den »machbaren Wundern«. Und Weltstars des Showbusiness, von der Schauspielerin Senta Berger bis zum Fußballer Franz Beckenbauer, ließen sich von ihm Nadeln setzen.

BESINNUNG AUF DAS WESENTLICHE

Wenn sich auch C. G. Jung als Mahner – das abendländische Bewußtsein behutsam dem chinesischen Denken zu öffnen – und Warner – daß dies mit Gefahren verbunden sein werde – kein Gehör verschaffen konnte, so hat er sich doch als scharfsinniger Prophet erwiesen. Jung hatte im Jahre 1930 geschrieben: »Man bedenke, was es heißt, wenn der praktische Arzt, der ganz unmittelbar mit dem leidenden und darum empfänglichen Menschen zu tun hat, Fühlung mit östlichen Heilsystemen nimmt! So dringt der Geist des Ostens durch alle Poren ein und erreicht die wundesten Stellen Europas. Es könnte eine gefährliche Infektion sein, vielleicht ist es aber auch ein Heilmittel. Die babylonische Sprachverwirrung des westlichen Geistes hat eine solche Desorientierung erzeugt, daß sich alles nach einfacher Wahrheit sehnt oder wenigstens nach allgemeinen Ideen, die nicht nur zum Kopf, sondern auch zum Herzen sprechen, die dem anschauenden Geiste Klarheit und dem ruhelosen Drängen der Gefühle Frieden geben. Wie das alte Rom es tat, so geschieht es auch heute, daß wir wieder allen exotischen Aberglauben importieren, in der Hoffnung, darunter das richtige Heilmittel für unsere Krankheit zu entdecken.«[29]

Es bedeutet keine Geringschätzung der Bemühungen westlicher Ärzte, der chinesischen Medizin näherzukommen, auch nicht ihrer Motive und Erfolge, wenn man feststellt: die Art, wie in der Praxis amerikanischer und europäischer Ärzte Nadeln gestochen werden, kann bestenfalls als medizinische Chinoiserie bezeichnet werden, als technische Handfertigkeit in fernöstlichem Stil. Wie sollte es anders sein?

DER GETRÜBTE BLICK AUF DIE CHINESISCHE MEDIZIN

Die traditionelle chinesische Heilwissenschaft wurde mit dem Erscheinen des »Inneren Klassiker des Gelben Fürsten« (chinesisch: *Huangdi neijing)*[30] gegen Ende des dritten und zu Anfang des zweiten Jahrtausends vor der Zeitenwende begründet und entfaltete sich während des folgenden Jahrtausends, also bis ins achte Jahrhundert unserer Zeitrechnung, zu einem geschlossenen System von hoher Leistungsfähigkeit. Aus Gründen, die in ihrem historischen Zusammenhang im Kapitel »Geschichte« erörtert werden (s. S. 317 f.), setzt spätestens seit dem 15 Jahrhundert ein deutlicher Niedergang der traditionellen Medizin in China ein, der – zusätzlich gefördert durch die ersten Erfahrungen mit der westlichen Medizin – in der zweiten Hälfte des 19. Jahrhunderts seinen absoluten Tiefpunkt erreichte.

Die Chinesen unternahmen zu dieser Zeit nichts, um ihre eigene Medizin vor der Vergessenheit zu bewahren. Ja, man tat sie schließlich unter dem Eindruck der Erfolge westlicher Ärzte im ersten Drittel dieses Jahrhunderts als Aberglauben, Spekulation oder »rohe Kräuterwirtschaft« ab. Im Februar 1929 wollte man sie überhaupt verbieten und sah davon nur nach heftigem Widerstand aus der Provinz ab, da sonst die Landbevölkerung völlig ohne medizinische Versorgung gewesen wäre. An der offiziösen Geringschätzung der eigenen Medizin änderte sich jedoch zunächst nichts.

Allein Mao Zedong hatte bereits 1928 die Parole ausgegeben, chinesische und westliche Medizin nebeneinander anzuwenden. Aber erst nach 1949, dem Jahr der maoistischen Machtübernahme, wurden in allen größeren Städten der Volksrepublik Akademien für chinesische Medizin gegründet. Etwa von 1954 an begann man damit, die gesamte erreichbare Literatur der traditionellen Medizin in sorgfältig edierten Neuausgaben zu drucken. Und erst damit wurden Werke, die mitunter Jahrhunderte, in einigen Fällen bis zu 800 Jahre lang nicht mehr gedruckt worden waren, wieder verfügbar.

Einen formellen Beschluß über die Gleichberechtigung beziehungsweise Ebenbürtigkeit von traditioneller chinesischer und moderner westlicher Medizin faßte das Zentralkomitee der Partei schließlich am 18. November 1958. Nach diesem Beschluß sollte die traditionelle chinesische Medizin in allen Krankenhäusern und Forschungseinrichtungen nach einer Übergangszeit nicht nur rangmäßig, sondern nach der Zahl ihrer Vertreter in gleicher Weise wie die westliche Medizin vertreten sein. Außerdem wurde beschlossen, daß Medizinstudenten die Wahl haben sollten zwischen der Ausbildung in westlicher oder in traditioneller chinesischer Medizin. Im ersten Fall würden vier der insgesamt fünf Ausbildungsjahre der westlichen und eins der traditionellen chinesischen Medizin zu widmen sein, im zweiten Fall umgekehrt.

Diese klaren politischen Entscheidungen sind allerdings, wie ich mich 20 Jahre später an vielen Orten Chinas selbst überzeugen konnte, niemals auch nur annähernd in die Tat umgesetzt worden. Sie scheiterten sicher nicht nur an der Schwerfälligkeit des Verwaltungsapparats oder am Widerstand der in westlicher Medizin ausgebildeten Ärzte, die in diesem Verwaltungsapparat eine Rolle spielten. Ebenso gravierend, vielleicht noch schwerer wiegend, waren zwei andere Faktoren: erstens, daß die bestqualifizierten Kenner der traditionellen Medizin den westlich orientierten Ärzten, die nach einer seit Jahrzehnten bestehenden Approbationsordnung ausgebildet worden waren, zahlenmäßig weit unterlegen waren. (Nach einer gefühlsmäßigen und inoffiziellen Schätzung dürfte damals höchstens ein hochqualifizierter Kenner der traditionellen chinesischen Medizin auf 1000 systematisch in der westlichen Medizin ausgebildete Ärzte gekommen sein. Inzwischen ist das Verhältnis noch viel schlechter.) Zweitens gab es keine gemeinsame Sprache und Terminologie, in der sich die Vertreter dieser vom Erkenntnismodus her diametral entgegengesetzten Systeme hätten rational verständigen können. So kam es, daß zunächst nach den örtlichen Möglichkeiten eine Zusammenarbeit improvisiert wurde und daß allmählich die zahlenmäßige Übermacht der Vertreter der westlichen Medizin auch zu einer terminologischen Übermacht im Bemühen um eine Synthese der beiden Systeme wurde. Damit aber war fürs erste sowohl das methodisch-wissenschaftliche als auch das politische Ziel verfehlt, denn wie wir deutlich zu machen versuchten, bedarf jede Erkenntnis, jede Wahrnehmung, zu ihrer Darstellung einer ganz bestimmten Sprache, einer ganz bestimmten Terminologie.

Trotz bester Absichten hat also die 1958 gegebene Direktive des Zentralkomitees in China den Blick auf die chinesische Medizin eher verdunkelt als geklärt. Denn der Versuch, die wissenschaftliche Tradition der eigenen Medizin auf die Höhe der Zeit zu bringen, wurde ganz offenbar in vollkommener Ahnungslosigkeit ihrer spezifischen erkenntnistheoretischen Grundlagen, ja überhaupt ohne grundsätzlich-methodologische Betrachtungen getroffen. So entfaltete sich in den sechziger, noch deutlicher aber in den siebziger Jahren dort eine dem Namen und einigen äußeren Merkmalen der Technik und der Heilmittel nach chinesische Medizin, deren strenge rationale Theorie aber zunehmend aufgelöst und aufgehoben, unkenntlich und unsichtbar gemacht wurde. Die Ärzte aus Amerika und Europa, die sich bisher an Ort und Stelle über die traditionelle Medizin unterrichten wollten, sind nur mit dieser in Auflösung begriffenen und methodisch pervertierten Form der Tradition in Berührung gekommen.

Seit dem Ende der siebziger Jahre und dem Abklingen der »Großen Revolution der Proletarischen Kultur« hat auch auf medizinischem Gebiet ein behutsames Umdenken eingesetzt, das zu gemäßigtem Optimismus Anlaß gibt: Von einer zielstrebigen Erneuerung wird man allerdings erst sprechen können, wenn die grundsätzliche erkenntnistheoretische Problematik von allen in Forschung und Lehre der traditionellen chinesischen Medizin Tätigen in vollem Umfang begriffen und in entsprechende neue Sprachregelungen umgesetzt worden ist. Das wird aber noch mehrere Jahre beanspruchen, denn eine rationale Rekonstruktion der klassischen chinesischen Medizintheorie gibt es erst in Ansätzen.

Diese Feststellungen sind notwendig, um zu verstehen, daß erste Ansätze der wissenschaftlichen Aufarbeitung der chinesischen Medizin lückenhaft bleiben mußten. Darum bemühten sich vor allem der Berliner Medizinprofessor Franz Hübotter, der jahrelang als Arzt in China gearbeitet hatte, und der Frankfurter Wissenschaftshistoriker Willy Hartner. Sie haben ohne jeden Zweifel auf ihre Weise Pionierarbeit geleistet. Aber ihnen war der Zugang zu zahlreichen wichtigen Werken der traditionellen Medizinliteratur verschlossen, die für das Verständnis der chinesischen Medizin unerläßlich sind. Zudem setzte der Zweite Weltkrieg der wissenschaftlichen Beschäftigung mit der chinesischen Medizin ein abruptes Ende. Erst in den fünfziger Jahren stellten die Chinesen mit beispiellosem Editions-Elan die Texte der klassischen Medizinliteratur bereit und ermöglichten damit wohl erstmals einen umfassenden Überblick über die Quellen.

Dadurch wird erklärlich, warum selbst wichtige Originaltexte der traditionellen Medizin Chinas den westlichen Ärzten nicht einmal vom Hörensagen oder dem Namen nach bekannt sind. Und praktisch alle in westlichen Sprachen vorliegenden Lehrbücher der Akupunktur sind von selbsternannten Experten verfaßt. Sie stützen sich auf dubiose, vielfach im dunkeln liegende Quellen, die auf abenteuerliche und intellektuell fragwürdige Weise nach Europa gelangt sind, oder sie schöpfen aus dritter, vierter, fünfter und sogar sechster Hand.

Mitunter lassen sich diese westlichen Arbeiten über Akupunktur auf eines jener wissenschaftlich ambitionslosen Lehrbücher zurückführen, die in den fünfziger Jahren an den Medizinakademien der Volksrepublik China von anonymen Autorenkollektiven kompiliert wurden. Diese in Millionenauflage gedruckten Bücher hatten allein den Zweck, den Studierenden möglichst schnell einen ersten Einstieg in die traditionelle Medizin zu vermitteln. Es sind Memoriertexte für ein oberflächliches Paukstudium, ohne Anspruch auf wissenschaftliche Systematik und Begründung. Fast immer enthalten solche Bücher paraphrasierende Übersetzungen der klassischen Texte in modernes Chinesisch.

Aber auch die wenigen Übersetzungen und Interpretationen chinesischer Medizinliteratur, die sich auf klassische Quellen stützen können, sind durch philologischen Dilettantismus so verfälscht, daß sie völlig abwegige Eindrücke vermitteln und zu ständigen Mißdeutungen Anlaß geben. Mit Eifer wurden dabei zumeist gerade jene sprachlichen Eigenheiten des Chinesischen eliminiert, die den spezifischen Erkenntnismodus der chinesischen Wissenschaft ausmachen und damit hätten vermitteln können. So wird zum Beispiel der Terminus *wuxing* verbreitet mit »Fünf Elemente« übersetzt und nicht mit »Fünf Wandlungsphasen«, wie es richtig heißen muß. Und das Kernstück der chinesischen Medizin, die Lehre von den Erscheinungen der Funktionskreise (oder, so der Fachausdruck: die Orbisikonographie, chinesisch: *zangxiang*), wird bis in die jüngste Zeit als »chinesische Anatomie« bezeichnet, als vermeintlich gleichsinnige Entsprechung der westlichen Anatomie. Daraus wiederum glauben westliche Ärzte auf eine schreckliche Primitivität der Chinesen in ihren anatomischen Vorstellungen schließen zu dürfen. In Wirklichkeit jedoch kennt die chinesische Medizin überhaupt keine Anatomie[31], und die Orbisikonographie ist das *diametrale Gegenstück* zur westlichen Anatomie und Physiologie. Sie ist die systematische Darstellung der funktionalen Vorgänge in verschiedenen Bereichen eines Individuums. Wie schon erwähnt, sind in der chinesischen Medizin eigentlich nur Aussagen über funktionale Beziehungen miteinander zu einem geschlossenen wissenschaftlichen System verknüpft.

In den europäischen Sprachen sind Ausdrucksmittel, die Vorgänge ohne Rückgriff auf gegenständliche Dinge beschreiben, weitgehend verkümmert und nur ausnahmsweise noch vorhanden. Wenn wir zum Beispiel sagen »es grünt« oder »es regnet« oder »irgend etwas leuchtet«, so geschieht dies ohne ausdrücklichen Bezug auf Grashalme und Bäume, die das »Grünen« ausmachen, ohne Erwähnung der Regentropfen oder Lichtquellen. Auf der anderen Seite haben die europäischen Sprachen einen fatalen Hang Vergegenständlichung: Sie lassen auch dort noch Dinge erscheinen, wo absolut keine vorhanden sind, sondern nur Funktionen gestört sind. Die Sprache suggeriert zum Beispiel in ihrem Hang zur gegenständlichen Ausdrucksweise, daß Vitaminmangel oder ein Defizit von

Spurenelementen etwas ähnliches sei wie Bakterien, Giftstoffe, Entzündungsherde oder ein Hautausschlag. Der Unterschied wird erst dann bewußt, wenn wir versuchen, beide Arten von Krankheiten oder Krankheitsursachen zu beobachten. Die letzteren sind unter dem Mikroskop, im Reagenzglas bei der biochemischen Analyse oder sogar mit dem bloßen Auge zu erkennen. Bei den sogenannten Mangelkrankheiten sind aber gerade jene Stoffe, auf die es ankommt, nicht vorhanden und deshalb auch nicht vom Wissenschaftler zu beobachten. Seine Erkenntnis von den »Mängeln« muß er vielmehr indirekt, unter Zuhilfenahme seiner medizinischen Theorie – die ihm das Wissen vermittelt, wieviel Vitamine und Spurenelemente ein Mensch zum gesunden Leben braucht –, erschließen. Die Pathologie der Mangelkrankheiten unterliegt also einer sprachlichen Fiktion. Daß ihr trotzdem ein nachhaltiger Erfolg beschieden war und die Mangelkrankheiten kein medizinisches Problem mehr darstellen, muß als ein glücklicher Umstand bezeichnet werden.

»DIE RICHTIGSTELLUNG DER BEZEICHNUNGEN«

Bereits Konfuzius hatte vor 2400 Jahren für die »Richtigstellung der Bezeichnungen« (*zhengming*) plädiert. Er meinte damit, daß jeder Begriff einer streng erfahrbaren Wirklichkeit entsprechen müsse. »Die Bedeutung eines Wortes ist sein Gebrauch in der Sprache«, hat der österreichische Philosoph Ludwig Wittgenstein festgestellt.[32] In der Sinologie hat Marcel Granet eine ähnliche Auffassung vertreten, etwa wenn er meint, es sei »angezeigt, zu überprüfen, wie die Ausdrücke *yin* und *yang* im Altertum gebraucht wurden«, um einseitige Interpretationen chinesischer Texte zu vermeiden.[33] Bei der Übersetzung oder erläuternden Darstellung medizinischer Literatur aus dem klassischen Chinesisch haben westliche Interpreten die Eigenheiten der chinesischen Sprache zumeist mit erstaunlicher Akribie ausgemerzt und in einer gegenständlichen Darstellung gründlich verfälscht. Dies verführt dann dazu, nach Dingen zu suchen, deren Existenz die Chinesen überhaupt nicht behauptet haben und die es gar nicht geben kann. Aber solche »eingewestlichten« Texte verführen nicht nur zu absurdem Tun. Auch die einmalige Geschlossenheit der traditionellen Systeme chinesischer Wissenschaft wird zur Unkenntlichkeit verstümmelt und der Unverständlichkeit preisgegeben. Damit dem Leser in seinem Erstaunen wenigstens ein Hauch von Ehrfurcht vor der »altchinesischen Weisheit« bleibt, wird das Ganze in Nebelschwaden angeblicher »Mythen« gebettet, die in Unbestimmtheit verdämmern.

Eine der wichtigsten Absichten vorliegender Darstellung muß es deshalb sein, eine angemessene Vorstellung vom Sprachgebrauch zu vermitteln. Dies verlangt einige Aufmerksamkeit. Daß es aber möglich ist, haben die Chinesen bewiesen, denen die Erweiterung ihres eigenen Denkens durch das abendländische vergleichbare Schwierigkeiten bereiten mußte.

Obwohl mittlerweile die philologischen Verzerrungen der westlichen Literatur über die chinesische Medizin grundsätzlich bekannt sind, ist voreingenommenen Gegnern keine Behauptung zu absurd, als daß sie nicht zum Beweis für die angebliche Obskurität der chinesischen Wissenschaft herangezogen wird. Oder es werden plausible und für »typisch« gehaltene Legenden ungeprüft als »wissenschaftliche Wahrheit« wiederholt und weitergetragen – weil aus dem Publikum niemand widerspricht. So kommt es, daß noch heute um das Für und Wider der chinesischen Medizin Diskussionen geführt werden, die an Gespenstigkeit nichts zu wünschen übriglassen. Die nahezu unüberwindlichen Schwierigkeiten des Zugangs zu den Quellentexten bewahrt jedoch Freunde und Feinde davor, die Skurrilität ihrer Argumente einzusehen. Die Befürworter wollen ständig etwas beweisen, was die Chinesen nie behauptet haben, zum Beispiel daß die »Meridiane« (die Leitbahnen, wie wir später sagen werden) irgendwie doch mit den Organen in Verbindung stehen, deren Namen sie tragen. Und die Gegner glauben, mit leichtfertig vorgetragenen Gegenargumenten gleich die gesamte chinesische Medizin ins Reich der fernöstlichen Fabeln verweisen zu können.

PRAGMATISCHER EXKURS

Das Beispiel der kunsthandwerklichen Chinoiserien zeigt indes, daß beharrliches Bemühen um eine Sache zu respektablen Leistungen führen kann, die auch dann nicht ohne Bedeutung sind, wenn sie ihr ursprüngliches Ziel verfehlen. Hier ist nicht der Ort, um die verschiedenen Varianten der Nadelstichtechnik, die in den letzten Jahren im Westen entwickelt worden sind, in die Medizin einzuordnen, weder in die westliche noch in die chinesische. Aber soviel kann doch festgestellt werden: Wenn auch die Bemühungen der westlichen Ärzte um Akupunktur sie der chinesischen Medizin kaum nähergebracht haben, so haben sie doch Verfahren entwikkelt, deren Wirksamkeit im Rahmen der westlichen Erfahrungsmedizin heute von niemandem mehr bestritten werden kann, der die Entwicklung unvoreingenommen beobachtet. Inzwischen haben Tausende von Patienten die lindernden oder heilsamen Wirkungen der Nadeln am eigenen Leibe verspürt. Sie konnten von lästigen Beschwerden oder Dauermedikation befreit werden.

Beiläufig bemerkt, unabhängig von der soeben erörterten Frage, ob es sich bei dieser Art von Medizin um »chinesische« handelt oder nicht, weigern sich manche Gegner der verschiedenen Nadelstichverfahren kategorisch, solche Leistungen überhaupt zur Kenntnis zu nehmen. Und wenn dieser Versuch am Widerstand einer inzwischen sensibilisierten Öffentlichkeit scheitert, so unterstellen sie entweder Spontanheilungen aufgrund von Hypnose- oder Suggestionseffekten oder sie versuchen mit allen Mitteln die Überprüfung der angeblichen Therapie- und Analgesie- (d. h. Schmerzunterdrückungs-) Erfolge gerade nach jenen Kriterien zu verhindern, die sie üblicherweise als Bestätigung neuer Methoden in der Medizin verlangen und akzeptieren. Hier wiederholt sich in der Medizin jene (un-)wissenschaftliche Intoleranz, auf die Theoretiker und Wissenschaftshistoriker wie Thomas S. Kuhn in anderen Wissenschaften hingewiesen haben. Dies ist um so verwunderlicher, als eine Überprüfung in vielen Fällen ohne großen Aufwand möglich wäre, etwa bei der Raucherentwöhnung und Behandlung anderer Suchtkrankheiten über die gesamte Palette neurotischer Leiden bis hin zu Hämorrhoiden. Wenn Patienten geholfen werden kann, ist jedes medizinische Verfahren gerechtfertigt. Nur sollte man sich von den Vorstellungen freimachen, damit in »jahrtausendealte chinesische Weisheit« einzudringen. Und völlig abwegig ist es, den Eindruck erwecken zu wollen, daß sich die chinesische Medizin in Akupunktur erschöpft.

DER BEGRIFF »AKUPUNKTUR«

Der Begriff »Akupunktur« ist gegen Ende des 17. Jahrhunderts von Europäern aus den lateinischen Worten *acus* (die Nadel) und *pungere* (stechen) gebildet worden. China-Reisende der damaligen Zeit beschrieben damit ihre Beobachtungen, wie chinesische Ärzte ihre Patienten behandelten, indem sie ihnen eine oder mehrere Nadeln in den Körper einstachen. Tatsächlich kennt die chinesische Medizin aber überhaupt kein Verfahren, das sich allein auf die Anwendung von Nadeln beschränkt. Was Europäer nach oberflächlicher Betrachtung Akupunktur nannten, ist ein Teil von *zhenjiu,* einer Therapie, die sich seit etwa 2200 Jahren methodisch entwickelt hat. *zhenjiu* heißt auf deutsch »Nadeln und Moxen«. Das chinesische Wort *zhen* bedeutet »die Nadel« oder (als Zeitwort) »das Nadeln«, »das Stechen mit einer Nadel«, »die Anwendung mit einer Nadel«, »das Hinweisen auf einen feinen Punkt mit einer Nadel« usw.

Das chinesische Wort *jiu* ist hingegen seit den ältesten Zeiten in seiner Anwendung streng auf die medizinische Technik beschränkt und bezeichnet das Abbrennen von Artimisia-Kraut (Beifuß) an einem Punkt der Körperoberfläche. Wegen dieser sehr engen und präzisen Begriffseinschränkung erscheint eine Übertragung durch das Alltagswort »Brennen« verschwommen und irreführend, da es ja in der chinesischen Medizin noch andere Brennverfahren gibt, die aber nicht mit dem Ausdruck *jiu* belegt werden. Als präzise moderne Entsprechung bietet sich das aus dem Japanischen eingebürgerte Fremdwort »Moxa« an, das eben diese Technik, und nur diese zu therapeutischen Zwecken angewandte Technik, bezeichnet. Wir werden dieses Verfahren künftig korrekt und präzise »Aku-Moxi-Therapie« nennen.

Die Aku-Moxi-Therapie ist die zweitwichtigste Behandlungsmethode der chinesischen Medizin und bildet als die sogenannte äußere Therapie die Ergänzung und das Gegenstück zur Verabreichung von rezeptierter Arznei, der sogenannten inneren Therapie. Das besagt, daß man durch die Aku-Moxi-Therapie von außen, über Reizpunkte (*foramina*), die an der Körperoberfläche liegen, energetisch auf bestimmte Funktionskreise einwirkt, durch Verabreichung von Arznei hingegen vom Körperinneren her.

Wie jedem chinesischen Heilverfahren geht auch der Aku-Moxi-Therapie eine eingehende und von der westlichen Medizin völlig verschiedene Diagnose voraus. Hierin besteht der wichtigste Unterschied zwischen der im Westen betriebenen Körperakupunktur und der Aku-Moxi-Therapie. Westliche Ärzte stechen ihre Nadeln fast ausnahmslos nach einer westlichen Diagnose (und vorzugsweise dann, wenn eine solche Diagnose keinen positiven Befund erbracht hat) oder nach einem therapeutischen Klischee. Aus Lehrbüchern und zunehmender Erfahrung weiß der Arzt, welche Reizpunkte oder Punktkombinationen er stechen muß, damit sein Patient bei Vorliegen bestimmter Symptome Linderung seiner Beschwerden erwarten kann. Ein solches Verfahren ist vor allem deshalb gerechtfertigt, weil es viele Nebenwirkungen vermeidet, wie sie bei längerer Einnahme von Pharmaka auftreten. Deshalb bedeutet auch die Feststellung, daß auf diese Weise Heilung auf vorwissenschaftlicher Basis angestrebt wird, keine Geringschätzung solcher Therapiebemühungen.

Davon sorgfältig zu unterscheiden ist die durch Film- und Fotoreportagen aus den Operationssälen chinesischer Krankenhäuser her bekannte Akupunktur als Nadelstichanalgesie, als Methode der Schmerzunterdrückung und Ersatz westlicher Narkosen. Sie ist weitaus bekannter geworden als die Aku-Moxi-Therapie. Die Nadelstichanalgesie wurde zwar von chinesischen Ärzten, jedoch außerhalb der traditionellen chinesischen Medizintheorie, seit dem Ende der fünfziger Jahre als Hilfstechnik für die westliche Chirurgie entwickelt. Die klassische chinesische Medizin kennt überhaupt keine Chirurgie, und so ist die Nadelstichanalgesie auch in China Hilfsmittel der dort betriebenen westlichen Medizin. Im Gegensatz zur Aku-Moxi-Therapie erfolgt die Wahl der zu stimulierenden Reizpunkte auch nicht nach gesamtdiagnostischen Gesichtspunkten, sondern nach topologisch-anatomischen Überlegungen, also wiederum nach »westlichen« Kriterien. Die so erzeugten Reize müssen auch ein Vieltausendfaches der therapeutisch sinnvollen Intensität erreichen, um Schmerzen bei Operationen wirksam unterdrücken zu können.

Im Zentrum für Chirurgie der Justus-Liebig-Universität Gießen wurde von dem Anästhesisten Horst Herget ein kombiniertes Verfahren von herkömmlicher Intubationsnarkose und Elektroakupunktur-Analgesie entwickelt und im Oktober 1973 zum erstenmal bei einer Operation am offenen Herzen erprobt. Dabei kann zum größten Teil auf die in der Anästhesie sonst angewendeten chemischen Analgetika verzichtet werden. Die Belastung der Patienten wird dadurch wesentlich vermindert. Seitdem wurden mit Hilfe dieses Verfahrens der Schmerzunterdrückung allein in der Bundesrepublik einige tausend zum Teil schwierigste Operationen ausgeführt, darunter an renommierten Kliniken wie dem Deutschen Herzzentrum in München oder dem Eppendorfer Krankenhaus in Hamburg. Zahlreiche Patienten, bei denen – etwa wegen eines Doppelleidens – jede herkömmliche Narkose ein zu großes Risiko bedeutet hätte, konnten auf diese Weise überhaupt erst verhältnismäßig gefahrlos operiert werden.

Solche jederzeit nachprüfbaren Erfolge der Nadelstichanalgesie können selbst von bornierten Skeptikern nicht mehr wegdiskutiert werden, und so ist diese Variante der Akupunktur mittlerweile die in der westlichen Medizin am wenigsten umstrittene. Aber sie hat – um es nochmals zu betonen – außer einer gewissen äußeren Ähnlichkeit mit der traditionellen chinesischen Medizin absolut nichts zu tun, und so kann eine Diskussion darüber auch nichts zu deren Erhellung beitragen.

Der Vollständigkeit halber bleibt die Nadelung der Ohrmuschel in therapeutischer und seit einiger Zeit auch in analgetischer Absicht zu erwähnen. Zur Unterscheidung von den anderen Arten der Akupunktur wird sie »Aurikulotherapie« (vom lateinischen *auris*, das Ohr) oder allgemeiner »Aurikulomedizin« genannt. Sie wird vielfach auch den Chinesen zugeschrieben, ist aber tatsächlich ein seit Ende der fünfziger Jahre von dem französischen Arzt Paul Nogier entwickeltes Verfahren. Nogier berichtete im Jahre 1958 in der von dem Münchner Arzt Gerhard Bachmann herausgegebenen »Deutschen Zeitschrift für Akupunktur« über seine Entdeckung, durch Nadelung bestimmter Punkte am Ohr therapeutisch auf den Körper einwirken zu können.[34] In Europa fand Nogier mit seiner Arbeit zunächst keinerlei Beachtung. Wegen der Ähnlichkeit mit ihren eigenen Methoden wurde sein Verfahren jedoch von den Chinesen sehr rasch aufgegriffen und praktisch erprobt. Mit dem generellen Interesse für Akupunktur fand es später seinen Weg zurück nach Europa und wurde dabei (nicht von den Chinesen, sondern von den Europäern, die sich dadurch mit der Attraktivität des Geheimnisvollen ein besseres Geschäft versprachen) in eine Wolke von Mythen gehüllt. Mit ziemlicher Sicherheit läßt sich heute feststellen, daß die Aurikulomedizin ohne den Umweg über China und die modebedingte Aufgeschlossenheit des Westens allem »Chinesischen« gegenüber nicht den Erfolg gehabt hätte, der ihr tatsächlich beschieden war.

Inzwischen sind in China und der übrigen Welt sowohl für Therapie als auch für Analgesie Mischformen aus Körperakupunktur und Aurikulomedizin entwickelt worden. Auch die Hersteller medizinischer Geräte haben sich der verschiedenen Nadelstichtechniken angenommen und stellen Apparate bereit, mit denen die Wirkungen der Nadeln durch elektrischen Strom oder pulsierende Magnetfelder verstärkt werden. Andere Geräte, sogenannte Punktoskope, dienen dem Auffinden der Reizpunkte. Und die jüngste Entwicklung soll die Nadeln überhaupt überflüssig machen. Ihre Funktionen übernimmt – absolut keimfrei – das gebündelte Licht eines Akupunkturlasers.

Wenn wir an späterer Stelle die Akupunktur in den Gesamtrahmen der chinesischen Medizintheorie einordnen, so bleibt dies ausschließlich auf die Aku-Moxi-Therapie beschränkt. Inwieweit die Imitationen von Elementen der chinesischen Medizin ohne genaue oder auch nur annähernde Kenntnis der Originaltexte in eine wissenschaftliche Medizin eingefügt werden können, ist bis heute eine offene Frage. Wenn diese Verfahren auch nichts zur Beurteilung der traditionellen chinesischen Medizin beitragen können, so ist andererseits ihre Beurteilung aus der Gesamtsicht der klassischen Medizintheorie möglich. An dieser Stelle ist die Diskussion der Chinoiserien in der westlichen Medizin vor allem deshalb erforderlich gewesen, weil sie – unter dem Schutz der fast totalen Unzugänglichkeit der klassischen Texte – zu zahlreichen Mißverständnissen Anlaß geben und bedauerliche Verwirrungen stiften.

Was leistet die chinesische Medizin?

CHUNYU YI

Im zweiten Jahrhundert vor unserer Zeitrechnung[35] lebte in der Provinz Qi der hervorragende Arzt Chunyu Yi. Da sein Interesse an der Medizin vor allem wissenschaftlich-theoretisch war, nahm er bei seinen Behandlungen keine allzu große Rücksicht auf die Patienten, was nicht gerade zu seiner Beliebtheit beitrug. Schließlich wurde er eines todeswürdigen Vergehens beschuldigt und sollte hingerichtet werden. Ti Rong, die jüngste seiner fünf Töchter, appellierte jedoch an Kaiser Wen, das Leben des Vaters zu schonen, damit er sein Unrecht gutmachen könne. Um sich ein Bild von den medizinischen Fähigkeiten Chunyus zu machen, verlangte der Kaiser Auskunft darüber, wie viele Patienten er behandelt habe und mit welchem Erfolg. Unter den Krankengeschichten, die Chunyu daraufhin dem Kaiser übermitteln ließ, war auch die eines Namensvetters des Arztes:[36]

»Chunyu, Feldmarschall im Lande Qi, war krank. Ich untersuchte seinen Puls und sagte: ›Es handelt sich um durchgedrungenen Wind; folgendes liegt in der Art dieser Krankheit: wenn Speisen und Getränke hinuntergeschluckt sind, tritt Aufstoßen und Durchfall ein. Sie haben sich diese Krankheit dadurch zugezogen, daß Sie schnell gelaufen sind, nachdem Sie sich den Leib recht voll geschlagen hatten.‹ Der Feldmarschall erwiderte: ›Ich war Gast des Königs, es gab Pferdeleber, ich habe mich tüchtig dran satt gegessen; als ich sah, daß der Wein gebracht wurde, ging ich schnell fort, ich setzte mich aufs Pferd und ritt schnell nach Hause. Ich bekam gleich sehr starken Durchfall.‹

Ich gab dem Feldmarschall Vorschriften und verordnete eine *ardor*-Ausgleichsbrühe[37] mit der Versicherung, nach sieben bis acht Tagen würde Heilung eintreten. Es war ein Arzt namens Qin Xin anwesend. Sobald ich fortgegangen war, sagte er zu den Offizieren der Umgebung: ›Was hat denn Chunyu Yi zu der Krankheit des Feldmarschalls gesagt?‹ Sie antworteten: ›Er erklärte die Krankheit für durchgedrungenen Wind und meinte, er könne sie heilen.‹ Da sagte Qin Xin lachend: ›Er hat keine Ahnung von der Krankheit des Feldmarschalls; nach der Regel muß dieser nach neun Tagen sterben!‹ Aber nach neun Tagen starb er nicht; seine Familie ließ mich nochmals rufen. Ich ging auch hin. Auf meine Fragen bestätigte er, daß meine Prognose genau eingetroffen war, er hätte einzig und allein die *ardor*-Ausgleichsbrühe sieben bis acht Tage gegessen, nun wäre die Krankheit fort. Ich hatte die Krankheit aus dem Pulse erkennen können. Als ich untersuchte, entsprach der Puls dem Krankheitsbilde, und die Krankheit entwickelte sich *sekundovehent,* deshalb starb der Patient nicht.«

Sekundovehent, chinesisch: *shun,* bedeutet wörtlich »mit dem Strome schwimmen«. Das chinesische Schriftzeichen für *shun* bezeichnet ein Blatt, das auf einem Wasserlauf dahintreibt. In der Fachsprache der Medizin drückt es aus, daß ein bestimmtes ins Auge gefaßtes Geschehen die gleiche Richtung aufweist wie das Gesamtgeschehen eines Ereignisablaufs oder wie alle Vorgänge in einem bestimmten Individuum (vgl. auch das Antonym »contravehent« und die Stichworte »Richtung« und »Maß«).

Die Beschreibung der Krankheit des Feldmarschalls und ihrer Heilung klingt äußerst fremdartig. Kein westlicher Arzt kann damit etwas anfangen. Zu verstehen ist sie nur im Gesamtzusammenhang der chinesischen Medizintheorie. Wenn Chunyu Yi etwa sagt, daß der Feldmarschall an »durchgedrungenem Wind« erkrankt war, so ist damit nicht die (empirisch völlig absurde) Behauptung verbunden, ein heftiger Sturm habe durch den Körper des Kriegers geblasen. Hinter solchen – westlichen Lesern »lotusblumig« erscheinenden – Bezeichnungen verbirgt sich ein schlüssiges System von qualitativen Normkonventionen, d. h. von (zumeist unausgesprochenen) Übereinkünften, um eine diagnostizierte Krankheit gegenüber ähnlichen Krankheiten abzugrenzen.

Dies ist etwa der Fall, wenn chinesische Ärzte von »durchgedrungenem Wind« sprechen. Einer solchen Diagnose geht die Untersuchung der Pulse des Patienten voraus oder der Zunge und anderer Merkmale, nicht aber nur oder vordringlich des Wettergeschehens. Unabdingbare Voraussetzung für das Verständnis solcher Normkonventionen ist indes die Kenntnis der sich dahinter stillschweigend verbergenden Übereinkünfte einer Gemeinschaft von Wissenschaftlern. Ohne dieses Wissen verlieren die Aussagen der chinesischen Medizintheorie jeglichen Sinn. Die (zum Teil äußerst dilettantischen) Umdeutungen der qualitativen Normkonventionen in empirische Aussagen gehören zu den verhängnisvollsten und zugleich weitestverbreiteten Mißverständnissen der chinesischen Medizin – sowohl bei ihren Gegnern als auch bei ihren Befürwortern. Deshalb muß an späterer Stelle in aller Ausführlichkeit auf das System der qualitativen Normkonventionen eingegangen werden; hier soll es vorerst mit den knappen Andeutungen sein Bewenden haben.

NICHT BLOSS VOLKSMEDIZIN

Die Geschichte der erfolgreichen Behandlung des kranken Feldmarschalls ist indes geeignet, einen anderen weitverbreiteten Irrtum richtigzustellen. Die chinesische Medizin ist ihrem Wesen nach ebenso wie die westliche keine Laien- oder Volksmedizin, sondern eine wissenschaftliche Heilkunde. Dabei gab es – wie das Beispiel belegt – selbst unter Ärzten erhebliche Niveauunterschiede, und Chunyu Yi selbst fand nach jahrelangen dilettantischen Studien erst dann den richtigen Zugang zur Medizin, als er seinem greisen Lehrer Chengyang Qing begegnete, der ihn anwies, alle seine bisher zusammengetragenen Rezepte zu vernichten, und ihm seine eigenen Geheimrezepte beibrachte. Vor allem aber soll er zwei der wichtigsten Medizintexte von ihm erhalten haben, den »Inneren Klassiker des Gelben Fürsten«, der gerade um diese Zeit entstanden war, und das »*Nanjing*«, den »Klassiker der Einwände«, mit einer exakten Darstellung der Pulslehre.

Man sollte sich stets vergegenwärtigen, daß das medizinische Wissen in China vor der Einführung des Buchdrucks nur mündlich oder in handgeschriebenen Aufzeichnungen sehr oft vom Vater auf den Sohn oder vom Lehrer auf wenige Schüler weitergegeben wurde. Das führte zu einer ungleichmäßigen Verbreitung der wissenschaftlichen Medizin. Wie wenig man jedoch berechtigt ist, die traditionelle chinesische Heilkunde als Volksmedizin abzuwerten, zeigt eine andere Krankengeschichte des Chunyu Yi:

»Ein König hatte eine Dienerin namens Shu auf dem Markt gekauft. Er schätzte sie als ein gutes, verständiges Mädchen mit vielseitigem Können. Obwohl sich Shu selbst als gesund bezeichnete, diagnostizierte der Arzt: ›Die Dienerin leidet an der Krankheit des Funktionskreises Milz; sie darf sich nicht anstrengen; nach der Regel wird sie im Frühjahr Blut speien und sterben.‹ Als der König von dieser Diagnose erfuhr, ließ er das Mädchen rufen, um sie selbst anzuschauen. Er hätte jetzt noch Gelegenheit gehabt, Shu weiterzuverkaufen. Aber er konnte keine Veränderung der Gesichtsfarbe erkennen und glaubte deshalb Chunyu nicht; er behielt das Mädchen. Da kam der Frühling, Shu trug dem König, der in den Toilettenraum gegangen war, sein Schwert nach. Als der König fortging, blieb das Mädchen zurück; da schickte er und wollte es holen lassen. Man fand sie in dem Toilettenraum am Boden liegend, sie erbrach Blut und starb. Sie hatte sich die Krankheit zugezogen, als sie in Schweiß geraten war. Bei Krankheiten, die nach Schweiß entstehen, ist es die Regel, daß die Krankheit ihren Sitz im Innern nimmt und schwer wird, während Haar und Gesichtsfarbe glänzend bleiben.«[38]

In diesem Fall hat nicht einmal der König, der in China immer eine hohe Bildung genoß, die Krankheit erkennen können.

Der Eindruck, daß die chinesische Medizin eine Volksmedizin sei, konnte aus verschiedenen Gründen entstehen. In der chinesischen Medizin gab es niemals eine Terminologie – wie die lateinische im Westen –, die sich von der Umgangssprache radikal abzuheben trachtete. Auch unterschieden sich die Gebildeten in China zu allen Zeiten von den weniger Gebildeten nicht durch *anderes* Wissen, sondern durch umfänglichere und gründlichere Kenntnisse, die sie in längerer und intensiverer Ausbildung erfuhren. Alle chinesische Bildung, ob die des Fürsten oder des Dorfkrämers, entsprang stets denselben Quellen. Deshalb war die sprachliche Distanz zwischen Ärzten und Patienten in China immer geringer als im Westen. Nur verbanden die gutausgebildeten chinesischen Mediziner mit den einzelnen Begriffen ein viel umfangreicheres Wissen als die übrige Bevölkerung. Dies ist im Westen bei Begriffen, die sowohl wissenschaftliche wie umgangssprachliche Bedeutung haben, nicht anders.

Im übrigen erschöpft sich die wissenschaftliche Medizin ja keineswegs in den jeweiligen sprachlichen Mitteln, sondern erfordert zusätzlich andere, nichtsprachliche Fähigkeiten, und die beherrschten in China (auch hier besteht kein Unterschied zum Westen) die gutausgebildeten Ärzte, das Volk weit weniger. Es ist indes eine Tatsache, daß auf einem so elementaren Gebiet wie der Gesundheit das medizinische Wissen in der Bevölkerung steigt, wenn die ärztliche Versorgung zu wünschen übrig läßt. Andererseits macht aber die Verbreitung medizinischer Kenntnisse unter Nichtmedizinern eine wissenschaftliche Medizin noch längst nicht zur Volksmedizin.

DIE SOZIALE STELLUNG DES HEILERS

Einer der Hauptgründe für die Fehleinschätzung der chinesischen Medizin war die geringe »Professionalisierung« des Arztberufes. Ausbildung und Zulassung unterlagen keinerlei Einschränkung oder staatlicher Kontrolle. Jeder durfte Patienten kurieren, der sich dazu berufen fühlte und sich einen Lebensunterhalt davon versprach. »Infolgedessen«, bemerkte der damalige russische Gesandtschaftsrat A. Tartarinoff dazu eher untertreibend, »war die Klasse der Ärzte in China stets zahlreich und Personen in ihr nicht selten, welche nicht nur in der Medizin unwissend waren, sondern nicht einmal Elementarbildung besaßen und ihre Beschäftigung nur als ein Mittel der Subsidienz betrachteten.«[39]

Das geringe soziale Ansehen, das Ärzte in China lange Zeit genossen, war nicht zuletzt in solcher Primitivität begründet. Man begegnete ihnen immer mit einer gehörigen Portion Mißtrauen, und es war Brauch, jeweils mehrere Ärzte zu Rate zu ziehen, wenn ein Familienmitglied erkrankt war. Nach Abschluß der Konsultationen wurden die verschiedenen verordneten Therapien und Rezepturen im Kreis der Familie miteinander verglichen und gegeneinander abgewogen, bevor man sich für die am günstigsten erscheinende Behandlung entschied. Dies setzte ebenfalls bestimmte medizinische Fähigkeiten in der Bevölkerung voraus. Jedoch – und gerade das spricht gegen die These von der chinesischen Medizin als Volksmedizin – erachteten die Chinesen trotz des zuweilen jämmerlichen Niveaus der medizinischen Versorgung ihre Ärzte niemals als überflüssig. Das aber hätte nahegelegen, wenn die chinesische Medizin tatsächlich eine Laienmedizin gewesen wäre.

DIE BEURTEILUNG DER LITERATUR

Schließlich hat auch die Unzugänglichkeit der traditionellen wissenschaftlichen Medizinliteratur zu Mißverständnissen Anlaß gegeben. Hilfsweise glaubten westliche Beobachter im vergangenen und zu Beginn dieses Jahrhunderts, aus dem Medizinbetrieb, so wie er sich ihnen zufällig darbot, auf die Wissenschaft schließen zu können, die dahintersteckte. Eine solche Rekonstruktion ist aber selbst dann nicht möglich, wenn dabei mit Aufgeschlossenheit und Wohlwollen zu Werke gegangen wird. In Amerika und Europa, wo Ausbildung und Zulassung zum Arztberuf strengen Regeln unterliegen und die praktische Medizin ein hohes Niveau erreicht, würde man es als absolut unseriös betrachten, wenn jemand die westliche wissenschaftliche Medizin ohne Blick in die Lehrwerke allein dadurch ergründen wollte, daß er Ärzte bei ihrer Arbeit beobachtet oder den Betrieb eines Krankenhauses analysiert. Gegenüber der chinesischen Medizin hält man ein solches Verfahren indes für angebracht und wertet sie vielfach noch dadurch zusätzlich ab, daß man gerade die vermeintlich absurden Beispiele als repräsentativ ausgibt.

Auf diese Weise entstehen völlig verzerrte, aber kaum ausrottbare Bilder, die mit der tatsächlichen wissenschaftlichen Medizin der Chinesen noch weniger zu tun haben als etwa schlecht recherchierte Sensationsberichte über Medizin in Boulevardzeitungen mit der Medizinwissenschaft des Westens.

BEWERTUNGSKRITERIEN FÜR DIE LEISTUNGSFÄHIGKEIT DER CHINESISCHEN MEDIZIN

Wenn wir der Frage nachgehen, was die chinesische Medizin leisten kann, dann müssen wir zwischen der wissenschaftlichen und der therapeutischen Leistungsfähigkeit unterscheiden. Unter dem therapeutischen Aspekt wird man die Einführung einer von der westlichen Medizin abweichenden Heilkunde nur dann befürworten, wenn sie andere oder bessere Erfolge auf bestimmten Gebieten hat. Dies setzt voraus, daß man deren Wert in erster Linie dort testet, wo die eigene Wissenschaft selbst versagt oder nur unbefriedigende Ergebnisse erbringt. Aber auch hier erweist sich die westliche Medizin gegenüber der chinesischen kaum als fair. Sie stellt Vergleiche vorzugsweise bei solchen Krankheiten an, bei denen sie sich von vorneherein überlegen weiß, zum Beispiel bei der weiten Palette der Infektionskrankheiten. Gegen Pest und Cholera und Kindbettfieber brauchen wir jedoch keine neue Medizin: nicht nur, weil die bisherige ausreicht, sondern weil diese Seuchen praktisch nicht mehr vorkommen.

Nicht weniger paradox ist die verbreitete wissenschaftliche Beurteilung der chinesischen Medizin. Viele westliche Ärzte sind der Ansicht, man könne ihr (oder bestimmten ihrer Elemente wie der Akupunktur oder verschiedenen Atemtechniken) nur dann Wissenschaftlichkeit zubilligen, wenn es gelänge, für derartige seltsam erscheinende Methoden Erklärungen nach Kriterien der westlichen Medizin zu finden. Eine solche Haltung entspricht bestenfalls dem längst überwundenen Verständnis der Physiker früherer Epochen, die nur das als wissenschaftlich gelten lassen wollten, was sich auf die Newtonsche Mechanik zurückführen ließ. In ihren extremen Formen ist sie indes der Intoleranz der mittelalterlichen Kirche nicht unähnlich, die mit aller Macht die Erde als Mittelpunkt des Weltgeschehens durchsetzen wollte.

Wir deuteten bereits an, daß chinesische Wissenschaft und moderne westliche Wissenschaft diametral entgegengesetzte Perspektiven der Wirklichkeit erfassen. Es gehört zum Wesen sich ergänzender Pole, daß man sie nicht aufeinander zurückführen, sondern daß man sie nur miteinander verbinden kann. Die heute noch allenthalben weltweit angestellten Bemühungen, die chinesische Medizin mit den Begriffen der westlichen zu erklären, d. h. die polare Perspektive chinesischer Wissenschaft auf die entgegengesetzte der westlichen Wissenschaft zurückzuführen, kann aus innerer Logik heraus also nicht neuen Erkenntniszuwachs, sondern nur eine allmähliche Auflösung und Vernichtung dessen, das zu erkennen und zu assimilieren man vorgibt, bedeuten. Das Beispiel des chinesischen Arzneimittelschatzes, der seit dem 19. Jahrhundert schon – und gegenwärtig besonders intensiv – auch nach den Kriterien der westlichen Pharmazie und Pharmakologie durchforscht wird, ist hierfür ein beredtes Zeugnis: Die gleichen Arzneimittel, die seit

Jahrtausenden, so auch heute, im Zusammenhang mit einer chinesischen Diagnose und Therapie angewandt, eindrucksvolle Erfolge zeitigen, bringen, aus diesem Zusammenhang gelöst und in den völlig konträren der westlichen Argumente gestellt, *andere,* mitunter neue, auf jeden Fall, da in diesem Zusammenhang kaum erprobt, sehr viel weniger eindrucksvolle Wirkungen hervor.

Erinnern wir hier noch einmal an die Forderung der Linguisten, Wissenschaftler sollten neue, für sie fremdartige Sprachen lernen, um die durch vertraute Sprachsysteme bedingte Engstirnigkeit überwinden zu können. Wenn wir nicht nur fremde Sprachen erlernen, sondern damit einhergehend auch fremde Betrachtungsweisen erwerben, so erweitern wir das Spektrum unserer Erkenntnismöglichkeiten: Wir sehen plötzlich Dinge, die wir vorher nicht sahen. Gleichzeitig erschließen wir uns neue Wirkmöglichkeiten, die uns versperrt bleiben, solange wir engstirnig an unserer alten Betrachtungsweise festhalten.

EXAKTE WISSENSCHAFT

In der Medizin werden solche von der westlichen Auffassung »irgendwie verschiedenen«[40] Betrachtungsweisen seit langem gesucht und gefordert. Aber man darf dann auch die westliche Medizin nicht zum Maßstab für die Wissenschaftlichkeit machen wollen. Die chinesische Medizin erfüllt (freilich in anderer Weise als die westliche) alle Anforderungen an eine exakte Wissenschaft. Sie verfügt über ein *eindeutiges Vokabular,* das nach bestimmten Regeln zu einem in sich *widerspruchsfreien System* vernetzt ist. Sie kennt spezifische *empirische Beobachtungs- und Diagnoseverfahren;* darauf baut sie in rationaler und jederzeit von anderen nachvollziehbarer Weise ihre Therapien auf. Aber wie für alle anderen Wissenschaften gilt auch für die chinesische Medizin: sie selbst ist der einzige Bewertungsmaßstab für die wissenschaftliche Vertretbarkeit der Methoden und Verfahren, die in ihr vorkommen. Kein Atomphysiker käme heute auf die Idee, seine Spezialdisziplin zur Beurteilung der Physik der Mehrkörpersysteme heranzuziehen. Er würde sich entweder jeglichen Urteils enthalten oder sich zunächst in die für ihn fremdartige Materie einzuarbeiten suchen, bevor er dazu eine

Meinung vertritt. Ganz anders ist dies gegenüber der chinesischen Medizin. Unter Mißachtung des sonst weithin anerkannten Grundsatzes, erst nach gründlicher Kenntnis ein Urteil abzugeben, wird sie ständig im Lichte der westlichen Wissenschaft beurteilt, nicht nur von ihren Gegnern, sondern auch von den Befürwortern. Alle auf solche Weise zustande gekommenen Beurteilungen, die negativen wie die positiven, können jedoch niemals angemessen sein.

Damit soll natürlich nicht behauptet werden, daß sich die chinesische Medizin jeglicher Beurteilung durch westliche Wissenschaft entzieht. Es gibt einen zuverlässigen Bewertungsmaßstab, den man an die fernöstliche Heilkunde auch von außerhalb anlegen kann: ihren therapeutischen Erfolg. Bemerkenswerterweise fällt hier das Urteil der Patienten vielfach günstiger aus als das der westlichen Mediziner. Auch das hat verschiedene Gründe.

Wie wir bereits angedeutet haben, vermag die chinesische Medizin kaum positive Leistungen auf jenen Gebieten zu erbringen, auf denen die westliche Medizin ihre besten Erfolge hat. Und umgekehrt erreicht sie überall dort ihre größte Effektivität, wo unter westlichen Ärzten weithin Ratlosigkeit herrscht, insbesondere bei funktionellen Störungen und chronischen Erkrankungen, soweit diese nicht bereits zu ausgedehnten körperlichen Schädigungen geführt haben. Weil die westliche Medizin überhaupt nicht oder nur höchst unzulänglich in der Lage ist, solche Funktionsstörungen zu diagnostizieren, ist es ihr auch nicht möglich, sie präzise zu benennen – und zu beurteilen. Sie kaschiert ihr mangelhaftes Wissen mit unspezifischen Etiketten wie »vegetative Dystonie«, »Neurasthenie« oder »psychisches Leiden«. Wo aber die Erkenntnismöglichkeiten fehlen, kann auch der therapeutische Erfolg nur schwer kontrolliert werden. Für den Patienten ist dies leichter: Er fühlt sich unwohl, spürt, daß »etwas« nicht in Ordnung ist, und ist in seiner Leistungsfähigkeit gehemmt. Vielfach hat er Versuche der westlichen Medizin, seinem Leiden beizukommen, erlebt, ohne einen Erfolg zu verspüren. Und plötzlich erfährt er nach einigen »chinesischen« Behandlungen Besserung: unerklärliche Magenbeschwerden, jahrelange Schlafstörungen oder lästige Hautausschläge verschwinden. Seine »Hausapotheke«, Medikamente, ohne die er vorher nicht auskommen konnte, werden plötzlich überflüssig.

Im Gegensatz dazu fragen westliche Ärzte bei der Beurteilung der Leistungsfähigkeit erst einmal: Hat die chinesische Medizin ähnliche Erfolge wie die unsere? Sie hat dann gewiß zuverlässigere Bewertungskriterien für die chinesische Therapie. Aber sie bestimmt dabei zugleich die Disziplinen, in denen sie zum Leistungswettbewerb anzutreten bereit ist. Und dabei schneidet sie natürlich gut ab. Das ist vergleichbar mit der Situation eines Sportschwimmers, den man zwingt, beim Diskuswerfen oder Eiskunstlaufen anzutreten. Und weil er da verliert, verbreitet man das Gerücht, der Schwimmer sei kein guter Sportler.

Die chinesische Medizin hat ihre Stärken gerade nicht in den Hochleistungsdisziplinen der westlichen Medizin, sondern auf Gebieten, die von der medizinischen Wissenschaft bisher als Probleme noch gar nicht richtig erkannt worden sind. Die chinesische Medizin deckt also völlig andere Bereiche des Krankheitsgeschehens ab. Westliche und chinesische Medizin können deshalb prinzipiell keine Konkurrenten sein, wobei die eine siegen und die andere verschwinden muß. Tatsächlich können beide Arten der Heilkunde ausgezeichnet koexistieren. Zusammen bringen sie kranken Menschen mehr Gesundheit, als dies eine Art der Medizin allein könnte.

In der Volksrepublik China ist dieses geregelte Nebeneinander seit dem Jahre 1950 verwirklicht. Damals hatte Mao zur »First National Conference on Health Work« die Parole ausgegeben: »Vereinigt alle Gruppen (sections) der Medizinarbeiter und Arbeiter im öffentlichen Gesundheitsdienst, alte oder junge, nach der chinesischen oder westlichen Methode arbeitende, in einer dichten Front und strebt danach, die große Arbeit der öffentlichen Gesundheit für das Volk vorwärtszubringen.«[41]

Und den Skeptikern gegenüber der chinesischen Medizin, die ihr Urteil zumeist nur auf ihr Wissen in westlicher Medizin stützen, sei noch ein Wort von Mao gesagt: »Wenn du den Geschmack einer Birne kennen willst, mußt du die Birne selbst essen.«[42]

BEDINGUNGEN IHRER LEISTUNGSFÄHIGKEIT

Bisher haben wir vor allem versucht, Vorurteile gegenüber der chinesischen Medizin abzubauen. Wir haben gezeigt, daß sie alle wichtigen Anforderungen erfüllt, die wir heute an eine wissenschaftliche Heilkunde stellen: Sie kennt Diagnosen nach exakten Regeln mit stets *eindeutigen* und spezifischen Befunden. Ärzte bauen darauf streng rational ihre Therapien auf, und sie geben zum Teil äußerst präzise Prognosen des Krankheitsverlaufs; damit werden die Behandlungen für jedermann nachprüfbar. Auch haben wir angedeutet, daß sich die chinesische Medizin durch ein hohes Maß an Theoriebildung auszeichnet. Ihr empirisches und theoretisches Vokabular wird mit Hilfe einer überschaubaren Zahl von qualitativen Normkonventionen und Regeln rational zu einem geschlossenen, in sich widerspruchsfreien wissenschaftlichen System vernetzt. Und schließlich haben wir die Erwartung geweckt, daß die chinesische Medizin therapeutische Leistungen auf Gebieten zu erbringen vermag, die der westlichen Medizin wegen vorhandener Erkenntnisbarrieren weitgehend verschlossen sind. Die Krankenstatistiken in westlichen Industrieländern beweisen, daß jenseits dieser Grenzen ein kaum überschaubarer Bedarf an ärztlicher Hilfe besteht. Deshalb ist es nicht mehr gerechtfertigt, daß sich die westliche Medizin der chinesischen Heilkunde verschließt. Es bleibt jetzt systematisch darzustellen, warum und auf welche Weise die chinesische Medizin im Gegensatz zur westlichen diese Leistungen erbringt.

SOMATISCH-KAUSALANALYTISCHE MEDIZIN

Die westliche Medizin ist zum einen ein somatischer, das heißt auf den Körper bezogener Wissenszweig, zum anderen ein kausalanalytischer, der nach Ursachen fragt – und solches als die einzig wissenschaftliche Fragestellung gelten läßt.

Somatische Medizin, das bedeutet: ihre grundlegende Disziplin ist die Anatomie, und sie bildet, wie wir bereits unter Berufung auf Thure von Uexküll festgestellt haben, Organfächer. Die Gegenstände, mit denen sie es zu tun hat und in die sie den Menschen einteilt, sind Skelett, Muskeln und Sehnen, Organe, Haut und Nerven, Adern, Blut, Hormone und anderes mehr, also immer etwas Gegenständliches, Stoffliches, Materielles. Krankheiten werden erst dann erkannt, wenn sie zu materiell nachweisbaren Veränderungen an Organen, im Blut oder wo auch immer geführt haben. Und ebenso werden nach dieser Grundauffassung Krankheiten von materiellen Ereignissen hervorgerufen: von Bakterien oder Viren oder Parasiten, die irgendwie in den Körper des Kranken gelangt sein müssen, von Überdosen organischer oder chemischer Gifte, von falscher Ernährung (also beispielsweise von zuviel Fett und zuwenig Vitaminen) oder von plötzlichen mechanischen Einwirkungen, die zu Verletzungen führen.

Kausalanalytische Medizin, das bedeutet: jede Krankheit wird auf eine bestimmte Ursache, z. B. eine Infektion durch Bakterien, ein Übermaß an Alkoholgenuß, einen Unfall im Straßenverkehr oder das Ausströmen giftiger Gase zurückgeführt. Die Diagnose zielt darauf ab, krankhafte Veränderungen und deren Ursachen festzustellen und solche Ursachen nach Möglichkeit zu beseitigen oder auszugleichen. Gelingt dies, bevor der Körper des Patienten bleibend und irreversibel geschädigt wurde, so spricht man von Heilung.

Die Naturgesetze der westlichen Medizin sind Kausalgesetze, d. s. generelle Aussagen über Zusammenhänge von Ursache und Wirkung: zum Beispiel: »Übermäßiger Alkoholgenuß führt (bei allen Menschen) zu Leberzirrhose.« Eine Krankheit gilt als erklärt, wenn es gelingt, sie in einen solchen Gesetzeszusammenhang einzuordnen, etwa: »Patient N. hat eine zerstörte Leber. Nach seinen Angaben hat er über Jahre hinweg täglich mindestens vier Liter Wein getrunken.«

Eine solche Argumentationsweise ist, ungeachtet ihrer eventuellen Richtigkeit, mit zwei schwerwiegenden Mängeln behaftet: Zum einen abstrahiert sie von sämtlichen weiteren Einflüssen, die auf Menschen einwirken und auch ihr Krankheitsgeschehen bestimmen. Zum anderen setzt sie die Wahrheit einer stillschweigenden, aber äußerst fragwürdigen Annahme voraus: Sie unterstellt die Gleichartigkeit der Organe und übrigen Körperteile (oder, wie wir auch sagen, die Homogenität des Substrats) aus medizinischer Sicht. Das bedeutet, für den Arzt sind alle Lebern von Menschen gleich, alle Nieren, alle Mägen, alle Herzen, alle Nerven. Und sie reagieren nach dieser Annahme auf bestimmte Ursachen gleich. Dem Arzt kommt entgegen, daß sich eventuelle Fehler solcher Annahmen für ihn oft nicht auswirken. Denn die Fälle, wo bestimmte Bakterien keine Krankheit hervorrufen oder Alkohol die Leber doch nicht so stark angreift, wie man eigentlich annehmen müßte, sind medizinisch weitgehend uninteressant. Dort aber, wo sich solche generellen Aussagen nicht aufrechterhalten lassen, wird differenziert. Man betrachtet Kinder anders als Erwachsene, Fettleibige anders als Magere, man kennt verschiedene Blutgruppen und anderes mehr. Trotzdem bleibt jedoch auch dann in eingeschränkter Form die Annahme von der Homogenität des körperlichen Substrats erhalten.

Dort, wo diese Annahme weitgehend den Tatsachen entspricht oder wo eventuelle Fehler therapeutisch ohne Bedeutung bleiben, hat die westliche Medizin ihre unbestreitbaren Leistungen erbracht. Wo aber Krankheitsursachen in der Unbestimmtheit verdämmern und die Hypothese von der Gleichartigkeit des Substrats nicht aufrechterhalten werden kann, versagt die Medizin auch dann, wenn ein eindeutiger somatischer Befund vorliegt, zum Beispiel bei Magengeschwüren, Diabetes und Multipler Sklerose. Hier liegt die Grenze der somatisch-kausalanalytischen Methode, und ihre Medizin muß sich – bestenfalls – auf eine mehr oder weniger wirksame Unterdrückung von Symptomen beschränken.

Tatsächlich steht die These von der Homogenität des Substrats in der Medizin auf wackeligen Beinen, denn die Gleichartigkeit von Organen und dem übrigen menschlichen Gewebe ist, anders etwa als bei den Forschungsgegenständen der Physik oder Chemie, nicht sonderlich groß. Die Homogenität ist im Bereich der Elementarteilchen am durchgängigsten und nimmt über Atome, Moleküle, Zellen, niedere und höhere Organismen, menschliche Individuen, soziale, staatliche und kulturelle Gemeinschaften, Planetensysteme und Galaxien kontinuierlich ab. Bemerkenswerterweise war die westliche Medizin auf jenen Gebieten am erfolgreichsten, wo sie nicht so sehr mit Menschen, sondern mit Bakterien und Viren konfrontiert war, also mit einem viel homogeneren Substrat. Daß diese niederen Lebewesen unter bestimmten Voraussetzungen bei Menschen und Tieren Krankheiten hervorrufen können und sich ihr Abtöten als Heilung dieser Krankheiten erweist, ist so betrachtet ein glücklicher Umstand. Wir wissen aber, daß die Ansteckung bei Menschen ausbleibt, deren Vitalfunktionen in Ordnung sind. Über diese Funktionen weiß die westliche Medizin äußerst wenig.

Ganz anders die chinesische Medizin; im Gegensatz zur westlichen ist sie eine funktionale und induktivsynthetische Wissenschaft. Sie versteht den Menschen als ein System von Funktionskreisen, die ohne zwingenden Bezug auf ihre somatischen Träger gesehen und beschrieben werden. Tatsächlich bekommen chinesische Medizinier (sofern sie nicht in der westlichen Betrachtungsweise geschult sind) primär Funktionen, Bewegungen, Dynamisches und Psychisches in den Blick.

Methodischer Exkurs

Versuchen wir die Ansichten der Wirklichkeit, wie sie sich uns bei bald induktivsynthetischer, bald kausalanalytischer Betrachtungsweise zeigen, in weiteren Bildern aufzuzeigen.

In der Gegenwart – oder ebenso richtig: als Gegenwart – erfahren wir eine große Anzahl gleichzeitig auf uns einwirkender Einflüsse oder Wirkungen. Was die erkennende Vernunft befähigt, zwischen einer Vielzahl solcher gleichzeitigen Wirkungen zu unterscheiden, ist die Verschiedenartigkeit, die Vielfalt ihrer Qualitäten, d. h. ihre Richtungen. (Das Wort »Richtung« ist hier so zu verstehen, wie es in der Physik streng und eng definiert ist.) Das spezifische Merkmal einer jeden Bewegung ist ihre Richtung. Jeder gegenwärtigen Wirkung, d. h. jeder Bewegung, jeder Funktion, jedem Aktual, jeder lebendigen Erscheinung kann eine Richtung zuerkannt werden. Die spezifischen Richtungen von Bewegungen oder die Änderungen solcher Richtungen sind die einzigen positiven Aussagen, die *unterscheidend* über gegenwärtige Wirkungen gemacht werden können.

Wenn die Physik, wie überhaupt die Naturwissenschaften, mit Richtungen zu tun hat, die – zumindest auf den ersten Blick – einfacher Art sind und räumlich dargestellt werden können, sind die nicht minder positiven Richtungen biologischer Funktionen nur durch Verwendung von richtungsbezogenen, also qualitativen Normkonventionen überhaupt eindeutig zu artikulieren.

Nehmen wir die konkrete Situation eines ganz bestimmten Individuums. Diese Situation wird in der Gegenwart, in jedem Augenblick seiner Existenz durch ein ganzes Bündel von Faktoren fortlaufend beeinflußt und bestimmt: klimatische Bedingungen, soziale Einflüsse, die Wechselwirkungen mit den verschiedenen Gegenständen des täglichen Lebens, die gegenwärtige Auswirkung von konstitutionellen Einstellungen, psychischen Haltungen, Stimmungen, usw. Jeder einzelne dieser Faktoren greift an dem an – oder greift das an –, was in der chinesischen Medizin *zheng*, die Orthopathie, zu deutsch wörtlich: die Geradheit oder Geradläufigkeit der Gesamtfunktion, der Gesamtheit aller Lebensäußerungen des Individuums bezeichnet. Orthopathie ist – mit anderen Worten – die Fähigkeit eines Individuums zur ausgeglichenen, harmonischen, »gesunden« Aufrechterhaltung seiner Existenz, seines Lebens. Ist diese Orthopathie stark ausgeprägt (mit anderen Worten: hat die Individualität, die Gesundheit eine starke Grundlage) und sind zugleich die vielfältigen äußeren Einflüsse von mäßiger Stärke, so bleibt der Mensch gesund. Im gegenteiligen Fall werden aus dem Verband der geradläufigen (*zheng*) Funktionen durch die äußeren oder auch inneren Störeinflüsse einzelne Teile abgelenkt, abgezweigt, die dann »schräg« laufen (*xie*).

Solche »Schrägläufigkeit« oder »Heteropathien« sind neben der Bestimmung der Orthopathie der zweite unmittelbare Gegenstand der chinesischen Medizinbetrachtung. Hat man nämlich mit Heteropathien, mit Schrägläufigkeiten oder Fehlfunktionen zu rechnen, so gilt es, diese zunächst diagnostisch präzis und eindeutig zu bestimmen und dann therapeutisch entweder durch Stärkung der Orthopathie – also der soeben genannten Fähigkeit des Individuums zur Aufrechterhaltung seiner Integrität und harmonischen Gesamtfunktion – oder, wo dies nicht ausreicht, durch Kompensation, oder, als *ultima ratio*, durch Unterdrückung, Vernichtung der Heteropathien eine einigermaßen normale Funktion und damit die Gesundheit wiederherzustellen.

Da die induktivsynthetische Wissenschaft einschließlich der Medizin mit der Bestimmung und Beeinflussung der Richtungen von Bewegungen, also von Funktionen, befaßt ist, muß sie für jede beliebige gegenwärtige Wirkungen zumindest zwei, in aller Regel aber eine sehr viel größere Zahl von Positionen *und die Beziehun-*

gen zwischen diesen Positionen ins Auge fassen. Die Mehrzahl dieser Beziehungen sind dem Individuum in jedem Augenblick seines Handelns vorgegeben: Solches gilt nicht nur für die Kräfte und Strebungen des Kosmos und der weiteren Natur, für den Begriff der als »Konstitution« oder »Erbmasse« gebündelten, unendlich vielfältigen Wirkvoraussetzungen, sondern selbstverständlich auch für die Mehrzahl der aus der geographischen, sozialen oder selbst familiären Umwelt auf das Individuum einwirkenden Kräfte und Faktoren.

Deshalb hat die taoistische Ethik »Kultivierung der Persönlichkeit« (*xiushen*) vor allem als die Einstimmung des Menschen auf den großen kosmischen Zusammenhang, die konfuzianische Ethik – komplementär hierzu – den gleichen Begriff als die Einfügung des Menschen in den sozialen Zusammenhang verstanden. Nur durch solche Einfügung in die Bewegung des Kosmos oder der Gesellschaft lsssen sich das Leben und die eigene Entwicklung optimal entfalten und überhaupt erhalten, bewahren. Das Individuum entfaltet und kultiviert seine Persönlichkeit nicht gegen die Kräfte und Strebungen der Natur und der sozialen Umwelt, sondern durch eine möglichst vollkommene Einfügung in diese Kräfte und Strebungen.

Die verschiedenen Wissenschaften – und unter diesen nicht zuletzt auch die traditionelle chinesische Medizin – haben bei solchem Bemühen ihre große Bedeutung. Um sich äußeren Bedingungen anpassen zu können, gilt es, diese zunächst einmal sicher und zutreffend zu bestimmen. Dadurch allein kann ein Mensch, kann das Individuum sein Schicksal bewußt, frei und willentlich in den Grenzen seiner Vorgeschichte bestimmen und weitergestalten. Mit anderen Worten: Den chinesischen Wissenschaften und der chinesischen Medizin geht es darum, eine rationale Erkenntnis über die sich fortlaufend äußernden Qualitäten des eigenen Wesens wie über die Qualitäten, die in den Einflüssen und Forderungen der Umwelt zum Ausdruck kommen, zu verschaffen.

Der chinesische Ansatz unterscheidet sich radikal vom abendländischen Denken, das durch die Beseitigung oder willentliche Veränderung, Beeinflussung, Bekämpfung einzelner Bereiche der Wirklichkeit die schicksalhaften Zwänge zu verringern sucht. Er unterscheidet sich erst recht vom primitiven magischen Denken, das auch in der modernen Medizin noch außerordentlich lebendig ist. Man denke nur an den doppelten Blindversuch, bei dem Ärzte glauben, durch bloßes Wegblicken, Ignorieren, Nicht-wissen-Wollen, sich der positiven Wirklichkeit, sich harter Fakten entziehen zu können.

DIE ERHALTUNG DER ORTHOPATHIE

Doch zurück zur chinesischen Medizin und Hygiene. Für sie gründen Gesundheit sowie die Verhütung von Krankheiten vor allem auf der Erhaltung der Orthopathie, also auf jenen Kräften, welche die persönliche Unversehrtheit aufrechterhalten. Nur ausnahmsweise und als äußerstes Mittel darf versucht werden, die Gesundheit durch eine direkte Bekämpfung von störenden oder schädigenden Wirkungen wiederherzustellen. Solches ist mit dem klassischen Ausspruch im »Inneren Klassiker des Gelben Fürsten« gemeint, wo es heißt: »Eine Krankheit heilen, die schon [somatisch] manifest ist, ist als ob man einen Brunnen gräbt, nachdem man Durst bekommen hat. Oder als ob man die Waffen schmiedet, nachdem die Schlacht schon begonnen hat.« Im Verständnis der traditionellen chinesischen Medizin ist die ärztliche Betreuung also so etwas wie eine Vorratshaltung von Gesundheit.

DIE EINSEITIGKEIT BEIDER ANSÄTZE

Infolge grundsätzlich verschiedener Perspektiven der Wirklichkeit – hier erinnernde Ankopplung an Vergangenes, Somatisches, Materielles, dort unmittelbare Wahrnehmung von Gegenwärtigem, Funktionellem, Lebendigem – fördern westliche und chinesische Medizin bei der Betrachtung ein und derselben Erscheinungen völlig verschiedene Aspekte derselben zutage. Und ganz selbstverständlich gilt dies auch für jede beliebige Krankheit. Was indes versöhnt und uns hier vor allem interessiert, ist die Komplementarität, also der Umstand, daß die chinesische Medizin infolge ihrer völlig andersartigen Betrachtungsweise Erkenntnislücken der westlichen Medizin schließt und sich damit beide Betrachtungsweisen zu einem vollständigen Gesamtbild ergänzen.

Es ist eine bisher nicht ausreichend genutzte Chance, daß wir heute die Einseitigkeit eines jeden der beiden Ansätze, des chinesischen wie des westlichen für sich genommen, erkennen können. Zugleich stellt sich damit die Aufgabe, aus der für Millionen von Patienten verhängnisvollen Einseitigkeit der westlichen Medizin den Weg in eine umfassende Heilkunde zu nehmen. Denn auch die traditionelle chinesische Medizin war und ist für sich allein eine einseitige und damit unvollkommene Weltsicht. Eben darin lag und liegt im nachhinein der Hauptgrund für ihren historischen Niedergang und auch für die zwiespältige, zeitweise sogar abschätzige Einstufung in China selbst. Eine Medizin, die zunächst und oft ausschließlich die gegenwärtigen Wirkungen und Auswirkungen von Krankheit in den Blick faßt, ist zwar sehr nahe am Erleben des Kranken und kann Störungen, die sich vorwiegend im Dynamischen und Gegenwärtigen zeigen, rasch, sicher und wirkungsvoll korrigieren und heilen. Bei aller Umsicht entgleitet ihr aber von der Methode her überall dort das Krankheitsgeschehen, wo es sich – sei es durch Gleichgültigkeit, Nachlässigkeit des Patienten, durch widrige äußere Umstände oder auch durch falsche Maßnahmen des erstbehandelnden Arztes – über längere Zeit als massive Funktionsstörung anhäufen konnte – in der Vergangenheit, als Vergangenheit, im Substrat, als Veränderungen der körperlichen Substanz, als somatische Störung. Auch den Chinesen war ebenso wie westlichen Ärzten klar, daß Krankheit, die sich als körperliche Veränderung manifestiert, fortgeschrittene, ernste, oft lebensgefährliche Krankheit ist. Bewußt waren sich chinesische Ärzte auch, daß die Linderung oder Heilung solcher Krankheiten stärkerer, drastischerer, heroischerer Maßnahmen bedarf als die der funktionellen Störungen. Von hierher offenbart sich auch der sachliche Hintergrund der weitverbreiteten Überzeugung, daß die moderne westliche (kausalanalytische) Medizin die mit Abstand wirkungsvollere sei, denn in der Tat wirkt sie vor allem bei lebensbedrohenden, schweren Krankheiten. Umgekehrt: daß die traditionelle chinesische Medizin eine nur »schwächer« wirksame Heilkunde darstelle, die vor allem zur Prophylaxe, zur Vorbeugung solcher schweren, ernsten Krankheit geeignet sei.

Wir können diese Ansicht in ihrem Kern bestätigen, müssen sie aber hinsichtlich mancher ihrer Ausdeutungen korrigieren. Zu korrigieren ist – wie schon teilweise geschehen – die völlig unreflektierte und sinnlose Gleichsetzung von kausalanalytischer und wissenschaftlicher Medizin und die daraus oft resultierende Gleichsetzung der induktivsynthetischen mit »rein empirischer«, bestenfalls protowissenschaftlicher Medizin. Diese Unterstellungen sind nicht nur unhaltbar, sondern der Erkenntnisfindung abträglich.

DIE CHRONISCHEN KRANKHEITEN

Wir dürfen nicht verkennen, daß aus der Sicht von Patienten oft auch die nicht unmittelbar lebensbedrohenden Krankheiten sehr wohl schwere Leiden sein können. Chronische Krankheiten zu lindern, womöglich zu heilen, konstitutionelle Defekte, die sich nicht in eklatanten körperlichen Mißbildungen äußern, zu bestimmen und auszubalancieren sind Aufgaben, die dem heutigen Arzt nicht nur nebenbei gestellt sind, sondern die er immer häufiger bei seinen Patienten antrifft.

Die Tradition der chinesischen Medizin hat die Verfahren zu hoher Reife entwickelt, die auf der induktiven Synthese beruhen und alle aktuellen Wirkungen in ihrem Zusammenspiel präzise erfassen. Damit schafft sie die Voraussetzungen für eine eindeutige Diagnose, eine sichere Prognose und eine spezifisch wirksame Therapie eben auf jenen Gebieten, die der westlichen Medizin trotz großer Anstrengungen bis heute weitgehend verschlossen geblieben sind. Zugleich eignet sie sich – aus westlicher Perspektive – vorzüglich zur Früherkennung und Frühbehandlung vieler Leiden, die wegen des Fehlens eben dieser diagnostischen und therapeutischen Möglichkeiten erst bis zu jenem Stadium fortschreiten, in dem sie dann – vielleicht – zum Bewährungsfeld der westlichen Medizin werden können.

Keine allgemeingültige Aussage kann darüber gemacht werden, inwieweit die chinesische Medizin Krankheiten zu heilen vermag, die ein chronisches Stadium erreicht haben. Schwere Schädigungen oder gar Zerstörungen innerer Organe kann auch sie nicht ungeschehen machen. Aber sie bietet immerhin die diagnostischen Möglichkeiten, bei dieser großen Gruppe von Leiden die jeweiligen

Funktionsstörungen genau zu erfassen und ihnen selektiv entgegenzuwirken. Eben diese Spezifizität der Diagnose und Selektivität der Behandlung bedeuten von vornherein einen sehr viel größeren Wirkungsgrad der Heilmaßnahmen. Ebenso wichtig ist aber, daß damit die chinesische Medizin all jene Nebenwirkungen vermeidet, die bei einer symptomatischen, weitgehend unspezifischen Dauermedikation die westliche Medizin so problematisch macht. Bei jahrelang anhaltenden unerträglichen Schmerzen zum Beispiel steht der Arzt heute noch vielfach vor einem kaum lösbaren Dilemma: Soll er den Patienten seine Leiden ertragen lassen? Oder soll er ihm mit Hilfe ständig steigender oder stärker werdender Schmerzmittel oberflächliche Linderung verschaffen und dabei bewußt das Risiko der Arzneimittelsucht eingehen?

Aus der Sicht der chinesischen Medizin ist Schmerz niemals ein zufälliges Symptom (d. h. ein Zeichen), sondern ein integrierender, wesentlicher Teil einer bestimmten Krankheit. Schmerz kann und darf also nicht isoliert bekämpft und unterdrückt werden, sondern er schwindet von selbst, wenn das funktionelle Agens, das einen bestimmten Schmerz auslöst, genau bestimmt und sodann aufgehoben, ausgeglichen worden ist. Doch sowohl diese diagnostischen Bestimmungen als auch die daran sich anschließenden Heilmaßnahmen liegen weit im Vorfeld – mithin weit außerhalb des Gesichtsfeldes – dessen, was die kausalanalytisch-westliche Medizin leisten kann.

Wir können aber nicht nur mittelfristig methodisch aus den Erkenntnissen der chinesischen Medizin lernen, sondern unmittelbar auch aus ihrem historischen Schicksal, bedingt durch ihre Einseitigkeit. Diese Einseitigkeit des Erkenntnismodus hat sich wie in vielen anderen chinesischen Wissenschaften auch in der Medizin historisch früher und mithin länger manifestiert als in den Wissenschaften des Abendlandes. (Die methodische Einseitigkeit der westlichen Medizin ist strenggenommen noch nicht einmal 200 Jahre alt.) Daraus erklärt sich, weshalb die ersten Anzeichen eines Niedergangs der chinesischen Heilkunde schon etwa im 1300. Jahrhundert wahrzunehmen sind und weshalb wir den langsamen aber unaufhaltsamen Niedergang dieser Heilkunde trotz intakter Überlieferung im Kernbereich über reichlich 600 Jahre hinweg beobachten können. Aber bei Kenntnis der Zusammenhänge erscheint es dennoch oder gerade deshalb als absurd und unverantwortlich, ein einseitiges System in Bausch und Bogen zu verwerfen; es wäre ebenso absurd, die gültigen Erkenntnisse der westlichen Medizin nur deshalb zu verdammen, weil auch diese Medizin sich durch ihre punktuellen Erfolge zu – wie wir hoffen wollen – vorübergehend dogmatischer Einseitigkeit und zunehmender Wirkungslosigkeit verstiegen hat.

DIE REKONSTRUKTION DER CHINESISCHEN MEDIZIN

Wenn wir uns also heute – gleichgültig ob als Abendländer oder als Chinese – der medizinischen Tradition Chinas wieder zuwenden, so dürfen wir nicht vergessen, daß mit der chinesischen Medizin, wie sie sich vor allem im 19. Jahrhundert präsentierte, wirklich kein Staat zu machen war. Aber seriöser Medizinforschung muß es in erster Linie um die rationale Rekonstruktion der chinesischen Medizin als einem geschlossenen wissenschaftlichen System und um die Eliminierung der natürlich auch in China auf den Markt gebrachten unseriösen Medizinliteratur gehen. Es ist unstreitig, daß die Chinesen seit dem 19. Jahrhundert ein krankes, schwer leidendes Volk waren, mit schlechter (vom Staat nicht kontrollierter) Ausbildung der Ärzte und völlig unzureichender Medizinversorgung. Für die Gesundheit weiter Kreise der Bevölkerung wurde fast nichts getan; vielmehr mußten die meisten Menschen im damaligen Feudalsystem ohne Rücksicht auf die Gesundheit Frondienste leisten. Schwere Leiden und Arbeit bis zu völliger Erschöpfung mit Todesfolge wurden bewußt in Kauf genommen. Den Kritikern der chinesischen Medizin sei dies alles zugestanden. Aber es ist intellektuell unredlich, eine solche Situationsbeschreibung mit der wissenschaftlichen Medizin der Chinesen (die ja gar nicht aus jener Zeit stammt) zu identifizieren. Selbst bösartige Kritiker der westlichen Medizin kommen ja auch nicht auf die Idee, den Wert der westlichen wissenschaftlichen Medizin aus den Erfahrungen einer durchschnittlichen Kassenarztpraxis zu erschließen, in der sich täglich hundertfach folgendes abspielt: Der Patient gibt der Sprechstundenhilfe einen Zettel ab, der »Krankenschein« genannt wird, und verlangt ein Medikament. Die attraktive Dame hinter einem blitzsauberen Schreibtisch füllt ein Rezept aus und verschwindet damit im Sprechzimmer des Arztes. Nach kurzer Zeit kommt sie wieder und überreicht dem Patienten das unterschriebene Rezept und eine Bestätigung, daß er acht Tage seinem Arbeitsplatz fernbleiben darf.

Die epidemiologische Ausbreitung von Krankheiten ist in China zudem in historischer Entwicklung völlig anders verlaufen als im Westen. Die Chinesen hatten der seit der Mitte des vorigen Jahrhunderts von dem Münchner Arzt Max von Pettenkofer begründeten Hygiene nichts Gleichwertiges entgegenzusetzen. Dies führte zu einer raschen Ausbreitung epidemischer Seuchen und einem Verfall der Gesundheit weiter Bevölkerungskreise. Verglichen damit war die westliche Medizin mit ihren kurz zuvor entwickelten vorbeugenden Impfmethoden, Therapien von Infektionskrankheiten und chirurgischen Möglichkeiten deutlich überlegen. Und solange Pest und Pocken wüteten, mußten funktionale Störungen zurückgestellt werden.

Genau umgekehrt ist die Entwicklung im Westen verlaufen. Hier hat die systematische wissenschaftliche Entwicklung und praktische Anwendung der kausalanalytischen Medizin zu einer nahezu vollständigen Ausrottung oder wenigstens vorbeugenden Beherrschung einer großen Gruppe von Krankheiten geführt. Übriggebliebenen sind funktionale und chronische Leiden, die durch veränderte Arbeitsbedingungen, Reizüberflutungen, psychische Überlastungen bei gleichzeitiger Abnahme körperlicher Bewegung, durch widernatürliche Eingriffe in die Umwelt und ständige Umgestaltungen des sozialen Milieus gefördert werden. Das wiederum ist die Domäne der chinesischen Medizin.

Wir stehen also vor der paradoxen Situation, daß in China das Verlangen nach westlicher Medizin ständig zugenommen hat und im Westen die Nachfrage nach chinesischen Heilverfahren deutlich ansteigt. Daraus haben allerdings nur die – angeblich fremden Einflüssen gegenüber verschlossenen – Chinesen die angemessenen gesundheitspolitischen Konsequenzen gezogen: Sie erkennen an, daß sich die medizinische Versorgung der Bevölkerung in erster Linie nach den aktuellen gesundheitlichen Sorgen und nicht nach einer wissenschaftlichen Doktrin zu richten hat.

II.
Grundbegriffe

YIN UND YANG

Es gibt kein Ereignis auf der Welt, dem die Chinesen nicht einen *yin*-Aspekt und einen *yang*-Aspekt abgewinnen könnten. »Einmal *yin*, einmal *yang*, das ist das *Tao*!«, heißt es im *Yijing*, dem für alles chinesische Denken grundlegenden »Buch der Wandlungen«. Und für westliche Ohren nicht weniger geheimnisvoll beginnt die »Große Abhandlung über die dem *Yin* und *Yang* entsprechenden Erscheinungen«, einer der wichtigsten theoretischen Texte der klassischen chinesischen Medizinliteratur:[1] »Der Gelbe Fürst sprach: ›Das *yinyang* ist das *Tao* von Himmel und Erde und die Richtschnur der Zehntausend Wesen, Vater und Mutter von Veränderung und Umgestaltung, Wurzel und Anfang von Entstehung und Vernichtung, die Aula der sich manifestierenden konstellierenden Kraft.‹«

Das *Tao* ist die Art und Weise des Wirkens, der Weg in Raum und Zeit, den alles Geschehen nimmt. Und *yinyang* bedeutet etwa »Kräfteverteilung«, »Kräftegleichgewicht«, »Kräftekonstellation«, aber auch »polare Energie« oder »polarisierte Energie«; und weil für Chinesen alles Geschehen *energetisches* Geschehen ist, bedeutet es auch einfach »Polarität«. Damit können wir den zitierten Satz des *Yijing* in eine vertrautere Form bringen, die ihm bereits einen guten Teil seiner Rätselhaftigkeit nimmt: *Der Lauf der Ereignisse wird durch die jeweils herrschende Kräftekonstellation bestimmt.* Oder man kann auch sagen: *Alle Ereignisse sind Wirkungen der jeweiligen energetischen Konstellation.* Und *yin* und *yang* sind universelle Bezeichnungen der polaren energetischen Aspekte von Wirkungen. Andererseits werden Wirkungen nur dann hervorgerufen und können auch nur dann wahrgenommen werden, wenn eine Kraft (oder ein anderer aktiver energetischer Aspekt) mit einer (gegenständlichen) Wirkposition zusammentrifft und hier Veränderung bewirken kann. Ein Sonnenstrahl oder ein Meteorit haben so lange keine Wirkung, als sie ungehindert durch den Weltraum ziehen. Erst wenn sie irgendwo auftreffen, bewirken sie etwas. Aber je nachdem, *wo* sie auftreffen, wird ihre Wirkung verschieden sein. Sonnenstrahlen etwa können so verschiedene Dinge bewirken wie die Photosynthese von Pflanzen, die Verdunstung von Wasser, die Erwärmung eines Blechdachs, die Bräunung (oder auch Verbrennung) der Haut oder die Blendung der Augen. Da aber die aktiven energetischen Aspekte des Sonnenlichts jeweils die gleichen sind, kann es nicht an ihnen allein liegen, wenn sie unterschiedliche Wirkungen erzeugen. Dies liegt an den verschiedenen Qualitäten der aufnehmenden Wirkpositionen. Diese aufnehmenden Wirkpositionen sind – und dies ist fest im Bewußtsein der Chinesen verankert – auf verschiedene Weise materialisiert, gebaut oder – mit einem lateinischen Ausdruck – *struiert.*

Danach ist im chinesischen Denken jedes Ereignis zu verstehen als ein Zusammenwirken von aktiver und struktiver Energie von jeweils unterschiedlicher Qualität. Und im Gegensatz zum kausalen Denken des Westens, bei dem angenommen wird, daß jede Wirkung das Ergebnis einer *zeitlich vorangegangenen* Ursache ist, sehen die Chinesen in einer Wirkung den dynamischen Ablauf beim *gleichzeitigen* Zusammenwirken aktiver und struktiver Kräfte. Dabei werden alle aktiven Aspekte als *yang* bezeichnet und alle struktiven als *yin.* Hieraus erklärt sich die Auffassung der Chinesen, daß die weltliche Ordnung auf dem Wechselspiel zweier Gruppen gegensätzlicher, aber einander ergänzender energetischer Aspekte beruht. Und Phänomene, die nach westlicher Erfahrung gemeinhin als Gegenstände oder Dinge angesehen werden, sind in der Anschauung der Chinesen das Resultat einer Reihe von Wirkungen in der Vergangenheit; es sind in der Vergangenheit aufgehäufte und in die Vergangenheit zurückgesunkene Wirkungen. Alles Stoffliche, so auch jeder menschliche Körper, ist das Ergebnis und der Ausdruck von in der Vergangenheit angehäuften, *ganz spezifischen*

Wirkungen, so wie auch eine Landschaft oder ein Gebäude durch vielfältige, über lange *vergangene* Zeiten wirkende Kräfte *bestimmter Qualität* entstanden sind. Wüsten sind das Ergebnis langanhaltender »Verwüstungen«, körperliche Veränderungen das Ergebnis langwährender Fehlfunktionen.

QUALITATIVE NORMKONVENTIONEN

Bei der Beschreibung empirischer Vorgänge dienen *yin* und *yang* als die allgemeinsten Normkonventionen, mit denen die diagnostischen Aspekte von wirkenden Kräften qualitativ voneinander abgegrenzt, also ihrer Richtung nach definiert werden. Normkonventionen sind nichts anderes als Übereinkünfte in einer Gemeinschaft von Wissenschaftlern, bestimmte Erscheinungen in der Natur mit bestimmten Begriffen zu bezeichnen.

In archaischer Zeit waren *yin* und *yang* Bezeichnungen für die beschattete (Nord-)Seite (*yin*) und die sonnenbeschienene (Süd-)Seite (*yang*) eines Berges, für die (beschattete) Südseite eines Flußufers (*yin*) beziehungsweise die Nordseite (*yang*), für die dunkle Jahreszeit, also den Herbst und den Winter (*yin*), und den Frühling und den Sommer als der hellen Jahreszeit (*yang*).

Indes sind *yin* und *yang* wie alle anderen Normkonventionen im Chinesischen (und wie die Begriffe der Ursache und der Wirkung im Westen auch) keine empirischen Begriffe. Sie sind deshalb auch nicht selbst schon eine Beschreibung der Wirklichkeit. Vielmehr entsprechen sie sprachlichen Hilfsmitteln, die empirischen Beschreibungen Genauigkeit und Eindeutigkeit verleihen.

Grundsätzlich können wir sagen: *yang* ist jeweils der aktive Aspekt einer Wirkung, *yin* die struktive Gegensteuerung, die je nach materieller Wirkposition verschieden sein kann. Aktives in der Bedeutung von *yang* schließt dabei alle Sachverhalte des Beginnens, des Auslösens, des Bewegenden und Bewegten, des Verwandelnden, des sich Entfaltenden und sich Ausbreitenden, des Auflösenden, Zerstreuenden, des Determinierenden und zugleich selbst Undeterminierten ein. Im Gegensatz dazu umfaßt Struktives in der Bedeutung von *yin* alle Sachverhalte des Vollendens, des Bestätigens, des Ruhens, des Statischen, des Konkretisierens, des Befesti-

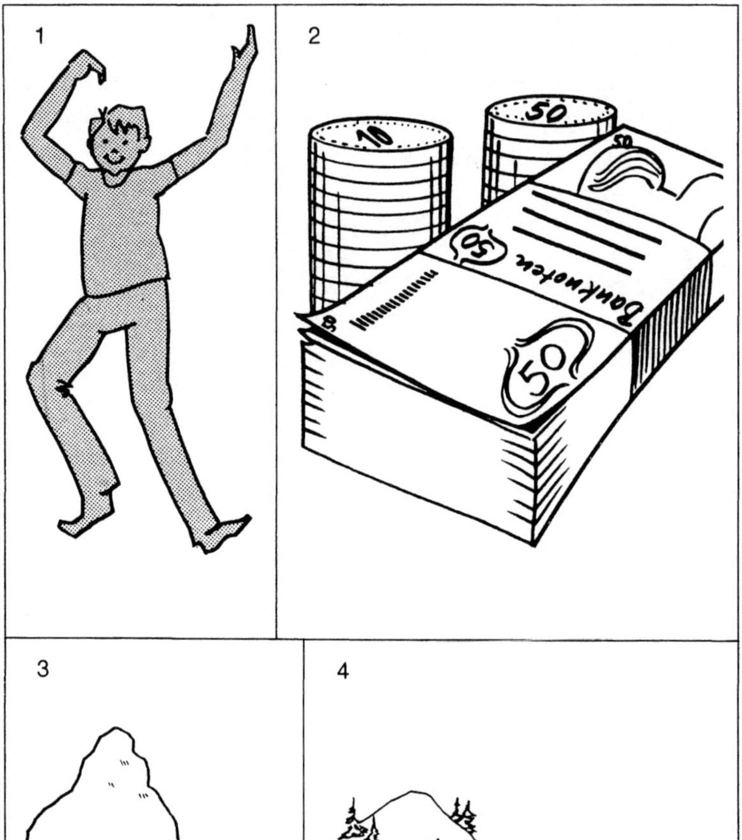
1
2
3
4

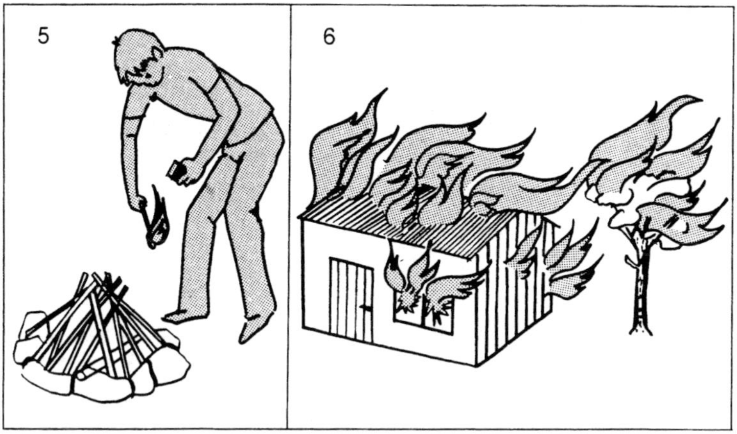

Abb. I
Die Teile der Abbildungen, welche mit Punkten ausgefüllt sind, kennzeichnen *yang*, Aktivität, aktive Aspekte von Wirkung. Alle anderen Abbildungsteile kennzeichnen *yin*, Struktivität, struktive Aspekte von Wirkung.
Das 1. Bild zeigt Aktivität schlechthin, deren Ziel nicht erkennbar ist. Ebensowenig kann der Betrachter aus der Darstellung irgendwelche Maßangaben, Begrenzungen, die Reichweite einer Aktion erkennen oder ableiten.
Das 2. Bild zeigt Struktives, Struktivität, in der Vergangenheit angehäufte Wirkung. Solche Wirkung ist quantisierbar, meßbar. Sie zeigt aber – isoliert betrachtet – keine Richtung, keine eindeutige Qualität, keinen Wirkbezug.
Im 3. Bild sehen wir die Wechselwirkung zwischen Aktivität und Struktivität. Das Struktive ist die Grundlage, die Voraussetzung, das Widerlager, der Gegenstand von Aktion, zugleich der Widerstand, den in der Vergangenheit angehäufte Wirkung gegenwärtiger, momentaner Einwirkung entgegensetzt. Durch gegenwärtige Aktion wird Vergangenes verändert, verwandelt.
Bild 4 führt die im 3. Bild angedeuteten Zusammenhänge fort: Agierendes, Aktion, *Yang* verändert, beeinträchtigt, beschädigt, zerstört Bestehendes, in der Vergangenheit Angehäuftes, Entstandenes, Gewordenes; Aktion setzt *per definitionem* Verwandlung, ist Verwandlung.
Bild 5: Aktion kann aber, wenn sie sich auf verhältnismäßig kleine Massen von in der Vergangenheit angehäufter Wirkung beschränkt, diese Wirkungen völlig zunichte machen, zerstören, aufheben. In einem solchen Fall kann Aktion als Zerstörung, Verbrauch, Vernichtung erscheinen oder empfunden werden, was in Bild 6 sinnfällig wird.
Jede der letzten vier Darstellungen macht deutlich, daß Aktion und Struktion, Aktivität und Struktivität stets als die sich wechselseitig bedingenden, nur gedanklich, nicht empirisch trennbaren Aspekte jeder Wirklichkeit verstanden werden müssen: Aktion kann nur erfahren werden, wenn sie sich an einem Substrat, an Struktivem, Konkretem, Materiellem bricht; umgekehrt, die Erfahrung von Struktivem, von Materiellem setzt voraus, daß sich an ihm gegenwärtige, aktuelle Wirkung, also Aktivität bricht und durch dieses Struktive deformiert oder informiert wird.

gens, des Erstarrens und Absterbens, des Verdichtens, des Konzentrierens und des Determinierten.

Jetzt wird auch die auf den ersten Blick paradoxe Behauptung verständlicher, *yang* sei zwar determinierend, selbst aber undeterminiert. Halten wir uns dazu wieder das Beispiel der Sonnenstrahlen vor Augen: Solange sie sich ungehindert im Weltraum ausbreiten, ist es völlig unbestimmt (das heißt, man kann mit noch so ausgeklügelten empirischen Beobachtungen nicht feststellen), ob sie später einmal Wasser zum Verdampfen, Pflanzen zum Wachsen oder den Mond zum Leuchten bringen, ob sie eine Fotoplatte schwärzen oder einen Sonnenbrand auslösen werden. Das kann man erst erkennen, wenn sie irgendwo auftreffen und hier im Zusammenwirken mit den struktiven Energieaspekten bestimmte Wirkungen erzielen. Aber für diese Wirkungen sind sie – als der aktive Teil des Vorgangs – bestimmend.

Wir sind jetzt in der Lage, die anfangs zitierte, dunkel klingende Feststellung des Gelben Fürsten aus der »Großen Abhandlung über die dem *yin* und *yang* entsprechenden Erscheinungen« deutlicher zu formulieren: Das struktive *yin* und das aktive *yang* legen die Wirkweise einer geordneten Welt fest. Alle einzelnen Erscheinungen – die Zehntausend Wesen – haben in ihrem gegenpoligen Zusammenspiel ihre Bestimmbarkeit: Flüchtige Veränderung und tiefgreifender wesensmäßiger Wandel werden durch Aktivität – also durch *yang* – ausgelöst. Und sie werden durch Struktivität – also durch *yin* – zu konkreter Darstellung gebracht. Alles Entstehen und Vergehen hat in dieser Polarität die Wurzel und den Anfang. Und die konstellierende (das ist die das Zusammentreffen von Ereignissen bestimmende und ordnende) Kraft und ihre Manifestation erscheinen ausschließlich unter dem Gesichtspunkt dieser beiden Grundqualitäten erfahrbar und darstellbar.

ENTSPRECHUNGEN

Das chinesische Denken ist vollständig vom Gedanken der Dynamik und Wirksamkeit beherrscht. Es bewegt sich dabei in einer Welt von Emblemen, von Entsprechungen und Gegensätzen. Dem *yin* und den *yang* als den allgemeinsten Normkonventionen werden von den Chinesen eine Vielzahl polarer Phänomene als primäre und sekundäre Entsprechungen zugeordnet. Im einzelnen sind als aktive (*yang*) Phänomene bestimmt: der Himmel, die Sonne, der Frühling, der Sommer, das Männliche, das Warme und Heiße, das Äußere, das Helle, das Große und das Starke, das Obere, das Feuer, das Bewegte, der Tag und die Linke. Hingegen qualifizieren die Chinesen als struktive (*yin*) Phänomene: die Erde, den Mond, den Herbst und den Winter, das Weibliche, das Kalte und Kühle, das Innere, das Dunkle, das Schwache und das Kleine, das Untere, das Wasser und den Regen, das Stille, die Nacht und die Rechte.

Darüber hinaus sind im Kontext der Medizintheorie folgende Entsprechungen wichtig:

Als aktive (*yang*) Erscheinungen gelten die Zeit von Mitternacht bis Mittag, das an der Oberfläche liegende und an der Oberfläche treibende, der Rücken, der Rumpf oberhalb des Zwerchfells, die Außen-Orbes oder die Durchgangs-Orbes, die Wandlungsphasen Holz und Feuer, die konstellierende Kraft *shen,* die aktive individualspezifische Energie *qi,* die Wehrenergie *wei,* die aktiven Säfte *jin,* die Fülle der Energie *shi* (lateinisch: *repletio*), Klares, Hartes, Geschmackloses und Ungeradzahliges.

Hingegen bezeichnen die Chinesen als struktive (*yin*) Phänomene die Zeit von Mittag bis Mitternacht, das in der Tiefe wirkende, das Absinkende, der Bauch, der Rumpf unterhalb des Zwerchfells, die Innen-Orbes oder die Speicher-Orbes, die Wandlungsphasen Metall und Wasser, das Struktivpotential *jing,* die struktive individualspezifische Energie *xue,* die Bauenergie *ying,* die struktiven Säfte *ye,* die Erschöpfung der Energie *xu* (lateinisch: *inanitas*), das Trübe, das Weiche, das Salzige und das Geradzahlige.

Hier tauchen eine Vielzahl neuer Begriffe auf, die in späteren Abschnitten genauer erläutert werden. Vor allem werden erstmals verschiedene Formen von Energie genannt. Doch bevor wir uns den Fünf Wandlungsphasen als den weiteren grundlegenden Normkonventionen des chinesischen Denkens und damit auch der Medizintheorie zuwenden, noch eine Anmerkung zu *yin* und *yang.* Den Chinesen war es selbstverständlich, daß bei jedem *yin-* und bei jedem *yang*-Phänomen wiederum je ein *yin*-Aspekt und ein *yang*-Aspekt zu unterscheiden sind. Im *Suwen* heißt es etwa: »Im *yin* ist wiederum ein *yin*, im *yang* wiederum ein *yang*. So entspricht die Zeit von Sonnenaufgang bis Mittag dem *yang* des Himmels (das heißt: des Tages) und zugleich dem *yang* im *yang*, die Zeit von Mittag bis Sonnenuntergang zwar dem *yang* des Himmels, aber dem *yin* im *yang* (weil die Zeit der sinkenden Sonne *yin* ist); und die Zeit von Einbruch der Nacht bis zum ersten Hahnenschrei (das heißt bis Mitternacht) dem *yin* des Himmels und dem *yin* im *yin*; die Zeit vom ersten Hahnenschrei bis zum Sonnenaufgang zwar dem *yin* des Himmels, aber dem *yang* im *yin*.«

Die Fünf Wandlungsphasen (lateinisch: *quinque transvectus*; chinesisch: *wuxing*)

»Wie wir die Natur aufgliedern, sie in Begriffe organisieren und ihnen Bedeutungen zuschreiben«, hatte der Linguist Whorf in seiner eigensinnigen Weise festgestellt, »das ist weitgehend davon bestimmt, daß wir an einem Abkommen beteiligt sind, sie in dieser Weise zu organisieren – einem Abkommen, das für unsere ganze Sprachgemeinschaft gilt und in den Strukturen unserer Sprache kodifiziert ist. Dieses Übereinkommen ist natürlich nur ein implizites und unausgesprochenes, aber sein Inhalt ist absolut obligatorisch; wir können überhaupt nicht sprechen, ohne uns der Ordnung und Klassifikation des Gegebenen zu unterwerfen, die dieses Übereinkommen vorschreibt.«[2]

Daß die Chinesen an einem ganz anderen linguistischen Abkommen beteiligt sind als Amerikaner und Europäer, haben wir bereits festgestellt. Die chinesische Medizin ist ein wissenschaftliches System, das ohne die sprachlichen Eigenheiten des Chinesischen nicht denkbar ist. Dieses System in einer anderen Sprache zu vermitteln, ohne ständig gegen die sprachliche Ordnung der Chinesen zu verstoßen, ist fast ein Ding der Unmöglichkeit. Aber daß dies trotz aller Schwierigkeiten geht, haben die Chinesen selbst bewiesen: Sie haben ja auch das kausalanalytische Denken des Westens übernommen. Wenn es uns umgekehrt nicht auch gelingt, von den Chinesen zu lernen, wird der Westen gegenüber China einmal sehr rasch in Rückstand geraten.

In dem polaren Paar *yin* und *yang* oder Struktivität und Aktivität haben wir eines der sogenannten Polarisationskriterien kennengelernt, mit dem die Chinesen prinzipiell alle Ereignisse, alle Vorgänge und Abläufe in der belebten und unbelebten Welt bewerten; wir können auch sagen: ein Paar von Leitkriterien, nach dem die Chinesen die Welt in Begriffe aufteilen und das bestimmt, welcher Ausschnitt der Wirklichkeit einem Wort als Bedeutung zukommen soll.

Nehmen wir als Beispiel menschlichen Handelns, an dem das chinesische Denken verdeutlicht werden soll, *die Jagd,* ein Vorgang, von dem jeder eine Vorstellung hat, von dem aber nicht eindeutig festliegt, auf welche Weise wir ihn begrifflich in Teilabschnitte zerlegen. Nach chinesischer Auffassung kommt der Jagd – wie allem Handeln – ein aktiver und ein struktiver Aspekt zu, man kann unterscheiden zwischen einer *yang*-Phase und einer *yin*-Phase. Das *yang* der Jagd beginnt mit dem Aufspüren des Hirschs und erreicht seinen Höhepunkt mit dem Schuß des Jägers. Wenn der Pfeil der Armbrust oder die Kugel des Gewehrs das Ziel erreicht hat und in das Herz des Tieres eindringt, geht die aktive Phase – in diesem Fall ziemlich schnell – in den struktiven (*yin*-)Abschnitt der Jagd über. Der Hirsch verblutet und ist schließlich tot; es beginnt die Phase der Struktivität, die zu neuen Möglichkeiten anregt, zu neuen Aktivitäten Anlaß gibt. Zuvor jedoch bedarf es einer Phase der sogenannten »Umpolung«: Der Jäger muß seine Armbrust wegstellen und zum Messer greifen, um das Tier aufzubrechen. Diese *yang*-Phase findet spätestens dann durch eine neue *yin*-Phase ihr Ende, wenn der ganze Hirsch in menschliche Nahrung umgewandelt ist, und so geht es weiter.

Jede der auf diese Weise abgegrenzten Phasen kann man erneut nach *yin* und *yang* bewerten und wird auf diese Weise etwa die Vorbereitung der Waffe zum Schuß, also das Spannen der Armbrust und das Einlegen des Pfeils, als *yang* im *yin* qualifizieren, hingegen die Zeitspanne von der Auslösung des Schusses bis zum Auftreffen des Pfeils in seinem Ziel als Mächtiges *yang;* das Eindringen des Pfeils in das Herz des Hirsches, bei dem die aktive Energie absorbiert wird, kann man als *yin* im *yang* ansehen und den tot daliegenden Hirsch als Mächtiges *yin.* Prinzipiell kann man jede Phase eines Ereignisses neu bewerten und kommt so zu einer beliebig differenzierten Beurteilung von Vorgängen.

Auf den ersten Blick mag das verwirrend erscheinen. Aber das kausalanalytische Denken funktioniert ganz ähnlich, ohne daß es uns bewußt wird. Die Emser Depesche etwa gilt als *Ursache* des Krieges von 1870 zwischen Frankreich und Preußen. Aber als Ursachen einzelner Schlachten dieses Krieges geben die Historiker ganz andere Ereignisse an, wieder andere für den Ausgang einzelner Kämpfe und so weiter, bis man bei der Frage nach den Gründen des Todes einzelner Offiziere oder Soldaten angelangt ist, die indes nur die zunächst Betroffenen interessieren.

Neben dem Begriffspaar von Aktivität und Struktivität (oder *yang* und *yin*) verfügen die Chinesen noch über andere Polarisationskriterien, die bei der begrifflichen Organisation der Umwelt und bei ihrer Bewertung eine nicht minder wichtige Rolle spielen: *Potentialität* und *Aktualität* sowie qualitative *Differenziertheit* und undifferenzierte neutrale *Einheit.*

Diese Polarisationskriterien lassen sich miteinander kombinieren und ermöglichen damit neue normkonventionelle Beurteilungen, die von den Chinesen vor allem bei der Bewertung zyklischer Abläufe herangezogen werden: die *Fünf Wandlungsphasen* (lateinisch: *quinque transvectus*; chinesisch: *wuxing*).

Die Kombination von Potentialität und Aktivität ergibt eine Phase der *potentiellen Aktivität.* Sie wird von den Chinesen als *Wandlungsphase Holz* bezeichnet. Bei der Jagd ist es der Moment, in dem die Armbrust gespannt und der Pfeil eingelegt wird, der Schuß aber noch nicht ausgelöst ist. Oder beim Autofahren: Der Tank des Autos ist mit Benzin gefüllt und die Batterie geladen; der Zündschlüssel steckt, aber der Motor ist noch nicht angelassen. Die Wandlungsphase Holz qualifiziert also die Möglichkeit, aber auch die Bedingung für eine andere Phase, nämlich die der *aktuellen Aktivität.* Die an Symbolen reiche Sprache der Chinesen nennt sie die *Wandlungsphase Feuer.* Bei der Jagd ist es die kurze Zeit, die der Pfeil auf dem Flug ins Ziel ist, beim Auto die in aller Regel viel längeren Abschnitte der Fahrt.

Phasen der vorgezeichneten Wirkung, die aber noch nicht eingetreten ist, sind Ereignisabschnitte von *potentieller Struktivität.* Der

Pfeil hat sein Ziel bereits getroffen, aber der Hirsch springt noch weiter; der Fahrer tritt aufs Bremspedal, aber die Bremsen haben noch nicht gegriffen. Die Chinesen qualifizieren dies als *Wandlungsphase Metall.*

Es bleibt die Kombination von Aktualität und Struktivität, die eine Phase *aktueller Struktivität* ergibt, von den Chinesen als *Wandlungsphase Wasser* bezeichnet. Das ist der tote Hirsch bei der Jagd oder der Fahrer am Ziel.

Diese vier Wandlungsphasen sind in ihrer Kombination der beiden Polarisationskriterien auch *differenziert.* Die Chinesen unterscheiden daneben aber noch eine weitere Phase des Übergangs, des Ausgleichs, der Umpolung oder der Umsteuerung, ohne daß bereits erkennbar wäre, was für eine konkrete neue Phase sich anschließt. Bei der Jagd etwa, wenn der Jäger durchs Fernglas Ausschau hält, um ein neues Tier zu erspähen, oder wenn er seine Armbrust wegstellt und zum Messer greift, um den erlegten Hirsch auszuweiden. Solche Umbruchphasen, Übergänge von einem Ereignis zum anderen, qualifizieren die Chinesen als *Wandlungsphase Erde.*

Auf welche Weise das Verständnis für die chinesische Wissenschaft durch fehlerhafte und irreführende Übersetzungen zerstört werden kann, wird an dieser Stelle besonders deutlich. Zurückgehend auf Übertragungen europäischer Missionare aus dem 16. bis 18. Jahrhundert wird in einschlägiger Literatur vielfach von der »Lehre von den Fünf Elementen« gesprochen.

In einer solchen Begriffsbildung treffen gleich mehrere gravierende Irrtümer zusammen; vor allem der Ausdruck »Element«, mit Absicht in Anspielung auf die griechische Elementenlehre gewählt, weckt selbst bei Kennern der klassischen griechischen Philosophie falsche Assoziationen. Das griechische Element hat eine Mittelstellung zwischen materiellem und funktionellem Sinngehalt.

Und wenn man gar von einer »Lehre von den Fünf Elementen« spricht, so verwechselt man damit Instrument und Zweck oder Instrument und Aussage – ganz so als ob man die klassische Physik pauschal als die »Lehre vom metrischen System« bezeichnen würde, nur weil die meisten Physiker ihre Beobachtungsergebnisse unter Bezug auf die Normkonventionen dieses metrischen Systems ausgedrückt haben.

So berechtigt uns also nichts, den chinesischen Begriff *xing*, der wörtlich *Durchgang* (lateinisch: *transvectus*) bedeutet, mit *Element* wiederzugeben. Ein *xing* ist immer ein »vorübergehender« dynamischer Vorgang, der sein »Ende« findet, indem er von einem anderen Vorgang abgelöst wird. Diesen Sachverhalt gibt der deutsche Begriff *Wandlungsphase* am besten wieder.

Aber die Lehre von den Fünf Wandlungsphasen beschränkt sich nicht auf normkonventionelle Qualifizierungen einzelner Vorgänge. Die Chinesen haben eine Reihe von Regelmäßigkeiten bei der Aufeinanderfolge einzelner Wandlungsphasen entdeckt, die sich damit trefflich für die systematische Beschreibung energetischer Abläufe eignen. Der Bogen der Armbrust muß gespannt sein, bevor der Jäger den Pfeil abschießen kann, und der Tank des Autos muß mit Benzin gefüllt sein, bevor der Fahrer starten kann. Mit anderen Worten: einer Phase aktueller Aktivität muß in der Regel eine Phase potentieller Aktivität vorausgehen, oder – in der Wandlungsphasen-Terminologie – einer Wandlungsphase Feuer muß eine Wandlungsphase Holz vorangehen. Denn ohne Phasen, in denen ein ausreichendes Energiereservoir angesammelt wird, können Vorgänge von hoher Aktivität nicht ablaufen.

Theoretisch lassen sich die fünf Wandlungsphasen zu 36 verschiedenen Reihenfolgen oder Sequenzen (chinesisch: *xu*) kombinieren. Aber in der chinesischen Medizin haben nur drei dieser Sequenzen Bedeutung erlangt, weil ihr praktischer Wert durch Erfahrung immer wieder bestätigt worden ist. Wie alle kosmischen Vorgänge lassen sich auch die biologischen Prozesse beim Menschen als ein Zusammenspiel von aktivem Antrieb (*yang*) und der struktiven Gegensteuerung (*yin*) verstehen. Dabei wirkt der aktive Antrieb entsprechend der *Hervorbringungsreihenfolge* (lateinisch: *sequentia efficiens*; chinesisch: *xiangshengxu*). Sie lautet: die Wandlungsphase Holz erzeugt die Wandlungsphase Feuer; diese erzeugt die Wandlungsphase Erde; diese erzeugt die Wandlungsphase Metall; diese erzeugt die Wandlungsphase Wasser; und diese erzeugt wiederum die Wandlungsphase Holz. Graphisch läßt sich dies am besten in einem Kreis darstellen:

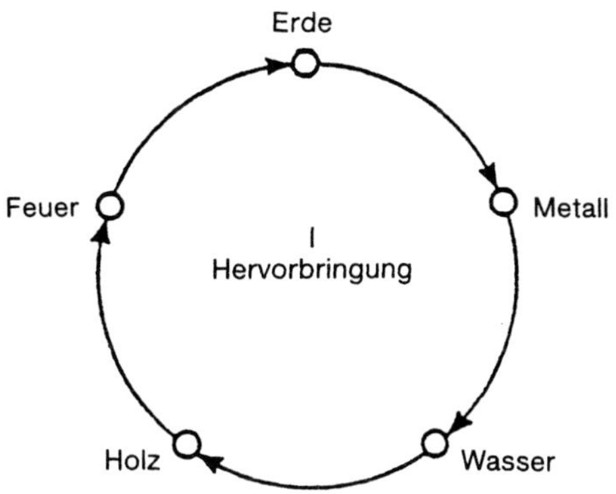

Ihre struktive Gegensteuerung erfahren die aktiven Phasen entsprechend der *Bezwingungsreihenfolge* oder *Bändigungsreihenfolge* (lateinisch: *sequentia vincens sive cohibens*; chinesisch: *xiangshengxu, xiangkexu*), die feststellt, daß eine Wandlungsphase Holz eine Wandlungsphase Erde bändigt; diese bändigt eine Wandlungsphase Wasser; diese bändigt ihrerseits eine Wandlungsphase Feuer; diese wiederum bändigt eine Wandlungsphase Metall; und diese bändigt schließlich wieder eine Wandlungsphase Holz. Graphisch ergibt dies folgendes Bild:

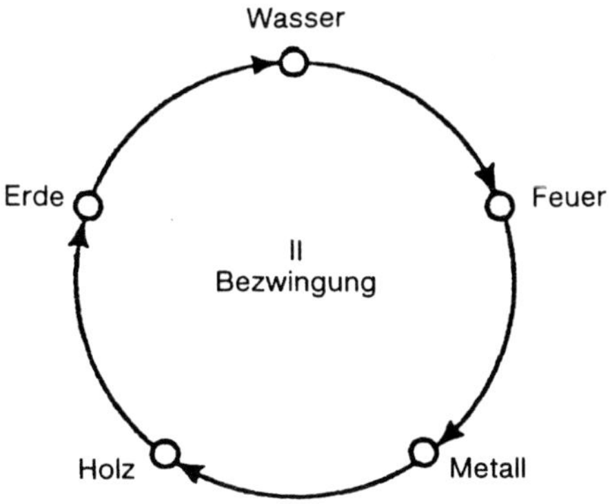

Die chinesische Medizin versteht unter dem Kräftespiel aus Hervorbringung und Bändigung jene physiologischen Vorgänge, die die Grundlage jeglicher gesunder Funktionen bilden. Wenn dieses Kräftespiel durch irgendwelche krankmachenden Faktoren gestört wird, kommt es zunächst zu Energiestauungen an einigen Stellen und zu Energiemangel an anderen. Dies führt schließlich zu Überlagerungen der physiologischen Phasenbeziehungen. Dabei werden Phasenqualitäten mit ungenügendem Energiepotential durch jene Wandlungsphasen überlagert, die sie eigentlich bändigen sollen. Die Chinesen bezeichnen diese pathologische Sequenz als *Überwältigungsreihenfolge* (lateinisch: *sequentia violationis*; chinesisch: *xiangwuxu*); sie lautet: eine Wandlungsphase Holz überwältigt eine Wandlungsphase Metall; diese überwältigt eine Wandlungsphase Feuer; diese überwältigt eine Wandlungsphase Wasser; diese überwältigt eine Wandlungsphase Erde; und diese überwältigt wiederum eine Wandlungsphase Holz. Die entsprechende Graphik sieht folgendermaßen aus:

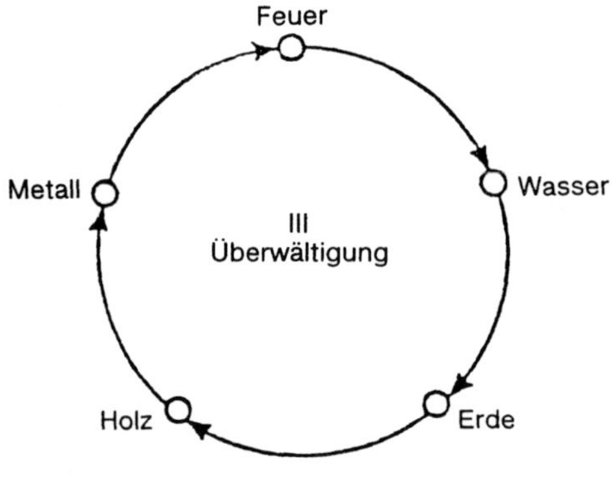

Wenn ein chinesischer Arzt eine Störung des energetischen Kräftespiels diagnostiziert, kann er aufgrund seiner Kenntnisse von den pathologischen Vorgängen entsprechend der Überwältigungsreihenfolge eine sehr genaue Prognose über den Krankheitsverlauf erstellen. Er weiß aber auch, mit welchen Medikamenten oder sonstigen therapeutischen Möglichkeiten er das gestörte Energiegleichgewicht korrigieren und damit das Wohlbefinden eines Patienten wiederherstellen kann.

III.
Die Orbisikonographie

Die lebendigen Funktionen

BIAN QUE

Vermutlich als Zeitgenosse des Philosophen Konfuzius lebte im sechsten Jahrhundert vor der Zeitenwende der Arzt Bian Que. Neben den beiden mythischen Urherrschern Shen Nong – dem »Arzneiweisen« und »Meister des Ackerbaus« – und Huangdi – dem »Gelben Fürsten« und »Medizinkönig« – gehört er zu jenen zehn Ärzten, die von den Chinesen seit alters her in »Tempeln der Medizinkönige« verehrt werden. Und für viele hat der Name Bian Que den besten Klang unter allen Ärzten. Der Sage nach konnte er in das Innere der Menschen schauen und so die Funktionskreise des Herzens und der Lunge, der Milz, der Leber und der Niere direkt beobachten und ihre Krankheiten erkennen.

Auf Bian Que soll das berühmte *Nanjing*, der »Klassiker der Einwände«, zurückgehen, wenngleich heute mit Sicherheit gesagt werden kann, daß er dieses im zweiten Jahrhundert unserer Zeitrechnung niedergeschriebene Werk nicht selbst verfaßt haben kann. Das *Nanjing* ist ein eminent wichtiger Text der klassischen Medizinliteratur Chinas, in dem eine Vielzahl theoretischer Probleme erörtert und Theorien, die im »Inneren Klassiker des Gelben Fürsten« nur angedeutet werden, verfeinert und weiterentwickelt wurden, zum Beispiel die Diagnose der Radialis-Pulse (Pulse an den Handgelenken).

Von diesem legendären Arzt Bian Que finden wir im Kapitel 105 des *Shiji*, der ersten offiziellen Dynastiegeschichte, folgende Episode: »Einmal kam Bian Que auf seinen Reisen durch das Fürstentum Qi. Der Herzog Huan lud ihn als gelehrten Gast an den Hof. Als er dort eintraf, sagte er sogleich: ›Eure Majestät ist krank. Die Krankheit ist erst in den Poren. Wird sie nicht behandelt, so dringt sie in die Tiefe.‹ Darauf der Fürst Huan: ›Wir haben keine Krankheit.‹ Nachdem Bian Que hinausgegangen war, sagte der Herzog Huan zu seiner Umgebung: ›Die Ärzte sind doch nur auf Gewinn aus! Sie wollen sich Verdienste erwerben, indem sie Leute behandeln, die gar nicht krank sind.‹ Fünf Tage später erschien Bian Que abermals zur Audienz: ›Eure Majestät ist krank. Die Krankheit ist in den Leitbahnen. Wenn man sie nicht behandelt, so fürchte ich, wird sie in die Tiefe dringen.‹ Darauf der Herzog Huan abermals: ›Wir haben keine Krankheit.‹ Bian Que ging. Der Herzog Huan war mißmutig. Nach weiteren fünf Tagen erschien Bian Que wieder zur Audienz: ›Eure Majestät ist erkrankt. Die Krankheit ist zwischen den Funktionskreisen der Därme und des Magens. Wird sie nicht behandelt, so dringt sie sicher noch tiefer.‹ Der Herzog Huan antwortete nicht, und Bian Que ging hinaus. Der Herzog Huan war mißmutig. Abermals fünf Tage später erschien Bian Que nochmals zur Audienz, zog sich jedoch sofort zurück, als er den Herzog Huan auch nur von weitem sah.

Der Herzog Huan sandte seinen Diener und ließ nach dem Grund für dieses Verhalten fragen. Bian Que antwortete: ›Als die Krankheit in den Poren saß, war sie durch Bäder und heiße Anwendungen zu erreichen. Als sie in den Leitbahnen saß, konnte man ihr mit Nadeln und spitzen Steinen beikommen. Als die Krankheit zwischen den Funktionskreisen der Därme und des Magens saß, konnte man sie mit Wein und Arzneien behandeln. Nun, da sie in Knochen und Mark sitzt, ist selbst der Verwalter des Schicksals (das heißt der im Jenseits für das von einem jeden Menschen zu erreichende beziehungsweise jedem Menschen zugemessene Lebensalter zuständige Beamte) gegen sie machtlos. Jetzt, wo die Krankheit in Mark und Knochen sitzt, hat es keinen Sinn mehr, mich zur Konsultation zu bitten.‹ Weitere fünf Tage später erkrankte der Herzog Huan an seinem Leibe. Er sandte einen Diener, um Bian Que rufen zu lassen. Doch der war inzwischen längst entflohen. Darauf starb der Herzog Huan.«

»Fazit: So wie der Mustergültige die ersten Anzeichen einer Entwicklung im voraus zu deuten versteht, so kann der vorzügliche Arzt von ganz unscheinbaren Symptomen her tätig werden und die Krankheit ausheilen, so daß die Person erhalten bleibt. Das Übel mit der Krankheit ist, daß die Krankheitserscheinungen sehr vielfältig sind. Das Übel mit den Ärzten ist hingegen, daß sie nur ganz wenige Verfahren zur Behandlung der Krankheiten kennen.«

In der Biographie Bian Ques heißt es dann weiter: »Es gibt sechs Arten unheilbarer Krankheiten:

1. Arroganz und Willkür, die sich nicht an die Vernunft halten;
2. Geringschätzung der intakten Persönlichkeit und Wertschätzung von Reichtum;
3. unpassende, unangemessene Kleidung und Ernährung;
4. Dissonanz (Unstimmigkeit) zwischen *yin* und *yang* und daraus resultierende Instabilität der aktiven Energie (gemeint ist dabei auch eine durch Hektik in ihrem Rhythmus gestörte Atmung und als Folge eine Störung des gesamten Lebensrhythmus);
5. totale Kachexie (völliger Kräfteverfall), in deren Folge auch keine Arzneimittel mehr eingenommen werden können;
6. Vertrauen in Zauberer statt des Vertrauens in (vernunftgemäß handelnde) Mediziner.

Wenn nur ein einziges dieser Anzeichen gegeben ist, dann ist dem Patienten schwer zu helfen; der Arzt sollte Abstand nehmen, ihn überhaupt zu behandeln.«

Diese bemerkenswerten Einsichten haben die Chinesen bereits in einem offiziellen Geschichtswerk des zweiten Jahrhunderts vor der Zeitenwende festgehalten. Zwar wissen wir nicht, was dem Herzog Huan tatsächlich gefehlt hat. Er hat sich aber wie ein Patient der westlichen Medizin verhalten, und mit ziemlicher Sicherheit können wir sagen, daß er im fortgeschrittenen Stadium seiner Erkrankung einen westlichen Arzt gebraucht hätte, der ihm vermutlich doch hätte helfen können.

Andererseits zeigt das historische Beispiel einer Krankengeschichte auch, wie sehr den westlichen Ärzten die Fähigkeit zur Früherkennung von Krankheiten inzwischen verlorengegangen ist.

FRÜHERKENNUNG VON KRANKHEIT

Das Verhalten Bian Ques ist nur zu verstehen, wenn man die chinesischen Vorstellungen von Krankheit und Gesundheit und die sich darauf berufende Ethik des ärztlichen Handelns akzeptiert. Am deutlichsten kommt dies im *Suwen*, in den »Elementaren Fragen« des »Inneren Klassiker des Gelben Fürsten« zum Ausdruck, wo der Graf von Qi meint: »Der Mustergültige heilt nicht Krankheit, die bereits ausgebrochen ist, sondern Krankheit, die noch nicht ausgebrochen ist; und er legt nicht soziale Unordnung bei, die sich bereits manifestiert, sondern solche, die sich noch nicht manifestiert. Denn eine Krankheit verarzten, die sich bereits voll entfaltet hat, soziales Chaos ordnen, das schon überall um sich gegriffen hat, das ist, wie wenn man einen Brunnen zu graben anfängt, sobald man Durst verspürt, als ob man Waffen zu schmieden beginnt, wenn man bereits in den Kampf verwickelt ist. Ist es da nicht schon zu spät?«

Und ganz ähnlich heißt es im *Nanjing*: »Der geschickte Arzt behandelt die Gesunden, der schlechte dagegen die Kranken.«

Vom Arzt verlangt das außerordentliche Fähigkeiten. Er muß die Anzeichen für aufkommende Leiden erkennen und deuten, noch bevor der Patient einen schweren Schaden erlitten hat. Das hat nichts mit Zauberei oder mystischem Spürsinn zu tun. »Alle Krankheiten haben entsprechende Kennzeichen an der Körperoberfläche, sie gehen nicht tausend *zi* weit hinaus. Die entscheidenden Merkmale der Krankheiten sind zahlreich. Man kann krumm nicht für gerade halten«, soll Bian Que gesagt haben.

DIE BILDHAFTIGKEIT DER ZEICHEN

Diese Zeichen sind Vorgänge im menschlichen Körper, die an die Oberfläche dringen und hier beobachtet werden können. Die Chinesen nennen sie *xiang*. Das bedeutet soviel wie Erscheinungen oder Bilder. Solche Erscheinungen können zum Beispiel plötzliche Schweißausbrüche sein oder ein fahles Gesicht, eine bestimmte Qualität des Pulsschlags oder das Aussehen der Augenlider, die gesteigerte Druckempfindlichkeit bestimmter Stellen auf der Haut oder die Beschaffenheit der Fingernägel, eine charakteristische Körperausdünstung oder bestimmte Eigenschaften des Zungenbelags.

Die medizinische Wissenschaft, die alle diese Erscheinungen – diese *xiang* – miteinander und mit den makrokosmischen Vorgängen in Beziehung setzt: mit dem Wetter, der Jahreszeit oder dem Stand von Sonne und Mond, heißt *zangxiang*, die Lehre von den Erscheinungen der Funktionskreise, oder *Orbisikonographie*.

In vorwissenschaftlicher Zeit und bis heute in der Sprache der Köche, Metzger und Hausfrauen bezeichnet *zang* die »Organe«. Über unzulängliche Übersetzungen chinesischer Medizintexte hat dieser umgangssprachliche Begriff Eingang in die westliche Literatur über chinesische Medizin gefunden. *Zang* mit »Organ« zu übersetzen und von »Herz«, »Leber«, »Lunge«, »Magen«, »Niere« usw. im Sinne der westlichen Anatomie zu sprechen, ist ein fundamentaler Fehler und eine der Wurzeln für die zahlreichen Mißverständnisse und Fehlbeurteilungen, denen die fernöstliche Heilkunde im Westen ständig ausgesetzt ist. Kein Text, der mit solchen anatomischen, gegenständlichen Begriffen argumentiert, kann die chinesische Medizin angemessen wiedergeben.

DIE »ENERGETISCHE KONSTELLATION«

Die traditionelle chinesische Medizin gründet – wie bereits betont – auf der induktivsynthetischen Weltbetrachtung. Die ihr verpflichteten Ärzte konzentrieren sich auf das dynamische Geschehen der Lebensvorgänge; ihre Theorie ist vornehmlich eine energetische. In der Vorstellung der Chinesen ist der Mensch ein *»qi«*, eine bestimmte energetische Konstellation, und nicht – wie im Westen – ein Körper, dem Geist oder Seele innewohnen. Demzufolge sehen die Chinesen auch das Leben einer Persönlichkeit als das vitale Mikrogeschehen, als ein System und Zusammenwirken verschiedener energetischer Konstellationen an. Von den körperlichen Trägern dieses Geschehens – also von den Organen, Nerven, Adern und dem darin fließenden Blut, von Muskeln, Knochen und Sehnen – haben sie nur höchst unvollkommene und unsystematische Kenntnisse. Dies nicht etwa, weil die Chinesen Schwierigkeiten hätten, diese Dinge wahrzunehmen, sondern weil sie im Kontext der chinesischen Medizintheorie von untergeordneter Bedeu-

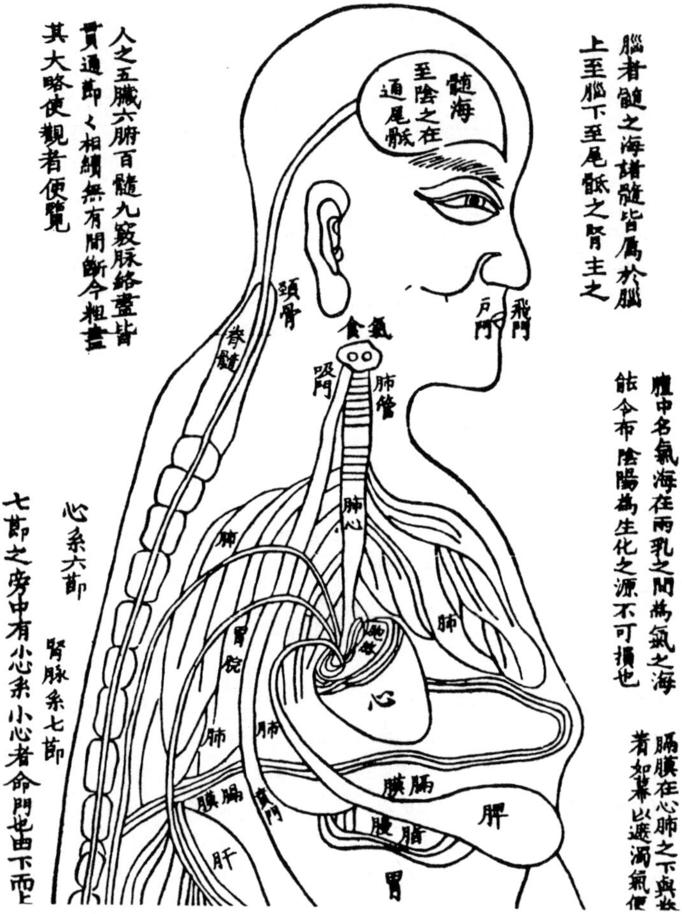

Abb. II.
Darstellung der orbisikonographischen Beziehungen im *Zhenjiu jicheng* (»Kompendium der Aku-Moxi-Therapie«). Es handelt sich hier um eine relativ späte Darstellung, 1874 erschienen, also zu einer Zeit, als in Japan seit fast zwei Jahrhunderten, in China immerhin schon seit einem halben Jahrhundert anatomische Theorien aus der westlichen Medizin verbreitet worden waren. Dennoch zeigt sich diese Darstellung von diesen westlichen Theorien nahezu unbeeinflußt: Die Beziehungen des *o. cardialis,* des »fürstlichen Orbis«, zu den *oo. lienalis, hepaticus* und *renalis* wird durch direkte Leitbahnverbindungen veranschaulicht. Die Beziehung zum *o. pulmonalis* ist durch den Umstand gegeben, daß die »*tuba pulmonalis*« (*feiguan*) in den *o. cardialis* (»das Herz«) direkt einmündet.

tung sind. Dies ist eine extreme Bestätigung von Kuhns Feststellung, daß eine Theorie bestimmt, welche Gegenstände ein Wissenschaftler wahrnimmt und welche er überhaupt nicht in den Blick bekommt. Ähnliche Feststellungen hatte vor Kuhn schon der amerikanische Wissenschaftstheoretiker N. R. Hanson mit seiner These von der »Theorienbeladenheit aller Beobachtungen« getroffen. Danach deutet jeder Forscher seine empirischen Beobachtungen im Lichte einer vorgegebenen Theorie. Andere Vorstellungen über angeblich neutrale, für alle Beobachter nachvollziehbare und gültige Beobachtungen verwies Hanson ins Reich philosophischer Hirngespinste.[1]

DER ORBIS

Der eigenen Medizintheorie entsprechend verstehen die Chinesen unter *zang* ein räumlich und stofflich nur unscharf umrissenes körperliches Substrat, zugleich aber ein ineinandergreifendes und voneinander abhängiges System von zeitlich und qualitativ, d. h. richtungsmäßig, sehr genau bestimmten Funktionen. Ein solches System bezeichnet man am besten mit *Funktionskreis* oder dem lateinischen Ausdruck *orbis.*

Was aber macht die chinesische Lehre von den Funktionskreisen, die Orbisikonographie, zu einer eigenständigen und rationalen Wissenschaft? Und welche Merkmale grenzen sie von der westlichen Medizin ab?

Wenn Ärzte in Amerika oder Europa von einem gestörten Wachstum sprechen oder von unruhigem Schlaf, von streßbedingter Erschöpfung oder Legasthenie, von Angst oder Übelkeit, von Hunger und Durst, dann machen sie auf den ersten Blick nichts anderes als ihre frühen chinesischen Kollegen: Sie sprechen über vitale Vorgänge und deren Störungen ohne irgendeine Erwähnung von Körperteilen, die daran beteiligt oder davon beeinträchtigt sein könnten. Auch westliche Ärzte werden heftige Schweißausbrüche bei niedrigen Temperaturen als ein Krankheitssymptom werten. Und oberflächliche Betrachter könnten sogar einwenden, daß auch außerhalb Chinas die Ärzte Pulse fühlen und den Zungenbelag prüfen.

QUANTITATIVE AUSSAGEN

Wenn aber Aussagen über Funktionen in der westlichen Medizin wissenschaftliche Bedeutung erlangen sollen, so müssen sie mit quantitativen Aussagen über ein körperliches Substrat in Beziehung gesetzt werden. Westliche Ärzte wollen Störungen lokalisieren und deren Ursachen feststellen. Deshalb werden Röntgenaufnahmen gemacht und Hormontiter gemessen, Gewebeproben entnommen und Urin analysiert, eitrige Infektionsherde gesucht und chirurgisch saniert oder Blutbilder ausgezählt. Es werden in der Labordiagnostik nicht mehr Patienten untersucht, sondern nur die ihnen zuweilen auf komplizierte Weise entnommenen Materialproben. Wenn diese Untersuchungen keinen Befund erbringen, kann die westliche wissenschaftliche Medizin auch keine Aussagen über die vorliegende Krankheit machen. Aber ebenso wie es möglich ist, daß eine Maschine oder ein Fließband nicht richtig funktionieren, obwohl alle Teile in Ordnung sind – zum Beispiel weil die elektronische Steuerung einen Defekt aufweist –, so kann auch das Funktionsgeschehen des Menschen gestört sein und die Leistungsfähigkeit beeinträchtigen, obwohl anatomische, histologische und biochemische Untersuchungen dafür keine Anhaltspunkte liefern, besonders wenn die Störquellen außerhalb der betroffenen Persönlichkeit liegen, zum Beispiel am Arbeitsplatz oder in der Umwelt.

SYNTHESE

Hier nun setzt die chinesische Medizin ein. Im Gegensatz zur westlichen Medizin bringt die chinesische gestörte Lebensfunktionen mit allen gleichzeitig bedeutsamen mikro- und makrokosmischen Vorgängen und Einflüssen in Beziehung. Sie unterscheidet bis zu 30 verschiedene Pulsqualitäten, die ihr Aufschluß über den Zustand der Funktionskreise geben. Sie kann über einige hundert therapeutisch bedeutsame Reizpunkte mittels Nadeln oder Moxen unmittelbaren Einfluß auf das energetische Geschehen im Körper nehmen. Sie prüft und registriert alles, was an der Körperoberfläche wahrnehmbar wird: Farbe, Form, Beweglichkeit und Stärke des Zungenkörpers, die Färbung, Ausdehnung, Feuchtigkeit, Schlüpfrigkeit, Klebrigkeit und Haftfestigkeit des Zungenbelags, die Leistungsbeeinträchtigung der Sinnesorgane (ohne diese in aller Regel als eigenständige Krankheit, sondern vielmehr als Hinweis für die Störung eines bestimmten Funktionskreises anzusehen), die Modalitäten der Körperausscheidungen, den Zustand des Unterleibes, das Sprachverhalten und anderes mehr.

DEFINITION DER ORBISIKONOGRAPHIE

Die chinesischen Mediziner gewinnen ihre Grunddaten – kaum anders als ein westlicher Hausarzt – durch Befragung und Augenschein ihrer Patienten, durch Tasten, Geruch und Gehör. Die auf diesem Wege zusammengetragenen einzelnen diagnostischen Daten sind aber noch keineswegs der Befund selbst, sondern sie bilden nur die Ausgangsinformationen hierfür. Sie müssen erst auf den (oder die) betroffenen Funktionskreis(e) bezogen werden. Wie bei einem Mosaik werden die einzelnen Befunde zu einem Gesamtbild der Krankheit zusammengefügt.

Diesem Vorgehen liegt folgende Annahme zugrunde: Jede bestimmte Krankheit führt beim Patienten jeweils zu charakteristischen Veränderungen der Lebensäußerungen, die an verschiedenen Stellen der Körperoberfläche der Beobachtung zugänglich und damit am Puls, an der Zunge, an den Augen und Fingernägeln, in der Art des Sprechens und Atmens usw. festgestellt werden können. Außerdem reagiert der Körper auf makrokosmische Einflüsse in bestimmter Weise, die ebenfalls Aufschluß über den gesundheitlichen Zustand gibt. Man kann deshalb die Orbisikonographie in einer ersten Annäherung als einen Katalog funktionaler Entsprechungen bezeichnen, als ein empirisch gut bestätigtes System von gegenseitig bedingt auftretenden Wirkungen.

STIMME UND SPRACHE

Daß Freude, Kummer und Leid, Liebe und Haß, Hoffnung und Enttäuschung, aber darüber hinaus auch körperliche Erschöpfung oder eine Vielzahl von Krankheiten auch in der Stimme der Betroffenen widergespiegelt werden, ist überall auf der Welt eine Binsenweisheit. Die Mitglieder einer Familie oder Freunde wissen gegenseitig die Unterschiede in der Stimme sehr genau zu deuten. Was im Westen aber fehlt, ist die eindeutige reproduzier- und verifizierbare Einbeziehung solcher Merkmale in ein wissenschaftliches System. Wir haben zwar »Erfahrungen«, das heißt rein empirische, jedoch unsystematische Kenntnisse und wissen genau abzuschätzen, ob beim Vater »dicke Luft« herrscht oder ob wir den Chef um Gehaltserhöhung angehen können, aber es fehlt die Theorie, welche die systematische Erforschung stimmlicher Merkmale im Hinblick auf bestimmte Erkrankungen ermöglicht. Darum schließen westliche Ärzte auf die Unwichtigkeit solcher Merkmale.

Nicht so in der chinesischen Medizin, wo Feststellungen über Stimme und Sprechverhalten dem Arzt wichtige Hinweise auf die gesundheitliche Verfassung der Funktionskreise geben. Der chinesische Arzt schließt aus der Art und Weise, wie die Stimme eines Menschen von der gewohnten Harmonie abweicht, auf Belastungen und Entgleisungen ganz bestimmter Energiekreisläufe.

In China gehört es seit 2200 Jahren zur Lehre der Medizin, daß ein Kranker, der eine weinerliche Stimme zeigt oder auffallend zum Weinen neigt, an einer Labilität des Funktionskreises Lunge (*orbis pulmonalis*) leidet: Die rhythmisierende Instanz ist gestört; der Funktionskreis ist überlastet und somit außer Takt geraten. Neigt der Patient hingegen auffallend zum Singen oder verlangt er nach ständiger musikalischer Berieselung, so dürfen wir auf eine Akzentuierung des Funktionskreises Milz (*orbis lienalis*) schließen. Dieser Orbis ist für die zentrale Energieverteilung in der Persönlichkeit verantwortlich und steuert den Austausch zwischen allen anderen Funktionskreisen.

Ein Patient wiederum, der zusammenhanglose Gespräche führt, unvermittelt das Thema wechselt oder ohne erkennbaren Anlaß in einen Monolog verfällt, verrät eine Erschöpfung (*inanitas*) des Funktionskreises Herz (*orbis cardialis*). Das ist der Funktionskreis, der alle Funktionen koordiniert und der Persönlichkeit damit ihr individuelles, unverwechselbares Gepräge verleiht. Gibt ein Patient hingegen stöhnende Laute von sich oder Töne ohne Wortbekleidung, so ist sein Funktionskreis Niere (*orbis renalis*) affiziert. Mit diesem Orbis verbinden die Chinesen Qualitäten, die einer Persönlichkeit Rückgrat verleihen, also einerseits das Knochengerüst, andererseits die konstitutionell angeborene Anlage oder – wie die westliche Medizin sagen würde – die nervösen Funktionen. Ein Patient endlich, der zu lauten Gefühlsausbrüchen, zu Rufen und Schreien neigt, verrät eine Belastung seines Funktionskreises Leber (*orbis hepaticus*), in dem das Potential für die Initiative aller Handlungen, für jede Art von ziel- und zweckgerichtetem Verhalten sowie die Entscheidungsfähigkeit angesiedelt sind.

Wie etwa soll man aus dem Sprachverhalten auf den Zustand der Leber oder der Nieren oder eines der anderen Organe schließen können? – wird ein westlicher Mediziner fragen. Damit unterstellt er den Chinesen sogleich wieder organorientiertes Denken, obwohl sie niemals auch nur entfernt an das jeweilige Organ denken, nach dem die Funktionskreise benannt sind. Auch wird kein chinesischer Arzt seine Diagnose allein auf die Untersuchung der Stimme gründen wollen. Er wird ohne weiteres eingestehen, daß lautes Rufen oder zusammenhangloses Reden seinen Grund nicht ausschließlich und primär in einer Belastung des entsprechenden Funktionskreises haben muß. (Aber auch ein westlicher Arzt wird seinen Befund nicht allein auf einzelne Symptome wie Fieber, Kopfschmerzen oder beschleunigten Puls stützen wollen.) Chinesische Ärzte sehen ihre Einzelbefunde immer im Gesamtzusammenhang aller Wirkbeziehungen eines Funktionskreises. Und sie verstehen die einzelnen Daten bei ihrer Diagnose unterschiedlich zu gewichten.

GERÜCHE

Deshalb wird ein chinesischer Arzt gerade den Befund der Stimme nicht überbewerten, zumal sie der Patient ja auch verstellen kann. Dies ist – abgesehen von der Frage, warum ein Mensch den Arzt, von dem er Hilfe erwartet, täuschen sollte – bei anderen Merkmalen nicht so leicht oder überhaupt nicht möglich, zum Beispiel beim charakteristischen Geruch. Die Diagnose gewinnt bereits an Konturen, wenn der Arzt zusätzlich zur weinerlichen Stimme den Geruch nach rohem Fleisch oder Fisch bei seinem Patienten wahrnimmt. Er kann dann schon sehr gezielt seine Diagnose auf den

Funktionskreis Lunge konzentrieren. Dem Funktionskreis Milz entsprechen wohlriechende, aromatische Düfte, dem Funktionskreis Herz beißende, penetrant riechende Ausdünstungen. Bei Störungen des Funktionskreises Niere riecht es faulig, und schließlich verbreitet der Patient den Geruch nach Urin und saurem Schweiß, wenn sein Funktionskreis Leber belastet ist.

Die chinesische Medizin kennt insgesamt mehrere Dutzend solcher Kriterien, nach denen Ärzte den Zustand der Funktionskreise ihrer Patienten beurteilen können, von der Beziehung zu bestimmten Jahreszeiten bis zu psychischen Reaktionen, von korrespondierenden Pflanzen bis zu qualitativ charakteristischen Farben. Als wichtigstes Merkmal hat sich jedoch schon frühzeitig die jeweils spezifische Pulsqualität herausgebildet, und es ist erstaunlich, was geübte Diagnostiker allein durch Fühlen der Pulse an den Handgelenken (der Radialis-Pulse) an Aufschluß über die energetische Gesamtsituation eines Patienten gewinnen können. Der Puls ist gewissermaßen die letzte Instanz, die der Diagnose Sicherheit verleiht.

Wenn der Arzt die vielen Merkmale des Funktionsgeschehens und seine Störungen kennt und sie richtig in den Gesamtzusammenhang einzuordnen weiß, so vermag er sehr sichere und hochdifferenzierte Diagnosen zu erheben. In diesem Sinne ist der bereits zitierte Satz von Bian Que zu verstehen: »Die entscheidenden Merkmale sind zahlreich, man kann nicht krumm für gerade halten.«

SICHERE INTEGRATION DER BEOBACHTUNGSDATEN

Für eine wissenschaftliche Medizin genügt es jedoch nicht, einzelne empirische Beobachtungen bestimmten Funktionskreisen zuzuordnen. Die auf diese Weise zusammengetragenen Informationen müssen auch gedeutet werden und die Grundlage von Prognosen des Krankheitsverlaufs bilden. Dazu verfügt die Orbisikonographie wie jede rationale Wissenschaft über ein System von Regeln. Sie ist damit die allgemeine und systematische Beschreibung der in einer Persönlichkeit – die westliche Medizin würde enger sagen: in einem menschlichen Organismus – ablaufenden energetischen Vorgänge, die ein regelmäßig ineinandergreifendes und empirisch beobachtbares Wirkungsgefüge bilden. Die Orbisikonographie beschreibt einerseits jene spezifischen Zusammenhänge von Wirkungen, die jeweils verschiedene Gruppen von Krankheitsbildern darstellen. Andererseits charakterisiert sie die in den Funktionskreisen auftretenden, qualitativ verschiedenen Formen von Energie. Damit ist die chinesische Orbisikonographie das diametrale Gegenstück zur westlichen Anatomie, nicht ihre gleichsinnige Entsprechung. Es ist deshalb sachlich falsch und irreführend, die Orbisikonographie als »chinesische Anatomie« zu bezeichnen, wie dies verschiedene westliche Autoren getan haben.

Es gehört ohne allen Zweifel zu den hervorragendsten Leistungen der chinesischen Medizintheorie, eine Vielzahl funktioneller Erscheinungen und Vorgänge mit allen ihren biologisch-materiellen, aber auch psychischen und sozialen Aspekten zu einer überschaubaren Zahl von Funktionskreisen zusammengefaßt und die dabei ablaufenden Gesetzmäßigkeiten systematisch erforscht zu haben.

Das dabei waltende induktiv-synthetische Denken ist durch verschiedene Merkmale bestimmt, unter denen der unmittelbar erlebte Sinneseindruck und der Kreislauf, die zyklische Wiederkehr der Erscheinungen, die allgemeinsten und wichtigsten sind. Lebensvorgänge und Krankengeschehen werden immer in Abhängigkeit vom Stand der Sonne und damit der tages- und jahreszeitlichen, kurzum der klimatischen Einflüsse gesehen. Eine Regel im *Suwen,* den »Elementaren Fragen« des »Inneren Klassiker des Gelben Fürsten«, besagt etwa: »Herrscht die Krankheit im Funktionskreis Leber, so heilt sie im Sommer. Heilt sie im Sommer nicht, verschlimmert sie sich im Herbst. Stirbt der Patient dennoch nicht, so hält er sich im Winter und erhebt sich im Frühling ... Wer im Funktionskreis Leber erkrankt, erfährt am Morgen ein Nachlassen der Krankheitserscheinungen, am Nachmittag eine Verschlimmerung und um Mitternacht Beruhigung.«

Das Geschehen in den Funktionskreisen wird von den chinesischen Ärzten nicht als gleichmäßig ablaufender Vorgang gesehen, sondern – um ein modernes Schlagwort zu gebrauchen – als ein kompliziertes biologisches Programm. Im System der Medizintheorie geschieht dies über die Zuordnung der Funktionskreise zu entsprechenden Wandlungsphasen und Jahreszeiten und in Abhängigkeit vom Stand der Sonne und des Mondes, also von den Tageszeiten. Außerdem sind die Wandlungsphasen wiederum durch eine Vielzahl von Entsprechungen mit dem Makrokosmos verschränkt. So sind zum Beispiel dem Funktionskreis Leber die Wandlungsphase Holz, der Frühling, der Osten und der Morgen zugeordnet. Mit den dazugehörenden Regeln lassen sich damit äußerst präzise Prognosen oder Schlüsse auf die richtige Therapie aufstellen.

Isoliert betrachtet muten diese Entsprechungen (wie das chinesische Denken insgesamt) westliche Betrachter vielfach willkürlich an. Zuweilen wird auch behauptet, sie reizten zu orakelhafter Spekulation, die mit empirischer Wissenschaft nichts mehr zu tun habe. Es soll keineswegs bestritten werden, daß die chinesische Medizin solchen Versuchungen ausgesetzt war. Wohl nicht ohne Grund wandte sich Bian Que gegen Zauberei und Aberglauben in der Medizin, als er meinte, Patienten, die daran glaubten, sei ohnehin nicht zu helfen, und der Arzt sollte sie gar nicht erst behandeln.

EMPIRISCHE GRUNDLAGE

Aber alle Einwendungen verfangen nicht gegen Entsprechungen, die empirisch begründet sind. Im übrigen ist es ja gewiß kein Nachteil, sondern eine *notwendige Bedingung* wissenschaftlicher Theorien, daß sie zu Spekulationen anregen. Wissenschaft und Forschung ohne spekulatives Denken sind schlechthin unmöglich. Zu allen Zeiten hat es Wissenschaftler gegeben, die zunächst ihr theoretisches Gedankengebäude entworfen und die empirische Bestätigung erst später gesucht haben. Ein dafür hervorragendes Beispiel in unserem Jahrhundert ist Albert Einstein. Warum sollte deshalb im chinesischen Denken suspekt sein, was überall sonst eine Selbstverständlichkeit ist? Nicht die Spekulation ist anfechtbar, sondern nur der Verzicht auf die Überprüfung der auf solche Weise gewonnenen Aussagen durch Beobachtung. Und wenn die Bestätigung nicht gelingt, muß der Wissenschaftler bereit sein, seine spekulativen Gedanken zu revidieren oder fallenzulassen. Aber es ist geradezu ein Qualitätsmerkmal wissenschaftlicher Theorien, wenn sie neuen Spekulationen ein weites Feld eröffnen.

Das klingt zunächst ziemlich abstrakt; deshalb wollen wir die Ausführungen an Beispielen verdeutlichen. Wann ist – so müssen wir fragen – eine Entsprechung, eine Zuordnung eines empirischen Datums zu einem bestimmten Funktionskreis, wissenschaftlich sinnvoll? Oder ganz konkret: Warum entspricht in der Orbisikonographie das Rufen und Schreien dem Funktionskreis Leber und nicht etwa dem Funktionskreis Milz? Eine erste Antwort darauf lautet: Weil sich bei dieser Entsprechung eine Regel formulieren läßt, nämlich: ein Patient, der zum Rufen und Schreien neigt, ist im Funktionskreis Leber erkrankt.

Das läßt sich indes vom theoretischen Standpunkt aus mit gleicher Berechtigung auch für den Funktionskreis Milz formulieren und lautet dann: Ein Patient, der zum Rufen und Schreien neigt, ist im Funktionskreis Milz erkrankt. Was zeichnet – so fragen wir weiter – die erste Regel gegenüber der zweiten aus?

Ein chinesischer Arzt würde vermutlich ohne Zögern antworten: Die erste Regel ist wahr, die zweite ist falsch. Wir wollen jedoch zunächst einmal vorsichtiger formulieren: Die Chinesen haben die erste Regel empirisch gut bestätigt gefunden, die zweite nicht. Die erste Regel gibt ihnen einen guten diagnostischen Hinweis für weitere gezielte Untersuchungen.

Daraus ergibt sich eine doppelte Feststellung: In der Orbisikonographie gibt es zu jeder Entsprechung eine Regel, die sich medizinisch bewährt hat. Umgekehrt gilt aber auch: Wenn in der Literatur Entsprechungen postuliert werden, ohne daß sich dafür medizinisch sinnvolle Regeln formulieren lassen, so ist die Entsprechung zu eliminieren oder im medizinischen Kontext außer acht zu lassen. Für alle Bestrebungen, den wissenschaftlichen Kern der chinesischen Medizin rational zu rekonstruieren und sie von degenerativem Beiwerk der letzten Jahrhunderte zu befreien, ist diese Forderung von entscheidender Wichtigkeit.

DER WERT DER ENTSPRECHUNGEN

In der Orbisikonographie wird jeder der zwölf Funktionskreise durch etwa zwei Dutzend qualitativer Merkmale beschrieben. Er wird damit zugleich von den übrigen Orbes eindeutig abgegrenzt.

Hinzu kommen die Merkmalskataloge der Paraorbes. Zusammen mit dem System von Regeln, mit dem die Entsprechungen näher bestimmt sowie das Verhalten von Arzt und Patient einer wissenschaftlichen Ordnung unterworfen werden, erweist sich die Orbisikonographie als eine hinreichend differenzierte Darstellung des Funktionsgeschehens einer gesunden Persönlichkeit. Krankheit wird als Abweichung von der Normallage angesehen. In der *Pathologie der Orbes* werden die verschiedenen Krankheitsbilder präzise dargestellt.

Bei aller Differenzierung stellt jedoch ein wissenschaftliches System, in dem das gesamte vitale Geschehen des Menschen mit einigen hundert qualitativen Merkmalen und den dazugehörigen Regeln dargestellt wird, zugleich eine sinnvolle Vereinfachung dar. Damit bleibt die Orbisikonographie überschaubar und in der Praxis der chinesischen Medizin verhältnismäßig leicht und sicher anwendbar. Bei schulmäßiger und gewissenhafter Anwendung besteht auch keine Gefahr der unzulässigen Simplifizierung, da ja der chinesische Arzt jeweils alle Merkmale eines Funktionskreises in ihrem Zusammenspiel betrachtet. Er erhält trotz relativer Einfachheit der zugrunde liegenden Regeln äußerst differenzierte Befunde, die so exakt sein können, daß praktisch nie zwei Patienten das gleiche Bild zeigen; jede Diagnose ist hochindividuell und ganz auf die Persönlichkeit des Patienten abgestimmt. Man kann die Situation vielleicht am besten mit dem Schachspiel vergleichen, wo sich mit sehr einfachen Spielregeln und einer begrenzten Anzahl von Figuren auf nur 64 Feldern praktisch unbegrenzt viele Konstellationen ergeben können. Trotzdem verlieren versierte Schachspieler in keiner Phase des Spiels den Überblick, auch nicht in Situationen, die sie nie zuvor erlebt haben.

Die wichtigsten Qualifikationen der Funktionskreise sind die nach *yin* und *yang* sowie nach den *Fünf Wandlungsphasen.* Diese universellen Wertkonventionen werden in den chinesischen Wissenschaften zur Bewertung praktisch aller Vorgänge in der Natur und im sozialen Leben herangezogen; so auch zur Einordnung der vitalen Vorgänge in das übrige kosmische Geschehen.

Die Funktionskreise

DIE EINTEILUNG DER ORBES

Ursprünglich ging die chinesische Medizin von insgesamt elf Funktionskreisen aus und zwar von fünf Speicher-Orbes (lateinisch: *orbes horreales*) und sechs Durchgangs-Orbes (lateinisch: *orbes aulici*). Die *Speicher-Orbes* sind *yin*-Orbes; sie speichern *Struktivpotential,* ohne etwas abfließen zu lassen. Im Gegensatz dazu sind die Durchgangs-Orbes *yang*-Orbes; durch sie werden flüssige und feste Nahrung aufgenommen und umgewandelt und die aktiven und struktiven Säfte bewegt. Sie speichern aber nicht. (Diese Definitionen sind Anwendungen der zuvor gegebenen Deutungen der universellen Wertkonventionen *yin* und *yang* auf die Funktionskreise.)

Bevor wir in die detaillierte Darstellung der Erscheinungsbilder der einzelnen Funktionskreise, also in die eigentliche Orbisikonographie, eintreten, wollen wir sie zunächst einmal mit ihren deutschen, chinesischen und lateinischen Namen aufzählen:

Die fünf Speicher-Orbes sind: der Funktionskreis Leber (*gan; orbis hepaticus*), der Funktionskreis Herz (*xin; orbis cardialis*), der Funktionskreis Milz (*pi; orbis lienalis*), der Funktionskreis Lunge (*fei; orbis pulmonalis*) und der Funktionskreis Niere (*shen; orbis renalis*).

Die sechs Durchgangs-Orbes sind: der Funktionskreis Galle (*tan; orbis felleus*), der Funktionskreis Dünndarm (*xiaochang; orbis intestini tenuis*), der Funktionskreis Magen (*wei; orbis stomachi*), der Funktionskreis Dickdarm (*dachang; orbis intestini crassi*), der Funktionskreis Blase (*pang guang; orbis vesicalis*) sowie der »Dreifache Wärmebereich« (*sanjiao; orbis tricalorii,* auch »Tricalorium« genannt). (S. Tabelle S. 126 f.)

Der zuletzt genannte Funktionskreis ist für westliche Anschauungen das markanteste Beispiel dafür, daß die einzelnen Orbes nur ganz entfernt etwas mit den jeweiligen Organen (der westlichen Medizin) zu tun haben, nach denen sie benannt sind. Denn dem Dreifachen Wärmebereich entspricht auch dem Namen nach keines der Organe. Als primär funktionsorientierte Wissenschaft sagt die chinesische Medizin eben nichts über die anatomischen Träger der Funktionen aus. (Um Mißverständnissen vorzubeugen: das besagt natürlich nicht, daß sie die Existenz von Organen leugnet; nur spielen sie im Kontext der chinesischen Medizintheorie keine Rolle.) Der (westlichen) Anschaulichkeit zuliebe kann man jedoch feststellen, daß den einzelnen Organen ja immer eine Vielzahl von Funktionen des physiologischen Geschehens zukommt, und diesen verschiedenen Funktionen entsprechend können sie auch in jeweils mehrere Funktionskreise eingeschlossen sein.

Noch während der Zeit, als der »Innere Klassiker des Gelben Fürsten« niedergeschrieben wurde, haben chinesische Ärzte eine Reihe weiterer Funktionen beobachtet, die sich nicht in die Systematik der ursprünglichen elf Orbes einordnen ließen. So kamen als weiterer Orbis der *orbis pericardialis* (das umfangene Netz des Herzens; chinesisch: *xinbaoluo*) sowie sechs Nebenfunktionskreise (*paraorbes*) hinzu, und zwar: der Funktionskreis Gehirn (*paraorbis cerebri*), der Funktionskreis Rückenmark (*paraorbis medullae*), der Funktionskreis Knochen (*paraorbis ossae*), der Funktionskreis Sinarterien (*paraorbis sinarteriae*), nochmals der Funktionskreis Galle (*paraorbis felleus*) sowie der Funktionskreis Gebärmutter (*paraorbis uteri*). Als Komplement zum Dreifachen Wärmebereich ist der *orbis pericardialis* ein Speicher-Orbis und damit *yin* (s. Tabelle S. 131).

Nach diesen Aufzählungen wollen wir uns jetzt jenen ganz konkreten empirischen Merkmalen und Erscheinungen (*xiang*) zuwenden, die im Wirkgefüge der einzelnen Funktionskreise an die Körperoberfläche dringen und dort an ganz bestimmten Stellen oder in spezifischer Weise bildhaft sichtbar werden. Sie ermöglichen damit dem Arzt Rückschlüsse auf die Funktionslage der Orbes, wenn er die Erscheinungen nach bestimmten Regeln, einzeln und in ihrem Gesamtgefüge, richtig zu deuten weiß.

Zwei der wichtigsten und für die chinesische Medizin typischsten Merkmale wollen wir jedoch zunächst außer acht lassen, um später um so ausführlicher darauf eingehen zu können: die den Funktionskreisen zugeordneten einzelnen Pulsbilder und die energetischen Leitbahnen.[2] Damit gewinnen wir in einem ersten Schritt zwar unvollständige, aber doch anschauliche Darstellungen der Funktionskreise, die später sukzessive ergänzt werden.

DIE ERSCHEINUNGEN DER FUNKTIONSKREISE (ÜBERSICHT)

Die Erscheinungen *xiang* lassen sich in fünf große Gruppen unterteilen:

1. Die grundlegende Bestimmung eines Funktionskreises ist die nach *yin* und *yang* und jeweils einer der Fünf Wandlungsphasen. Da die Chinesen mit diesen qualitativen Normkonventionen generell (das heißt nicht nur auf den Menschen und die Medizin beschränkt) auch andere Qualitäten bezeichnen, ergeben sich daraus im Kontext der Orbisikonographie eine Reihe weiterer Zuordnungen: ein qualitativ korrespondierender Geschmack, ein sogenannter antagonistischer Funktionskreis *zhu,* in dem der Orbis entsprechend der Bezwingungsreihenfolge der Fünf Wandlungsphasen seine physiologische Gegensteuerung erfährt, eine emotional korrespondierende stimmliche Manifestation (*sheng*), die empirische Qualität seiner energetischen Konstellation (*qi*) und eine qualitativ charakteristische Farbe (*se*). Zu den auf einen Funktionskreis wirkenden, verletzenden oder schädigenden Einflüssen sei hier nochmals an die – mit einigen Ausnahmen gültige – Grundregel erinnert, wonach alle dem Orbis verwandten Einflüsse in übermäßiger Dosierung schaden. Etwas ganz Ähnliches hat der mittelalterliche Schweizer Arzt und Naturforscher Paracelsus festgestellt, als er in seinen »Kärntner Defensionen« meinte: »Was ist das nit gifft ist? alle ding sind gifft/ und nichts ohn gifft / Allein die dosis macht das ein ding kein gifft ist. Als ein Exempel / ein jetliche speiß und ein jetlich getranck / so es uber sein dosis eingenommen wird / so ist es gifft / das beweist sein außgang: Ich geb auch zu / das gifft / gifft sey.«

Arzneimittelverschreibungen nach dem Grundsatz »Viel hilft viel«, wie sie bei chinesischen Ärzten im vorigen Jahrhundert angeblich weit verbreitet waren, haben ganz eindeutig gegen diese wichtige Maxime der traditionellen Medizin verstoßen. Dennoch ist es nicht zulässig, aus solchen Praktiken Rückschlüsse auf die wissenschaftliche Medizin Chinas zu ziehen. Die richtige Dosierung und Abstimmung von Medikamenten und diätetisch verordneten Speisen und Getränken zählt vielmehr zu den reifsten Fertigkeiten der chinesischen Heilkunde.

Aus der Zuordnung zu den Fünf Wandlungsphasen lassen sich eine Reihe weiterer Entsprechungen ableiten, die allerdings im medizinischen Zusammenhang weniger wichtig sind. Der interessierte Leser sei hier auf die weiterführende Literatur, vor allem auf Granets »Chinesisches Denken«, verwiesen.

2. Für die Erkenntnis des biorhythmischen Geschehens in einem Gesamtorganismus sind die Verschränkungen mit dem Makrokosmos von Wichtigkeit, insbesondere der Stand der Sonne und des Mondes (das heißt die jeweilige Tageszeit, wobei klimatische Einflüsse mit berücksichtigt werden) sowie die Beziehung zu einer bestimmten Jahreszeit.

3. Ebenso bestehen bestimmte Verschränkungen der Funktionskreise im Mikrokosmos, also innerhalb der jeweiligen Persönlichkeit selbst. Hier sind vor allem die Komplementär-Orbes zu nennen, wobei jeweils ein Durchgangs- und ein Speicher-Orbis ein funktionelles Gespann bilden, ferner die bereits erwähnten antagonistischen Orbes und jene Körperteile oder deren Lebensäußerungen, in denen ein Funktionskreis seine funktionelle Darstellung erfährt. Und schließlich gehören die Entsprechungen der Funktionskreise zu den jeweils spezifischen Pulsbildern und energetischen Leitbahnen in diese Kategorie. Dabei kommt den Pulsen ausschließlich diagnostische und den Leitbahnen bzw. den darauf liegenden Reizpunkten vornehmlich therapeutische Bedeutung – als Grundlage der Aku-Moxi-Therapie – zu. Wegen der Schmerzempfindlichkeit der Reizpunkte bei Auftreten von Störungen im entsprechenden Funktionskreis sind sie aber auch für die Diagnose nicht ohne Wichtigkeit.

4. Eine Reihe von Entsprechungen lassen sich als sinnliche oder körperliche Projektionen des Funktionskreises werten, darunter psychische Reaktionen (*qui; emotiones*), spezifische Sinnesorgane (*guan*)und Körperöffnungen (*kaiqiao*), in denen die Funktionskreise ihre sichtbare Darstellung erfahren.

5. Schließlich ist jeder Funktionskreis durch eine Reihe von Funktionen charakterisiert. Die spezifische Funktion (*zhi guan*) zeichnet jeden Orbis im Konzert aller Funktionskreise in unverwechselbarer Weise aus. Manchem Funktionskreis wird eine umfassende Rolle bei der Lebenserhaltung einer Persönlichkeit zugeschrieben; dies ist die fundamentale Funktion (*ben*) eines Orbis, die

damit auf genau beschriebene Weise die Existenz eines jeden Individuums begründet. Ferner speichert jeder *orbis horrealis* (Speicher-Orbis) eine bestimmte Form physiologischer Energie; dies wiederum wird als die Speicherfunktion (*cang*) eines Funktionskreises beschrieben.

DIE SPEICHER-ORBES (ORBES HORREALES)

1. Der Heerführer: Funktionskreis Leber (orbis hepaticus; chinesisch: gan)

Der Funktionskreis Leber gilt als der »Heerführer« unter den Orbes. Von ihm gehen die »Überlegungen« und »klugen Pläne« aus. Die Chinesen sehen in ihm den Funktionskreis, welcher der Gesamtpersönlichkeit ihren Stempel aufdrückt und sichtbaren Ausdruck verleiht. Im *orbis hepaticus* wird das *xue* gespeichert, die individualspezifisch-struktive Energie, die konkret vor allem im Blut in Erscheinung tritt. Demnach wird als dominante Funktion des *orbis hepaticus* auch das »Meer des *xue*« (lateinisch: *mare xue*) angesehen, was soviel wie »Ausgleichsreservoir und Speicher der individualspezifisch-struktiven Energie« bedeutet.

Der Arzt Li Chan, der in der Ming-Zeit (16. Jahrhundert) lebte, gibt in seinem Buch *Yixue rumen* einen guten Überblick über die chinesische Medizin. Über den Funktionskreis Leber schreibt er darin: »Der *orbis hepaticus* speichert *xue*, er wird deshalb auch *mare xue* genannt. Herrscht im *mare xue* Überfluß, so meint man stets, daß der Körper groß sei; herrscht Mangel, so meint man, daß der Körper klein sei. Wenn die Augen *xue* empfangen, können sie sehen; wenn die Füße *xue* empfangen, können sie schreiten . . . Liegt man nachts, so kehrt das *xue* in den *orbis hepaticus* zurück. Ist man in seinen Planungen unentschlossen, überträgt der *orbis hepaticus* infolge Erschöpfung Hitze auf andere Funktionskreise. Und fließen Mund und Nase unkontrolliert, dann bedeutet dies, daß der *orbis hepaticus* kein *xue* mehr speichert.«

Als Speicher-Orbis ist der Funktionskreis Leber *yin*. Aber im Zyklus der Fünf Wandlungsphasen wird seine dynamische Qualität durch die Wandlungsphase Holz geprägt. Er bildet also – wie wir schon darlegten – den Speicher für die dynamische Entfaltungsmöglichkeit einer Persönlichkeit, eine Art Akkumulator für Dynamik und Aktivität. Ist der *orbis hepaticus* gestört, so leiden nicht nur die Antriebsreserven des Bewegungsapparats und die Fähigkeit zu momentaner Kraftentfaltung in Muskeln und Sehnen, sondern auch die Phantasie einer Persönlichkeit, ihre Initiative und ihre Entschlußfreudigkeit. Dies muß nicht immer durch eine verminderte Leistungsbereitschaft und Leistungsfähigkeit zum Ausdruck kommen, sondern kann sich auch – ganz im Gegenteil – in einer übersteigerten und unkontrollierten Hektik bemerkbar machen. Das *mare xue* des *orbis hepaticus* ist das große Ausgleichsreservoir, das alle Lebensimpulse und die Einsatzenergie steuert. Die Bereitschaft zum Wagnis oder Furcht, Aggressivität oder Entschlußlosigkeit, die Lust zur Arbeit oder der Appetit beim Essen hängen weitgehend vom jeweiligen Zustand des Funktionskreises Leber ab.

Dabei wissen die Chinesen sehr wohl zwischen natürlichen Ermüdungserscheinungen und krankhafter Erschöpfung der Energie des *orbis hepaticus* zu unterscheiden. Es ist normal, wenn jemand nach einem anstrengenden Arbeitstag oder einer ausgedehnten Wanderung am Abend nicht mehr die Kraft und auch nicht die schöpferische Phantasie aufbringt, etwas Neues zu beginnen. Der *orbis hepaticus* braucht eine Pause, während der »das *xue* zurückkehren«, also neue Energie gespeichert werden kann. Oder in der Sprache der Wandlungsphasen-Konvention ausgedrückt: Der *orbis hepaticus,* qualifiziert durch die Wandlungsphase Holz, ist die Voraussetzung für jede durch die Wandlungsphase Feuer charakterisierte Dynamik, also für Aktivität in ihrer höchsten Aktualität. Die Wandlungsphase Holz bringt die Wandlungsphase Feuer hervor. Danach folgt aber im physiologischen Normalfall eine durch die Wandlungsphase Erde qualifizierte Umpolung. Der Arzt wird aber auf eine pathologische Störung des *orbis hepaticus* schließen, wenn bei normalem Tagesablauf und ausreichendem Schlaf eines Patienten die mangelnde Leistungsbereitschaft oder die Entschlußlosigkeit über Tage oder sogar Wochen anhält.

Die Wandlungsphase Holz entspricht dem Morgen und dem Frühling, also im Rhythmus der Tages- und Jahreszeiten expansiven, aktiven und mithin *yang*-Phasen. Von daher bezeichnen die Chinesen den Funktionskreis Leber auch als *yang* im *yin* oder als junges *yang.* Die Zeit vor Sonnenaufgang sowie der Februar und März sind die dem *orbis hepaticus* zugeordneten Jahreszeiten. Zu diesen Zeiten erweist er sich als besonders labil und reagiert demnach auch empfindlicher als sonst, sowohl auf schädigende Störungen als auch auf therapeutische Maßnahmen. Diese Einsicht wird jeder chinesische Arzt für seine Behandlungen und präventiven Bemühungen nutzen. Und auch Patienten können daraus für sich wichtige Verhaltensregeln ableiten, wenn sie wissen, daß ihr Funktionskreis Leber anfällig ist.

Gemäß der Grundregel, daß alle einem Funktionskreis verwandten Einflüsse in mäßiger Dosierung förderlich, in übermäßiger hingegen schädlich sind, wirken die gewöhnlich am Morgen oder im Frühling herrschenden Wetterbedingungen, vor allem der Wind, anregend oder erregend auf den *orbis hepaticus* im weitesten Sinn. Andererseits lösen sie als »klimatische Exzesse« auch Krankheiten des Funktionskreises Leber aus.

Ähnliches gilt auch für den dem *orbis hepaticus* qualitativ korrespondierenden Geschmack, das Saure. Saure Speisen und Getränke können anregend auf ihn wirken, andererseits aber auch seine Energie erschöpfen, wenn zuviel davon genossen wird. Umgekehrt läßt ein starkes Verlangen nach Saurem diagnostisch auf eine Störung des Funktionskreises Leber schließen.

Die dem *orbis hepaticus* entsprechende psychische Reaktion (lateinisch: *emotio*; chinesisch: *qing*) ist der Zorn. Dies macht sich in einem verstärkten Hang zum Rufen und Schreien – als der dem Funktionskreis emotional korrespondierenden stimmlichen Manifestation – bemerkbar. Im *Lingshu,* dem zweiten Teil des »Inneren Klassikers«, heißt es dazu: »Ist die konstellierende Energie des *orbis hepaticus* erschöpft, so verspürt man Furcht, ist sie angefüllt, verspürt man Zorn.« Und wiederum gilt, daß es der Gesundheit durchaus förderlich ist, wenn man seinen Zorn nicht unterdrückt, sondern hin und wieder etwas davon »abläßt«; übermäßige Zornesausbrüche schaden aber.

Seine äußere Entfaltung (lateinisch: *flos*; chinesisch: *hua* oder *rung*) findet der *orbis hepaticus* in den Nägeln von Händen und Füßen. Das ihm entsprechende Sinnesorgan (*guan*), zugleich aber auch die ihm spezifische Körperöffnung (*kaiqiao*), sind die Augen.

Schließlich ist ihm die Tränenflüssigkeit als charakteristischer Körpersaft zugeordnet. Deshalb lassen bei der Diagnose Aussehen und Festigkeit der Nägel sowie die Sehschärfe Schlüsse auf den Zustand des Funktionskreises Leber zu. Diagnostische Bedeutung haben schließlich auch der Körpergeruch und eine qualitativ korrespondierende Farbe. Wenn bei der Untersuchung des Arztes der Patient grüne oder blaugrüne Farbnuancen zeigt oder deutlich nach saurem Schweiß oder Urin riecht, dann ist das ein weiteres Anzeichen für eine Funktionsentgleisung des *orbis hepaticus.*

Wie alle Orbes steht auch der Funktionskreis Leber mit zwei anderen Funktionskreisen in besonderer Beziehung. Sein Komplementär-Orbis, mit dem er ein funktionelles energetisches Gespann bildet, ist der Funktionskreis Galle (*orbis felleus*). Dabei ist der *orbis hepaticus* der sogenannte Innen-Orbis (lateinisch: *intima*; chinesisch: *li*), der *orbis felleus* der Außen-Orbis (lateinisch: *species*; chinesisch: *biao*). Dies entspricht wiederum den Konventionen von *yin* und *yang.* Und sein antagonistischer Orbis, durch den der Funktionskreis Leber entsprechend der Bezwingungsreihenfolge der Wandlungsphasen seine physiologische Gegensteuerung erfährt, ist der Funktionskreis Lunge (*orbis pulmonalis*).

2. Der Fürst: Funktionskreis Herz (orbis cardialis; chinesisch: xin)

Die Chinesen sehen in dem Funktionskreis Herz den »Fürsten« unter den Orbes, von dem im Gesamtgefüge der Persönlichkeit der richtungweisende Einfluß und die klare Einsicht ausgehen. Sein energetisches Produkt ist die konstellierende Kraft *shen,* also jener Aspekt der Energie, der die charakteristische Struktur einer individuellen Erscheinung aktiv hervorzurufen vermag, der die Persönlichkeit bestimmt und ihr Konturen verleiht. Im *Suwen* des »Inneren Klassiker« wird dazu ausgeführt: »Wer *shen* gewinnt, gedeiht, wer *shen* verliert, verdirbt.«

Wie alle Speicher-Orbes ist auch der Funktionskreis Herz primär ein *yin*-Orbis. Er ist jedoch durch die Wandlungsphase Feuer qualifiziert, entspricht also einer Funktion, die als Aktivität in ihrer vollen Aktualisierung erfahren wird. Unter diesem Gesichtspunkt ist der *orbis cardialis yang* im *yang* oder Mächtiges *yang*; zuweilen wird er sogar als Mächtiges *yang* im *yang* bezeichnet. Er ist also der Inbegriff des aktiven vitalen Geschehens. Medizinisch gesehen bestimmt der Funktionskreis Herz alle aktiven Äußerungen der Persönlichkeit: das selbstbewußte Auftreten, die Konzentration und Koordination des Bewußtseins, die Schlüssigkeit der Argumente und die Einheitlichkeit des Bewußtseins. Die durch die Wandlungsphase Feuer qualifizierte und durch den *orbis cardialis* vertretene Funktionsqualität ist mithin die Grundvoraussetzung dafür, daß wir überhaupt von einer einheitlichen und individuellen Persönlichkeit sprechen können.

Ist der *orbis cardialis* geschädigt, dann kommt es zu Störungen der genannten Verhaltensweisen, was sich in einer mehr oder weniger deutlichen Auflösung der Persönlichkeit bemerkbar macht. Dies beginnt mit Konzentrationsschwäche, Vergeßlichkeit und Teilnahmslosigkeit und kann bei längerem Anhalten und Verschlechterung des Befindens zur Bewußtseinstrübung mit wirren Reden, Schlaflosigkeit, zu epileptiformen Anfällen und sogar zu Geisteskrankheit führen.

Wie schon beim Funktionskreis Leber fällt auch hier wieder auf, daß die Chinesen dem Funktionskreis Herz Qualitäten zuschreiben, die mit den Funktionen des konkreten Organs im Sinne der westlichen Medizin nicht einmal entfernt etwas zu tun haben. Jeder westlich ausgerichtete Arzt würde die genannten Verhaltensweisen und deren Störungen eindeutig als »psychisch bedingt« qualifizieren. Hingegen ist es aus chinesischer Sicht völlig unverständlich, wenn im Westen zunehmend der Verlust der Einheit von Psyche und Soma beklagt und gefordert wird, die Medizin müsse zu einer ganzheitlichen Betrachtungsweise zurückfinden. In der chinesischen Medizin ist die Betrachtung der Gesamtpersönlichkeit in Diagnose und Therapie, die mit dem westlichen Begriff *psychosomatisch* nur unvollständig wiedergegeben wird, niemals verlorengegangen. Sie ist hier unverzichtbare Voraussetzung jeder Wissenschaft und keineswegs nur vorwissenschaftliche Kritik. Berücksichtigen wir die chinesische und die westliche Perspektive gleichermaßen, so ergibt sich: Psyche ist ein Aspekt der Funktion des Körpers, ein Aspekt für Lebensäußerungen, allerdings ein ganz wesentlicher und unverzichtbarer. Nachdem in der chinesischen Medizin eben diese Lebensäußerungen, Lebensfunktionen primär die Aufmerksamkeit beherrschen, liegt es auf der Hand, daß das, was wir im Westen Psyche nennen, im Rahmen der chinesischen Medizin, ihrer Diagnose und Therapie, einen wichtigen Platz einnehmen muß. Zu betonen ist hier allerdings auch, daß sie – keineswegs isoliert, sondern im Gesamtspektrum ihrer Verfahren – über Methoden verfügt, die man nach westlichen Vorstellungen als *psychodiagnostisch* und *psychotherapeutisch* bezeichnen könnte (tatsächlich sind sie ebenso wie die »mehr somatischen« Methoden der chinesischen Medizin *»funktionsbezogen«* oder *funktionskreistherapeutisch*). So ist es selbstverständlich, daß psychische Reaktionen, stimmliche Manifestationen oder bestimmte Verhaltensweisen unverzichtbare Bestandteile der Orbis-Bilder darstellen. Andererseits wird ein chinesischer Arzt Diagnose und Therapie niemals allein auf solche »psychischen« Momente stützen, sondern sie durch andere Verfahren (zum Beispiel die Pulsdiagnose) abklären und ergänzen.

An dieser Stelle mag es von Interesse sein, welche Bedeutung dem chinesischen Terminus *xin*, lexikalisch zu übersetzen mit »Herz«, außerhalb des engen technischen Zusammenhangs der chinesischen Medizin zukommt. *xin* bezeichnet das Bewußtsein oder die Inhalte des Bewußtseins, das, worauf das individuelle Ich sich konzentriert, das, worin es besteht; in noch weiterem Umkreis bedeutet es einfach »die Mitte«, »der Mittelpunkt«, eine Begriffsnuance, die in modernen chinesischen Wortbildungen wie *zhongxin*, Zentrum, zum Ausdruck kommt. In der Alltagssprache bedeutet *xin* sehr häufig einfach »die Mitte«, »die Körpermitte«, »die Mitte des Menschen«, das, was ihm wesentlich ist, was sein Wesen ausmacht. Eine solche Vorstellung berührt sich wiederum mit der erwähnten Bedeutung von *xin* gleich »Bewußtsein«.

Wenn in der literarischen Sprache des Westens das Herz als der Sitz der Liebe bezeichnet wird und ihm Empfindungen zugeschrieben werden, die der westliche Arzt eher als psychisch ansehen würde, so kommt das der chinesischen Auffassung vom Funktionskreis Herz als dem aktiven Orbis schon recht nahe. Auch in der Redensart von »Feuer und Flamme sein« als der spontanen, begeisterten Aktivität klingt dies an.

Dem Funktionskreis Herz entspricht der Mittag, also der Tagesabschnitt, in dem sich die Energie der Sonne zu ihrer vollen Wirkung entfaltet. Und die Sommermonate Juni und Juli sind die ihm entsprechende Jahreszeit. Zu diesen Zeiten erweist er sich für Krankheiten als besonders anfällig, spricht aber zugleich auf entsprechende Therapien gut an. Im *Suwen* findet sich dazu eine eindrucksvolle Regel: »Herrscht die Krankheit im *orbis cardialis,* so heilt sie im Nachsommer. Heilt sie im Nachsommer nicht, so verschlimmert sie sich im Winter. Stirbt der Patient dennoch im Winter nicht, so hält er sich im Frühling und steht im Sommer auf. Er hüte sich vor warmem Essen und warmer Kleidung.«

Aber auch als übermäßige klimatische Belastung verträgt der Funktionskreis Herz keine Hitze, vor allem nicht die feuchte und schwüle Hitze. Indes regt ihn entsprechend der Regel die mäßig genossene sommerliche Wärme an. Menschen mit labilem *orbis cardialis,* zum Beispiel solche, die unter Schlaflosigkeit leiden, sollten deshalb besonders im Sommer auf ihre Gesundheit achten und bei Urlaub in südlichen Ländern die heißen Monate aussparen.

Als Geschmacksrichtung gehört zum *orbis cardialis* das Bittere. Grundsätzlich gilt auch hier, daß der übermäßige Genuß bitterer Speisen und Getränke mit Beschwerden gebüßt werden muß. Aber in Abweichung von der Systemregel haben die Chinesen die Erfahrung gemacht, daß nicht Bitteres, sondern vielmehr Süßes (energie-)ableitend wirkt. Bittere *sapores* (Geschmacksrichtungen) haben eine trocknende, niederschlagende und dämpfende Wirkung, wogegen die süßen *sapores* regulierend, ausgleichend, harmonisierend, mildernd und stützend wirken.

Die Lust ist die dem *orbis cardialis* verwandte psychische Reaktion. Stimmlich schlägt sich dies in einem Hang zum Lachen nieder. Eine Überfülle an Energie im *orbis cardialis* macht sich in rastloser, zusammenhangloser, hektischer Aktivität, in Lachkrämpfen, auch in Launenhaftigkeit und seltsamen Anwandlungen bemerkbar.

Des weiteren beherrscht der *orbis cardialis* – als seine dominante Funktion – die das *xue* leitenden Leitbahnen (*sinarteriae*) und die Pulse. (Das *xue,* die »individualspezifisch struktive Energie« geht – wie im vorhergehenden Abschnitt dargelegt – vom Ausgleichsreservoir des Funktionskreises Leber aus.) Äußerlich sichtbaren Aufschluß über den Zustand des *orbis cardialis* gewinnt der Arzt über das Gesicht, in dem vor allem die korrespondierende Farbe, das Scharlachrot, zutage tritt.

Die Zunge ist das dem Funktionskreis Herz entsprechende Organ, und die Ohren sind – bedingt – seine korrespondierenden Körperöffnungen. Aus Störungen der sprachlichen Artikulation kann der Arzt deshalb auf den Zustand des *orbis cardialis* Rückschlüsse ziehen. Unter den Körperflüssigkeiten steht der Schweiß mit dem *orbis cardialis* in Beziehung, unter den Gerüchen das Verbrannte, penetrant und beißend Riechende.

Der Komplementär-Orbis – und zugleich *species* – des *orbis cardialis* ist der Funktionskreis Dünndarm (*orbis intestini tenuis*). Und seine physiologische Gegensteuerung findet er im Funktionskreis Niere (*orbis renalis*).

3. Der Zensor: Funktionskreis Milz (orbis lienalis; chinesisch: pi)

Der Funktionskreis Milz ist im Gesamtorganismus der »Zensor« oder der »tadelnde Beamte«. Er wird auch als der »Orbis der Kritik und der Überlegung« bezeichnet, von dem die »Imagination« und die »Einsicht« ausgehen. Zugleich bestimmt er, zusammen mit seinem komplementären Außen-Orbis, dem Funktionskreis Magen (*orbis stomachi*), die Verdauung der »Fünf Getreidearten«, das heißt der gesamten Nahrung. Diesem Gespann kommt deshalb auch die Aufgabe eines Vorratsspeichers zu.

Dem entspricht seine Qualifikation durch die Wandlungsphase Erde. Mithin ist der Funktionskreis Milz die wichtigste Instanz für die Assimilation, den Ausgleich und die Verteilung der verschieden qualifizierten Energien, also nicht nur der Assimilation und Verteilung der Nahrung, der Zuteilung und Reservehaltung der mit der Nahrung aufgenommenen verschiedenen Formen der Energie, sondern *schlechthin aller* äußeren Einflüsse und Einwirkungen, die ein Individuum assimilieren, »verdauen« muß.

Damit könnte es auf den ersten Blick den Anschein haben, daß sich der Funktionskreis Milz – als Speicher-Orbis oder *orbis horrealis* – unter die Durchgangs-Orbes (*orbes aulici*) verirrt hat, die ja Energien befördern und assimilieren, aber nicht speichern. Oder, wie dazu im *Lingshu* näher erläutert wird: »Durch die fünf *orbes horreales* werden Struktivpotential (*jing*) und konstellierende Kraft (*shen*), die polaren, individualspezifisch-struktiven Energien *xue* und *qi* sowie die polarisierte, individualcharakteristische konstellierende Kraft *hun* und *po* gespeichert. Durch die sechs *orbes aulici* werden flüssige und feste Nahrung assimiliert, werden die aktiven und struktiven Säfte bewegt.« Tatsächlich wird der *orbis lienalis* im *Suwen* auch zusammen mit fünf der sechs *orbes aulici,* und zwar mit den Funktionskreisen Magen, Dickdarm, Dünndarm, Blase und dem Dreifachen Wärmebereich, als Grundlage der Vorratshaltung und Zwischenspeicherung genannt.

Die Ausgleichsrolle des *orbis lienalis* schließt als Wirkungsergebnis und diagnostischen Hinweis eine Harmonie der Funktionen aller anderen Orbes ein. Ist die Ausgleichsfunktion des *orbis lienalis* (und seines Komplementär-Orbis, des *orbis stomachi*) intakt, so herrscht zwischen allen Funktionen einer Persönlichkeit – wie westliche Ärzte sagen würden: des Organismus – eine vollkommene Harmonie. Andererseits sind die Funktionskreise Milz und Magen wegen ihrer zentralen, exponierten Stellung auch besonders gefährdet. Jede nennenswerte Störbelastung, also jeder unverarbeitete äußere oder innere Reiz oder Anstoß, der das Zusammenspiel der Funktionen einer Persönlichkeit aus dem Gleichgewicht wirft, schlägt sich deshalb auch in den *orbes lienalis et stomachi* nieder. Nach chinesischer Auffassung wird im *orbis lienalis* alles gespeichert, was ein Individuum während seines Lebens an Einflüssen von außen aufnimmt oder, wie es in den klassischen Texten heißt: »Der *orbis lienalis* ist der Sitz der erworbenen Konstitution (des *qi ascitum*).«

Als Mitte im Zyklus der Fünf Wandlungsphasen hat die Wandlungsphase Erde und mithin der *orbis lienalis* keine eigene Polarität wie die anderen vier Speicher-Orbes. Deshalb bereitet seine Qualifikation als *yin* oder *yang* auch einige Schwierigkeiten. Die Chinesen deuten jedoch seine fast unbegrenzte Anpassungsfähigkeit als extreme Bereitschaft zur Struktion, und dies ist der Inbegriff des *yin.* Somit wird der *orbis lienalis* als Äußerstes *yin* oder auch *yin* im *yin* klassifiziert.

Der Nachmittag und der Nachsommer, »wenn die energetische Konstellation der Erde stabilisiert ist und sich entfaltet«, sind die dem Funktionskreis Milz entsprechenden Tages- und Jahreszeiten.

Und über den damit korrespondierenden Krankheitsverlauf sagt das *Suwen:* »Herrscht die Krankheit im *orbis lienalis,* so heilt sie im Herbst. Heilt sie im Herbst nicht, verschlimmert sie sich im Frühling. Stirbt der Patient im Frühling nicht, so kommt er über den Sommer und erhebt sich im Nachsommer. Er hüte sich vor zu warmem, zu üppigem Essen, feuchtem Boden und feuchter Kleidung. . . . Wer im *orbis lienalis* erkrankt, erfährt ein Nachlassen seiner Krankheit bei Sonnenuntergang und die Verschlimmerung bei Sonnenaufgang. Beruhigung tritt am Nachmittag ein.«

Die Fähigkeit zur zentralen Harmonisierung der Funktionskreise Milz und Magen wird in engen Grenzen durch süße *sapores* (Geschmacksrichtungen) unterstützt. Die Einschränkung »in engen Grenzen« ist deshalb erforderlich, weil die massive Anwendung süßer *sapores,* wie sie in der modernen Zivilisation üblich geworden ist, längst die Reaktion auf ein pathologisches Bedürfnis darstellt und sehr häufig zu einer Überbeanspruchung und mithin zu einem verfrühten Zusammenbruch eben dieser zentralen Harmonisierungsfunktion führt.

Überschüssige Energie des *orbis lienalis* vermögen Speisen, Getränke oder Medikamente mit bitterer Geschmacksrichtung abzuleiten. Der Arzt würde bei schematischer Anwendung der Grundregel nicht nur die angestrebten Wirkungen verfehlen, sondern damit in diesem Fall auch noch andere Funktionskreise in Mitleidenschaft ziehen. Seine vollkommene Darstellung (*perfectio*) findet der *orbis lienalis* in dem die menschliche Gestalt bedingenden Fleisch.[3] Der übermäßige Genuß süßer *sapores* schädigt dieses »Fleisch«, stört und zerstört es schließlich.

Aus klinischer und medizinischer Erfahrung ist ferner anzumerken, daß dem *orbis lienalis* die Steuerung des gesamten Flüssigkeitsumsatzes zufällt. Retention, das heißt die Zurückhaltung der auszuscheidenden Stoffe im Körper, übersteigerte oder verringerte Ausscheidungen von Flüssigkeit und die Fehlfunktion bei der Befrachtung der ausgeschiedenen Flüssigkeit mit Schadstoffen sind nach der chinesischen Medizin die Folge von Störungen des *orbis lienalis.* In der westlichen Medizin werden sie unter Nierenstörungen, Diabetes, Pankreatitis und ähnlichem registriert. Die chinesische Medizin diagnostiziert diese Funktionsstörungen nicht nur als Gewebeschwellungen, sondern auch als die charakteristischen »schlüpfrigen« Pulse (*pulsus lubrici*), die rein symptomatisch mit Verdauungsstörungen oder dem Zusammenbruch der Verdauung, vermehrtem Schleimauswurf aus Lunge und Bronchen, Miktionsstörungen, Regelstörungen, Störungen des »Wasserhaushalts« im weitesten Sinne einhergehen. So gesehen gehören Symptombilder zu den Störungen des Funktionskreises Milz, die nach dem völlig andersartigen Einteilungsschema der westlichen Medizin so verschiedenen Organen wie dem Dick- und Dünndarm, der Bauchspeicheldrüse und vor allem den Nieren, der Blase, aber auch der Lunge, der Milz und selbst der Leber zugeschrieben werden.

Manche seiner Funktionen werden außerhalb Chinas wissenschaftlich überhaupt nicht erfaßt oder nur in Ansätzen gesehen. Dies bedeutet indes nicht, daß die Menschen außerhalb Chinas nicht an solchen Beschwerden leiden. »Wer sich auf die Behandlung des *orbis lienalis* versteht, vermag alle Orbes einzustimmen«, schrieb der im 17. Jahrhundert lebende und als Medizintheoretiker hochgeschätzte Zhang Jingyue in einem Aufsatz über die *orbes lienalis et stomachi*. »Denn der *orbis lienalis* benetzt mit seiner Energie die Vier Seiten (mit anderen Worten: die übrigen Funktionskreise). Wenn alle Orbes an der konstellierenden Energie des *orbis lienalis* teilhaben und dieser seinerseits an den konstellierenden Energien aller Orbes teilhat, so deshalb, weil sie sich gegenseitig fördern.«

Singen wie überhaupt das Verlangen nach Musik und anderen harmonischen Klängen läßt Rückschlüsse auf die Verfassung des *orbis lienalis* zu, vor allem auf dessen Beanspruchung oder Schwächung. Diagnostische Hinweise können ferner die ihm gemäße Farbe Gelb und wohlriechende, aromatische Ausdünstungen geben. Das Nachdenken ist die für den Funktionskreis Milz typische psychische Reaktion.

Die Lippen und die Augenlider sind besonders sensible Indikatoren für den Flüssigkeitshaushalt des Gewebes und geben dem erfahrenen Diagnostiker wichtige Aufschlüsse über die Verfassung des *orbis lienalis.* Die diesem Funktionskreis korrespondierende Körperöffnung ist der Mund. Die korrespondierende Geschmacksrichtung ist das Süße. Und schließlich erfährt er seine funktionale Gegensteuerung im Funktionskreis Leber (*orbis hepaticus*).

4. Der Minister: Funktionskreis Lunge (orbis pulmonalis; chinesisch: fei)

Als »Minister« unter den Orbes ist der Funktionskreis Lunge für die rhythmische Ordnung des Lebens und aller Lebensäußerungen einer Persönlichkeit zuständig. Hierher gehört zunächst eine harmonische Atemführung, von deren Wert die Chinesen schon seit mehr als 2000 Jahren wissen. Sie wissen auch, daß eine fehlerhafte Atmung der Anlaß vielfältigster gesundheitlicher Störungen sein kann. Deshalb zählen Atemübungen im Verein mit Gymnastik seit alters her zum therapeutischen Instrumentarium der chinesischen Medizin.

Über Techniken der Energieführung (qiqong)

Vor allem unter den Anhängern des Taoismus hat sich die Atemgymnastik über ganz Ostasien verbreitet und bis in die heutige Zeit erhalten. Hübotter berichtet von einem Besuch bei dem japanischen Heilkünstler Araki, einer »Persönlichkeit mit fanatischem, faszinierenden Blick, ein halber Schlangenmensch und talentvoller Bildhauer«, bei dem er die atemtherapeutische Behandlung von etwa 40 kranken Frauen und Männern erlebte: »Durch diese täglich hundert Minuten dauernden Übungen brachte er Hysteriker und zitternde Neurastheniker dahin, daß sie nach zehn oder mehr Tagen auf sein Gebot eine gut daumendicke, 60 Zentimeter lange, in einem Holzgriff befestigte, rotglühende Eisenstange durch die Hand zogen, natürlich mit großer Schnelligkeit. Verbrennungen habe ich dabei nicht gesehen . . . Einige Kranke brachte er so weit, daß sie mit nackten Füßen auf langen, scharfen, parallel die Schneide nach oben gelegten, in einem besonderen Holzgestell befestigten japanischen Schwertern standen und gingen. Er schenkte mir eines jener Schwerter zum Andenken. Ich habe keine plausible Erklärung, er begründete es in seiner Weise, daß eben das Tao des Himmels in die Betreffenden eindringe und sie infolge der jedesmaligen besonderen Atemvorbereitung vor Verletzungen schütze.«[4]

Sicherlich wird man die außerordentlichen Fähigkeiten eines herausragenden japanischen Heilkundigen nicht als repräsentativ für die chinesische Medizin ansehen. Aber Hübotters Erlebnisse stimmen in eindrucksvoller Weise mit der klassischen Medizintheorie überein. Nach dem *Suwen* beherrscht der Funktionskreis Lunge die Funktion der Haut, welche »Sehnen und Muskelfleisch einhüllt und alle krankmachenden Einflüsse abhält«. Der *orbis pulmonalis* ist danach die Grundlage der durch den Atemrhythmus gegliederten konstellierenden Energie. Er speichert die »individualcharakteristisch aktiv konstellierenden Kräfte«.

Wer heute Ostasien besucht, bedarf indes nicht des Besuchs bei einem ungewöhnlichen japanischen Asketen, um sich von dem allgegenwärtigen Fortleben solchen Wissens und solcher Tradition zu überzeugen: Seit Mao Zedongs Sieg kann man Chinesen aller Altersstufen, bei jedem Wetter, nicht nur in Sälen und Zimmern, sondern auf öffentlichen Straßen und Plätzen zu jeder Tages- und Jahreszeit bei der »Gesundheitsgymnastik« beobachten. Anspruchsvollere Übungen in Gestalt des *qiqong*, das sind *qi*-Übungen (Übungen der aktiven Energie), werden zur Behandlung von Krankheiten eingesetzt. An diesen *qi*-Übungen kann man als analytischer Beobachter atemtechnische, meditative und gymnastische Komponenten unterscheiden. Und natürlich gehört auch das *Taijiquan*, der schon seit dem Ende des 19. Jahrhunderts in Ostasien in Schwung gekommene *Taiji*-Faustkampf (»Faustkampf des höchsten Firsts«) hierher. Er wird mittlerweile weltweit unter dem Schlagwort des Schattenboxens von berufenen und weniger berufenen Lehrern als eine Art Freizeitgymnastik gelehrt.

All diesen Verfahren ist gemeinsam eine disziplinierte Rhythmisierung der Körperbewegung und damit verbunden ein unwillkürlicher Einfluß auf die Atemführung. Daß sich darin vor allem bei anspruchsvolleren Übungen niemals ihre Absicht und Wirkung erschöpft, braucht nur wieder in Erinnerung gebracht zu werden.

Vielfältige Bezüge des orbis pulmonalis

Aus der Sicht der chinesischen Medizin zeigen solche Übungen etwas sehr Wichtiges: daß nämlich vom Funktionskreis Lunge sehr viel weitergehende Rhythmisierungsfunktionen abgedeckt werden als die von der westlichen Medizin gewöhnlich als »Lungenfunktion« bezeichneten. Insbesondere sind hier auch jene physiologischen Rhythmen zu nennen, die von außerhalb auf die Persönlichkeit einwirken, zum Beispiel die tages- und jahreszeitlichen Rhythmen oder die Gewohnheiten der Lebensführung. Durch Unregelmäßigkeiten dieser Rhythmen, wie etwa durch Schichtarbeit oder überlanges Wachsein oder – im Gegenteil – zu ausgedehnten Schlaf über Wochen und Monate hinweg werden die Funktionen des *orbis pulmonalis* ebenso belastet wie durch unbewußte Fehlsteuerungen der Atmung. Solche Fehlfunktionen können vom Therapeuten beim Patienten ins Bewußtsein gerückt und durch Anleitung und Übung korrigiert, »neu eingeschliffen« werden, um danach in eine unterbewußte Funktion zurückzufallen.

Lebensrhythmus

Der *orbis pulmonalis* kann jedoch nicht nur durch einen unregelmäßigen Lebenswandel, sondern auch durch eine schlechte Körperhaltung oder gestörten Gang vernachlässigt und damit beeinträchtigt werden. Solche Belastungen werden selten als gesundheitliche Defekte angesehen; sie erhöhen aber die Anfälligkeit des *orbis pulmonalis* und begünstigen neben »Erkältungskrankheiten« und Grippeanfällen auch andere Erkrankungen.

Endlich hält es die chinesische Medizin für wichtig, je nach Jahreszeit das Verhältnis zwischen Phasen der Aktivität und der Ruhe verschieden zu dosieren. Im Sommer sollte man sich ausleben und braucht weniger Schlaf; hingegen sollte man im Winter die Aktivitäten einschränken und länger ruhen. Diesem veränderten physiologischen Bedürfnis des *orbis pulmonalis* entsprechen die Verschiebungen des Tag-Nacht-Rhythmus zwischen Sommer und Winter. Indes wird in Gesellschaften mit rein mechanistischen Vorstellungen vom menschlichen Körper fortgesetzt gegen solche elementaren Verhaltensgebote gesündigt.

Die vollkommene rhythmische Harmonie hat die Chinesen bereits im »Inneren Klassiker« beschäftigt. Darin fragt der Gelbe Fürst: »Ich habe gehört, daß die Menschen im hohen Altertum der Jahre einhundert durchmaßen, ohne daß ihre Bewegungsfähigkeit verfiel. Demgegenüber verfällt die Bewegungsfähigkeit der Menschen unserer Zeit schon nach einem halben Jahrhundert. Liegt dies an der Verschiedenheit der Zeit und Generation oder am Versagen des einzelnen?« Der Graf von Qi antwortete:

»Die Menschen des hohen Altertums kannten das *Tao*; sie orientierten sich am *yin* und *yang* und erzielten Harmonie durch Technik und Zahl. Im Essen und Trinken waren sie maßvoll, in ihrer Lebensführung befolgten sie eine stete Regel; sie vermieden unüberlegte Anstrengungen, deshalb konnten sie in ihrer körperlichen Gestalt an Dauer den Genien gleich ihre himmlischen (= naturgegebenen) Jahre erleben und erst jenseits der Hundert die irdische Existenz verlassen. . . . Was bei den Zeitgenossen diese Langlebigkeit verhindert, ist das Streben nach bewußtem Genuß und das Versäumnis, sich mit den Regeln der Natur vertraut zu machen, sich ihnen zu unterwerfen. Dadurch wird fortgesetzt das konstitutionelle Energiepotential über Gebühr angegriffen, die konstellierende Kraft unzeitig eingesetzt und die Orthopathie immer wieder geschmälert und beeinträchtigt.«

Im Zyklus der Fünf Wandlungsphasen ist der Funktionskreis Lunge der Wandlungsphase Metall zugeordnet, die als potentielle Struktivität erfahren wird. Sie ist damit als Junges *yin* oder auch *yin* im *yang*, zuweilen sogar Junges *yin* im *yang* qualifiziert.

Der dem *orbis pulmonalis* entsprechende Geschmack ist das Scharfe, und der Kummer ist die spezifische psychische Reaktion. Uneingeschränkt gültig ist die Grundregel, wonach korrespondierende Einflüsse in mäßiger Dosierung der Gesundheit des Funktionskreises nützen, zuviel davon aber eher abträglich sind. Der späte Nachmittag und frühe Abend und der Herbst sind die Tages- und Jahreszeiten, zu denen er besonders empfindlich auf Störungen, aber auch auf therapeutische Einflüsse reagiert. Im *Suwen* heißt es darüber: »Herrscht die Krankheit im *orbis pulmonalis*, so heilt sie im Winter; heilt sie im Winter nicht, so verschlimmert sie sich im Sommer. Stirbt der Patient im Sommer nicht, so hält er sich im Nachsommer und erhebt sich im Herbst. Er hüte sich vor kaltem Essen und Trinken und vor zu kalter Kleidung!« Und über den Verlauf der Krankheit im Rhythmus des Tages meint das *Suwen:* »Wer im *orbis pulmonalis* erkrankt ist, erfährt ein Nachlassen (seiner Krankheit) am Nachmittag und die Verschlimmerung am Mittag. Beruhigung tritt um Mitternacht ein.«

Die vollkommene Darstellung (*perfectio*) findet der *orbis pulmonalis* in der Haut, an der die Persönlichkeit ihre erste Verteidigungslinie gegen äußere Noxen und Krankheit auslösende Einflüsse hat. Die Wehrenergie (chinesisch: *weiqi*), also die aktive Komponente der Orthopathie, hat hier nicht nur ihren »Standort«, sondern zugleich auch ihre Funktion und ihre Wirkung. Sind die Funktionen des *orbis pulmonalis* angegriffen, läßt sich das in den Reaktionen der Haut diagnostisch am besten beobachten. Anzeichen sind etwa auffällige Rötungen oder Blässe der Haut, Feuchtigkeit oder Trokkenheit, das Auftreten oder Fehlen einer Gänsehaut (in Relation zur Außentemperatur und anderen Einflüssen); überstarke Schweißabsonderung oder deren Ausbleiben sind Hinweise, aus denen der Arzt Rückschlüsse auf den Funktionskreis Lunge zu ziehen vermag.

Die emotional korrespondierende stimmliche Manifestation ist – dem Kummer als *emotio* entsprechend – das Weinen. Der Körpersaft des *orbis pulmonalis* ist das Nasensekret, und die zugehörige Farbe ist weiß. Die Nase ist schließlich das ihm entsprechende Sinnesorgan und zugleich die korrespondierende Körperöffnung. Der Geruch von rohem Fleisch oder Fisch weist auf ein Hervorklingen seiner Funktion im Konzert der übrigen Orbes hin.

Seine Bändigung oder physiologische Gegensteuerung findet der *orbis pulmonalis* durch den Funktionskreis Herz (*orbis cardialis*) und zusammen mit dem Funktionskreis Dickdarm (*orbis intestini crassi*); als dessen Außen-Orbis bildet er ein funktionales Gespann.

5. Die Instanz der Potenzierung von Kraft: Funktionskreis Niere (orbis renalis; chinesisch: shen)

Der Funktionskreis Niere gilt in der chinesischen Medizin als die »Instanz der Potenzierung von Kraft« (*zuoqiang zhi guan*), als der »mächtige Beamte« im Funktionsgeschehen einer Persönlichkeit. Er ist der Speicher der angeborenen Kräfte und Anlagen. In ihm wird alles bewahrt, was im Laufe eines Lebens durch rationale Lernvorgänge erworben wird. Damit bildet er auch die Grundlage der Erinnerung.

Der *orbis renalis* wird durch die Wandlungsphase Wasser qualifiziert und entspricht damit allen Funktionen, welche Struktivität in ihrer höchsten Aktualität, das heißt in ihrer unmittelbaren Erfahrbarkeit, darstellen. Ein intakter *orbis renalis* wird deshalb als Grundlage und Quelle von körperlicher, geistiger und nervlicher Widerstandsfähigkeit und Ausdauer angesehen. Ob ein Mensch körperliche Anstrengungen oder gar Qualen aushält, nervöse Belastungen und Streßsituationen, ob er unempfindlich ist gegen große Kälte oder Hitze, hängt ganz weitgehend von der Verfassung des *orbis renalis* ab. Ist er leicht erschöpft oder schnell aus der Fassung zu bringen, läßt dies umgekehrt auf eine Schwäche des *orbis renalis* schließen. In chinesischer Sicht führt eine nachhaltige Erschöpfung des *orbis renalis* bis zum Verfall einer Persönlichkeit, zu Irrsinn und Geisteskrankheiten.

Alle Funktionen, welche die westliche Medizin dem Nervensystem und dem Gehirn zuschreibt, sind nach chinesischer Auffassung Funktionen des *orbis renalis.*

So ist nach chinesischer Auffassung der Funktionskreis Niere außerdem der Speicher aller Anlagen, die durch Zeugung und Vererbung an die Nachkommen weitergegeben werden, und eine seiner wichtigsten Funktionen ist die Potenz. Schwäche des *orbis renalis* bedeutet fast immer auch Störung der Potenz, gleichgültig ob bei Männern oder bei Frauen. Nach dem Grundsatz, daß alles, was einem Funktionskreis entspricht, in Maßen genossen förderlich ist, bei Übertreibungen jedoch schadet, führt ein Leben in sexuellen Ausschweifungen auch zu einer Schädigung aller anderen Funktionen der *orbis renalis.*

Natürlich behaupten die Chinesen nicht, daß die Nieren im Sinne der westlichen Anatomie oder Physiologie Sitz all der verschiedenartigen Anlagen vom Erinnerungsvermögen bis zur Zeugungsfähigkeit sind. Und sie behaupten auch nicht, daß dies alles Funktionen desjenigen Organs sind, das die westliche Medizin als Nieren bezeichnet, wie dies nicht selten von Kritikern, aber auch von oberflächlichen Adepten der chinesischen Medizin verbreitet wird. Richtig ist hingegen, daß die Chinesen alle energetischen Aspekte der Struktivität in ihrer höchsten Aktualität, also die tiefsten, ältesten und »materiellsten« Schichten einer jeden Persönlichkeit, in einem Funktionskreis zusammenfassen und diesen Funktionskreis mit »Niere«, als *shen,* bezeichnet haben. Aber mit dem Organ im westlichen Sinne hat dieser *orbis renalis* so wenig gemeinsam wie die Wandlungsphase Feuer mit einer lodernden Flamme.

Neben den bereits angedeuteten falschen Übersetzungen aus dem Chinesischen ist die Koppelung von Organen in der westlichen mit Funktionskreisen in der chinesischen Medizin die ständige Quelle verhängnisvoller Mißverständnisse und Fehldeutungen.

Was die diagnostische wie therapeutische Praxis der chinesischen Medizin immer wieder bestätigt, nämlich daß es gerechtfertigt ist, alle angeführten Aspekte der konstitutionellen physischen und psychischen, der körperlichen und seelischen Widerstandsfähigkeit, aber auch der ererbten und der erworbenen Fähigkeiten zu einem einzigen Funktionskreis, genannt *shen* (*orbis renalis*), zusammenzufassen, hat in neuerer Zeit auffallende Parallelen in den Anschauungen der westlichen Embryologie. Diese hat entwicklungsgeschichtliche (phylogenetische wie ontogenetische) Zusammenhänge zwischen Organen und Funktionsbereichen entdeckt, die von der beschreibenden klassischen Anatomie und Physiologie nicht begründet werden können. Man denke nur an die Zusammenhänge zwischen Gonaden und Urniere oder aber an die Gemeinsamkeiten dieser Bereiche mit dem Nervensystem. Daß das Nervensystem mit seinem extrem langsamen Metabolismus ebenso wie die Zähne oder die Knochen, für die das gleiche gilt, der ältesten Schicht onto- und phylogenetischer Entwicklung zuzurechnen sind, sollte vielleicht nicht voreilig als »Bestätigung« chinesischer Theorien zitiert werden, rückt letztere aber doch in ein anderes Licht.

Die Qualifikation des *orbis renalis* als Wandlungsphase Wasser schließt auch Elastizität und Anpassungsfähigkeit einer Persönlichkeit an ihre Umwelt ein, also angemessene struktive Reaktionen auf die von außen kommenden aktiven Reize.

Der dem *orbis renalis* entsprechende Geschmack ist das Salzige, und die psychische Reaktion ist die Furcht. Schwäche (lateinisch: *inanitas*) des *orbis renalis* führt zu Furchtsamkeit, Ängstlichkeit und verringerter Lebenstauglichkeit.

Hier drängen sich nochmals Parallelen zwischen chinesischer und westlicher Medizin auf. Daß sexuelle Störungen oder Impotenz und mangelnde Lebenstauglichkeit eng zusammenhängen, wird spätestens seit Sigmund Freud auch von der westlichen Medizin anerkannt. In ihrer kausalanalytischen Weltbetrachtung werden jedoch Potenzstörungen oder Impotenz in aller Regel als Ursache (das heißt als bedingender und zeitlich vorangehender Sachverhalt) von Furcht angesehen. Oder anders ausgedrückt: Das Versagen im Leben gilt als Folge des Versagens in der Liebe. Aus der induktivsynthetischen Sicht der chinesischen Medizin sind indes Furcht und Impotenz Manifestationen von ein und derselben Funktionsstörung. Da aber der Alltag der meisten Menschen, also auch derjenigen mit Störungen des *orbis renalis,* verhältnismäßig friedfertig verläuft, besteht für sie von den äußeren Reizen her selten die Situation für ängstliche Reaktionen. Folglich empfinden die meisten Menschen mit *orbis-renalis*-Störungen ihre Impotenz öfter und früher als ihre Furcht. Dies reicht der westlichen Medizin, um eine Ursache-Wirkung-Beziehung zwischen Impotenz und Ängstlichkeit anzunehmen.

Daß das Wissen um eine gestörte Potenz Gefühle der Angst hervorzurufen vermag, ist allein noch keine empirische Bestätigung für eine derart folgenreiche Hypothese. Immerhin lassen sich zahlreiche Beispiele dafür angeben, daß Menschen in bestimmten Situationen ängstlich reagieren, ohne daß ihnen sexuelle Beeinträchtigungen bewußt wären. Dies ist der westlichen Psychoanalyse auch keineswegs verborgen geblieben. Um trotzdem an der kausalen Theorie festhalten zu können, mußte deshalb »das Unterbewußte« als Hilfsannahme postuliert werden, das dann die angebliche Ursache bildet. Es gibt natürlich eine Fülle von Situationen, in denen Menschen mit Potenzstörungen ängstlich reagieren, in denen es aber völlig absurd wäre, die Furcht als Wirkung der Impotenz anzunehmen, auch wenn die Betroffenen darum wissen. Warum zum Beispiel sollten die Furcht vor wilden Tieren oder die Flugangst eine Wirkung von Potenzstörungen sein?

Die chinesische Medizin hat es hier ungleich einfacher. Für sie liegt eine Funktionskreisstörung des *orbis renalis* vor. Und je nach den Situationen, in die ein Mensch mit einer solchen Störung gerät, je nach den aktiven Reizen, die seine struktive Energie fordern, reagiert er das einemal mit Furcht, das anderemal mit sexuellem Versagen. Diagnostisch macht sich das an ganz anderen, *von der jeweiligen Situation unabhängigen Merkmalen* bemerkbar.

Die dem *orbis renalis* entsprechende stimmliche Manifestation ist das Stöhnen, und der ihm charakteristische Geruch ist das Faulige.

Es gilt wiederum uneingeschränkt die Grundregel, daß verwandte Einflüsse in mäßigen Mengen den *orbis renalis* in seinen Funktionen unterstützen, ihm aber schaden, wenn man die gebotene Zurückhaltung aufgibt. Für die Sexualität wurde dies schon näher ausgeführt. Bleibt nur noch zu erwähnen, daß es im Einklang mit dieser Regel steht, wenn man Furcht durch Geschlechtsverkehr heilen will, weil dies regulierend auf den gestörten *orbis renalis* wirkt.

Aber die Grundregel gilt auch für klimatisch-jahreszeitliche Einflüsse, wie sie üblicherweise im Winter – seiner korrespondierenden Jahreszeit – gegeben sind. Die Zeit vor Mitternacht entspricht dem Tagesabschnitt, zu dem der *orbis renalis* besonders anfällig auf krankheitsauslösende, aber auch auf therapeutische Einflüsse reagiert. In der schon bekannten stereotypen Weise heißt es dazu im *Suwen:* »Herrscht die Krankheit im *orbis renalis,* so heilt sie im Frühling. Heilt sie im Frühling nicht, so verschlimmert sie sich im Nachsommer. Stirbt der Patient im Nachsommer nicht, so hält er sich im Herbst und erhebt sich im Winter. Er hüte sich vor siedend heißem Essen und vor angewärmter Kleidung. – Wer im *orbis renalis* erkrankt ist, erfährt um Mitternacht ein Nachlassen, zu den Erdphasen-Stunden[5] Verschlimmerungen; Beruhigung tritt am Nachmittag ein.«

Das dem Funktionskreis Niere zugeordnete Sinnesorgan sind die Ohren; sie werden im *Suwen* auch als »Öffnungen des *orbis renalis*« bezeichnet. Nicht verwechselt werden dürfen sie mit den ihm entsprechenden Körperöffnungen für die Urin- und Kotausscheidung. Zittern und Beben werden im *Suwen* als spezifische Verhaltensweisen genannt, was wiederum mit der Furcht korrespondiert.

6. Der abhängige Beamte: Funktionskreis »umfangendes Netz des Herzens« (orbis pericardialis; chinesisch: xinbaoluo)

Das »umfangende Netz des Herzens« wurde – vermutlich aus Gründen der Symmetrie – als sechster Speicher-Orbis und Komplementär-Orbis des Dreifachen Wärmebereichs in die Medizintheorie eingeführt. Damit ist er zugleich als *yin*-Orbis qualifiziert. In der Literatur wird er nur sehr kursorisch abgehandelt. Daß ihm Funktionen zugeschrieben werden, die in der westlichen Medizin Herz, Lunge und Kreislauf zugeordnet werden, haben wir bereits erwähnt.

Der *orbis pericardialis* erfüllt im Verbund der Funktionskreise die Rolle des »abhängigen Beamten«, von dem Lust und Freude ihren Ausgang nehmen.

Schließlich gilt der *orbis pericardialis* als Ausgleichsreservoir für das *qi genuinum.* Das ist die dem Individuum angeborene und sein Wesen bstimmende verfügbare Energie.

KOMPLEMENTARITÄT DER FUNKTIONSKREISE

Damit haben wir einen anschaulichen – wenn auch noch unvollständigen – Überblick über die sechs Speicher-Orbes, die allesamt zugleich Innen-Orbes (*intimae*) sind. Eine der erwähnten Entsprechungen ordnet jedem dieser Orbes einen Durchgangs-Orbis als komplementären Außen-Orbis (*species*) zu. Mit ihm bildet er ein »funktionelles Gespann«. Das soll besagen, daß er ganz eng an den Funktionen teilnimmt. Eine Vielzahl der ikonographischen Erscheinungen, die den Speicher- bzw. Innen-Orbes zugeschrieben werden, sind auch charakterisierende Merkmale der Außen-Orbes, und wenn keine weitergehenden Differenzierungen erforderlich sind, wird das gesamte komplementäre Funktionskreisgespann in einem Atemzug genannt, wie zum Beispiel bei den *orbes lienalis et stomachi* bereits geschehen. Auch lassen sich eine Reihe diagnostischer Feststellungen über die Durchgangs-Orbes nur indirekt über deren komplementäre Speicher-Orbes erschließen.

Hier müssen wir uns vergegenwärtigen, daß die Qualitäten aktiver *yang*-Einflüsse zwar bestimmend sind, aber selbst erst bestimmt werden können, wenn sie auf Materie treffen und dort bestimmte struktive Veränderungen bewirken. Ein Beispiel mag dies verdeutlichen: die aktive Qualität des Falls eines Gegenstands aus einer bestimmten Höhe ist gewiß nicht abhängig von der Unterlage, auf die er nach seinem Fall aufschlägt. Je nachdem, ob der Fall jedoch durch Sand, Erde, Fels, Wasser absorbiert wird, ist die Wirkung des Aufpralls eine andere.

	Speicher-Orbes (orbes horreales)					
	Funktionskreis Leber *(orbis hepaticus)*	Funktionskreis Herz *(orbis cardialis)*	Funktionskreis Milz *(orbis lienalis)*	Funktionskreis Lunge *(orbis pulmonalis)*	Funktionskreis Niere *(orbis renalis)*	*orbis pericardialis*
I. Qualitative Bestimmung nach yin und yang und den Fünf Wandlungsphasen	Alle Speicherorbes sind yin-orbes					
abgestufte Determination	*yang* im *yin*	*yang* im *yang*	*yin* im *yin* (äußerstes *yin*)	*yin* im *yang*	*yin* im *yin*	
Stellung im Zyklus der Fünf Wandlungsphasen	Holz *(transvectus ligni)*	Feuer *(transvectus ignis)*	Erde *(transvectus humi)*	Metall *(transvectus metalli)*	Wasser *(transvectus aquae)*	
charakteristische Grundqualität/ Wesensnatur	sanfte ansteigende Wärme	heiße feuchte Hitze	ausgleichend und neutralisierend	Kühle	eisige Kälte	
korrespondierender Geschmack *(sapor)*	das Saure	das Scharfe	das Süße	das Bittere	das Salzige	
physiologische Gegensteuerung *(chu)* durch den ...	*orbis pulmonalis*	*orbis renalis*	*orbis hepaticus*	*orbis cardialis*	*orbis lienalis*	

verletzende/schädigende Einflüsse	Alle dem Orbis verwandten Einflüsse sind in mäßiger Dosierung seiner Funktion förderlich, in starker Dosierung schädlich.	Überschüssige Energie wird nicht durch Scharfes, sondern durch Süßes abgeleitet. Ansonsten fördern verwandte Einflüsse in mäßiger Stärke und schädigen bei starker Dosierung. Warmes Essen meiden.	Überschüssige Energie wird nicht durch Süßes, sondern durch Scharfes abgeleitet. Mit Süßem wird die Energie des *orbis lienalis* ergänzt. Warnung vor zu warmem, üppigem Essen.	Es gilt uneingeschränkt die Grundregel, wonach Verwandtes in mäßiger Stärke die Funktionen stützt, im Übermaß aber schadet. Warnung vor kaltem Essen und Trinken.	Die Grundregel gilt uneingeschränkt, wonach Verwandtes in mäßiger Stärke die Funktionen stützt, im Übermaß aber schadet. Warnung vor siedend heißen Speisen.	
stimmliche Manifestation	das Rufen	das Lachen	das Singen	das Weinen	das Stöhnen	
charakteristische Farbe	grün	scharlachrot	gelb	weiß	schwarz	
charakteristischer Geruch	nach Urin und saurem Schweiß	verbrannt	aromatisch und wohlriechend	nach rohem Fleisch oder Fisch	faulig	
II. Verschränkung mit dem Makrokosmos	Gibt Hinweise für tages- und jahreszeitliche Anfälligkeiten und für zeitliche Therapievorschriften. Die Verschränkungen folgen aus den Zuordnungen zu den Fünf Wandlungsphasen.					
Abhängigkeit vom Stand von Sonne und Mond (tageszeitliche Einflüsse)	Wer im *orbis hepaticus* erkrankt, erfährt am Morgen eine Remission, am Nachmittag eine Verschlimmerung und um Mitternacht Beruhigung.	Wer im *orbis cardialis* erkrankt, erfährt eine Remission in der Tagesmitte und die Verschlimmerung um Mitternacht. Beruhigung tritt am Morgen ein.	Wer im *orbis lienalis* erkrankt, erfährt eine Remission bei Sonnenuntergang und die Verschlimmerung bei Sonnenaufgang. Beruhigung tritt am Nachmittag ein.	Wer im *orbis pulmonalis* erkrankt ist, erfährt eine Remission am Nachmittag und die Verschlimmerung am Mittag. Beruhigung tritt um Mitternacht ein.	Wer im *orbis renalis* erkrankt ist, erfährt um Mitternacht eine Remission, zu den Endphasenstunden (d. h. morgens von 7 bis 9 Uhr und nachmittags von 1 bis 3 Uhr) Verschlimmerungen; Beruhigung tritt am Nachmittag ein.	

Fortsetzung nächste Seite

Fortsetzung von: **II. Verschränkung mit dem Makrokosmos**

	Speicher-Orbes (orbes horreales)					
	Funktionskreis Leber *(orbis hepaticus)*	Funktionskreis Herz *(orbis cardialis)*	Funktionskreis Milz *(orbis lienalis)*	Funktionskreis Lunge *(Orbis pulmonalis)*	Fuktionskreis Niere *(orbis renalis)*	*orbis pericardialis*
Beziehung zu einer bestimmten Jahreszeit	Februar/März Herrscht die Krankheit im *orbis hepaticus,* so heilt sie im Sommer. Heilt sie im Sommer nicht, verschlimmert sie sich im Herbst. Stirbt der Patient dennoch nicht, so hält er sich im Winter und erhebt sich im Frühling.	Oktober/November Herrscht die Krankheit im *orbis cardialis,* so heilt sie im Nachsommer. Heilt sie im Nachsommer nicht, so verschlimmert sie sich im Winter. Stirbt der Patient dennoch nicht im Winter, so hält er sich im Frühling und steht im Sommer auf.	April/Mai Herrscht die Krankheit im *orbis lienalis,* so heilt sie im Herbst. Heilt sie im Herbst nicht, so verschlimmert sie sich im Frühling. Stirbt der Patient im Frühling nicht, so hält er sich im Sommer und erhebt sich im Nachsommer.	August/September Herrscht die Krankheit im *orbis pulmonalis,* so heilt sie im Winter. Heilt sie im Winter nicht, so verschlimmert sie sich im Sommer. Stirbt der Patient im Sommer nicht, so hält er sich im Nachsommer und erhebt sich im Herbst.	November/Dezember Herrscht die Krankheit im *orbis renalis,* so heilt sie im Frühling. Heilt sie im Frühling nicht, so verschlimmert sie sich im Nachsommer. Stirbt der Patient im Nachsommer nicht, so hält er sich im Herbst und erhebt sich im Winter.	
jahreszeitlich-klimatisch gefährlichste Einflüsse (Exzesse)	Frühling Warnung vor »Winden«	Sommer feuchte Hitze	feuchter Boden / feuchte Kleidung	kalte Kleidung	angewärmte Kleidung	
korrespondierender Planet	Jupiter	Mars	Saturn	Venus	Merkur	

	Funktionskreis Leber	Funktionskreis Herz	Funktionskreis Milz	Funktionskreis Lunge	Funktionskreis Niere	*orbis pericardialis*
III. Verschränkung mit dem Mikrokosmos						
Komplementär-Orbis	Alle *orbes horreales* sind Innen-Orbes *(intima)*. Mit je einem *orbis aulicus* als Außen-Orbis *(species)* bildet er ein komplementäres Gespann, dessen physiologische Funktionen und pathologische Störungen eng zusammenhängen.					
	Funktionskreis Galle *(orbis felleus)*	Funktionskreis Dünndarm *(orbis intestini tenuis)*	Funktionskreis Magen *(orbis stomachi)*	Funktionskreis Dickdarm *(orbis intestini crassi)*	Funktionskreis Blase *(orbis vesicalis)*	*orbis tricalorii*
Sinarterien	*cardinalis yin flectentis pedis*	*cardinalis yin minoris manus*	*cardinalis yin maioris pedis*	*cardinalis yin maioris manus*	*cardinalis yin minoris pedis*	*cardinalis yin flectentis manus*
funktionelle Darstellung	Sehnen und Muskeln *(nervus)*	Leitbahnen	Fleisch	Haut und Körperhaar	Knochen und Mark	
antagonistischer Funktionskreis (entsprechend der Bezwingungsreihenfolge)	*orbis pulmonalis*	*orbis renalis*	*orbis hepaticus*	*orbis cardialis*	*orbis lienalis*	
Spezifischer Radialpuls	*pulsus clusalis mersus* der linken Hand	*pulsus pollicaris mersus* der linken Hand	*pulsus clusalis mersus* der rechten Hand	*pulsus pollicaris mersus* der rechten Hand	*pulsus pedalis mersus* der linken Hand	*pulsus pedalis superficialis* der rechten Hand

Fortsetzung nächste Seite

	Funktionskreis Leber	Funktionskreis Herz	Funktionskreis Milz	Funktionskreis Lunge	Funktionskreis Niere	*orbis pericardialis*
IV. Sinnliche und substrative Projektion des Orbis						
äußere Entfaltung; Körperteil mit sichtbarer Darstellung des Orbis	Finger- und Fußnägel	Gesicht	Lippen	Körperhaar	Kopfhaar	
spezifisches Sinnesorgan	Augen	Zunge	Lippen/Zunge	Nase	Ohren	
spezifische Körperöffnungen	Augen	Ohren	Mund	Nase	Öffnungen für Urin und Kot	
psychische Reaktion *(emotio)*	Zorn	Lust	Nachdenken	Kummer	Furcht	
	Wie exakt die Regeln der chinesischen Medizin sind, zeigt die Anwendung der Hervorbringungsreihenfolge auf die psychischen Reaktionen: Zorn (Wandlungsphase Holz) bringt Lust (Wandlungsphase Feuer) hervor; Lust bringt Nachdenken (Wandlungsphase Erde) hervor; Nachdenken bringt Kummer (Wandlungsphase Metall) hervor; Kummer bringt Furcht (Wandlungsphase Wasser) hervor; und schließlich: Furcht bringt Zorn hervor. Oder die Bezwingungsreihenfolge: Zorn bezwingt Nachdenken; Nachdenken bezwingt Furcht; Furcht bezwingt Lust; Lust bezwingt Kummer; Kummer bezwingt Zorn.					
spezifische Verhaltensweise	Kneten und Ziehen	Lodern und Flammen	Benetzen	hartes, herbes Zerstören	Zittern und Beben	
zeitweise ausgeschiedene Flüssigkeit	Tränen	Schweiß	*saliva lienalis*	Nasensekret	Speichel	

	Funktionskreis Leber	Funktionskreis Herz	Funktionskreis Milz	Funktionskreis Lunge	Funktionskreis Niere	*orbis pericardialis*
V. Charakteristische Funktionen des Orbis	»Heerführer« aktive Projektion der Gesamtpersönlichkeit	»Fürst« Speicher der konstellierenden Kraft	Vorratsreservoir, Zwischenspeicher	»Minister« Atemfunktion	Potenzierung von Kraft, Orbis, auf dem die technischen Fertigkeiten beruhen	»Abhängiger Gesandter« Ausgangspunkt von Lust und Freude*)
dominante Funktion	Ausgleichsreservoir	Sinarterien und Pulse	Imagination	Hautfunktionen		
Speicherfunktion	Speicher des *xue*		Speicher der Bauenergie			

*) Dem entspricht z. B. die westliche (nichtmedizinische) Auffassung: »ein gutes Herz haben«!

Ein Mensch kann den Sturz ins Wasser aus sehr viel größerer Höhe schadlos überstehen als den Aufprall auf den Boden. Hier spielt also auch die Qualität der struktiven Widerstand bietenden »Unterlage« eine Rolle, also die *yin*-Qualität. Um die *yang*-energetischen Aspekte des Funktionsgeschehens erkennen zu können, bedarf es jeweils einer struktiven Reaktion – zum Beispiel der Verformung von Stoff, der Veränderung des Körpers –, die bei einem komplementären Gespann zum Teil mit denselben Merkmalen in Erscheinung tritt.

Trotzdem können geübte Ärzte die komplementären Funktionskreise jeweils ohne Schwierigkeiten auseinanderhalten, weil sie in wichtigen Entsprechungen voneinander abweichen, so zum Beispiel in den Pulsbildern, den Reizpunkten und Leitbahnen, über die auf die Funktionskreise mit Nadeln oder Moxen eingewirkt werden kann, und in den spezifischen Funktionen. Die Unterscheidungen sind auch notwendig, weil die Durchgangs-Orbes unabhängig von ihren komplementären Speicher-Orbes erkranken können, also eine eigene Pathologie haben. Allerdings zieht die Störung eines *orbis aulicus* mit einiger Verzögerung oft auch den zugehörigen *orbis horrealis* in Mitleidenschaft.

Die nachfolgende Übersicht faßt noch einmal alle diejenigen orbisikonographischen Merkmale tabellarisch zusammen, welche die jeweiligen »Gespanne« gemeinsam haben. Sie ist damit eine knappe Rekapitulation wichtiger Ausführungen über die Speicher-Orbes, zugleich aber auch schon ein wesentlicher Teil der Orbisikonogramme der Durchgangs-Orbes.

DIE DURCHGANGS-ORBES (*ORBES AULICI*)

Im 11. Kapitel des *Suwen* heißt es von den Durchgangs-orbes, (*orbes aulici*; chinesisch: *fu*), »daß sie befördern und assimilieren, speichern [unter pathologischen Bedingungen], angefüllt, *repleti* sein können, jedoch niemals voll sein können«.

Und im 47. Kapitel des *Lingshu* heißt es: »Die sechs *orbes aulici* assimilieren flüssige und feste Nahrung und bewegen die aktiven und struktiven Säfte.«

Mit diesen, aus ihrem Zusammenhang gerissen nicht übermäßig

Komplementär-Orbes								
komplementäres Gespann	Wandlungsphase	Geschmack	Geruch	Stimmliche Manifestation	Farbe	Tages- und Jahreszeit	funktionelle Darstellung	äußere Entfaltung
O. hepaticus/gan *O. felleus/dan*	Holz	Saures	Urin und saurer Schweiß	Rufen	grün, blaugrün	vor Sonnenaufgang/ Frühling	Muskeln und Sehnen	Nägel
O. cardialis/xin *O. intestini tenuis/xiaochang*	Feuer	Bitteres	verbrannt riechend	Lachen	scharlachrot	Vormittag/ Sommer	die das *xue* leitenden Leitbahnen	Gesicht
O. lienalis/pi *O. stomachi/wei*	Erde	Süßes	wohlriechend	Singen	gelb	Nachmittag/ Nachsommer	»Fleisch«, die die Körperform bedingenden Elemente	Lippen
O. pulmonalis/fei *O. intestini crassi/dachang*	Metall	Scharfes	rohes Fleisch, roher Fisch	Weinen	weiß	Spätnachmittag/Herbst	Haut (Körperhaar)	Haupthaar
O. renalis/shen *O. vesicalis/pangcuang*	Wasser	Salziges	faulig	Stöhnen	schwarz	vor Mitternacht/Winter	Knochen/ Knochenmark	Körperhaar
O. pericardialis/xinbao *O. tricalorii/sanjiao*	*xinbaoluo* *sanjiavo*							

anschaulichen Aussagen wird den Durchgangs-Orbes, die – wie wir schon hörten – als aktive Orbes, *yang*-Orbes, qualifiziert sind, im Vergleich zu den Speicher-Orbes eine noch dynamischere, betont funktionelle Rolle zugewiesen. War bereits bei den Speicher-Orbes für die Chinesen der Zusammenhang zwischen klar definierten Funktionen und deren irgendwie zu postulierenden Trägern ein denkbar unbestimmter, so gilt dies erst recht für die Durchgangs-Orbes. Wie wir sehen werden, ist ein solcher allenfalls noch bei den *orbes intestinorum* (*orbis intestini tenuis, orbis intestini crassi,* Funktionskreis Dünndarm, Funktionskreis Dickdarm) im Bereich konkreter Vorstellbarkeit (über die genaueren *anatomischen* Verhältnisse im Darmbereich hat sich die chinesische Medizin erst seit ihrer Berührung mit der westlichen Medizin ernstliche Gedanken gemacht).

Keine *direkten* Entsprechungen haben die *orbes aulici* bei den spezifischen Sinnesorganen und Körperöffnungen, bei den psychischen Reaktionen, den fundamentalen Funktionen und bei den Speicherfunktionen; sie speichern ja definitionsgemäß nicht. Insgesamt sind die Orbisikonogramme der Durchgangs-Orbes weniger ausgeprägt als die der Speicher-Orbes.

7. Funktionskreis Galle (orbis felleus; chinesisch: tan)

»*Alle elf Orbes leiten ihre Entscheidungen vom orbis felleus* her«, heißt es im *Suwen.* Im Gesamtorganismus gilt der Funktionskreis Galle deshalb als der »Ordnungsbeamte«, von dem die Entschlußfähigkeit ausgeht. Er steuert die Impulse der übrigen Funktionskreise, wogegen der Umlauf der verschiedenen Energieformen von den Funktionskreisen Herz und Lunge reguliert wird.

Der *orbis felleus* wird in der chinesischen Medizin in zweifacher Weise klassifiziert. Als einer der sechs Durchgangs-Orbes ist er primär *yang* und bildet mit dem *orbis hepaticus* ein funktionelles Gespann. Zugleich aber wird er seit alters her zu den sechs Paraorbes gezählt, die nach klassischer Auffassung des *Suwen* aus einer »Konstellation der Erde« entstanden sind, oder – wie wir auch sagen können – aus einer energetischen Konstellation struktiver Polung. Sie gelten als Funktionskreise, die Struktives speichern und nichts abfließen lassen.

Tatsächlich ist der *orbis felleus* auch als einziger der sechs *orbes aulici* zwar an der Assimilierung, nicht aber an der vorübergehenden Aufnahme und am Transport der festen und flüssigen Nahrung beteiligt. Dieser Sonderstellung wird durch die ambivalente Bewertung Rechnung getragen.

8. Funktionskreis Dünndarm (orbis intestini tenuis; chinesisch: xiaochang)

Der Funktionskreis Dünndarm hat im Gesamtorganismus die Aufgabe, die Nahrung aufzunehmen und umzuwandeln. Hier werden die feinen Bestandteile von den groben getrennt, die klaren von den trüben und die festen von den flüssigen, und von hier aus werden sie weiterverteilt.

9. Funktionskreis Magen (orbis stomachi; chinesisch: wei)

Der Funktionskreis Magen wird von den Chinesen mit einem »städtischen Marktplatz« verglichen. Er ist der Umschlagplatz für die gesamte Nahrung, der Zwischenspeicher, von dem aus die Nährstoffe der Fünf Geschmacksrichtungen verteilt werden. Seiner Wandlungsphase Erde entsprechend kommt ihm unter den Durchgangs-Orbes eine ähnlich zentrale und vermittelnde Aufgabe zu wie seinem Komplementär-Orbis, dem Funktionskreis Milz, unter den Speicher-Orbes. Vor allem aber ist er das wichtige Ausgleichsreservoir, von dem aus den übrigen elf Funktionskreisen die aus der Nahrung kommende Energie zugeführt wird. »Ist die energetische Konstellation des *orbis stomachi* erst einmal zugrunde gerichtet, so läßt sich schwerlich noch irgendeine der Hundert Arzneien anwenden«, besagt das *Yizong bidu,* die »Pflichtlektüre aus der medizinischen Überlieferung«. Das bedeutet, daß keine Medizin mehr helfen kann, wenn die harmonisierende Funktion des *orbis stomachi* zusammengebrochen ist.

10. Funktionskreis Dickdarm (orbis intestini crassi; chinesisch: dachang)

Der Funktionskreis Dickdarm gilt im Konzert der Orbes als das Fortleitungsorgan. Er ist eine der Zwischenstationen, in denen die Nahrung weiter in Energie umgewandelt und verteilt wird.

11. Funktionskreis Blase (orbis vesicalis; chinesisch: pangguang)

In der an bildhaften Vergleichen reichen chinesischen Medizin gilt der Funktionskreis Blase als die »Bezirkshauptstadt«, in der die aktiven und struktiven Säfte zusammenströmen und gespeichert werden. Sie erfahren hier eine weitere Verwandlung, bevor sie ausgeschieden werden. Damit schreibt die chinesische Medizin dem *orbis vesicalis* Funktionen zu, die wiederum weit über jene hinausgehen, welche in der westlichen Physiologie üblicherweise als die Funktionen der Harnblase angesehen werden. Er umfaßt einen Teil jener physiologischen Aufgaben, die nach den Entsprechungen der westlichen Medizin außer von der Blase von Nieren, Dünndarm und Dickdarm wahrgenommen werden. Das Funktionsgeschehen in diesem Bereich greift ineinander, was u. a. daraus hervorgeht, daß Funktionskreis Blase und Funktionskreis Niere ein komplementäres Gespann bilden.

12. Der Dreifache Wärmebereich (orbis tricalorii; chinesisch: sanjiao)

Der im siebten Jahrhundert unserer Zeitrechnung lebende prominente Arzt *Sun simo,* der im Jahre 682 in einem Alter von mehr als 100 Jahren gestorben sein soll, schrieb über den Dreifachen Wärmebereich: »Das Tricalorium hat einen Namen, jedoch keine körperliche Gestalt.« Diese lapidare Feststellung ist einer der eindrucksvollsten Hinweise auf die Funktionsbezogenheit der chinesischen Medizin, die keinerlei Betrachtungen über körperliche Träger der Funktionen anstellt. Trotzdem lassen sich auch in klassischen Werken Versuche finden, den Dreifachen Wärmebereich im Körper zu lokalisieren. »Erkläre mir doch, woher die Drei Wärmebereiche kommen?« fragt etwa der Gelbe Fürst im *Lingshu* seinen Höfling, den Grafen von Qi. Dieser antwortet: »Der Obere Wärmebereich geht vom oberen Magenmund aus, steigt zusammen mit der ›Kehle‹ nach oben, tritt durch das Zwerchfell und breitet sich im Brustkorb aus. Der Mittlere Wärmebereich geht gleichfalls aus dem Magen hervor und zwar hinter dem Oberen Wärmebereich. Der Untere Wärmebereich zweigt vom Krummdarm ab und ergießt seine Energie in die Blase.« Seit *Sun simo* haben die chinesischen Medizintheoretiker auf solche eher dilettantischen anatomischen Beschreibungsversuche verzichtet und sich darauf beschränkt, die funktionellen Regeln anzugeben.

Danach kommt dem Dreifachen Wärmebereich die Rolle der »verbindenen Wasserstraßen« im Gesamtorganismus zu. Er bildet die Grundlage des Säfteumlaufs und ist zusammen mit anderen Funktionskreisen auch an dessen Regulation beteiligt. »Er ist die zentrale Führung für die Energien aller Orbes, für die als Bau- und Wehrenergie wirksamen, für die inner- und außerhalb der Leitbahnen, links und rechts, oben und unten wirkenden. Ist die Energie des Dreifachen Wärmebereichs durchgängig, dann stehen Inneres und bindung. Unter den Funktionen, welche die ganze Persönlichkeit erfassen und den Körper durchdringen, die das Innere harmonisieren und das Äußere einstimmen, die die Linke zur Entfaltung bringen und die Rechte erhalten, die nach oben leiten und nach unten übermitteln, ist keine wichtiger als diese.« So etwa wird während der Sung-Zeit die Bedeutung des Dreifachen Wärmebereichs im mittleren Abschnitt des *Zhongzangjing*[6] fast überschwenglich dargestellt und sicherlich überbetont.

Solche Aufwertungsversuche des Tricaloriums sind Einzelfälle geblieben. In der allgemeinen chinesischen Medizintheorie spielt es letztlich nur eine untergeordnete Rolle, abgesehen von einigen Abschnitten der Leitbahnlehre, wo es aus Gründen der Symmetrie beibehalten wurde.

Interessant ist der Dreifache Wärmebereich indes für den Medizinhistoriker als Beispiel dafür, wie zu verschiedenen Zeiten die unterschiedlich präzisen Ebenen der Empirie mit den jeweils vorhandenen Theorienbildungen in Einklang gebracht wurden. Zunächst konnten chinesische Ärzte mit der noch nicht ausgereiften Methode der Pulstastung Störungen nur in drei Funktionsbereichen und Körperregionen diagnostizieren, nämlich im oberen Körperbereich, von den Brustwarzen aufwärts, und im mittleren und unteren Körperbereich, etwa vom Nabel abwärts. Diese drei Körperregionen, in denen sich die vitalen Aktivitäten und die Lebensäußerungen entfalten, nannten die Chinesen Wärmebereiche (*jiao*). Erst später gelang es mit verfeinerten empirischen Methoden der Tastung, jedem Funktionskreis eindeutig ganz bestimmte Pulsbilder zuzuordnen. Trotzdem wurde der Begriff des Tricaloriums nicht

	Durchgangs-Orbes ***(orbes aulici)***					
	Der Ikonographie der *orbes aulici* liegt grundsätzlich das gleiche Schema zugrunde wie den *orbes horreales*. Tatsächlich sind die chinesischen Quellen und Kommentare hinsichtlich der Funktionen der *orbes aulici* ungleich weniger ergiebig als zu den *orbes horreales*. Indes ist das Ungleichgewicht der Definitionen und Erläuterungen zwischen *yin-* und *yang*-Orbes geringer, als es zunächst scheint, denn die Mehrzahl der zu einem bestimmten *orbis horrealis* gegebenen Daten gelten – zwar mittelbar, aber doch eindeutig – auch für den mit ihm zu einem funktionellen Gespann vereinten *orbis aulicus*.					
	Funktionskreis Galle *(orbis felleus)*	Funktionskreis Dünndarm *(orbis intestini tenuis)*	Funktionskreis Magen *(orbis stomachi)*	Funktionskreis Dickdarm *(orbis intestini crassi)*	Funktionskreis Blase *(orbis vesicalis)*	Dreifacher Erwärmer *(orbis tricalorii)*
Qualitative Bestimmung nach *yin* und *yang*	Alle Durchgangsorbes sind *yang*-Orbes					
Stellung im Zyklus der Fünf Wandlungsphasen	Holz *(transvectus ligni)*	Feuer *(transvectus ignis)*	Erde *(transvectus humi)*	Metall *(transvectus metalli)*	Wasser *(transvectus aquae)*	
komplementärer *orbis horrealis*, mit dem der *orbis aulicus* ein funktionelles Gespann bildet	Funktionskreis Leber *(orbis hepaticus)*	Funktionskreis Herz *(orbis cardialis)*	Funktionskreis Milz *(orbis lienalis)*	Funktionskreis Lunge *(orbis pulmonalis)*	Funktionskreis Niere *(orbis renalis)*	*orbis pericardialis*
	Alle *orbes aulici* sind Außen-Orbes; der komplementäre *orbis horrealis* ist der jeweilige Innen-Orbis.					
zugeordnete Sinarterie	*cardinalis yang minoris pedis*	*cardinalis yang maioris manus*	*cardinalis splendoris yang pedis*	*cardinalis splendoris yang manus*	*cardinalis yang maioris pedis*	*cardinalis yang minoris manus*
spezifischer Radialpuls	*pulsus clusalis superficialis* der linken Hand	*pulsus pollicaris superficialis* der linken Hand	*pulsus clusalis superficialis* der rechten Hand	*pulsus pollicaris superficialis* der rechten Hand	*pulsus pedalis superficialis* der linken Hand	*pulsus pedalis superficialis (sive mersus)* der rechten Hand.

Fortsetzung nächste Seite

	Durchgangs-Orbes *(orbes aulici)*					
Charakteristische Funktion der Orbes	Der *orbis felleus* hat im Gesamtorganismus die Rolle des Orientierungsorgans, von dem die Entschlußfähigkeit ausgeht. Er steuert die Impulse aller übrigen Orbes.	Der *orbis intestini tenuis* hat im Gesamtorganismus die Aufgabe, Nahrung aufzunehmen und zu verwandeln. In ihm werden die feinen und groben, die klaren und trüben, die festen und flüssigen Bestandteile der Nahrung getrennt und weiterverteilt.	Dem *orbis stomachi* kommt im Gesamtorganismus die Rolle des Zwischenspeichers zu, von dem aus Nährstoffe der Fünf Geschmacksrichtungen verteilt werden. Er ist das Ausgleichsreservoir der allen Orbes aus der Nahrung zufließenden Energie.	Der *orbis intestini crassi* hat im Gesamtorganismus die Rolle des Fortleitungsorgans inne, welches für die Verwandlung der Nahrung und die Zwischenspeicherung zuständig ist.	Im Gesamtorganismus spielt der *orbis vesicalis* die Rolle einer »Bezirkshauptstadt«,in der die aktiven und struktiven Säfte zusammenströmen und gespeichert werden. Erst bei einer Verwandlung treten solche aus.	Der *orbis tricalorii* hat im Gesamtorganismus die Rolle der verbindenden Wasserstraßen inne, d. h. er ist die Grundlage und eine der regulierenden Instanzen des gesamten Säfteumlaufs. Der *orbis tricalorii* ist der Ursprung der Bauenergie, die sich in den Leitbahnen bewegt und die Entfaltung aller Orbes ermöglicht, und zugleich der Wehrenergie, die außerhalb der Leitbahnen die Körperoberfläche durchsetzt und von außen kommende Heteropathien abwehrt.

vollständig aus der Medizintheorie eliminiert, sondern durch die Jahrhunderte weitergetragen und hat sich bald störend, bald befruchtend auf die Entwicklung der Medizintheorie ausgewirkt. Es ist aber ein Zeichen der hohen Reife der chinesischen Medizin, daß das Tricalorium heute eine nebensächliche und nur ganz allgemeine Rolle spielt. Man faßt danach verschiedene Orbes zu je einem Wärmebereich zusammen, und zwar die Funktionskreise Lunge und Herz zum oberen Wärmebereich, die Funktionskreise Milz, Magen, Leber und Galle zum mittleren und die Funktionskreise Niere, Blase sowie Dünn- und Dickdarm zum unteren Wärmebereich.

IV.
Die Sinarteriologie

Die Lehre von den Reizpunkten und Leitbahnen

Obwohl die Aku-Moxi-Therapie nur ein Teilgebiet der traditionellen chinesischen Medizin bildet, wird die Behandlung von Krankheiten mit eingestochenen Nadeln und mit rauchenden Brennkegelchen im Westen weithin als das einzige chinesische Heilverfahren angesehen. Der Grund liegt vor allem darin, daß sich die seit dem 17. und frühen 18. Jahrhundert in Europa ankommenden Berichte vor allem auf die exotische Nadelmedizin konzentrierten. Damals veröffentlichten die beiden Ärzte Ten Rhyne und Engelbert Kaempfer, die im Auftrag der Niederländisch-Ostindischen Kompanie nach Japan gereist waren, ihre Beobachtungen. Als eine Möglichkeit der Therapie wurde die Akupunktur vermutlich erstmals von dem Franzosen Félix Vicq-d'Azyr beschrieben, der von 1748 bis 1794 lebte. Danach waren es auch vor allem französische Ärzte, die sich mit der Aku-Moxi-Therapie befaßten. Die Académie des Sciences in Paris berief eigens eine Kommission zur Erforschung dieser Medizin. Die damals in Frankreich begründete Tradition dauert bis heute an.

Aber auch in anderen Teilen Europas befaßte man sich frühzeitig mit Akupunktur. Der Schwede Gustaf Landgren wurde im Jahre 1829 mit einer Dissertation über die Nadeltherapie von der Universität Uppsala promoviert. Und auch in Deutschland interessierten sich damals schon namhafte Ärzte für diese Methode. Den wohl wichtigsten Impuls gab vermutlich der Würzburger Medizinprofessor Johann Baptist Friedreich, der auf der Versammlung deutscher Naturforscher und Ärzte im Jahre 1825 in Frankfurt am Main über seine einschlägigen Erfahrungen mit der Nadeltherapie berichtete. Im Berliner Krankenhaus Charité erprobten Ärzte verschiedene Formen der Nadelstichtherapie. Aus dieser Zeit stammen auch die ersten Versuche, die Nadeln mit einer »Voltasäule« zu verbinden. Diese Versuche sind Vorläufer der heute weitverbreiteten Elektroakupunktur, die im Westen entwickelt wurde. Mit den traditionellen chinesischen Verfahren hat diese Form der Nadeltherapie höchstens die Nadeln und die Einstechpunkte gemeinsam, und oft nicht einmal diese.

Das Interesse an der Akupunktur versiegte jedoch sehr rasch wieder. Und in der ersten Hälfte dieses Jahrhunderts war es lange Zeit fast ausschließlich privaten Initiativen von Ärzten wie Franz Hübotter und Gerhard Bachmann zu verdanken, daß sie nicht vollständig in Vergessenheit geriet. Weltweite Beachtung erlangte die Akupunktur dann schlagartig, als die Chinesen Einblick in ihre neuentwickelten Operationstechniken gewährten, vor allem aber nach den als Sensation empfundenen, bereits erwähnten Berichten des amerikanischen Journalisten James Reston, die auf eigenen Erfahrungen beruhen und damit um vieles glaubwürdiger waren als die zuvor aus der Volksrepublik China sickernden Schilderungen.

Plötzlich entdeckte man, daß man mit den Nadeln nicht nur den Operationsschmerz ausschalten, sondern damit auch Migräne, Neuralgien, Zahnschmerzen und viele andere Disharmonien des Körpers behandeln kann. Westliche Ärzte stechen ihre Nadeln indes fast ausnahmslos nach Rezepten, nicht aufgrund einer chinesischen Diagnose. Nur gestützt auf die Erfahrung, daß bestimmte Beschwerden gebessert werden, wenn man bestimmte Punkte oder Punktkombinationen sticht, setzen sie ihre Nadeln.

Die systematische chinesische Medizin kennt solches Rezeptestechen nicht. Nach ihr werden die sogenannten Foramina oder Reizpunkte, in die Nadeln eingestochen oder über denen Beifußkegelchen abgebrannt werden, allein mit Hilfe des Diagnostikbefundes nach den rationalen Postulaten der Medizintheorie bestimmt. Die theoretische Grundlage für die Aku-Moxi-Therapie bildet die Lehre von den Reizpunkten und Leitbahnen oder – mit dem lateinischen Namen – die Foraminologie und Sinarteriologie.

GRUNDSÄTZLICHES ÜBER DIE REIZPUNKTE

Die Reizpunkte sind zum Teil genau lokalisierte, zum Teil in Abhängigkeit von bestimmten Störungen durch besondere Empfindungen, etwa Schmerz, auffallende und sich damit von der Umgebung abhebende Stellen der Haut. Damit werden sie für den Arzt diagnostisch und therapeutisch bedeutsam. Er kann bei entsprechendem, durch die Gesamtdiagnose abzusichernden Befund an diesen Punkten in therapeutischer Absicht Nadeln stechen.

Ihre chinesische Bezeichnung lautet *xue,* und dies bedeutet »Loch«, »Öffnung«, »Höhlung«. Eine exakte lateinische Übersetzung dieses Begriffs ist *foramen,* was »Öffnung« bedeutet, zugleich aber auch »Vertiefung«. Mit dem lateinischen Ausdruck geht also nichts von der trefflichen Doppeldeutigkeit von *xue* verloren; denn die Reizpunkte liegen sehr oft in Vertiefungen der Körperoberfläche, die vom Arzt bei einiger Übung ertastet werden können. Es sind aber zugleich auch Durchtrittsöffnungen für die im Körper zirkulierende Energie. Und deshalb kann man auf den Energiefluß Einfluß nehmen, wenn man Nadeln in diese Stellen einsticht. Nicht nur der Arzt kann die *foramina* ertasten, sondern der Patient kann sie häufig selbst spüren, da sie bei bestimmten Krankheiten schmerzempfindlicher als sonst sind.

Je nach ihrem Auftreten unterscheidet die chinesische Medizin drei Arten von Reizpunkten:

1. Die *foramina ad hoc.* Sie treten an Punkten auf, die dem Arzt nicht bekannt sind. Er muß sie deshalb von Fall zu Fall ertasten und kann sie sogleich durch gezielte Massage oder durch das Einstechen von Nadeln behandeln.
2. Die *foramina extracardinalia.*[1] Das sind jene Reizpunkte, die praktisch bei allen Menschen an den gleichen Stellen angetroffen werden (und deshalb dem Arzt bekannt sind). Sie liegen aber außerhalb des Systems der Leitbahnen. In der Literatur sind heute mehrere Hundert *foramina extracardinalia* beschrieben. Da sie aber nicht in den engeren systematischen Zusammenhang der chinesischen Medizin einbezogen sind, sind sie in erster Linie für die Therapie von Bedeutung.
3. Die *foramina cardinalia.* Diese Reizpunkte liegen auf topogra-

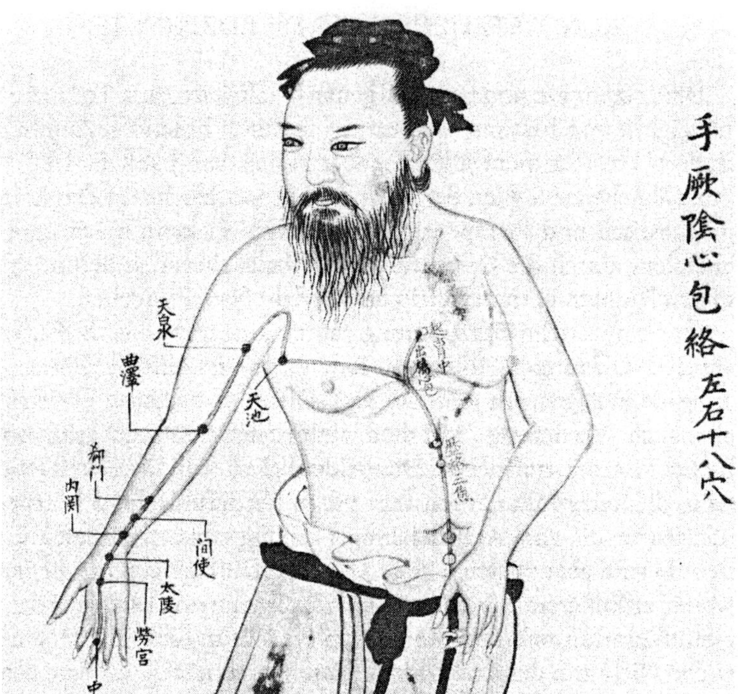

Abb. III
Künstlerische Darstellung der 18 Foramina auf der *sinarteria yin flectentis,* die zum *o. pericardialis* gehört. Vermutlich 18. Jahrhundert. Aquarell im Besitz der Wellcome Foundation, London.

phisch seit mehr als zwei Jahrtausenden genau bestimmten Stellen der Körperoberfläche und sind miteinander durch die Leitbahnen verknüpft.

GRUNDSÄTZLICHES ZU DEN LEITBAHNEN

Während die Lehre von den Reizpunkten eine auf Erfahrung beruhende, also empirische Wissenschaft ist, ist die Lehre von den Leitbahnen eine rationale, theoretische Zusammenfassung der Beobachtungen an den Reizpunkten. Obwohl nach chinesischer Auffassung in den Leitbahnen (die in der westlichen Literatur weithin, aber wenig treffend als »Meridiane« bezeichnet werden) die verschiedenen Formen der physiologischen Energie zirkulieren, sind sie als Verbindungen zwischen den einzelnen Reizpunkten doch theoretische Postulate. Dem widerspricht keineswegs, daß der Energiefluß auf den Leitbahnen inzwischen auch empirisch nachgewiesen werden konnte.

Der Japaner Manaka hatte dazu zwei an bestimmten Reizpunkten eingestochene Nadeln mit einem Draht verbunden.[2] Er schaltete außerdem eine Halbleiterdiode dazwischen, so daß der Strom nur in einer Richtung fließen konnte. Dadurch ließen sich gleichzeitig der Stromfluß und der therapeutische Erfolg kontrollieren. Aber dieser experimentelle Nachweis spricht – wie gesagt – nicht gegen die chinesische Theorienbildung, sondern er beweist vielmehr, wie richtig und damit auch berechtigt die theoretischen Postulate sind. Der lateinische Ausdruck *arteria* bedeutet zugleich »Puls« und »Pulsader« oder »Schlagader«. Er kommt damit der chinesischen Bezeichnung *mo* für die Leitbahnen recht nahe. Würden wir indes die Leitbahnen als Arterien bezeichnen, so wäre eine Verwechslung mit den gleichnamigen Blutgefäßen der westlichen Medizin nicht ausgeschlossen. Deshalb stellen wir das Präfix »Sin-« voran und nennen die Leitbahnen mit dem chinesisch-lateinischen Kunstwort *sinarteriae* oder auch Sinarterien. Da die Lehre von den Sinarterien der theoretische Überbau zu der Lehre von den Reizpunkten ist, werden beide – ohnehin nicht zu trennenden – Disziplinen zumeist unter dem Namen Sinarteriologie zusammengefaßt.

Nach der chinesischen Medizintheorie stehen die Sinarterien

mit den Funktionskreisen in Verbindung. In einer ersten (unvollständigen) Annäherung kann man sagen, daß jedem Orbis ein Paar von sogenannten Hauptleitbahnen (*sinarteriae cardinales*) entspricht. Die Sinarterien bilden das Komplement, die äußere Ergänzung oder *species* zum Inneren, der *intima:* sie sind eine Ergänzung der Orbes.

In der Sinarteriologie werden zwei verschiedene Arten von Leitbahnen unterschieden, nämlich die *sinarteriae cardinales* und die *sinarteriae reticulares,* die »Netzbahnen«. Beide Arten sind wiederum in verschiedene Gruppen unterteilt.[3]

DIE HAUPTLEITBAHNEN (SINARTERIAE CARDINALES)

Zu jedem Funktionskreis gehört eine der zwölf Hauptleitbahnen. Und entsprechend der orbisikonographischen Unterscheidung zwischen *yang*-Orbes und *yin*-Orbes gehört zu jedem *orbis aulicus* eine *cardinalis yang* und zu jedem *orbis horrealis* eine *cardina-*

Abb. IV
Darstellung der Leitbahnen in dem 1874 erschienenen *Zhenjiu jicheng* (»Kompendium der Aku-Moxi-Therapie«)
Die beiden Darstellungen zeigen den *schematischen* Verlauf der Hauptleitbahnen (*sinarteriae cardinales*) an Vorder- und Rückseite (= Bauch oder Rücken) des menschlichen Körpers. Die Darstellung hält sich eng an die klassische Tradition und unterscheidet sich von den *scheinbar* authentischeren, exakteren Akupunkturtafeln, wie sie seit der Mitte des 20. Jahrhunderts in China und vor allem im Westen in Mode gekommen sind. Bemerkenswert an diesen Darstellungen ist 1. daß Details des Körperinneren – etwa der postulierte Verlauf der Leitbahnen dort, der Knochenbau, die Eingeweide – nur andeutungsweise oder überhaupt nicht berücksichtigt sind, nämlich insoweit als sie bei Tastung oder Inaugenscheinnahme der Körperoberfläche der sinnfälligen Orientierung dienen können. 2. Die Proportionen entsprechen oft nicht den tatsächlichen Maßverhältnissen: der Oberschenkel erscheint deutlich verkürzt, der Fuß vergrößert. Hingegen lassen sie sehr exakt die biometrischen Verhältnisse erkennen, die durch Vergleiche der Leitbahnstrecken am Rumpf und an jeder einzelnen Extremität beobachtet werden: Die Abstände zwischen den auf einer Leitbahn liegenden Punkten wird nach (biometrischen) Zoll (*cun*) bestimmt, wobei Normabstände vor allem an der Hand des Patienten für die Abstandsbestimmung herangezogen werden. Die Tafeln lassen also relative Abstände sehr rasch und sicher erkennen, geben hingegen nicht statistische Mittelwerte oder Messungen an.
Die Leitbahnen werden auf diesen Abbildungen als »Leitungen« dargestellt, weil die chinesiche Medizintheorie zwar die aktiven Energien bzw. die aktiven Aspekte von Energie nicht materiell lokalisieren kann, sehr wohl aber die struktiven (*xue, ying* = Bauenergie). Und letztere Energieformen werden durch die Wirkung der erstgenannten »durch die Leitbahnen« oder »in den Leitbahnen« bewegt.

正人明堂圖

凡人兩手足各有三陰脈三陽脈以合為十二經也手之三陰從臟走至手手之三陽從手走至頭足之三陽從頭下走至足足之三陰從足上走入腹絡脈傳注周流不息故經脈者行血氣通陰陽以榮於身者也其始從中焦注手太陰陽明陽明注足陽明太陰太陰注手少陰太陽太陽注足太陽少陰少陰注手心主少陽少陽注足少陽厥陰厥陰復還注手太陰其氣常以平旦為紀以漏水下百刻晝夜流行與天同度終而復始也

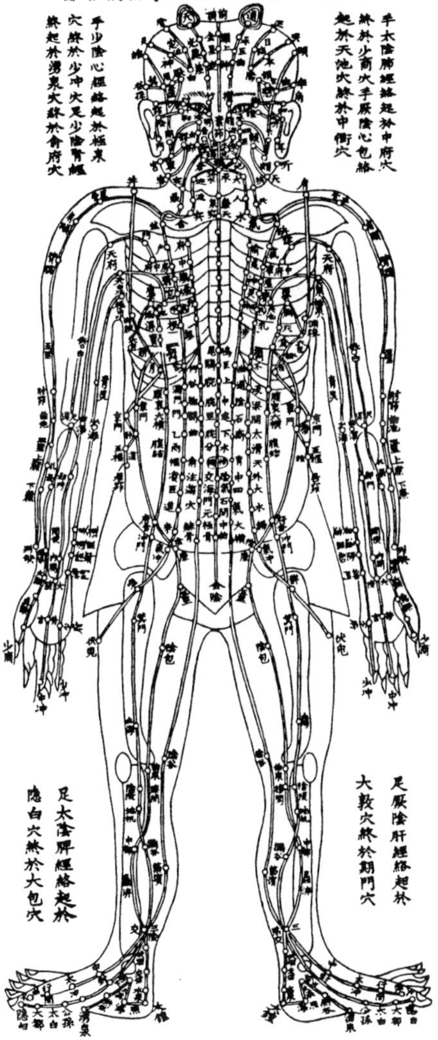

手太陰肺經絡起於中府穴終於少商穴

手厥陰心包絡起於天池穴終於中衝穴

手少陰心經絡起於極泉穴終於少衝穴

足少陰腎經絡起於湧泉穴終於俞府穴

足厥陰肝經絡起於大敦穴終於期門穴

足太陰脾經絡起於隱白穴終於大包穴

伏人明堂圖

凡人脈備十二經脈八奇經合長一十六丈二尺人一呼脈行三寸一吸脈行三寸呼吸定息合行六寸人一日一夜凡一萬三千五百息脈行五十度周於身合行八百十丈漏水下百刻營衛行陽二十五度行陰亦二十五度每二刻則周身一度也

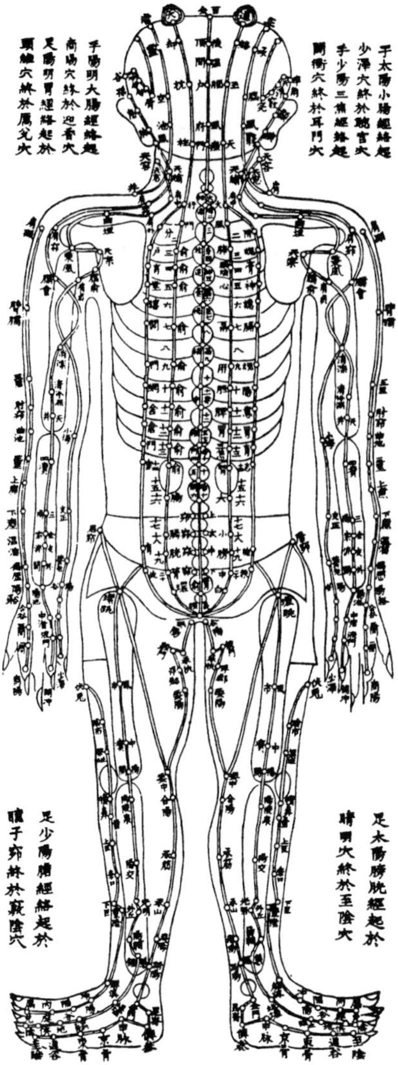

手太陽小腸經絡起少澤穴終於聽宮穴

手少陽三焦經絡起關衝穴終於耳門穴

手陽明大腸經絡起商陽穴終於迎香穴

足陽明胃經絡起頭維穴終於厲兌穴

足太陽膀胱經起於睛明穴終於至陰穴

足少陽膽經絡起於瞳子髎穴終於竅陰穴

lis yin. Aus der Orbisikonographie wissen wir auch, daß je ein *orbis aulicus* und ein *orbis horrealis* ein funktionelles Gespann bilden. Die dabei bestehenden Zusammenhänge werden durch die Hauptleitbahnen hergestellt. Dabei gilt: Jede *cardinalis yang* ist eine *cardinalis speciei* (eine *cardinalis* der Außenseite); sie gehört zu einem *orbis aulicus* und knüpft an den komplementären *orbis horrealis.* Dagegen ist jede *cardinalis yin* eine *cardinalis intimae;* sie gehört zu einem *orbis horrealis* und knüpft an den komplementären *orbis aulicus.* Das heißt also, daß jedes aus einem *orbis horrealis* und einem *orbis aulicus* bestehende funktionelle Gespann von Funktionskreisen durch zwei funktionell verschränkte *cardinales,* die zu diesen Orbes gehören, zusammengehalten werden.

Jede Hauptleitbahn beginnt in einem Reizpunkt und endet in einem anderen Reizpunkt. Für die Beschreibung des Verlaufs der Leitbahnen sind insgesamt vier Unterscheidungskriterien von Bedeutung: 1. die Dreigliederung Kopf, Rumpf, Extremitäten; 2. die Unterscheidung oben oder unten, wobei etwa das Zwerchfell die Grenzlinie bildet; 3. die Unterscheidung Vorderseite des Körpers oder Rücken; und schließlich 4. die Verlaufsrichtung der Leitbahn.

Nach diesen Kriterien lassen sich einige generelle Aussagen über den Verlauf der *cardinales* machen: Die Hauptleitbahnen der oben gelegenen *orbes horreales* – also *orbis cardialis, orbis pulmonalis* und *orbis pericardialis* – verlaufen über die Innenseite der oberen Extremitäten, also der Arme. Hingegen verlaufen die *cardinales* der unterhalb des Zwerchfells gelegenen *orbes horreales* – also *orbis hepaticus, orbis lienalis* und *orbis renalis* – an den Innenseiten der unteren Extremitäten, also der Beine.

Jede *cardinalis intimae* (also jede zu einem *orbis horrealis* gehörende Hauptleitbahn) begegnet der ihr komplementären *cardinalis speciei* (also der zu dem jeweiligen komplementären *orbis aulicus* gehörenden Hauptleitbahn) entweder an den Spitzen der Finger oder der Zehen. Deshalb verlaufen die *cardinales* der (zu den *orbes cardialis, pulmonalis et pericardialis* komplementären) *orbes aulici* (das sind die *orbes intestini tenuis, intestini crassi et tricalorii*) an der Außenseite der Arme. Und die *cardinales* der zu den »unteren« *orbes horreales* komplementären *orbes aulici,* die *orbes felleus, stomachi et vesicalis,* verlaufen an der Außenseite der Beine.

Die an den Armen verlaufenden *cardinales yang* heißen demgemäß auch *cardinales yang manuum*, die an den Beinen verlaufenden *cardinales yang pedum*. Und entsprechend unterscheiden wir auch *cardinales yin manuum* und *cardinales yin pedum*.

Als oben sitzend ist der Kopf *yang*, und bezeichnenderweise verlaufen alle sechs *cardinales yang* zu einem Reizpunkt am Kopf: die *cardinales yang manuum* von einem Ausgangsreizpunkt am Finger und die *cardinales yang pedum* von einem *foramen* an einer Zehe.

Yin und *yang* spielen auch bei der Unterscheidung von Vorderseite des Rumpfes und Rücken eine Rolle. Und zwar ist – wie wir uns erinnern – die Vorderseite *yin* und der Rücken *yang*. Deshalb verlaufen die *cardinales yang pedum* (mit Ausnahme der *cardinalis stomachi*) über den Rücken und die Körperseiten vom Kopf in die Füße. Die *cardinales yin manuum* ziehen von der Brust zur Hand und die *cardinales yin pedum* von den Füßen zur Brust.

Auf den einzelnen Hauptleitbahnen liegt eine unterschiedliche Zahl von Reizpunkten; mit nur neun *foramina* kommen die *cardinales cardialis et pericardialis* aus, dagegen zählt man auf der *cardinalis vesicalis* nicht weniger als 67 Reizpunkte. Die Punkte einer jeden Leitbahn werden durchnumeriert, haben aber alle auch einen chinesischen Namen.

Wichtiger als die eher formalen Aspekte der eindeutigen Kennzeichnung der Reizpunkte ist – im Hinblick auf ihre therapeutische Bedeutung – ihre qualitative Unterscheidung. Diese geschieht wiederum unter Bezug auf Normkonventionen, vor allem der Fünf Wandlungsphasen. Der Arzt kann dann mit Hilfe der Theorie, allein gestützt auf seine Diagnose, genau erschließen, welchen Reizpunkt (oder welche Punktkombination von jeweils wenigen Punkten) er stechen oder moxen muß.

SPEZIELLE GRUPPEN VON REIZPUNKTEN

Die Fünf Induktorien

Alle Reizpunkte sind per definitionem Induktorien, das sind Leitstellen von aktueller Einwirkung. Aber auf jeder der zwölf Hauptleitbahnen sind jeweils fünf Punkte besonders ausgezeichnet, die als die Fünf Induktorien bezeichnet werden. Von anderen

Reizpunkten unterscheiden sie sich durch ihre Entsprechungen zu den Fünf Wandlungsphasen. Jede *cardinalis* hat demnach je einen speziellen Reizpunkt, der durch die Wandlungsphase Holz (*foramen ligni*), Feuer (*foramen ignis*), Erde (*foramen humi*), Metall (*foramen metalli*) und Wasser (*foramen aquae*) qualifiziert ist. Diese Punkte liegen alle nahe an den Anfangs- bzw. Endpunkten der Hauptleitbahnen, das heißt immer an oder nahe der Spitze der Gliedmaßen. Sehr oft sind sie benachbart, zuweilen liegen aber auch ein oder mehrere andere Reizpunkte dazwischen. Damit wird es dem Therapeuten möglich, die Regeln der Fünf Wandlungsphasen – insbesondere die Hervorbringungs-, die Bezwingungs- und die Überwältigungsreihenfolge – auch auf die Reizpunkte anzuwenden und die Nadeln oder Brennkegelchen diesen Regeln entsprechend zu setzen.

Diese spezielle Qualifikation der Fünf Induktorien durch die Wandlungsphasen bedeutet gleichzeitig auch schon eine hervorgehobene Beziehung zu bestimmten pathologischen Entgleisungen. So hat der stets an der Spitze der Extremität gelegene »Brunnenpunkt« (*foramen puteale,* chinesisch: *jing*) eine besondere Affinität zu Stauungen des Oberbauchs, der Leibesmitte.

Der nächstfolgende Punkt, *foramen effusorium* (»Ergießungs-

Es entspricht jeweils:		auf einer *cardinalis yin* der Wandlungsphase	auf einer *cardinalis yang* der Wandlungsphase
das an den Fingerspitzen	gelegene *foramen puteale*	Holz	Metall
das an den Fingergliedern	gelegene *foramen effusorium*	Feuer	Wasser
das an der Mittelhand/am Mittelfuß	gelegene *foramen inductorium*	Erde	Holz
das am Unterarm/Unterschenkel	gelegene *foramen transitorium*	Metall	Feuer
das am Ellbogen/Knie	gelegene *foramen coniunctorium*	Wasser	Erde

punkt«, chinesisch: *xing*) wird bevorzugt bei *calor*-Befunden und bei Fieber beeinflußt.

Der nächstfolgende Punkt, *foramen inductorium* (»Induktionspunkt«, chinesisch: *shu*) genannt, ist zu beeinflussen, wenn der zentrale Ausgleich, die Integration von Umweltreizen, nicht funktioniert und Abgeschlagenheit oder Gelenkschmerzen auftreten.

Ein oder mehrere *foramina transitoria* (»Durchgangspunkte«, chinesisch: *jing*) werden beeinflußt, wenn die Regulation zwischen Innen und Außen, zwischen *intima* und *species*, nicht funktioniert und Symptome wie Frösteln, Hitzewallungen, Atembeschwerden und dergleichen beobachtet werden.

Endlich zeigen die *foramina coniunctoria* (»Verbindungspunkte«, chinesisch: *he*), an Ellenbogen oder Knie gelegen, eine spezielle Wirkung bei Störungen des Säftehaushalts, bei Kreislaufstörungen, aber auch bei Durchfall und Urininkontinenz. (In allen diesen Fällen hat natürlich eine individuelle Diagnose ergeben, welche der jeweils zweimal sechs von jeder Punktgruppe vorhandenen Punkte tatsächlich gestochen werden müssen.)

Es ist überflüssig zu betonen, daß neben der Beherrschung der medizinischen Theorie die hinzukommende praktisch-ärztliche Erfahrung die Wahl des richtigen Punktes erleichtert. Indes wird gerade an den Fünf Induktorien sehr deutlich, durch welch hohes Maß an Theoriebildung sich die chinesische Medizin auszeichnet. Zugleich aber zeigt dieses Beispiel, wie fest diese Theorie durch Erfahrungswissen abgesichert ist.

Neben den Fünf Induktorien gibt es jedoch noch einige weitere charakteristische Reizpunkte.

Die Anknüpfung in den foramina nexoria

Wir haben bereits erfahren, daß die »Gespanne« komplementärer Funktionskreise durch Leitbahnen verbunden sind. Und zwar stellen die Netzbahnen (*sinarteriae reticulares*) die Verbindungen her. Von einem Reizpunkt einer jeden Hauptleitbahn zweigt diese Netzbahn ab und knüpft an den Ausgangspunkt der komplementären Hauptleitbahn an. Der Punkt, an dem die *sinarteria reticularis* abzweigt, wird *foramen nexorium* genannt, was etwa »Verknüpfungsreizpunkt« heißt. Diese *foramina nexoria* sind Schlüsselpunkte des Energieaustauschs zwischen komplementären Hauptleitbahnen und mithin auch Orbes. Und deshalb sind diese Punkte sowohl in diagnostischer als auch in therapeutischer Hinsicht bei Störungen des Energieaustauschs besonders wichtig.

Die Spalten im System: die foramina rimica

Der lateinische Ausdruck *rima* bedeutet »Spalte«. Davon abgeleitet werden bestimmte Punkte an »Zwischenräumen« bzw. Falten der Arme und Beine *rimica* genannt, an denen sich physiologische Energie ansammeln, festsetzen oder stauen kann. Solche Stauungen können zu besonders hartnäckigen Störungen des Energieflusses in einer Hauptleitbahn führen, und deshalb müssen diese Punkte oft bei besonders hartnäckigen und schweren Krankheiten gestochen werden. Es gibt auf jeder Hauptleitbahn ein *foramen rimicum* und außerdem vier weitere auf den *cardinales impares.*

Die Beeinflussung der aktiven Energien über den Rücken: die inductoria dorsalia

Auf dem Rücken liegen insgesamt 18 Reizpunkte, und zwar systembezogen allesamt auf der *cardinalis vesicalis,* d. h. auf der Hauptleitbahn des Funktionskreises Blase. Wegen ihrer Lage werden sie *inductoria dorsalia* genannt, nach dem lateinischen Ausdruck *dorsum* für »Rücken«. In diesen *inductoria dorsalia* kommen die aktiven Momente der zwölf Orbes sowie der weiter unten genannten sechs Körperregionen besonders rein und mächtig zur Auswirkung. In der Aku-Moxi-Therapie sind sie deshalb bei Störungen aller expansiven aktiven Funktionen der Orbes von besonderer Wichtigkeit.

Die Steuerung der Sammlung auf der Bauchseite: die conquisitoria abdominalia

Schließlich gibt es auch Reizpunkte, in denen die struktiven Aspekte der zwölf Orbes besonders rein und mächtig beeinflußt werden können. Sie bilden das Gegenstück zu den Punkten am Rükken, der dem *yang* entspricht, und werden mit dem lateinischen Ausdruck *conquisitorium* benannt. *Conquirere* bedeutet wie das entsprechende chinesische Wort *mu,* »(das Volk) im Hinblick auf eine dringende Aufgabe oder Arbeit zusammenrufen«. In diesen Punkten werden gewissermaßen die struktiven, also materiellen Ressourcen eines bestimmten Funktionskreises aufgerufen, mobilisiert. Und weil alle diese Punkte auf der Bauchseite (lateinisch: *abdomen*) liegen, heißen sie *conquisitoria abdominalia.*

Die Zuordnung der *conquisitoria abdominalia* zu bestimmten Hauptleitbahnen ist das Ergebnis jahrhundertelanger klinischer Empirie. Auch hier werden fortgesetzt bestätigte empirische Daten nicht gewaltsam in ein theoretisches Schema, etwa eine rein formelle Symmetrie von Leitbahnbezügen, gepreßt. So fallen sechs dieser *foramina* auf die *cardinalis renalis,* je zwei auf die *cardinales hepatica et fellea* und schließlich je eine auf die *cardinales pulmonalis et stomachi.* Auf der »eigenen« Hauptleitbahn liegen nur die *conquisitoria pulmonale, hepaticum et felleum.*

Damit möchten wir die Lehre von den Reizpunkten abschließen. Es kam vor allem darauf an, zu zeigen, daß die Bestimmung der jeweils zu stechenden Reizpunkte nicht ausschließlich auf Erfahrung beruht, sondern daß damit eine Menge theoretischer Überlegungen einhergehen. In allen echten Problemfällen kann der Arzt nur anhand einer chinesischen Diagnose *und* des theoretischen Systems entscheiden, ob das Stechen bestimmter Punkte den Heilerfolg fördert oder, im Gegenteil, eher behindert. Natürlich werden auch in China in der Regel die theoretisch-rationalen Erwägungen nicht voll entwickelt. Auch dort ist das rezeptmäßige Vorgehen verbreitet, insbesondere bei den Barfußärzten. Aber das ist ja in den westlichen Wissenschaften (nicht nur in der Medizin) nicht anders. Wenn bestimmte Erkenntnisse durch eine Theorie gut abgesichert sind, läßt man bei dem jeweils auf die praktische Anwendung bezogenen Teil der Wissenschaft die theoretischen Grundlagen gern einmal außer acht. Aber das besagt natürlich weder, daß es solche Grundlagen nicht gibt, noch, daß diese überflüssig sind.

DIE KETTEN DES SYSTEMGEWEBES: DIE CARDINALES (HAUPTLEITBAHNEN)

Der Verlauf der Hauptleitbahnen und die Qualifizierung der darauf gelegenen Reizpunkte sind zwei der wichtigsten Elemente ihrer Beschreibung. Als dritter wichtiger Gesichtspunkt kommt die

Symptomatik bei Störungen hinzu. Denn die charakteristische Funktion einer Leitbahn wird erst dann diagnostisch wahrnehmbar, wenn der Energiekreislauf gestört ist.

Zu den Beschreibungen der einzelnen Orbes gehört auch die Nennung der zum jeweiligen Funktionskreis gehörenden Hauptleitbahn. Wir haben darauf in der Orbisikonographie verzichtet, weil diese Angaben ohne die Einführung in die sinarteriologischen Zusammenhänge keine Einsichten vermittelt hätten. Mit den nachfolgenden Beschreibungen kann man unschwer die einzelnen Ikonogramme der Funktionskreise ergänzen. Es sei noch hervorgehoben, daß es sich bei allen zwölf *cardinales* um Paare von Hauptleitbahnen handelt, die jeweils symmetrisch auf der linken und rechten Körperseite verlaufen. Es ist jedoch üblich, jeweils nur den Verlauf einer dieser Leitbahnen anzugeben.

Der chinesische Begriff, den wir mit dem deutschen Wort »Hauptleitbahn« oder dem lateinischen *sinarteria cardinalis* wiedergeben, lautet *jing*. Dieser im Chinesischen an Bedeutungen reiche Begriff bezeichnet ursprünglich die Kette eines Gewebes, also jene Längsfäden, die ihm Halt, Form und Festigkeit geben. In abgeleiteter Bedeutung bezeichnet *jing* alles Maßgebende, »Klassische«, einen Klassiker. Vor allem in Medizintexten wird *jing* aber auch in verbaler Bedeutung gebraucht: »in Bahnen leiten«, »die Bahnen bestimmen«. Aus diesem Bedeutungshintergrund und den konkreten Verhältnissen ergibt sich die präzise Bedeutung des Begriffs *jing* und seines noch zu erwähnenden Gegenstücks *luo*, ein Wort, das »knüpfen«, »zu einem Netz knüpfen«, »vernetzen« bedeutet und die zwischen den Hauptleitbahnen ausgespannten und diese verknüpfenden Netzbahnen bezeichnet.

1. Die cardinalis hepatica

Die *cardinalis hepatica* hat ihren Ursprung dicht am Nagelbett der großen Zehe. Sie führt an der Innenseite des Beines nach oben, zieht um das Genitale herum am Unterbauch nach oben. Danach verläuft sie seitlich am Magen vorbei zum Endreizpunkt auf der rechten (bzw. linken) Körperseite dicht unterhalb des Zwerchfells. Insgesamt hat die *cardinalis hepatica* 14 Reizpunkte.

Zur Symptomatik bei Störungen der Energiezirkulation in der

cardinalis hepatica gehören: Schmerzen in der Taille, die deren Beweglichkeit einschränken, Unterleibsschwellungen (in der Gynäkologie); trockener Rachen, fahle, schmutzige Gesichtsfarbe. Fülle im Brustraum und im mittleren Teil des Oberbauches (Epigastrium), Erbrechen, Würgen, Aufstoßen, Diarrhöe (Durchfall), Darniederliegen der Verdauung, Unterleibsschmerzen bis hin zu Koliken, Urininkontinenz (Unfähigkeit, den Harn zurückzuhalten) bzw. dessen Gegenteil: Urinverhaltung, Obstipation (Verstopfung).

Bei der Aufzählung fällt auf, daß sowohl Durchfall als auch Verstopfung, sowohl Urininkontinenz als auch Urinverhaltung zu den Symptomen einer gestörten Energiezirkulation gehören. Dies ist indes kein Widerspruch, denn die Störung kann in einem Übermaß an Energie oder auch in deren Mangel liegen.

2. *Die cardinalis fellea*

Die *cardinalis fellea* ist die Hauptleitbahn des Funktionskreises Galle, der mit dem Funktionskreis Leber ein komplementäres Gespann bildet. Sie beginnt nahe am äußeren Augenwinkel und zieht sich nach recht kompliziertem Verlauf am Kopf (wo allein 20 *foramina* dieser Leitbahn liegen) den Nacken hinunter über die Schultern vorne am Arm vorbei. Im Zickzack verläuft sie an der Körperseite abwärts. An der Außenseite des Beines führt sie abwärts und endet auf der vierten Zehe. Insgesamt liegen 44 *foramina* auf dieser *cardinalis.*

Die Symptomatik ist: bitterer Mundgeschmack, häufiges Bedürfnis zu seufzen und tief zu atmen, Schmerzen in der Muskulatur des Brustkorbs, die Beschwerden beim Beugen und Drehen des Oberkörpers bereiten; bei schweren Störungen fahles Aussehen, schmutzige Gesichtsfarbe, Abmagerung, matte Haut, Hitze der Außenseite der Beine, Schmerzen in den Beinen und Gelenken, Schwellungen der Lymphknoten, spontane Schweißausbrüche, Schüttelfrost; Malaria.

Bemerkenswert bei dieser Aufzählung ist, daß das fahle Aussehen und die schmutzige Gesichtsfarbe auch unter den Symptomen der *cardinalis hepatica* genannt werden. Das ist allein deshalb nicht außergewöhnlich, weil die Funktionen der beiden komplementären Orbes eng aneinander gekoppelt sind. Aber es gibt auch Fälle, wo ähnliche Symptome genannt werden, ohne daß eine so enge funktionale Bindung besteht.

Hier ist zu berücksichtigen, daß einzelne Symptome isoliert betrachtet kaum etwas aussagen, sondern immer zusammen mit den anderen gleichzeitig auftretenden Zeichen gedeutet werden müssen. Ein fahles Gesicht kann ja auch nach einer Übernächtigung oder nach heftigem Erschrecken vorübergehend auftreten und muß dann als momentane Reaktion gedeutet werden und keineswegs als Krankheitssymptom. Die Krankheitszeichen vollständig zu erfassen und in ihrem gemeinsamen Auftreten richtig zu bewerten, macht einen guten Teil der ärztlichen Kunst in der chinesischen Medizin aus. Dies wird uns in der Diagnostik noch eingehender beschäftigen.

3. Die cardinalis cardialis

Mit nur neun Reizpunkten ist diese Leitbahn eine mit den wenigsten *foramina.* Der erste Punkt liegt vorne an der Achselhöhle, und von da an zieht die Leitbahn an der Innenseite des Armes über den Handteller bis zur Kuppe des kleinen Fingers.

Störungen der Energie der *cardinalis cardialis* machen sich bemerkbar als Trockenheit der Kehle und heftiger Durst (auch dies kann wiederum, isoliert betrachtet, nicht als Symptom dienen), Herzschmerzen, Durchblutungsstörungen und damit Taubheit der Unterarme mit Durchblutungsstörungen, Trübsichtigkeit, Schmerzen im Brustkorb und an den Rippen, Hitze und Schmerzhaftigkeit der Innenhand.

4. Die cardinalis intestini tenuis

Die *cardinalis intestini tenuis* beginnt am Nagelbett des kleinen Fingers und verläuft über den Handrücken und den Ellenbogen an der Außenseite des Armes bis zur Schulter. Sie zieht nach einigen Zacken zum Schlüsselbein und von da zu einem Reizpunkt am Hals unterhalb des Kiefergelenks. In diesem *foramen* gabelt sich die Leitbahn: Ein Ast endet an der Wange, der andere führt zum Augenwinkel und von dort zum Ohr. Diese Hauptleitbahn faßt insgesamt 19 Reizpunkte zusammen.

Als Symptome treten bei Störungen der Energie dieser Leitbahn

Halsschmerzen und Schmerzen mit Schwellungen der Halsmuskulatur auf, ferner Schwierigkeiten beim Drehen des Kopfes, ziehende Schmerzen im Schultergürtel und ein Zerschlagenheitsgefühl im Oberarm. Schließlich gehören alle Symptome hierher, die sich bei einer Dyskrasie, das heißt einer fehlerhaften Zusammensetzung der struktiven Säfte, bemerkbar machen: Schwerhörigkeit, Trübsichtigkeit, Schwellungen der zum Unterkiefer gehörenden Gesichtspartien sowie Schmerzen, die sich vom Hals über die Schulterblätter bis zur Kleinfingerseite des Unterarms außen entlangziehen.

5. Die cardinalis lienalis

Der Anfangsreizpunkt der *cardinalis lienalis* liegt am Nagelbett der großen Zehe. Die Leitbahn verläuft von da aus an der Innenseite des Beines durch die Leisten in die Bauchhöhle, wo sie sich mit dem *orbis lienalis* (dem Funktionskreis Milz) verbindet und an den *orbis stomachi* anknüpft. Sie durchstößt das Zwerchfell und führt an der Außenseite der Brust weiter nach oben. Unterhalb des Schlüsselbeins biegt sie zum Hals ab und strahlt bis in die Zungenwurzel. Eine Verzweigung verläuft vom Magen aus durch das Zwerchfell und mündet ins Herz. Insgesamt hat diese Leitbahn 21 Reizpunkte.

Störungen in der *cardinalis lienalis* führen zu folgender Symptomatik: Schwellung und Schmerzhaftigkeit der Zungenwurzel, Brechreiz nach dem Essen, Magenschmerzen, Schwellung des Unterleibes, Aufstoßen; Blähungsabgang und Stuhlgang bringen Erleichterung; allgemeine Abgeschlagenheit und Kraftlosigkeit. Weitere Symptome können Bewegungsunfähigkeit, Kreislaufstörungen und Herzschmerzen sein, ferner Durchfall oder Verstopfung (also Störungen im Darmbereich), Urinverhaltung, Gelbsucht, Schlaflosigkeit, Schwellungen entlang des Verlaufs der Leitbahn an der Innenseite des Beines, vor allem am Oberschenkel oder Knie, und Gebrauchsunfähigkeit der großen Zehe. Durch die Kreislaufschwäche kann es zu kalten Händen und Füßen kommen.

6. Die cardinalis stomachi

Die *cardinalis stomachi* ist die einzige *yang*-Leitbahn, die nicht über den Rücken verläuft, sondern über Brust und Bauch, wo sonst nur *yin*-Leitbahnen anzutreffen sind. Sie beginnt am Nasenflügel, zieht sich bis unterhalb des Auges, verläuft dann wieder abwärts bis zum Mundwinkel und zum Kinn. Hier knickt sie ab und führt am Unterkiefer und vor dem Ohr vorbei bis an die Haargrenze der Schläfe. Eine Verzweigung am Kinn verläuft vorne am Hals abwärts, biegt am Schlüsselbein nach außen, um dann über die Brustwarze und den Bauch bis an die Schambehaarung zu reichen. Von da knickt sie nochmals nach außen in die Leistengegend und führt dann ziemlich geradlinig über die Vorderseite des Oberschenkels, das Knie und das Schienbein bis in die zweite Zehe. Mit 45 Reizpunkten ist die *cardinalis stomachi* eine der Leitbahnen mit den meisten *foramina.*

Pathologische Symptome bei Störungen der Energie der *cardinalis stomachi* sind vor allem Schüttelfrost mit Stöhnen und häufigem Niesen. Der Patient hat eine dunkle Gesichtsfarbe. Zu Beginn der Krankheit hat er eine Abneigung gegen andere Menschen und gegen Feuer und Wärme. In der Krise leidet der Patient unter einer Schwellung des Leibes mit Rumpeln im Bauch. Zuweilen sind die Beine gekrümmt und weisen Geschwüre auf.

Die *cardinalis stomachi* ist auf alle Leiden von einem gewissen Einfluß, die sich aus einer Fehlfunktion des *xue,* der »individualspezifisch struktiven Energie« ergeben. Dies sind insbesondere: Raserei, Malaria, hohes Fieber, heftige Schweißausbrüche, Erkältung mit verstopfter Nase, Nasenbluten, wunde, zum Teil blutende Lippen, Heiserkeit mit Schwellung des Halses, Bauchwassersucht, Schmerzen und Schwellung in den Kniegelenken, in der Brust und am Brustbein sowie an verschiedenen Stellen der Beine, Gebrauchsunfähigkeit des Mittelfingers.

Bei Energiefülle verspürt der Patient Hitze an der Bauchseite des Körpers; bei Überschuß an Energie kommt es zu kräftiger Verdauung mit widernatürlich häufigen Hungergefühlen. Der Urin ist gelb. Bei einer Schwächung der Energie kommt es hingegen zu einem Kältegefühl in der Bauchgegend mit Frösteln. Der Patient kann auch unter Magen-Darm-Entzündungen oder Gastritis leiden.

7. *Die cardinalis pulmonalis*

Mit nur elf Reizpunkten gehört die *cardinalis pulmonalis* zu den kurzen Leitbahnen. Sie geht im Körperinneren aus der Magenmitte hervor, verläuft von hier aus zunächst abwärts, wo sie an den *orbis intestini crassi* anknüpft. Unterhalb des Nabels wendet sie abrupt und führt bis in die Mitte des Halses nach oben. Hier biegt sie zur Schulter ab, wo auch ihr erster Reizpunkt liegt, und verläuft weiter an der Innenseite des Armes bis in die Spitze des Daumens.

Störungen in der *cardinalis pulmonalis* zeigen sich an Schwellungen und Vollheit im *orbis pulmonalis*; deren Symptome entsprechen der Bronchitis oder der akuten oder chronischen Bronchiolitis, auch Husten und Atemnot, asthmatische Anfälle. Der Patient kann auch unter Schmerzen im Unterarm leiden. Bei einem Überfluß an Energie im *orbis pulmonalis* kommt es zu Schmerzen in den Schultern und den Schulterblättern. Ferner zeigen sich Erkältungserscheinungen mit spontanem Schweißausbruch und Harnträufeln. Auch eine Reihe von Grippesymptomen lassen auf Energieüberfluß schließen: Heiserkeit, verstopfte Nase, Schleimrasseln, hörbares Atmen durch Nase und Mund. Energiemangel im *orbis pulmonalis* hingegen führt zu Schmerzen in Schulter und Rücken, Frösteln, Atemnot und Verfärbung des Urins.

8. Die cardinalis intestini crassi

Als *yang*-Leitbahn beginnt die *cardinalis intestini crassi* unterhalb des Nagels am Zeigefinger und führt über die Außenseite des Armes und die Schulter zum Rücken unterhalb des Nackens. Von hier verläuft sie über den Hals wieder nach vorn und endet an der Wange neben dem Nasenflügel. Vom Schulterblatt führt eine Verzweigung der Leitbahn im Körperinneren nach unten und knüpft am Dickdarm an den *orbis intestini crassi* an. Auf der Leitbahn liegen insgesamt 20 Reizpunkte.

Zu den Symptomen gehören Zahnschmerzen und Schwellungen des Halses. Die *cardinalis intestini crassi* ist bei dyskratischen Krankheiten, das heißt bei fehlerhafter Blutzusammenstellung, von Einfluß; dazu zählen: gelbe Augen, trockener Mund, verstopfte Nase, Nasenbluten, Heiserkeit. Der Patient kann Schmerzen in der Schulter sowie im Daumen und im Zeigefinger verspüren. Bei überschüssiger Energie kommt es zu Schwellungen jener Körperregionen, welche die Leitbahn durchläuft. Frösteln und die Unfähigkeit, sich zu erwärmen, deuten auf Erschöpfung der Energie hin.

9. Die cardinalis renalis

Die *cardinalis renalis* hat ihren Anfangsreizpunkt an der Außenseite der kleinen Zehe. Sie verläuft durch einen Reizpunkt auf der Fußsohle um den Knöchel am Fuß herum und dann – als *yin*-Leitbahn – an der Innenseite des Beines über den Bauch (in der Mitte des Körpers, unmittelbar am Nabel vorbei) und die Brust, und sie endet am Schlüsselbein. Sie verbindet sich im Körperinneren mit dem *orbis renalis* und knüpft an den *orbis vesicalis* an. Insgesamt liegen 27 Reizpunkte auf dieser *cardinalis.*

Störungen in der *cardinalis renalis* sind von folgenden Symptomen begleitet: Appetitlosigkeit trotz Hungergefühls, dunkle, schwarz glänzende Gesichtsfarbe, Husten, zuweilen auch Auswurf mit Blut vermischt, hechelnder Atem. Beim Aufstehen kann der Patient Flimmern und Schwarzsehen vor den Augen sowie Herzflimmern verspüren.

Erschöpfung der Energie der *cardinalis renalis* wird begleitet von Schreckhaftigkeit und Ängstlichkeit. Der Patient leidet unter Kälte und jagendem Puls. In Armen und Beinen kann es zu Schmerzen und sogar zu Lähmungserscheinungen kommen. Die Zunge wird heiß und trocken; der Rachen schwillt an und schmerzt. Damit einher gehen häufig Herzbeklemmung oder Herzstiche. Weitere Symptome sind Gelbsucht, Durchfall, Schmerzen im Rückgrat. Der Patient verspürt ein deutliches Ruhebedürfnis.

10. Die cardinalis vesicalis

Der *cardinalis vesicalis* kommt insoweit eine besondere Bedeutung zu, als auf ihr – wie bereits erwähnt – die *inductoria dorsalia* liegen. Sie hat unter anderem deshalb mit insgesamt 67 die meisten Reizpunkte aller Leitbahnen. Die *cardinalis vesicalis* beginnt an einem Punkt am inneren Lidwinkel und führt über Stirn, Kopf und Hals zum Rücken. Am Nacken verzweigt sie sich und führt in zwei parallel laufenden Bahnen das Rückgrat entlang über das Gesäß nach unten. In der Kniekehle vereinigen sich die beiden Bahnen wieder. Von hier läuft die *cardinalis vesicalis* über die Wade zur Außenseite des Unterschenkels und weiter über den Fußrücken. Sie endet in der kleinen Zehe.

Patienten mit Störungen in der *cardinalis vesicalis* leiden sehr oft unter heftigen, andauernden Kopfschmerzen, besonders am Hinterkopf. In den Augen verspürt man ein Gefühl, als würden sie aus den Höhlen gedrückt; die Wirbelsäule, an deren beiden Seiten die Leitbahnen verlaufen, schmerzt. In den Lenden verspürt der Patient ein Gefühl der Zerschlagenheit; Hüften und Kniegelenke werden steif. Außerdem lassen alle Störungen der Bewegungsmuskeln auf eine Dysfunktion der *cardinalis vesicalis* schließen.

11. Die cardinalis pericardialis

Im Körperinneren knüpft die *cardinalis pericardialis* an die Drei Wärmebereiche an. Den Anfangsreizpunkt hat die Leitbahn an der Brust, jeweils außen neben der Brustwarze. In einem Bogen verläuft sie von hier aus in den Arm. Sie ist eine *yin*-Leitbahn und führt über den Bizeps, die Innenseite des Unterarms und die Hand zum Endreizpunkt auf der Kuppe des Mittelfingers. Auf der *cardinalis pericardialis* liegen nur neun Reizpunkte.

Hitzewallungen zum Herzen, Zuckungen und Krämpfe im Ellbogen und im Unterarm und Schwellungen in der Achsel lassen auf Störungen dieser *cardinalis* schließen. Der Patient verspürt auch häufig Spannungen in den Rippen und im gesamten Brustkorb und Herzklopfen. Er bekommt ein rotes Gesicht und neigt zu widernatürlichen Lachkrämpfen. Zuweilen wird es ihm auch schwarz vor den Augen. Weitere Symptome sind Depressionen, Herzschmerzen und Hitzegefühle in den Handtellern.

12. Die cardinalis tricalorii

Die *cardinalis tricalorii* beginnt am Nagelbett des Ringfingers und zieht – als *yang*-Leitbahn – über den Handrücken und die Außenseite des Armes zur Schulter. Über den Hals führt sie weiter zu einem Punkt unterhalb des Ohrläppchens, wo sie sich verzweigt. Ein Ast verbindet drei weitere *foramina* hinter dem Ohr, der andere führt über die Schläfe zum äußeren Lidwinkel des Auges. Auf dieser Leitbahn liegen insgesamt 23 Reizpunkte. Im Körperinneren knüpft die *cardinalis tricalorii* an den *orbis pericardialis* an und verbindet sich mit den Drei Wärmebereichen.

Taubheit, Benommenheit und Geistesabwesenheit kennzeichnen Störungen der *cardinalis tricalorii*. Der Rachen schwillt an und schmerzt. Viele der Störungen, die mit dem *qi*, das heißt der »aktiven physiologischen Energie«, in Zusammenhang stehen, deuten auf diese Leitbahn hin. Solche Symptome sind spontane Schweißausbrüche, Schwellung der Wange, Schmerzen in den Lidwinkeln und in den sonstigen von der Leitbahn durchzogenen Körperregionen, insbesondere um die Ohren.

DIAGNOSTISCHE GESAMTBEWERTUNG

Es ist kein Fehler, sondern ein Charakteristikum der chinesischen Medizin, daß verschiedene Symptome mehrmals genannt werden. Zum Teil ist dies durch sprachliche Ungenauigkeiten bedingt: es gibt ja zum Beispiel verschiedene Formen des Schmerzes, die alle mit »Kopfschmerzen« bezeichnet werden. Aber es gibt auch eine Vielzahl von Krankheiten, die alle mit einem bestimmten Symptom, zum Beispiel Kopfschmerzen, verbunden sind. Es liegt dann an der diagnostischen Bewertung im Gesamtzusammenhang der übrigen gleichzeitig auftretenden Symptome, um festzustellen, welche Störungen – und mithin welche Form von Kopfschmerz – vorliegen. Daraus ergibt sich aber auch, daß es nicht einen bestimmten Reizpunkt oder eine bestimmte Kombination vor *foramina* gibt, die bei Beschwerden wie »Kopfschmerzen« gestochen werden, sondern der Arzt muß die Punkte erst aufgrund seiner – chinesischen – Diagnose bestimmen. Und vielleicht ergibt diese, daß Nadeln überhaupt nicht helfen können, sondern daß er mit anderen Mitteln, etwa mit Medikamenten, behandeln muß.

Die Sinarteriologie und hier wiederum die Beschreibung des Verlaufs der einzelnen Leitbahnen ist derjenige Teil der chinesischen Medizin, der in westlichen Büchern am besten dargestellt ist. Folglich haben wir uns in diesem Zusammenhang auf eine sehr kursorische Darstellung beschränkt. Denn es geht hier ja nicht darum, Rezepte zum Nadelstechen zu geben, sondern aufzuzeigen, aufgrund welcher theoretischen Überlegungen und diagnostischer (das heißt: empirischer) Beobachtungen, oder anders ausgedrückt: aufgrund welcher theoretischer Bewertungen seiner Diagnose ein chinesischer Arzt die zu stechenden Reizpunkte ermittelt. Wir können deshalb auch auf die Beschreibung der übrigen Leitbahnen verzichten und verweisen auf weiterführende Literatur.[4]

V.
Die Diagnostik

DER CHINESISCHE KRANKHEITSBEGRIFF

Die einfachste, zugleich präziseste chinesische Definition von Krankheit lautet: Krankheit ist eine Beeinträchtigung der Orthopathie (*zheng*).

Wir hatten schon von dem so wichtigen Begriff der Orthopathie gehört, der sich mit dem etwas gewundenen deutschen Ausdruck »Geradläufigkeit« präzis umschreiben läßt. Um von diesem so wichtigen, aber für den Europäer zugleich etwas abstrakten Begriff eine klare Vorstellung zu gewinnen, möchten wir einige bildhafte alltägliche Beispiele geben.

Orthopathie zeigt oder bezeichnet stets das *Funktionsoptimum*. Nehmen wir an, daß bei einer Heizanlage dieses Optimum bei einer Temperatur von 35 Grad liege und daß jede Temperaturabweichung nach oben oder unten bei gleichem Nutzeffekt entweder einen höheren Heizmittelverbrauch oder einen höheren Verschleiß oder beides bedingt. Um dies zu vermeiden, ist es denkbar, daß der Heizungsingenieur die Anlage nicht nur mit einem Regler, sondern auch mit einem Überwachungsinstrument ausstattet, auf dem er nicht die einzelnen Celsius-Grade, sondern nur das präzise Optimum mit einem roten Punkt markiert. Weicht der Zeiger des Kontrollinstruments von dieser Markierung nach links oder rechts ab, so bedeutet das, daß das Optimum der Heizfunktion verlassen wurde oder – um nun den chinesischen Ausdruck hierher zu übertragen – daß die Orthopathie gestört ist.

Mit dieser Erklärung des Begriffs der Orthopathie und ihrer Störung, d. h. eines Abweichens vom Optimum, ist indes *absolut nichts* über die verschiedenen Faktoren ausgesagt, die eine solche Abweichung bedingen, hervorrufen oder verursachen können. (Es fällt leicht, uns vorzustellen, daß ein zu hoch eingestellter Heizungsregler, ein defekter Brenner, zusätzliche Wärmequellen in den Räumen, eine momentan starke Sonneneinstrahlung oder – umgekehrt – lange Zeit bei eisigem Wetter offenstehende Fenster, ein blockiertes Ventil, eine gestörte Brennstoffversorgung – um nur einige der Faktoren zu nennen – Abweichungen vom Optimum bedingen können.)

Eine menschliche Persönlichkeit – mit dem Blick auf die chinesischen Aussagen sagen wir niemals bloß: ein menschlicher Körper oder ein menschlicher Organismus – ist ein außerordentlich feinfühliges und kompliziertes Gebilde, unendlich viel komplizierter als eine Heizungsanlage. Das bedeutet, daß auch die Zahl der Faktoren und Einflüsse, die mehr oder minder starke Abweichungen der Orthopathie, also Abweichungen vom Funktionsoptimum, bedingen, unüberschaubar groß ist: Es kommt nicht nur jeder Umweltreiz, jeder Klang, jeder Lichtstrahl, jeder Witterungseinfluß, jede kosmische Strahlung als ablenkender Faktor in Betracht, sondern auch endogen und nicht zeitlich vorhersagbar frei werdende Erinnerungen, Denkanstöße, Gedanken. (Man stelle sich nur vor, welche auch auf die Gesundheit bis zum Herzanfall wirkenden Emotionen in einem entsprechend gestimmten Menschen durch die Erinnerung an ein äußerst freudiges Ereignis oder – im Gegenteil – an ein himmelschreiendes Unrecht, an eine Demütigung ausgelöst werden können, obwohl der Mensch, in dem dieser Sturm losbricht, keinerlei äußeren krankmachenden Faktoren ausgesetzt ist.)

Eine wichtige Rolle spielen ferner die sozialen Faktoren, die Stimmungen, die Atmosphäre des Milieus, gar nicht erst zu reden von den mancherorts außerordentlich dichten Umweltreizen und Störfaktoren in Gestalt technischer Strahlungen oder chemischer Gifte. Kurzum, es gibt eine unabsehbar große Zahl von Faktoren, die pausenlos auf jedes Individuum einwirken.

An dieser Situationsbeschreibung wird uns das völlig andere Vorgehen, zugleich auch die grundlegende Bedeutung, ja Unentbehrlichkeit einer funktionsbezogenen Diagnostik, d. h. der rational hochentwickelten Diagnostik der chinesischen Medizin, bewußt.

Bei einem verhältnismäßig groben technischen Gebilde wie einer Heizanlage begnügt man sich in der Regel damit, ihr Funktionieren im Optimum zu überwachen. Tritt aber eine Störung auf, so wird es sinnvoll sein, die Ursache der Störung aufzusuchen und zu korrigieren – denn es gibt bei einer Heizanlage nur eine überschaubar kleine Zahl von ursächlichen Störungsmöglichkeiten. Bei der unüberschaubaren Zahl von Faktoren, die das Funktionsoptimum, die Orthopathie, eines menschlichen Individuums beeinflussen können, kann es gleichfalls sinnvoll sein, gewissen aus jahrtausendelanger medizinischer Erfahrung bekannten Störursachen nachzugehen und zu versuchen, sie zu korrigieren: vor allem dann, wenn die Störung der Orthopathie bereits so lange andauert, daß sie eine klare Spur, ein Engramm, im körperlichen Substrat hinterlassen hat. Umgekehrt ist es eine Illusion, eine Phantasmagorie, in diesem Sinne zu verfahren, wenn solche Erfahrungen oder Spuren nicht vorliegen. *Dennoch oder gerade dann ist es jedoch aus ärztlicher Sicht nicht nur sinnvoll, sondern unbedingt geboten, die Fehlfunktion oder – bildlich gesprochen – die Richtung, in der der Zeiger vom optimalen Punkt abweicht, mit größter Sorgfalt zu bestimmen. Eben dies, nur dies, gerade dies und immer dies ist die Aufgabe der chinesischen Diagnostik.*

Die chinesische Diagnostik bezweckt und erzielt im wesentlichen dreierlei:

1. Sie bestimmt in eindeutiger, rational strenger, mithin reproduzierbarer und nachprüfbarer Weise Abweichungen, Störungen der Orthopathie. Dies geschieht stets
2. unter präziser Angabe, in *welcher Richtung* die Abweichung vom Optimum erfolgt (eindeutige qualitative Aussage unter Verwendung von Normkonventionen). Endlich macht sie noch
3. Aussagen über die Faktoren, welche bei jedem einzelnen diagnostizierten, also zur Diskussion stehenden Individuum bestimmte festgestellte Abweichungen hervorrufen (Aussage über die Agentien der Störung).

Die Bestimmung von Agentien ist in weiten Grenzen eine Frage der *individuellen* Diagnose. Nehmen wir einen bekannten Stoff, den Essig an. Bei vielen Menschen wird Essig, in den üblichen mäßigen Dosen genossen, überhaupt keine Abweichungen der Orthopathie bewirken. Würde man jedoch die Menge des Essigkonsums pro Tag drastisch steigern, sagen wir: verzehnfachen, so würden bei sehr vielen Menschen zunächst subjektive, dann auch objektive Störungen und Schäden auftreten. Nun gibt es aber sehr seltene Individuen, denen auch eine zehnfach erhöhte Essigmenge keine Beschwerden, ja unter Umständen sogar gesteigerten Genuß bereitet; umgekehrt begegnet der Diagnostiker wenigen anderen Individuen, bei denen bereits geringe Spuren von Essig in der Nahrung, oder gar nur auf die Haut gebracht, deutliche bis heftige Reaktionen auslösen. In den beiden Fällen der extremen Unter- oder Überreaktion wird auch für westliche Laien deutlich, daß ein sonst kaum beachteter Stoff wie Essig bei der Diagnose berücksichtigt werden kann und muß. Was das methodische Vorgehen der chinesischen Diagnose hier allerdings vom kausalanalytischen der westlichen unterscheidet, ist, daß sie weder eine chemisch materielle Untersuchung des Essigs noch eine Untersuchung der vielfältigen Körperflüssigkeiten, beginnend mit den Sekreten des Verdauungstrakts, anstellt, sondern daß sie unter Verwendung von qualitativen Normkonventionen, beginnend mit den Acht Leitkriterien über die systematischen Normen der Orbisikonographie und Leitbahnlehre bis hin zu den abgestuften Daten der Pulsdiagnose *in eindeutiger Weise* feststellt, ob und in welcher Richtung bei einem bestimmten Individuum die Anwendung oder der Genuß von Essig die Orthopathie beeinträchtigen. Und selbstverständlich ergeben sich bei gewissenhafter Diagnostik alle für das Individuum relevanten Daten, die durch den Störfaktor hinsichtlich ihrer Orthopathie beeinträchtigt worden sind, also nicht nur körperliche Symptome an der Haut, im Verdauungstrakt, an der Zunge, sondern auch – soweit auftretend – im körperlichen Befinden im weiteren Sinn, im Hinblick auf die Schweißabsonderung, die Ausscheidungen, die geistige Präsenz und Wachheit oder – im Gegenteil – die Dämpfung des Sensoriums, Schläfrigkeit, und vieles andere mehr.

Unter »vieles andere mehr« ist zu verstehen, daß der geübte Diagnostiker unterscheidend, d. h. differentialdiagnostisch, eine beträchtlich größere Zahl von Merkmalen und Bestimmungen für bedeutsam hält als der Patient selbst oder der unbeteiligte Laie: Aussagen über den Orbis-Bezug, die Lokalisation in einem bestimmten *fo-*

ramen, die Ikonographie an einer bestimmten Pulsstelle, der Vergleich zwischen Zungenbelag und Zungenkörper sind Gesichtspunkte, die der Laie weder beurteilen kann noch zu beurteilen gewohnt ist.

BESCHREIBENDE ÜBERLEGUNGEN

Die Diagnostik der chinesischen Medizin stützt sich auf vier Verfahren, nämlich die Untersuchung des Patienten durch Augenschein (*inspectio*), worunter als eine charakteristische Methode auch die Zungendiagnose fällt, ferner die Anamnese durch Befragung (*interrogatio*), die Beurteilung der Stimme und des Geruchs des Patienten (*olfactio et auscultatio*) sowie die Untersuchung durch Abtasten (*palpatio*). Die Pulsdiagnose ist eine Teildisziplin der Tastung, wenn auch die bei weitem wichtigste.

Bei oberflächlicher Betrachtung könnte man meinen, daß damit ein chinesischer Arzt seinen Patienten nicht viel anders untersucht als ein Hausarzt auf Krankenbesuch im Westen. Denn auch dieser betrachtet sich die Zunge und das Gesicht, befragt den Patienten, fühlt den Puls und tastet den Körper ab. Indes achten der chinesische und der westliche Arzt dabei auf jeweils ganz andere Erscheinungsbilder. Der westliche Arzt versucht zum Beispiel, durch Tastung eine Schwellung der Leber festzustellen oder durch Prüfen der Schmerzempfindlichkeit auf Druck eine somatische Veränderung – zum Beispiel einen vereiterten Blinddarm – zu lokalisieren. Dagegen achtet der chinesische Arzt mehr auf die Reaktion des Patienten auf den Druck der Hand. Für ihn etwa ist die entscheidende Frage, ob der Schmerz durch Druck gebessert (*yin*-Symptom) oder verschlimmert (*yang*-Symptom) wird.

Neben der völlig verschiedenartigen Betrachtungsweise, mit der der Arzt seinem Patienten gegenübertritt – im Westen kausalanalytisch, in China induktivsynthetisch –, gibt es einen weiteren wichtigen Unterschied zwischen beiden Arten der Medizin. Der westliche Arzt erkennt zwar auch am blassen Gesicht, einer stark belegten Zunge, gedunsenen Augen und schwacher Stimme, daß sein Patient krank ist, und oft sogar auch, worunter er leidet. Aber wenn er anhand solcher Merkmale eine Diagnose erstellt, beschränkt er sich auf reine Empirie, ohne die gewonnenen Erkenntnisse in ein wissenschaftliches System einzuordnen oder sie danach zu bewerten. Er vermag sogar vielfach die Ursachen für die graugrüne Gesichtsfarbe oder den kraftlosen Allgemeinzustand anzugeben, aber diese Aussagen sind so allgemein, das heißt sie treffen auf so viele Krankheiten zu, daß sie im System der westlichen wissenschaftlichen Medizin ohne große Bedeutung sind. Um wissenschaftlich argumentieren zu können, muß der Arzt im Westen bei seiner Diagnose Krankheitserreger oder Blutzuckerwerte ermitteln, Röntgenbilder auswerten oder Blutsenkungen messen.

Ganz anders ist dies bei einem chinesischen Arzt. Bei seiner Diagnose ermittelt er die empirischen Daten systematisch im Hinblick auf das wissenschaftliche System. Das bedeutet nicht, daß ein chinesischer Arzt bei jeder Diagnose umfangreiche wissenschaftliche Überlegungen anstellen würde. Bei den meisten der Bagatellerkrankungen kann er sich genau wie sein westlicher Kollege auf die Erfahrung verlassen (und deshalb auch beschränken). Aber die gewonnenen Erkenntnisse über das äußere Erscheinungsbild eines Patienten lassen sich mühelos in das wissenschaftlich-theoretische Medizinsystem der Chinesen integrieren und danach bewerten. Und für westliche Ärzte, denen meistens sowohl die Erfahrung als auch der sprachliche und kulturgeschichtliche Hintergrund fehlt, kann die chinesische Medizin meistens nur über eine rationale Einführung in das wissenschaftliche System erschlossen werden. Die normkonventionelle Zuordnung empirischer Eigenschaften eines Patienten zu bestimmten Leitkriterien – zum Beispiel ein schwacher Atem mit Wortkargheit, ein blasses Gesicht und bestimmte Pulsbilder als *yin*-Symptome – ist ja schon ein rationaler Vorgang, der über die bloße empirische Erkenntnis hinausführt – und deshalb ja auch nicht für jedermann erfahrbar ist, sondern der speziellen Kenntnisse des eigens ausgebildeten Arztes bedarf.

PARALLELEN ZUR (WESTLICHEN) BIOLOGIE

Der westliche Betrachter könnte nach einem solchen ersten Eindruck versucht sein zu zweifeln, ob die Medizin auf diesem Wege zu einer klareren Systematik vieler Krankheiten, also zu einer umfassenden Pathologie funktioneller Störungen, gelangen kann. Dabei sollten wir aber nicht vergessen, daß die (westliche) Biologie einmal vor ähnlichen Problemen stand, als sie sich daranmachte, die Lebewesen beschreibend zu klassifizieren. Der Zoologe Ernst Mayr von der amerikanischen Harvard-Universität schreibt etwa in seinen »Grundlagen der zoologischen Systematik«[1]: »Die Formenvielfalt der belebten Natur ist überwältigend. Mehr als eine Million Tierarten und eine halbe Million Pflanzenarten wurden bereits beschrieben, und Schätzungen über die Anzahl der noch unbeschriebenen Lebewesen schwanken zwischen drei und zehn Millionen. Wenn für die ausgestorbenen Arten eine halbe Milliarde veranschlagt wird, so stimmt dies mit den verfügbaren Tatsachen überein. Jede Art kann in verschiedenen Erscheinungsformen auftreten (Geschlechter, Altersstadien, Saisonformen, Morphen oder sonstige Gestalttypen). Diese gewaltige Vielfalt könnte nicht behandelt werden, wenn sie nicht geordnet und klassifiziert würde.«

Nach dem System, das die Botaniker und Zoologen geschaffen haben, können sich heute nicht nur einige esoterische Spezialisten in der millionenfachen Vielfalt der Erscheinungsformen in der belebten Natur orientieren, sondern jeder interessierte Laie kann mit Hilfe einfacher Bestimmungsbücher selbst ermitteln, was am Rand des Wanderweges wächst oder in den Alpen an besonderen Pflanzen und Tieren lebt.

Es läßt sich leicht vorstellen, daß nach diesem Vorbild auch in die Vielfalt der menschlichen Krankheiten Ordnung zu bringen ist und daß dies auf verschiedene Weise (also auch auf chinesische) geschehen kann. Dabei lassen sich zwischen der biologischen Systematik und der chinesischen Medizin eine Reihe von Parallelen ziehen: Die Biologie in der hier angesprochenen Form ist nicht kausal (sie fragt nicht, warum etwa Schwäne weiß sind, sondern stellt nur fest, daß sie weiß sind). Verschiedene Saisonformen menschlicher Krankheit kennt auch die chinesische Medizin. Vor allem aber bestimmen chinesische Ärzte Krankheiten ihrer Patienten ganz ähnlich wie westliche Biologen Pflanzen oder Tiere. Wenn etwa ein chinesischer Arzt ein schmutzigweißes Gesicht (*yin*-Symptom) sieht, weiß er zunächst nicht mehr als ein Biologe, dem von einem weißen Vogel berichtet wird. Anhand eines einzigen Merkmals kann man nicht bestimmen, welche Art vorliegt, weder bei der Krankheit noch bei einem Tier. Trotzdem genügt das Wissen um eine einzige empirische Eigenschaft, um den Forschungsbereich – der Tiere ebenso wie der Krankheiten – erheblich einzugrenzen. Und die Menge der zu findenden Phänomene wird mit der Angabe eines jeden zusätzlichen Merkmals geringer, bis der Wissenschaftler hinreichende Sicherheit erlangt hat.

Interessant ist, daß der westliche Zoologe zunächst einmal überhaupt keine wissenschaftlichen Angaben benötigt, um daraus Schlüsse zu ziehen. Ihm genügen Beschreibungen der Alltagserfahrung wie »weißer Vogel«, »schwimmt auf dem Wasser«, »hat einen Höcker auf der Nase«, um schließlich festzustellen, daß ein Beobachter, der ihm diese Angaben macht, einen Schwan vor sich hat. Es ist ihm aber möglich, solche unsystematischen Angaben wissenschaftlich zu bewerten und aufgrund seines umfangreichen Wissens zu weitergehenden Aussagen zu kommen. Ganz ähnlich verhält es sich in der chinesischen Medizin. Der Arzt wird anhand einer Anzahl einfacher Veränderungen im Erscheinungsbild seines Patienten zum Beispiel eine »*ventus*-Heteropathie« (lassen wir einstweilen offen, was für eine Krankheit dies ist) diagnostizieren.

Aber treiben wir die Parallele noch etwas weiter: Wenn der Biologe Kenntnisse in Verhaltensforschung hat, wird er aufgrund weiterer Angaben, die dem ersten Anschein nach überhaupt nichts mit dem beobachteten Tier zu tun haben, recht genaue Vorhersagen über dessen Verhalten machen können. Bei Vögeln etwa sagen jahreszeitliche Daten viel über Nestbau, Brutverhalten, Anfressen von Fettpolstern, Aufbrechen zum Flug in den Süden etc. Ebenso lassen Tageszeiten, Witterungsbedingungen, geographische Gegebenheiten oder das Vorkommen anderer Tiere eine Vielzahl von Rückschlüssen auf das Verhalten zu.

Ganz ähnlich verfährt der chinesische Arzt, der eine Krankheit nicht nur diagnostiziert und dann ungeachtet der Umweltbedingungen behandelt, sondern dies alles in seine Diagnose und Therapie mit einbezieht. Wir haben bereits im Kapitel über Orbisikonographie Regeln kennengelernt, die für die Wechselwirkung zwischen Krankheit und Naturgesetz bzw. zwischen Krankheit und Verhalten gelten (s. Orbisikonographie S. 85 ff.). Zur Illustration sei hier eine dieser Regeln ins Gedächtnis zurückgerufen: Über den *orbis hepaticus* heißt es im *Suwen* etwa: »Herrscht eine Krankheit im Funktionskreis Leber, so heilt sie im Sommer. Heilt sie im Sommer nicht, verschlimmert sie sich im Herbst. Stirbt der Patient dennoch nicht, so hält er sich im Winter und erhebt sich im Frühling. . . . Wer im Funktionskreis Leber erkrankt, erfährt am Morgen ein Nachlassen der Krankheitserscheinungen, am Nachmittag eine Verschlimmerung und um Mitternacht Beruhigung.«[2]

Bezeichnenderweise spielt in der chinesischen Diagnostik das Verhalten kranker Menschen eine gewichtige Rolle. Dieses Verhalten wird nicht – wie in der westlichen Medizin vielfach üblich – als *Verhaltensstörung* gedeutet (was ja auch heftig umstritten ist, unter anderem weil sich solches Verhalten »kriminalisieren« läßt), damit als Krankheit, deren Ursachen es aufzudecken gilt, sondern vielmehr als das *normale Verhalten eines kranken Menschen,* mithin als ein Krankheitssymptom. Dies entspricht viel mehr den von der Humanethologie (der Wissenschaft vom menschlichen Verhalten) geprägten Vorstellungen, obwohl es dort eine Erforschung des Verhaltens kranker Menschen bisher höchstens in Ansätzen gibt.

Die Tatsache, das in der chinesischen Medizin ein nahtloser Übergang von Alltagssprache in die Wissenschaftssprache möglich ist, darf indes nicht darüber hinwegtäuschen, daß diese Medizin auch über ein umfangreiches wissenschaftliches – und zwar empirisches und theoretisches – Vokabular verfügt, das nur dem geschulten Arzt verständlich ist. Hierher gehören etwa die Bezeichnungen für die verschiedenen Pulsqualitäten. Begriffe wie *dongmo* (»bewegter Puls«, lateinisch: *pulsus mobilis*) oder *huamo* (»schlüpfriger Puls«, lateinisch: *pulsus lubricus*) sind Laien in China ebensowenig in ihrer wissenschaftlichen Bedeutung geläufig wie etwa westlichen Laien der zoologische Fachbegriff »Müllersches Mimikry« (worunter man Ähnlichkeiten – gewöhnlich in der Warnfärbung – verschiedener Arten versteht, welche schlecht schmecken, giftig sind oder sonst irgendwie abstoßend wirken).

Noch ein weiterer Vergleich mit der Verhaltensforschung läßt sich ziehen. Es ist bekannt, daß Tiere auf bestimmte Auslösereize spezifisch reagieren, etwa mit Fluchtbewegungen auf Zeichen, die Gefahr signalisieren. Diese zumeist angeborenen Verhaltensmuster sind dem Wissenschaftler bekannt, und er kann die entsprechenden Reaktionen prognostizieren und vor allem provozieren. Ähnlich ist es in der chinesischen Medizin: Nach seiner Diagnose weiß der Arzt, auf welche therapeutischen Reize das System der Funktionskreise seines Patienten in Richtung auf Heilung, auf Gesundung reagiert. Dementsprechend setzt er diese Reize in Zusammenarbeit mit dem Patienten, als Nadeln oder Moxen über bestimmten Reizpunkten, atemtherapeutische Übungen, die Verabreichung von Arzneien, Diätvorschriften und vieles andere mehr. Dies ist ein ganz entscheidender Gesichtspunkt einer humanen Medizin: Heilung wird nicht als biochemischer Prozeß verstanden, sondern als ein den jeweiligen Umweltbedingungen angepaßtes menschliches Verhalten.

Die Unterschiede zwischen westlicher und chinesischer Diagnose

Bevor wir uns der Diagnostik der chinesischen Medizin zuwenden, wollen wir kurz auf die in Mode gekommenen Mischformen aus westlicher und chinesischer Medizin eingehen, die »Chinoiserien«. Von den Ärzten und Heilpraktikern, die sie – zum Teil mit beachtlichem Erfolg – anwenden, werden sie zumeist als »chinesische Medizin« ausgegeben, zumal wenn diese Verfahren in Hongkong, auf Taiwan oder gar in der Volksrepublik China erlernt wurden. Aber alle diese Nadelstichtechniken und andere Verfahren zeichnen sich durch das Fehlen jeder spezifisch chinesischen Diagnose aus. Sie werden zumeist nach einer westlichen Diagnose angewendet oder, wenn diese Diagnose keinen positiven Befund erbracht hat, *ohne jede* rationale Diagnose. Dann probiert man, die Nadeln oder Moxen allein aufgrund empirischen Wissens nach bestimmten Symptomen zu setzen. Und obwohl sich auf diese Weise manche Behandlungserfolge erzielen lassen, ist der Erfolg solcher Therapien weder gesichert noch wissenschaftlich nachvollziehbar. Vergleichbar sind solche Verfahren etwa mit Kuren in Heilbädern, von denen man weiß, daß sie bei bestimmten Leiden Besserung bringen, ohne dies wissenschaftlich erklären zu können. Für den Patienten, der die wissenschaftlichen Überlegungen und Begründungen ohnehin selten nachvollziehen kann, zählt letztlich nur der therapeutische Erfolg. Für den Arzt aber muß es interessant sein, inwieweit seine empirischen Erkenntnisse wissenschaftlich abgesichert sind, d. h. wie und wo sie reproduziert werden können und wo nicht. Die chinesische Diagnostik und Therapie erschließen hier dem westlichen Arzt ganz neue Bereiche, die ihm bis jetzt verschlossen waren – wie umgekehrt schon seit einem Jahrhundert die westliche Medizin den Ärzten in China ein breites Spektrum neuer Möglichkeiten der Patientenbehandlung gebracht hat.

DIE GEWINNUNG VON MESSDATEN

In der westlichen Medizin zielt eine Diagnose zuerst und zuletzt auf die quantitative Messung, die Aufschluß über Abweichungen von Normaldaten erbringen soll. Westliche Ärzte messen Fieber und Blutdruck, sie zählen Pulsschläge oder rote und weiße Blutkörperchen. Sie belasten den Körper in vorher genau festgelegter Weise und messen die Reaktion darauf, zum Beispiel bei Diabetes- oder Kreislaufbelastungstests. Auf den ersten Blick scheint kein Unterschied zu bestehen zwischen diesen Normaldaten und dem, was wir weiter oben als Orthopathie beschrieben hatten. Bei näherer Betrachtung finden wir jedoch einen fundamentalen und wesentlichen Unterschied. Jedes Meßdatum, auch eine Normalgröße, ist eine analytische, d. h. isolierte und auf keine anderen Daten bezogene, zugleich aber auch eine allgemeine und unspezifische Aussage. Das Meßdatum und die Normgröße sind für sich allein genommen deshalb isolierte Daten, weil sie meistens nur in sehr großmaschigen und allgemeinen oder überhaupt nicht rational zwingenden Beziehungen zu allen übrigen meßbaren (mithin kausal begründbaren) Daten eines betrachteten Patienten stehen. Sie sind auch isoliert, weil sie ja von allen übrigen Daten *per definitionem* absehen, jene also ausschließen. Eine Pulsfrequenz von 120 kann ein Alarmsignal sein. Wenn aber der Betroffene gerade einen Dauerlauf hinter sich hat, ist sie normal. Ob eine diagnostische Feststellung als pathologisch oder als gesund zu werten ist, kann der Arzt deshalb nur im Gesamtzusammenhang beurteilen. Und die analytisch gewonnenen Daten sind allgemein, d. h. unspezifisch und ohne Stringenz für den einzelnen Fall, weil sie von statistischen Mittlungsdaten aus der messenden Bestimmung einer Vielzahl ähnlich gelagerter Fälle oder Individuen abgeleitet worden sind. Orthopathie ist das diametrale Gegenstück solcher Feststellungen.

Es ist bereits deutlich geworden, daß die Orthopathie durch eine unbegrenzte Vielzahl von Faktoren aufrechterhalten wird, aber auch beeinträchtigt werden kann. Gesundheit, Wohlbefinden und Leistungsfähigkeit sind in jedem Augenblick des Lebens ein durch eine gewaltige Zahl von dynamischen Faktoren aufrechterhaltenes labiles Gleichgewicht. Eine Aussage darüber, ob ein Individuum gesund oder krank zu nennen ist, mit anderen Worten: ob seine Orthopathie intakt ist, ob sie geringfügig oder schwer gestört erscheint, steht in erster und letzter Instanz diesem Individuum selbst zu. Nicht der Arzt darf ihm suggerieren oder diktieren, ob es Kopfschmerzen, Leibschmerzen, Brechreiz, Müdigkeit, Erregtheit, Kältegefühle hat, sondern allein das Individuum vermag dies zu beurteilen. Die Meßdaten einer somatotropen, kausalanalytischen Medizin sind zwar nicht immer, wohl aber sehr oft von diesen über die Orthopathie Auskunft gebenden wesentlichen Aussagen unabhängig. Ein Individuum kann einen gegenüber der statistischen Norm verlangsamten Herzschlag oder einen erniedrigten Blutdruck haben und sich dennoch oder gerade deshalb wohlfühlen; ein anderes Individuum kann dagegen bestes Wohlbefinden und größte Leistungsfähigkeit bei einer gesteigerten Herzfrequenz empfinden. Ein Individuum kann trotz mäßig gesteigerter Leukozytenzahl – was aus der Sicht der westlichen Medizin auf einen akuten Abwehrprozeß schließen läßt – sich voll leistungsfähig fühlen. Ein anderes Individuum kann trotz »normaler« Leukozytenzahl von chronischer Müdigkeit geplagt sein.

Eine analytische, allein auf Meßdaten gründende und sich auf statistische Mittelgrößen beziehende Medizin muß jede Abweichung von Mittelgrößen, wenn schon nicht als »Krankheit«, so doch eben als Normabweichung registrieren, die Aufmerksamkeit verdient. Wenn indessen solche Abweichungen von meßbaren mittleren Daten fehlen, dann hat die gleiche Medizin keinen rationalen therapeutischen Ansatz mehr.

BEISPIEL: TACHYKARDIE

Verweilen wir, um die Unterschiede noch deutlicher zu machen, noch ein wenig bei einer alltäglichen Erscheinung, dem »Herzklopfen«, der Tachykardie, der Beschleunigung der Pulse. Außer Betracht kann dabei die ganz physiologische und normale Pulsbeschleunigung bleiben, die im Gefolge kurzer, aber unschädlicher Anstrengung auftritt. Auch der Gesunde empfindet es als normal, daß dann sein Herz schneller schlägt, und normal auch, daß die Beschleunigung nach einer angemessenen Erholung von selbst schwindet.

Es gibt aber unzählige Arten von beschleunigtem Puls, die als »krankhaft« bewertet werden müssen und auch so empfunden werden. Verhältnismäßig klar ist der Fall jener Beschleunigung des Herzschlags, die im Gefolge hochakuter schwerer und fiebriger Infektionskrankheiten auftritt. Wenn, wie es dem Genius der westlichen Medizin entspricht, eine solche Krankheit völlig geheilt wurde, so ist damit auch die Tachykardie verschwunden, und man kann mit Fug von einer kausalen Therapie sprechen. Viel häufiger sind aber jene Fälle, wo Tachykardie ohne Belastung, ohne äußerlich erkennbare Anstöße auftreten, etwa im Schlaf oder in der Ruhe. Bei vielen dieser Tachykardien findet die westliche Medizin, die mittlere Meßgrößen registriert, keine schlüssig eklatanten Abweichungen von bekannten Mittelwerten. Es bleibt ihr dann der Weg offen, in den unmittelbaren Mechanismus der Herzmuskelinnervation durch ein chemisches Mittel einzugreifen. Dies aber ist eine symptomatische, keine kausale Therapie – wobei im übrigen offenbleibt, welche Wirkungen die eingesetzten Chemotherapeutika in anderen Bereichen des Individuums auslösen.

Die chinesische Diagnose unterscheidet selbstverständlich auch zwischen einer gesunden und einer krankhaft bedingten Beschleunigung der Herztätigkeit oder des Pulses. In jedem Fall wertet sie ein solches Zeichen nur als Symptom, dessen bedingende Agentien präzis festgestellt werden müssen. Wie geschieht dies? Eine Beschleunigung des Pulses ist primär als *calor*-Befund zu werten (calor lateinisch »Hitze«). Die Frage stellt sich aber, ob hier ein isoliertes Zeichen von *calor* vorliegt oder ob – im Gegenteil – die Mehrzahl oder ausnahmslos alle anderen Symptome gleichfalls auf *calor* deuten. Im Falle einer akuten Infektionskrankheit dürfte letzteres der Fall sein und die Therapie sich als relativ einfach und kurz erweisen. Im Falle chronischer Krankheit hingegen werden neben diesem einen oder wenigen anderen *calor*-Symptomen eine Fülle weiterer auf bestimmte Funktionsbereiche (Orbes) beschränkter, zu bestimmten Tageszeiten betont hervortretender, zu anderen Zeiten spontan schwindender Symptome, zu beobachten sein. Hier ist es die Aufgabe der Differentialdiagnose, alle detaillierten, oft sehr subtilen Abweichungen von der Orthopathie – denn um solche handelt es sich natürlich – präzis und eindeutig qualifizierend zu registrieren.

Auch bei solchen komplexen Befunden, nachdem sie ja individualspezifisch und unmittelbar positiv erhoben wurden, ist eine zielführende und prognostizierbare Therapie möglich, zumal ja diese, gleichgültig mit welchen Mitteln durchgeführt, fortlaufend nach den gleichen diagnostischen Verfahren kontrolliert, also im Detail überprüft und erforderlichenfalls angepaßt werden kann. Liegt also beispielsweise einer intermittierend, aber mehr oder weniger chronisch auftretenden Tachykardie das zugrunde, was der westliche Arzt mit unbestimmten, nichtssagenden Begriffen wie konstitutionelle Schwäche, seelische Belastung, chronische Vergiftung etc. belegt, so entspricht in der chinesischen Diagnose solchen Aussagen eine hochspezifische und eindeutige Aussage, zum Beispiel *inanitas yin orbis renalis* (Erschöpfung der struktiven Potenzen im *orbis renalis*), mit zusätzlicher repletiver Schmälerung der aktiven Energie im *orbis hepaticus* und außerdem völliger Defizienz des *yin* im *orbis cardialis*. (Ein Fall wie der soeben charakterisierte wird zwangsläufig neben der Tachykardie noch andere, den Befund stützende Symptome zeigen, etwa Schlafstörungen, häufigeres Versprechen, Vergeßlichkeit, Neigung zu fixen Ideen oder ein unausgeglichenes Gefühlsleben. Durch eine gezielte, präzis geführte Therapie der Befunde, nicht der Symptome, wird dann die Gesamtheit aller Abweichungen von der Orthopathie aufgehoben, nicht nur die Beschleunigung des Pulses.)

PULSTASTUNG

Obwohl ein chinesischer Arzt niemals mißt, sind seine Diagnosen eben dadurch, daß er sie mit der Gesamtheit aller beobachtbaren Daten in Beziehung setzt, oft viel präziser, differenzierter und eindeutiger als eine westliche Diagnose. Veranschaulichen wir dies am Beispiel des Pulsschlags: Außer der Pulsfrequenz interessiert den westlichen Arzt nur, ob der Puls schwach oder kräftig ist, um daraus Rückschlüsse auf die Herz-Kreislauf-Situation seines Patienten zu ziehen. Aber eine sehr einfache Unterscheidung nimmt der westliche Arzt schon nicht mehr vor, nämlich an welcher Hand er den Puls tastet. Er mißt dem keine Bedeutung bei, weil er einen Unterschied nicht deuten kann.

Ganz anders verhält es sich in der chinesischen Medizin. In ihrem wissenschaftlichen Gesamtzusammenhang – also bei der Einordnung von Beobachtungsdaten in die medizinische Theorie – ist es sehr wohl von Bedeutung, ob der Puls an der rechten oder der linken Hand gefühlt wird, und deshalb achtet der Arzt auch darauf. Und zwar zieht er vom Puls der linken Hand Rückschlüsse auf die *orbes cardialis, hepaticus, renalis, intestini tenuis, felleus* und *vesicalis* und vom Puls der rechten Hand auf die *orbes pulmonalis, lienalis, renalis, intestini crassi, stomachi* und *tricalorii.*

Eine weitere Unterscheidung betrifft die Lage der Pulse am Handgelenk, angrenzend an die sogenannte Fischbauchgrenze (*linea piscis*), wie die ins Gelenk führende äußere Linie des Daumenballens (siehe Abbildung S. 219) heißt. Daran anschließend sind jeweils an der rechten und der linken Hand drei etwa fingerbreite Pulstaststellen, die wir mit lateinischen Namen *pollex* (Zoll), *clusa* (natürliche Enge), und *pes* (Fuß) nennen. Diesen Bezeichnungen entsprechen die chinesischen Namen *cun* (für *pollex*), *guan* (für *clusa*) und *chi* (für *pes*). Die Pulse stehen in einem bestimmten Orbis-Bezug, d. h. man gewinnt durch Tastung der Pulsqualitäten an den einzelnen *situs* Rückschlüsse auf die Funktion der Orbes. (Über die Zuordnung der Pulse zu den Funktionskreisen vgl. Ausführungen und Tabelle s. S. 218.) Nach einer anderen Deutung entsprechen die beiden *pulsus pollicares* (also die Pulse an der *pollex*-Stelle der rechten und linken Hand) dem Bereich vom Kopf bis zur Brust, die *pulsus clusales* dem Bereich von der Brust bis zum Nabel und die *pulsus pedales* vom Nabel abwärts.

LABORMEDIZIN

In der westlichen Medizin ist ein positiver somatischer Befund eine Aussage über eine *in der Vergangenheit abgeschlossene Wirkung.* Die Feststellung, daß bei einem bestimmten Patienten die Zahl der weißen Blutkörperchen erhöht ist, woraus der westliche Arzt die Diagnose von Leukämie stellt, besagt lediglich etwas über die im Somatischen und damit in der Vergangenheit über eine lange Zeitspanne hinweg angehäufte Funktionsstörung. Auch die Untersuchung von Gewebeproben, etwa der Leber, gibt ausschließlich positiven Aufschluß über *vergangenes* Fehlverhalten, etwa über Alkoholismus oder sonstige Ernährungsfehler des Patienten. Natürlich kann auch der westliche Arzt aus solchen Veränderungen aufgrund allgemeiner medizinischer Erfahrung »Rückschlüsse« auf die gegenwärtige und künftige Verfassung seiner Patienten ziehen. Nur, diese Rückschlüsse bleiben wesensmäßig Hypothesen, Vermutungen mit mehr oder minder großer Wahrscheinlichkeit, sie reichen und ersetzen niemals die Stringenz, d. h. die Strenge, die Sicherheit von Aussagen, die sich auf die Feststellung tatsächlicher – und das heißt: augenblicklich gegenwärtig gegebener – Wirkung stützen. Extrem deutlich wird dies in der sogenannten Labormedizin, wo Blut, Urin oder histologische Präparate völlig getrennt vom Patienten untersucht werden. Manche der Untersuchungen, etwa bei der pränatalen Diagnostik bestimmter Stoffwechselerkrankungen, können nur in amerikanischen Speziallaboratorien vorgenommen werden, und die dafür notwendigen Proben werden mit dem Flugzeug über Tausende von Kilometern von Europa nach Amerika gebracht.

Um keine Mißverständnisse aufkommen zu lassen: Aussagen über gegenwärtige oder künftige Funktionen, die sich auf die Messung vergangener Funktionen stützen, bleiben zwar definitionsgemäß immer hypothetische Aussagen, können aber dennoch – wie die Erfahrung aller kausalanalytischen Wissenschaften ja zeigt – zur Beurteilung, ja sogar zur Vorhersage solcher Wirkungen herangezogen werden, wenn das, was wir an anderer Stelle die Homogenität des Substrats nannten, sehr hoch ist, d. h., wenn eine gegenwärtige Funktion auf Stoff, Materie beruht, die sehr homogen sind. Dann nämlich lassen sich mit großer Wahrscheinlichkeit vergangene Funktionsabläufe auf die Gegenwart und Zukunft übertragen. Mit abnehmender Homogenität des Substrats nimmt diese Wahrscheinlichkeit ab, d. h. Wirklichkeit und Hypothese klaffen immer weiter auseinander. In vielen, aber doch bei weitem nicht allen Fällen ist deshalb die stillschweigende Annahme der westlichen Medizin angemessen, daß auf die Vergangenheit bezogene Befunde auch für eine beschränkte Zeit in die Zukunft gelten können. Aber das gilt schon nicht mehr für funktionelle Beschwerden ohne somatischen Befund wie Schmerzen, verminderte Leistungsfähigkeit, Abgeschlagenheit oder ein allmähliches Nachlassen der Sinneswahrnehmung. Hier kann allein die chinesische Medizin wissenschaftlich präzise Aussagen machen.

Der westliche Arzt erfaßt dadurch, daß er nur Daten ermitteln kann, die bereits der Vergangenheit angehören, viele Krankheiten oft viel zu spät. Denn ein Herzinfarkt, ein Magengeschwür, ein Gallenstein oder ein vereiterter Blinddarm entstehen ja nicht – gleichsam als »Spontanerkrankung« – in Sekundenschnelle aus heiterem Himmel, sondern sind das Ergebnis langanhaltender Störungen vitaler Funktionen.

Ganz im Gegensatz dazu steht die chinesische Medizin. Sie mißt nicht und erfährt deshalb auch nicht, was ein Patient gestern zu erleiden hatte oder vor einer halben Stunde. Einem chinesischen Arzt ist das Leiden seines Patienten ebenso gegenwärtig wie diesem selbst. Das setzt voraus, daß er über Diagnoseverfahren verfügt, die etwas anderes als Messungen sind, aber ebenso präzise und zuverlässig. Die Pulsdiagnose als eine der wichtigsten dieser Methoden haben wir in Umrissen bereits kennengelernt. Aber wir haben uns noch nicht ausreichend mit der Frage befaßt, welcher Art die Aussagen sind, die man mit einer chinesischen Diagnose gewinnt.

QUALITATIVE AUSSAGEN

Nehmen wir ein Beispiel aus dem Sport, um einen Eindruck von chinesischer Diagnostik zu vermitteln. Was kann man denn von einem 100-Meter-Lauf, einem Speerwurf oder einem Fußballspiel außer dem meßbaren Ergebnis am Ende des Wettkampfs noch sagen, vor allem, solange solche Ereignisse noch im Gange und die Ergebnisse noch nicht ermittelt sind? Da wird man etwa feststellen, daß ein bestimmter Lauf schnell ist, der Speer die Hand des Werfers steil nach oben verläßt, oder man schildert den Weg, den der Ball im Spiel nimmt. Für den Platz in der Tabelle oder der Weltrangliste sind später zwar ausschließlich die Ergebnisse, also die Resultate von vorher festgelegten Meßverfahren wichtig. Aber ob ein Fußballspiel »unvergessen« ist (etwa das Endspiel um die Fußballweltmeisterschaft des Jahres 1954 in Bern) oder ob »ein Ergebnis den Spielverlauf auf den Kopf stellt«, darüber entscheiden allein qualitative Kriterien. Während man den westlichen Arzt vielleicht am ehesten mit einem Schieds- oder Meßrichter vergleichen kann, sieht sich der chinesische Arzt in der Rolle des Trainers, der Fehler entdecken und in harter Arbeit mit seinen Schützlingen korrigieren soll. Er beurteilt Leistungen qualitativ.

Dementsprechend diagnostizieren chinesische Ärzte die Funktionsqualitäten von Orbes sowie die Richtungen, welche der Verlauf von Krankheiten nimmt. Das bedeutet: sie stellen nicht nur fest, daß ein Patient tatsächlich krank ist, sondern sie ermitteln auch, ob sich dessen Krankheit verschlimmert, wie gut die Genesungsaussichten sind oder ob der Patient auf dem Wege der Besserung ist.

Bevor wir uns näher mit dem System qualitativer Bewertungen in der chinesischen Medizin befassen, wollen wir untersuchen, was solche Bewertungen präzise und vor allem – um einen Ausdruck der westlichen Wissenschaften zu gebrauchen – »intersubjektiv nachprüfbar« macht. Denn es ist ein weitverbreitetes Vorurteil, daß nur das intersubjektiv nachprüfbar sei, was meßbar sei.

Normkonventionen

Ein Wissenschaftler, der die Arbeit eines Kollegen überprüft, muß unabhängig von diesem (und ohne sich zum Beispiel in dessen Psyche zu versetzen) zu demselben Ergebnis kommen können. Dazu ist aber erforderlich, daß sich die Gemeinschaft der Wissenschaftler, die sich einer bestimmten Disziplin oder Theorie verbunden fühlen, auf einheitliche Normen geeinigt hat. Es muß unstrittig sein, wie lang ein Meter ist oder von welcher Dauer eine Stunde, was man unter links, was unter rechts versteht. Im Falle von Messungen geschieht dies unter Bezug auf bestimmte Maßkonventionen.

Die Gründe dafür, warum chinesische Ärzte aber nichts messen, sind keineswegs meßtechnische Mängel, sondern erkenntnistheoretische Zwänge, wie wir bereits gesehen haben. Bewegung, gegenwärtiges Geschehen, Funktion sind ihrem Wesen nach nicht begrenzt, also auch mit feinsten Geräten jeder Messung verschlossen. Deshalb sind auch alle Versuche, der chinesischen Medizin messend beikommen zu wollen, a priori zum Scheitern verurteilt. Einen chinesischen Arzt nach seinen Meßergebnissen zu fragen, wäre etwa so, als ob man einen Biologen, der behauptet: »In dem Nest auf der Linde brütet eine Amsel«, fragen würde, auf welche Meßergebnisse er diese Aussage stützen kann. Und ein Biologe (und darüber hinaus jeder Obstbauer und jeder Hobbygärtner) erkennt einen Apfelbaum als Apfelbaum im Frühjahr, wenn er Knospen treibt, im Sommer, wenn er in voller Blüte steht, im Herbst, wenn er Früchte trägt, und im Winter, nachdem er das Laub abgeworfen hat. Er erkennt ihn als jungen Setzling, der kaum aus der Erde schaut, und selbst dann noch, wenn er als Brennholz in Scheiten aufgeschichtet ist, weiß er, welchen Baum er vor sich hat. Jede Messung muß einen da völlig im Stich lassen.

Knüpfen wir trotzdem an das Gegenstück der Maßnormen an. In der Wissenschaft kommt es nicht nur auf rationale Eindeutigkeit, sondern zugleich auf möglichst einfache Eindeutigkeit an. Wissenschaft, eine wissenschaftliche Medizin, unterscheidet sich von einer Kunst oder – wie man gern sagt – von einer Heilkunst, einer vorwiegend empirischen Medizin, durch ihre rationale Mitteilbarkeit, Lehrbarkeit, eindeutige Reproduzier- und Nachprüfbarkeit. Wenn aber, wie eben gesagt, Bewegungen, weil in der Gegenwart nicht begrenzt und nicht begrenzbar, also auch nicht meßbar sind (die im Augenblick sich entfaltende Rede, das Leben eines noch Lebenden ist, solange es sich entfaltet, nicht positiv begrenzt, also auch nicht positiv und tatsächlich meßbar), muß sich die Eindeutigkeit und

Nachprüfbarkeit der chinesischen Medizin auf das komplementäre, gegenteilige Kriterium stützen, eben auf das, was die unendliche Vielfalt aller gleichzeitig stattfindenden Bewegungen, Funktionen und Lebensvorgänge unterscheidet: ihre *Richtung* oder – was das gleiche ist – ihre *Qualität*. Deshalb bedarf es zur eindeutigen Formulierung, Übermittlung von Richtungsangaben, d. h. qualitativen Aussagen, Wertungen, der qualitativen Normkonventionen, mit anderen Worten: der Wertnormen.

Jeder von uns ist mit den allgegenwärtigen Wertnormen von *links* und *rechts* vertraut, aber auch mit den durch die Elektrodynamik seit dem Ende des 19. Jahrhunderts alltäglich gewordenen von *positiv* und *negativ*. Die polaren Qualitäten von *yin* und *yang* entsprechen im chinesischen Denken und in allen chinesischen Wissenschaften seit den ältesten Zeiten einem Paar polarer Wertnormen, die von jedermann in gleicher Weise verstanden und benutzt wurden – auch in der Medizin.

In der Medizin haben wir es allerdings, wie leicht einzusehen ist, mit sehr viel subtileren, feineren qualitativen Unterscheidungen zu tun, selbst dann noch, wenn wir die in vielen technischen Wertnormen innewohnenden quantitativen Aspekte zur abgestuften Beschreibung von Erfahrungsdaten heranziehen. Deshalb begegnen wir gerade in der chinesischen Diagnostik – und in anderer Weise wieder in der Aku-Moxi-Therapie und Arzneimitteltherapie – einer größeren, wenngleich immer noch leicht überschaubaren Palette weiterer *für alle Teilhaber am System der chinesischen Medizin verbindlichen Wertnormen*. Solche sind neben dem Zyklus der Fünf Wandlungsphasen die *Acht Leitkriterien (bagang)* und die sogenannten *Agentien der Krankheit (bingyin)*. Diese wiederum sind zu unterteilen in die *Sechs klimatischen Exzesse (liuyin)* und die *Sieben Emotionen (qi qing)*. Das sind die wichtigsten normkonventionellen Festlegungen zur eindeutigen Bestimmung von Krankheiten. Und damit wird es möglich, daß wir uns langsam an einen differenzierteren Krankheitsbegriff nach den Kriterien der chinesischen Medizin herantasten. Bisher wissen wir ja nicht viel mehr, als daß für Ärzte in China Krankheiten anhaltende Störungen von Funktionskreisen sind.

Die allgemeinverbindliche, allgemeinverständliche Bestimmung der Krankheitszeichen

DIE ACHT LEITKRITERIEN

Die Acht Leitkriterien der chinesischen Diagnostik sind vier Paare polarer Wertnormen, die dem Arzt eine erste allgemeine, zugleich verallgemeinernde Qualifikation der Krankheitszeichen eines Patienten erlauben. Sie sind – wenn man so will – ein erstes diagnostisches Raster.

Wir haben bereits kennengelernt, daß *yin* und *yang* universelle Bezeichnungen der polaren energetischen Aspekte von Wirkungen sind. *yang* ist dabei eine Kraft oder ein energetischer Aspekt, der auf eine struktive Wirkposition, auf Somatisches, also auf *yin*, einwirkt. *yin* und *yang* können indes in krankhafter Weise verändert und damit in ihrem physiologischen, gesunden Wechselspiel gestört sein. Oder, wie es im »Inneren Klassiker des Gelben Fürsten« heißt: »Wenn *yin* und *yang* sich anomal verhalten, sind krankhafte Störungen die Folge.«

Bei einer *yang*-Krankheit liegt eine Unregelmäßigkeit der aktiven Energien vor, bei einer *yin*-Krankheit eine Störung der struktiven Energien. Zum Beispiel ist ein Nierenstein (im Sinne der westlichen Medizin) eine *yin*-Erkrankung in der chinesischen Medizin.

Ob eine Krankheit ihren Sitz an der »Körperoberfläche« hat oder in der »Tiefe«, ist die zweite generelle diagnostische Unterscheidung in der chinesischen Medizin. Im ersten Fall spricht man von »Außenseite«-Erkrankung (lateinisch: *species*; chinesisch: *biao*), im letzteren von »Innenseite«-Erkrankung (lateinisch: *intima*; chinesisch: *li*).

Eine allgemeine symptomatische Beurteilung der Patienten erfolgt in der chinesischen Diagnostik ferner nach »Kälte« (lateinisch: *algor*; chinesisch: *han*) oder »Hitze« (lateinisch: *calor*; chinesisch: *re*).

Schließlich untersuchen die chinesischen Ärzte jeweils gleich zu Beginn einer Diagnose, ob »Erschöpfung« der Orthopathie (lateinisch: *inanitas*; chinesisch: *xu*) vorliegt oder aber »Fülle« einer Heteropathie (lateinisch: *repletio*; chinesisch: *shi*).

yin und yang, bezogen auf das Krankheitsgeschehen

Struktives yin

yin, das heißt »Struktives«, »Struktivität« bezogen auf Krankheit, Störung und deren Zeichen, bedeutet zweierlei: entweder daß Struktives, d. h. Materielles, Körperliches, beeinträchtigt, geschmälert, aufgelöst, verdorben, zerstört wird oder, ganz anders, daß Dynamisches sich struierend, d. h. verhärtend, fixierend, versteifend, kraftlos werdend verändert, pervertiert. Im ersten Fall können wir von *inanitas* des *yin*, also der struktiven Potentiale, sprechen, im zweiten Fall von struktiver *repletio*, d. h. von Ansammlungen, Zusammenballungen abgespaltener, schräglaufender (chinesisch: *xie*) heteropathischer Funktionen oder Energiebeträge. Im ersten Fall schwindet orthopathische, der Persönlichkeit Halt und Grundlage bietende Energie (alle Arten von Auszehrungskrankheiten), im zweiten Fall bilden sich die Bewegungen des Individuums behindernde stoffliche Neoplasien. Aber beide Erscheinungsformen sind als *yin*, als struktiv oder struierend, zu bezeichnen und manifestieren sich in ganz ähnlichen Symptomen wie etwa einem schmutzigblassen bis grünlichweißen Gesicht. Der Patient zeigt kaum Verlangen nach Bewegung, sondern verharrt müde in gebückter oder gekrümmter Haltung oder liegt im Bett. Er ist kraftlos und schlapp. Der Zungenkörper ist blaß, gedunsen und weich, der Zungenbelag feucht, glatt und schlüpfrig. Der Patient atmet schwach und mühsam; das Sprechen bereitet ihm zum Teil sichtliche Schwierigkeiten, seine Stimme ist schwach und kraftlos. Appetit und Durst sind vermindert, vor allem das Verlangen nach Speisen. Am ehesten nimmt der Patient noch heiße Getränke zu sich. Der Urin ist klar, der Stuhl riecht nach Fisch oder Fleisch. Der Körper und vor allem Arme und Beine sind kalt; zuweilen verspürt der Patient Schmerzen im Unterleib, die sich bei Druck bessern, weshalb der Patient sich krümmt. Die Pulse sind – neben anderen Eigenschaften – stets kraftlos.

Aktives yang

yang, Aktives, Aktivität bezogen auf Krankheit, Störung oder deren Zeichen, bedeutet gleichfalls zweierlei, nämlich entweder daß die Dynamik von Lebensäußerungen geschwächt ist, also eine *inanitas* des orthopathischen *yang*, der aktiven Antriebsfunktionen, gegeben ist oder, im Gegenteil, daß sich Dynamik, Expansion, Zerstreuung, Hitze, Bewegung »schrägläufig« (chinesisch: *xie*) heteropathisch, also losgelöst von dem lebenserhaltenden Optimum oder gegen dieses Optimum entfalten oder auswirken. Während die erste Gruppe von Befunden eng mit *yin*-Störungen und ihrer Symptomatik verquickt ist, tritt die zweite als klares Gegenstück der erstgenannten symptomatisch auffallend in Erscheinung durch Zeichen wie ein hochrotes oder stellenweise gerötetes Gesicht. Die Lippen des Patienten sind trocken und zuweilen gesprungen. Der Zungenkörper ist tiefrot bis scharlachrot, der Zungenbelag gelb bis leimfarben; im Extremfall ist er trocken und rissig, manchmal wird er sogar schwarz mit warzenartig vorspringenden Erhebungen. Der Patient verspürt einen ständigen Bewegungsdrang und ist auch in seinem sonstigen Verhalten äußerst unruhig. Dies zeichnet sich zum Beispiel in seinen Sprechgewohnheiten ab: mit kräftiger, schriller Stimme neigt er zum Schreien und Fluchen und zu fortgesetzter Schwatzhaftigkeit. Manchmal gewinnt man den Eindruck, daß der Patient irre redet. Der Atem geht keuchend und laut und wird zuweilen von Schleimrasseln begleitet.

Durch übertriebene Dynamik werden alle Säfte zerstreut, geschmälert; so haben Kranke mit *yang*-Befunden oft einen trockenen Mund und heftigen Durst. (Ihre Hitzegefühle verlangen nach ständiger Kühlung.) Der Urin ist vermindert und dunkel gefärbt. Der Patient empfindet quälende Hitze, oder er hat Fieber. Die Pulse sind meist kraftvoll.

Aber zurück zu den Leitkriterien *yin* und *yang*. Die chinesische Diagnose ist nie einseitig darauf ausgerichtet, bei einem Patienten entweder nur *yin*-Symptome oder nur *yang*-Symptome festzustellen, sondern – da ihr abgestuftes, gleichzeitiges Vorkommen eher die Regel als die Ausnahme ist – jeweils beides. (Das gilt auch für die übrigen Leitkriterien.) Es kann zwar vorkommen, daß ein Patient nur Symptome einer Kategorie zeigt, aber dies ist lediglich eine unter zahlreichen Möglichkeiten, keineswegs die Regel. Im »Inneren Klassiker des Gelben Fürsten« sind Beispiele der kombinierten Anwendung des *yin/yang* gegeben:

»Herrscht *inanitas yang*, so empfindet der Patient Kälte von außen; herrscht *inanitas yin*, dann hat der Patient innere Hitze. Ist das *yang* (die aktive Dynamik) üppig entfaltet, dann empfindet der Patient äußere Hitze (er fühlt sich äußerlich heiß); ist die Struktivität (das *yin*) üppig entfaltet, dann empfindet er innere Kälte.«[3]

Und an anderer Stelle heißt es: »Ist die aktive Energie (*yangqi*) redundant (überreichlich vorhanden), dann zeigt der Körper Hitze ohne Schweiß; ist die struktive Energie redundant, dann ist der Körper bei viel Schweiß kalt.«[4]

Schließlich besagt das *Shanghanlun:* »Hitze (= Fieber) mit Schüttelfrost rührt aus (einer Entgleisung) der Aktivität; fieberloser Schüttelfrost aus (einer Entgleisung) der Struktivität.«[5]

Nun könnte man einwenden, wenn bestimmte Krankheiten immer durch eine ganz charakteristische Kombination äußerlich sichtbarer oder anderweitig wahrnehmbarer Symptome begleitet werden, dann hätte das gewiß auch westlichen Ärzten nicht verborgen bleiben können, wenigstens bei einfachen und weitverbreiteten Krankheitsbildern wie zum Beispiel bestimmten Formen der Grippe, also Arten von Virusinfektionen.

Ob ein Mensch indes an Grippe erkrankt, ist nur zum Teil davon abhängig, ob das Virus in seinen Körper eindringt. Dies ist – in der Sprache der Wissenschaftstheoretiker – zwar eine notwendige, aber keine hinreichende Bedingung für eine Erkrankung. Andere Faktoren sind – in westlicher Ausdrucksweise – eine verminderte Immunabwehr, anhaltender Streß, ein durch andere Krankheiten geschwächter Organismus und anderes mehr. In die chinesische Diagnose gehen alle diese Faktoren als jeweils verschiedene Abweichungen bzw. Störungen der Orthopathie in den Befund ein und liefern dementsprechend auch verschiedene Krankheitsbilder. Ob dann Menschen mit solchen – nach chinesischer Diagnose – nicht vergleichbaren Befunden später an Influenza oder an Queenslandfieber oder an einer anderen ansteckenden Krankheit leiden, ist so betrachtet eine Frage des Zufalls, mit welchen Viren oder Bakterien sie in Berührung gekommen sind. Deshalb wird eine westlich diagnostizierte »Grippe« nach chinesischer Medizin immer eine Gruppe höchstens ähnlicher, zum Teil jedoch recht verschiedener Krankheiten sein, und folglich werden auch die Symptome verschieden sein, zumal der Befund, auf den sich die wissenschaftliche

Medizin des Westens allein stützt, nämlich der Nachweis eines bestimmten »Erregers«, in der chinesischen Diagnose eine völlig untergeordnete Bedeutung hat.

Die Bewertung der übrigen Leitkriterien ermöglicht eine feinere Differenzierung und somit eine noch präzisere, exaktere Bestimmung der Richtung oder Entwicklung des Krankheitsgeschehens. So wird das die Krankheit induzierende Agens – bzw. die induzierenden Agentien – immer enger eingegrenzt.

species und intima (Die »Oberfläche« und die »Tiefe«)

Näheren Aufschluß über die Schwere einer Erkrankung erhält der chinesische Arzt mit der Erkenntnis, ob die Krankheit ihren Sitz noch an der Oberfläche hat oder ob sie bereits ins Körperinnere eingedrungen ist. Die beiden Leitkriterien, nach denen dies beurteilt wird, heißen bei den Chinesen *biao* (deutsch: »Außenseite«; lateinisch: *species*) und *li* (»Innenseite«; *intima*).

biao bedeutet wörtlich die Außenseite eines Kleidungsstücks, *li* die Innenseite, das Futter eines Kleidungsstücks.

Der technische Gebrauch der beiden Leitkriterien ist in der chinesischen Medizinliteratur nicht einheitlich. In früheren Zeiten (vor allem im »Inneren Klassiker«) verstand man *species* gleichbedeutend mit Außen-Orbis (*orbis aulicus*), und *intima* bedeutete soviel wie Innen-Orbis (*orbis horrealis*). Später, unter dem Einfluß einer flexiblen Pathologie, verstand man unter *species* den funktionellen Außenbereich des Körpers, worunter Haut, Haare und Leitbahnen zu rechnen sind. Zu dem Innenbereich (*intima*) zählen nach dieser Unterscheidung *sowohl* die *orbes horreales* als auch die *orbes aulici* und außerdem die Paraorbes der Knochen und des Marks.

species-Erkrankungen erkennt man (außer an den charakteristischen Pulsqualitäten, von denen wir wie bisher nur feststellen wollen, daß es sie gibt) an Fieber mit Frostschaudern, Kopfschmerzen, nicht genau eingrenzbaren Schmerzen an Rumpf und Gliedern, einer verstopften Nase und schließlich einem dünnen, weißlichen Zungenbelag. Dagegen sind hohes Fieber, Unruhe, Durst, Schmerzen in der Brust oder im Unterleib, Stuhlverstopfung oder Durchfall Symptome für *intima*-Erkrankungen. Der Urin ist dabei vermindert und rötlich gefärbt, die Zunge ist mit einem gelben oder grauen bis schwarzen Belag behaftet. Auch typische Anzeichen verminderter Präsenz deuten schon auf eine *intima*-Erkrankung.

Als Faustregel sollten wir uns merken, daß die an der Oberfläche sitzenden *species*-Erkrankungen im allgemeinen leicht, nicht bedrohlich oder schon im Abklingen sind. Dagegen sind die schweren, tiefsitzenden, hartnäckigen, langanhaltenden, chronischen Leiden stets *intima*-Erkrankungen. Da sich Krankheiten von *species* nach *intima* hin entwickeln können, kennt die chinesische Medizin auch Symptome des Übergangs.

algor und calor (»Kälte« und »Hitze«)

Zu Unrecht dürften die Leitkriterien *algor* und *calor* – nach dem Wörterbuch scheinbar so leicht mit »Kälte« und »Hitze« zu übersetzen – die einleuchtendsten und einfachsten Qualifikationen von Krankheitssymptomen darstellen. Dies deshalb, weil der Laie – und der westliche Mediziner ist in der chinesischen Medizin Laie – bei diesen *scheinbar* vertrauten Begriffen natürlich glaubt verstanden zu haben, worum es sich handle. Er übersieht, daß bei den Leitkriterien eben *nicht* Symptome beschrieben werden (etwa: Schnee ist kalt, Feuer ist heiß, Wasser ist naß), sondern daß hier weit abstrahierte Konventionen einen großen Fächer deskriptiv völlig zusammenhangloser Erscheinungen (also Symptome) qualifizieren. So müssen ein gelber Zungenbelag oder eine auffallend erregte Rede ebenso klar als *calor*-Zeichen wie die Unlust zu sprechen oder eine auffallende Feuchtigkeit der Zunge – um nur diese wenigen Beispiele zu nennen – als *algor*-Zeichen qualifiziert werden. Daß viele Fiebersymptome tatsächlich als *calor* und manches innere Frieren als *algor* eingestuft werden können, ergibt sich hier nur beiläufig und aus einem sehr viel größeren diagnostischen Zusammenhang. Die chinesischen Begriffe *han* und *re* mit den lateinischen Fremdworten *algor* und *calor* zu belegen, erscheint uns deshalb – hier mehr als an anderer Stelle – als terminologische Zweckmäßigkeit.

Ein Patient mit *algor*-Symptomen zeigt sich still und wortkarg. Er zeigt ein starkes Ruhebedürfnis und liegt mit angezogenen Beinen gekrümmt im Bett. Die Augen erscheinen klar und feucht; der Patient möchte sie jedoch geschlossen halten. Sein Gesicht ist blaß bis grünlich. Die Lippen und die Felder der Fingernägel tendieren zu einer bläulich-violetten Färbung. Die Zunge ist blaß bis zartrosa mit keinem oder nur wenig weißem Belag; sie ist feucht und schlüpfrig. Der Patient kann auch starken dünnflüssigen, klaren oder weiß gefärbten Auswurf haben. Der Urin fließt klar und reichlich; der Patient neigt zu Durchfall. Er hat keinen Durst und trotzdem reichlich Speichel. Zuweilen zeigt er Appetit auf warme Speisen. Hände und Füße sind kalt.

Ein genau gegenteiliges Bild zeigt ein Patient mit *calor*-Symptomen. Er ist geschwätzig und hat eine laute Stimme. Mit gerötetem Gesicht liegt er ausgestreckt auf dem Rücken im Bett und ist eher unruhig. Seine Lippen sind trocken und rissig oder aufgedunsen und von roter Farbe. Die Nagelfelder erscheinen rot bis violett. Der Zungenkörper wirkt geschrumpft, hart und lederartig und hat einen dicken, immer trockenen, manchmal stacheligen Zungenbelag, dessen Farbe von gelb bis schwarz variiert. Der Auswurf ist gelblich und zäh. Der Patient leidet unter Verstopfung, und sein spärlich fließender Urin erscheint dunkelgelb bis rötlich. Er hat ständig Verlangen nach kalten Getränken und hat trotzdem einen trockenen Mund; dabei hat er reichlich gelblichen, dickflüssigen Auswurf. Die Glieder sind warm.

Auch hier muß wieder darauf hingewiesen werden, daß ein Patient durchaus gleichzeitig *algor*- und *calor*-Symptome zeigen kann, so daß dann die Diagnose des Arztes einen gemischten Befund erbringt. Auf den ersten Blick mag dies überraschen. Aber jeder wird sich erinnern, daß er schon des öfteren mit Fieber, zugleich aber kalten Füßen das Bett gehütet hat.

Ohne auf die Details näher einzugehen, muß jedoch darauf hingewiesen werden, daß es auch »falsche Kälte« (*algor falsus*) und »falsche Hitze« (*calor falsus*) gibt. Unerfahrenen Ärzten unterlaufen hier zuweilen verhängnisvolle Diagnose- und – darauf aufbauend – auch Therapiefehler, die zu erheblichen Komplikationen führen können.[6]

Im »Inneren Klassiker« heißt es lapidar zu diesem Paar von Leitkriterien: »Kaltes erhitzt man, Heißes erkaltet man.« Das ist bereits ein erster Hinweis darauf, wie streng und eng die Therapie mit der Diagnose verschränkt ist.

inanitas und repletio (»Erschöpfung« und »Fülle«)

Mit dem zuletzt zu nennenden Paar von Leitkriterien, nämlich *inanitas* (chinesisch: *xu*) und *repletio* (chinesisch: *shi*), begegnen wir zwei Begriffen, die es dem Arzt gestatten, eindeutig zu unterscheiden, ob das Lebensoptimum, die Orthopathie, also die Fähigkeit zur Aufrechterhaltung eines optimalen Funktionsgleichgewichts, an sich geschwächt ist oder ob abgespaltene, schrägläufige Störimpulse fortgesetzt dieses Optimum bedrohen oder beeinträchtigen. Im ersten Fall spricht man von *inanitas,* im zweiten von *repletio. inanitas,* deutsch nur ganz ungefähr mit »Erschöpfung« wiederzugeben, bedeutet, daß »physiologische« Reserven vermindert und geschwächt sind. *repletio* hingegen bezieht sich auf ganz andere Energiebeträge, nämlich solche, die den physiologischen Reserven entfremdet, von diesen abgetrennt, wirksam werden und »energetisch aufgeladen« (replet) sind; das macht sie virulent, das macht sie pathogen.

Auch hier ist also vor der terminologischen Vereinfachung nachdrücklich zu warnen, die mit Alltagsworten wie »Leere« und »Fülle« den Eindruck erweckt, daß verwandte oder gar ein und dieselben Persönlichkeitsfunktionen gemeint und betroffen sind. Nichts könnte falscher sein.

Natürlich steckt in den Ausdrücken *inanitas* und *repletio* bereits ein Hinweis auf die Notwendigkeiten und Möglichkeiten der Therapie. *inanitas* der Orthopathie erfordert suppletive, das heißt stützende, Ressourcen ergänzende oder mobilisierende Maßnahmen. *repletio* hingegen erfordert ableitende, verteilende, zerstreuende Eingriffe. Verständlich auch, daß außer bei eklatant lebensbedrohlichen und hochakuten Zuständen grundsätzlich die Stützung der Orthopathie vor jeder Bekämpfung von Heteropathien den Vorrang haben soll. Denn gelingt es, allein durch Stützung der Orthopathie das Funktionsoptimum wiederherzustellen, so bedeutet dies im Sinne jeder Medizin eine vollkommene *restitutio ad integrum,* eine totale Wiederherstellung der Unversehrtheit. Umgekehrt impliziert auch die bescheidenste Zerstreuung, Ableitung, Vernichtung von Heteropathien eine Schwächung, Minderung der Ressourcen des Patienten und, im Extremfall, wenn es darum geht, massive materialisierte Heteropathien zu beseitigen, sogar eine Verstümmelung des Patienten. Dies hat vor allem Bedeutung bei gemischtem Auftreten von *inanitas*- und *repletio*-Symptomen, wobei vorzugsweise der Erschöpfung entgegengewirkt wird.

Jede Persönlichkeit verfügt nach chinesischer Auffassung über zwei verschiedene Arten individualspezifischer, d. h. allein dieser Person eigener Energie: aktive individualspezifische Energie (*qi*) und struktive individualspezifische Energie (*xue*). Dies entspricht wiederum der Unterscheidung zwischen *yang* und *yin*. Und beide Formen der Energie können erschöpft oder im Überfluß vorhanden sein, so daß wir unter diesem Gesichtspunkt diagnostisch vier verschiedene Unterscheidungen zu treffen haben: *inanitas qi, repletio qi, inanitas xue* und *repletio xue*. Hinzu kommen noch die weiter ins Detail gehenden Befunde von Erschöpfung oder Fülle der Energie in den einzelnen Orbes.

Zeichen der Erschöpfung des *qi* sind, je nach Funktionsbereich, zum Beispiel: Kurzatmigkeit und Atemnot bis hin zum Asthma, eine kraftlose Stimme und spontane Schweißausbrüche; Bauchschmerzen, die durch Druck gebessert werden, Appetitlosigkeit mit Zusammenbruch der Verdauung und Durchfall; der Bauch kann gedunsen sein; Hände und Füße sind kalt, kraftlos und zuweilen auch ohne Gefühl. Weitere *inanitas-qi*-Merkmale sind: eine belegte Stimme, wobei der Patient schwerfällig sprechen kann, Speichel fließt aus dem Mund, die Pupillen der Augen weiten und verengen sich, Lider, Gliedmaßen und Hände zucken; auch Herzklopfen, unregelmäßiger Atemrhythmus, Ohrensausen, Schwindelgefühle und vorübergehende Taubheit infolge Erschöpfung, sogenannte »Gehörstürze«.

Im Gegensatz dazu gehören eine verspannte harte Brust mit viel Schleim und Atembeschwerden bis zur Unerträglichkeit, wenn der Patient liegt, zu den Zeichen der *repletio* von aktiver individualspezifischer Energie. Aus dem Magen sind kollernde Geräusche hörbar, und der Patient stößt sauer oder faulig schmeckend auf; er kann Gefühle des Würgens oder Brechreiz verspüren, der ihm im Extremfall die Nahrungsaufnahme unmöglich macht. Periodisch steigendes und fallendes Fieber, irres Reden, rot oder weiß gefärbte Stühle, die entweder trocken und hart oder durchfällig sein können, deuten ebenfalls auf *repletio qi*.

Wir könnten die Aufzählung der vielfältigen *inanitas-* und *repletio-*Symptome noch nach Belieben fortsetzen. Aber das würde in einem Buch, das kein Lehrbuch sein, sondern in die Grundlagen des medizinischen Denkens der Chinesen einführen will, eher verwirren. Wichtig ist folgendes: Die chinesische Medizintheorie erlaubt es dem Arzt, die Vielzahl der Krankheitszeichen nach den vier Paaren von Leitkriterien zu systematisieren. Diese Zuordnung von beobachtbaren Symptomen zu theoretischen Ordnungsprinzipien ist so genau und vielfältig, auch im gegenseitigen Verhältnis zueinander, daß der Arzt in der Regel nicht auf bestimmte Symptome angewiesen ist, sondern bei einzelnen unklaren Befunden diese unberücksichtigt lassen kann. Für einen chinesischen Arzt ist es völlig ausgeschlossen, daß sich die Krankheit eines Menschen nicht an einer Vielzahl von beobachtbaren Zeichen zeigt, die ihm eine Diagnose ermöglichen. Deshalb braucht auf bestimmte Einzelbefunde kein übersteigertes Gewicht gelegt zu werden. Es entspricht ja gerade dem induktiv-synthetischen Charakter der chinesischen Medizin, daß erst das Gesamtbild aller Symptome einen Eindruck von der Krankheit vermittelt.

Auf einen weiteren Gesichtspunkt sollte im Zusammenhang mit der praktischen Anwendung der eben aufgezählten Leitkriterien nachdrücklich hingewiesen werden: Nur solche Symptome werden bewertet, d. h. nur solchen Symptomen wird eine vom Optimum abweichende oder von diesem ablenkende Richtung ausdrücklich – durch Belegung mit einem Leitkriterium – zuerkannt, die bei durchschnittlicher Erfahrung des Arztes und mit gesunden Sinnen als kritische Abweichung erkannt werden können. Erscheint zum Beispiel die Gesichtsfarbe des Patienten weder auffallend blaß noch auffallend gerötet, so wird der Diagnostiker nicht schematisch versuchen, sie irgendwie zu qualifizieren; liegt der Puls an einem bestimmten *situs* in der Mitte, erscheint er weder verkürzt noch verbreitert, so ist auch darüber keine bedeutsame Aussage zu machen. Umgekehrt: Ein auffallend gerötetes Gesicht, das bereits dem Laien auffällt, muß natürlich nach einem Leitkriterium oder nach mehreren – etwa als *yang, calor, repletio* – qualifiziert werden. Erst recht gilt dies – wie es ja bei schweren, ernsten oder chronischen Krankheiten die Regel ist –, wenn für den Patienten und den Laien widersprüchliche Symptome auftreten, also etwa Schweiß mit Frieren, Durstlosigkeit bei großer Hitze oder gar Fieber, Verlangen nach kalten Getränken, doch Unverträglichkeit dieser Getränke und vieles andere mehr. Hier bewährt sich die in reichlich 2000 Jahren zu höchster Reife gelangte rationale Systematik; hier zeigt sich auch, ob ein Arzt eine flüchtige oder eine gründliche Kenntnis dieser Medizintheorie besitzt.

Natürlich kann man jedes einzelne Krankheitssymptom, das in die chinesische Diagnose eingeht, *isoliert betrachtet* als wenig aussagekräftig, als ungenau oder als oberflächlich bezeichnen. Aber das ist noch kein Argument gegen die chinesische Medizin, die das synchrone Auftreten aller pathologischen Merkmale zu ihrem diagnostischen Leitmotiv erhoben hat.

Die Chinesen haben prinzipiell keine andere oder gar westlichen Beobachtern verschlossene Empirie. Aber sie ordnen ihre empirischen Beobachtungen nach anderen Gesichtspunkten als im Westen. Und sie haben gelernt, auch auf Dinge zu achten, denen westliche Beobachter keine Bedeutung beimessen. Ihre angegebenen Begriffe sind »Leitkriterien« der eindeutigen Richtungsbestimmung, also Schlüsselbegriffe des medizinischen Denkens der Chinesen, nach denen äußerlich ähnliche physiologische oder pathologische Vorgänge eindeutig qualifiziert und damit unterschieden werden.

Um die Leistung, aber auch die Leistungsfähigkeit der chinesischen Medizintheorie richtig abschätzen zu können, muß man sich immer vor Augen führen: Hunderte von physiologischen Funktionen, die für westliche Betrachter scheinbar überhaupt nicht in Verbindung stehen, sind in der Orbisikonographie zu (vereinfacht ausgedrückt) zwei verschiedenen Arten von je fünf (bzw. sechs) Funktionskreisen – den *orbes horreales* und den *orbes aulici* – zusammengefaßt, von denen wiederum je zwei ein komplementäres Gespann bilden. Überdies werden in der chinesischen Diagnostik Hunderte von Krankheitszeichen allgemein qualifiziert und zugleich auf diese Orbes bezogen.

Die pathologische Theorienbildung ist also keineswegs isoliert und abstrakt entwickelt worden, sondern hat sich als Vernetzung empirischer Daten allmählich und organisch zu einem klinisch außerordentlich effizienten und nahezu widerspruchsfreien Medizinsystem entwickelt.

Obwohl die Leitkriterien bereits einen sehr engmaschigen Raster zur Beurteilung des Krankheitsgeschehens bereitstellen, ist die Bewertung der Symptome und ihr Bezug auf die Orbes erst die Vorbereitung einer diagnostischen Aussage. Insoweit die chinesische Medizin eine wissenschaftliche Heilkunde ist, behandelt sie natürlich nicht Symptome, aber ebensowenig die Qualifikationen solcher Symptome, sondern – *die pathogenen Faktoren*, genannt *Agentien* (chinesisch: *yin* oder *bingyin*).

DIE BEDINGENDEN FAKTOREN VON KRANKHEIT: DIE AGENTIEN

Im induktivsynthetischen System der chinesischen Medizin sind die *Agentien der Krankheit* das komplementäre Gegenstück zu den Ursachen (*causae*) im kausalanalytischen Denken der westlichen Medizin. Im Gegensatz zu den Ursachen, die den Wirkungen – wie wir bereits dargelegt haben – zeitlich vorausgehen, treten die Agentien gleichzeitig mit den Wirkungen auf, welche sie hervorrufen. Dies ist zum mindesten als Erfahrung von Patienten auch im Westen bekannt: Wetterfühlige Menschen leiden unter Kopfschmerzen, solange Föhn herrscht. Man friert, solange man extremer Kälte ausgesetzt ist. Und die Gefahr eines Sonnenbrands besteht nur, solange man sich der Sonneneinstrahlung aussetzt.

Eine solche Unterscheidung mag dem Praktiker der westlichen Medizin, aber nicht nur diesem, spitzfindig erscheinen. Liegt es doch auf der Hand, daß sowohl die westliche als auch die chinesische Medizin ganz überwiegend nur Störungen behandeln muß, die über die aktuelle Einwirkung eines Störreizes hinaus andauern. (Ein ganz Schlauer könnte sagen, wenn ein Sonnenbrand oder gar ein Hitzschlag in dem Augenblick schwände, in dem die äußere Noxe entfernt wird, bedürfte es keines Arztes und keiner Medizin.) Wer so argumentiert, übersieht, was wir weiter oben über die induktivsynthetische Perspektive mit ihrem primären Blick auf das Gegenwärtige gesagt haben: Aus dieser Perspektive wird eine Störung positiv zuverlässig nur in der Gegenwart erfaßt. Um beim Sonnenbrand zu bleiben: Bereits bei flüchtiger Sonneneinstrahlung, die das betroffene Individuum keineswegs als schmerzhaft, sondern im Gegenteil als außerordentlich angenehm empfinden mag, würde eine sachgemäße chinesische Diagnose schon auffallende Störungen der Orthopathie und damit Alarmzeichen bemerken. Die westliche Diagnose, die zumindest in ihrer systematischen Ausbildung auf somatische Daten beschränkt ist, kann von Störung oder Gefährdung erst sprechen, wenn eine meßbare Hyperämie der Haut oder gravierende Veränderungen in Haut und Unterhaut oder im gesamten Kreislauf festgestellt worden sind.

Aber selbstverständlich muß auch die chinesische Medizin dem unleugbaren empirischen Faktum Rechnung tragen, daß die durch momentane Störfaktoren (Agentien) induzierten Störungen der Orthopathie sehr lange – über Stunden, Tage, Wochen, Monate oder gar Jahre – fortdauern können, nachdem der Störfaktor entfallen ist. Sie tut dies mit dem nachgeordneten Postulat der Heteropathie, d. h. des schrägläufigen, chinesisch: *xie* genannten, abgespaltenen Energiebetrags, der gewissermaßen aus dem orthopathischen Gesamthaushalt ausgeschieden, von diesem amputiert, eigengesetzlich gegen diesen wirkt. Wir wollen uns diese gedankliche und terminologische Unterscheidung immer dann gegenwärtig halten, wenn wir weiter unten erfahren, daß eine ganze Reihe von Begriffen sowohl zur Bezeichnung von Agentien als auch der aus diesen hervorgehenden, durch sie induzierten Heteropathien gebraucht werden.

Daß Krankheiten Zeit brauchen, um auszuheilen, ist auch eine Binsenweisheit der chinesischen Medizin. Der wichtigste Unterschied zur westlichen Medizin besteht darin, daß chinesische Ärzte ausschließlich Störungen behandeln – und mithin auch diagnostizieren, westliche Ärzte hingegen die Wirkungen von Störungen.

Die Begriffe der Orthopathie und der Heteropathie haben wir bereits kennengelernt. Krankheiten im Sinne der chinesischen Medizin sind entweder Ausdruck einer geschmälerten, geschwächten Orthopathie oder der Wirkung energetisch stark besetzter, also mächtiger Heteropathien, welche eine sonst starke Orthopathie beeinträchtigen oder stören.

Trifft ein Agens auf eine geschwächte Orthopathie, so kann es in dem betroffenen Individuum auf Kosten des energetischen Gesamthaushaltes Heteropathien induzieren. Ist die Orthopathie allerdings nur geringfügig beeinträchtigt gewesen, so wird sie diese Heteropathien ausgleichen, d. h. resorbieren. Im anderen Fall beharren die Heteropathien, oder, im Gegenteil, sie entwickeln eine immer stärkere Eigendynamik und ziehen immer mehr Kräfte auf sich. Ein solcher Vorgang wird sich diagnostisch zunächst durch *repletio*-Symptome in dem von der Heteropathie »entfremdeten« Bereich und durch *inanitas*-Symptome in komplementären Bereichen zeigen. Wurden allerdings wiederholte unwirksame Therapieversuche gemacht, so können repletive Symptome gegenüber den *inanitas*-Symptomen überwiegen. Wurde hingegen viel zu drastisch therapiert, so daß die Heteropathien zwar vollständig beseitigt wurden, aber auch die Orthopathie in Mitleidenschaft gezogen ist, so können die *inanitas*-Symptome überwiegen oder allein übrigbleiben – woraus das Fazit zu ziehen wäre, daß in letzterem Fall der geschwächte Patient gegenüber neuen Attacken besonders schlecht gewappnet sein dürfte.

Der Gelbe Fürst fragt im vierten Kapitel der »Unbefangenen Fragen« im »Inneren Klassiker des Gelben Fürsten«, das den blumenreichen Titel »Abhandlung der Wahren Worte aus dem Goldenen Schrein« führt[7]: »Am Himmel [in der Natur] gibt es Acht Winde, in den Leitbahnen gibt es (nur) Fünf Winde. Was ist damit gesagt?« Darauf antwortet der Graf von Qi: »Die Acht (äußeren) Winde lösen Heteropathien aus. Die Heteropathien werden die ›Winde‹ der Leitbahnen. Stoßen diese die fünf *orbes horreales* an, so lösen in ihnen Heteropathien Krankheiten aus.«

Die so verstandenen Krankheiten sind Richtungsänderungen von sehr wichtigen Funktionen, und um sie hervorzurufen, bedarf es schon eines Windes von gehöriger Intensität. Nach der Lehre der chinesischen Medizin wird die Krankheit zunächst in den Leitbahnen an der Körperoberfläche ausgelöst. Deshalb nennen die Chinesen dieses Agens auch »Wind der Leitbahnen« (*ventus sinarteriae*). Unter den »Acht Winden« verstehen die Chinesen die verschiedenen Himmelsrichtungen; und da sie fünf *orbes horreales* unterscheiden, kann es nur fünf Wind-Krankheiten geben. Zugleich aber wird deutlich, daß bestimmte Heteropathien zu manchen Jahreszeiten mit höherer Wahrscheinlichkeit auftreten als zu anderen und daß man sich die Krankheiten auch zu gewissen Tageszeiten häufiger zuziehen kann als zu anderen.

DIE AGENTIEN IM ÜBERBLICK

In dem »Wind der Leitbahnen« haben wir einen der sechs klimatischen Exzesse (*liuyin*) kennengelernt, die eine von drei verschiedenen Gruppen von Agentien darstellen. Um den präzisen Sinn im Kontext der chinesischen Medizintheorie zu unterstreichen, der sich nicht mit den alltagssprachlichen Begriffen deckt, wollen wir für diese Exzesse die lateinischen Bezeichnungen verwenden; es sind: *ventus* (»Wind«, chinesisch: *feng*), *algor* (»Kälte«), *aestus* (»drückende Hitze [des Sommers]«), *humor* (»Feuchtigkeit«), *ariditas* (»große Trockenheit«) und *ardor* (»Glut«).

Neben diesen äußeren Agentien kennen die Chinesen auch innere Agentien und – weder äußere noch innere, mithin – neutrale Agentien.

Die inneren Agentien sind zu der Gruppe der Sieben Emotionen (*qi qing*) zusammengefaßt; sie sind: *voluptas* (die »Lust«), *ira* (der »Zorn«), *sollicitudo* (die »Sorge«), *cogitatio* (das »Nachdenken« oder die »Überlegung«), *maeror* (die »Trauer«), *timor* (die »Furcht«) und *pavor* (der »Schreck«).

Als neutrale Agentien sehen die Chinesen *Diätfehler, körperliche Überanstrengungen* und *sexuelle Exzesse* an.

Bisher haben wir vor allem Mosaiksteine des medizinischen Denkens der Chinesen zusammengetragen. Dabei haben wir die Agentien als wichtige Einflußfaktoren kennengelernt und den Unterschied zur kausalanalytischen Betrachtungsweise des Westens dargelegt. In der chinesischen Diagnostik werden Erkenntnisse über die inneren und äußeren Agentien auf bewährte Weise gewonnen: durch normkonventionelle Bewertungen empirischer Befunde. Aber den Agentien kommt nicht nur als Unterscheidungskriterium zu anderen Denksystemen eine Schlüsselrolle zu. Sie stellen die Verbindung zwischen Orbisikonographie und Diagnostik her, sind aber zugleich auch den Fünf Wandlungsphasen zugeordnet und unterliegen damit auch dieser übergreifenden normkonventionellen Beurteilung.

Wir müssen jedoch beachten, daß die Chinesen nicht nur die Agentien mit den angegebenen Begriffen bezeichnen, sondern auch die durch sie induzierten Heteropathien. Sie sprechen also von einer *ventus*-Heteropathie oder kurz von *ventus*. Und da die Krankheit selbst andauern kann, wenn die jeweiligen Agentien nicht mehr einwirken können, definieren sich diese Erkrankungen allein an den Krankheitszeichen des Patienten.

Um die nachfolgenden Ausführungen richtig beurteilen zu können, sollten wir uns die aus der Orbisikonographie bekannte Grundregel ins Gedächtnis rufen, wonach alle einem Funktionskreis verwandten Einflüsse in mäßiger Dosierung förderlich sind, in starker indes schädlich.

DIE SECHS KLIMATISCHEN EXZESSE

1. Der überspannende Faktor: ventus (»Wind«)

Wer oberflächlich an einer *ventus*-Heteropathie (also *ventus speciei*) erkrankt ist, leidet vor allem unter Fieber mit Schüttelfrost, Kopfschmerzen oder Schmerzen im Hals. Der Patient ist benommen, hüstelt und spricht mit belegter Stimme. Die Nase kann verstopft sein; die Augen tränen häufig. Der Zungenbelag ist dünn und weiß.

Besonders anfällig gegen *ventus*-Heteropathien erweisen sich der *orbis hepaticus* und dessen komplementärer Funktionskreis, der *orbis felleus*. Patienten, bei denen die Krankheit im Funktionskreis Leber herrscht, der »hüte sich vor ›Winden‹«, wie es in den »Unbefangenen Fragen« des »Inneren Klassiker« heißt. Aber wie bei allen anderen klimatischen Exzessen bleiben auch die »Winde« nicht auf jenen Funktionskreis beschränkt, denen sie primär entsprechen, sondern sie können auch auf andere Orbes übergreifen.

Wenn eine *ventus*-Heteropathie in einzelne Funktionskreise vorgedrungen ist, so leidet der Patient unter plötzlich wandernden Schmerzen in allen Gelenken. Es können sogar lähmungsartige Erscheinungen oder partielle Lähmungen der Augenlider oder der Gesichtsmuskulatur auftreten. Andere Symptome sind Drehschwindel, der bis zur Ohnmacht führen kann, Sensibilitätsverlust einzelner Gesichtspartien oder schmerzhafte Beulen oder Höcker unter der Haut. Oft kommen auch von Fieber begleitete Hautausschläge vor, zum Beispiel Röteln.

ventus ist durch die Wandlungsphase Holz qualifiziert, und die Jahreszeit, in der die *ventus*-Heteropathien vornehmlich auftreten, ist der Frühling.

Im Gegensatz zu den von den anderen klimatischen Exzessen induzierten Krankheiten kommt den *ventus*-Heteropathien eine Sonderstellung zu. Denn sie können als einzige mit jedem anderen der klimatischen Exzesse eine Verbindung eingehen und somit als kombinierte Krankheit auftreten. Wir sprechen dann von *algor venti, aestus venti, humor venti, ariditas venti* und *ardor venti.*

2. Der lähmende Faktor: algor (»Kälte«)

algor, die »Kälte«, haben wir bereits als eines der Leitkriterien kennengelernt. Jetzt begegnet uns der gleiche Begriff als Agens für Krankheiten. Verwechslungen können dennoch nicht auftreten, weil die Aussage über einen klimatischen Exzeß eine sehr viel umfassendere ist. Dabei geht jeweils aus dem Zusammenhang hervor, um welchen *algor* es sich handelt.

algor, »Kälte«, ist durch die Wandlungsphase Wasser qualifiziert. Diese Wandlungsphase gilt in der *yin-yang*-Polarität auch als *yin* im *yin. algor* ist damit jener klimatische Exzeß bzw. die von ihm hervorgerufene Krankheit, die zu extremer Struktivität tendiert. Für die aktiven Energien bleibt da wenig Platz; sie sind deutlich spürbar geschädigt. Gefährdet sind vor allem die der Wandlungsphase Wasser entsprechenden *orbes renalis et vesicalis.* Sie zeigen im Winter die größte Anfälligkeit.

Solange die Krankheit noch ihren Sitz an der Oberfläche hat, leidet der Patient unter schweißlosem Fieber mit Schüttelfrost und Gänsehaut. Schmerzen verspürt er in Nacken, Kopf, Rücken oder in der Lendengegend, manchmal auch im ganzen Körper. Wenn eine *algor*-Heteropathie in die Leitbahnen vordringt, so führt dies zu Krämpfen und Gelenkschmerzen. Hände und Füße zeigen eine purpurrote Färbung. Gelangt die Krankheit hingegen in die Orbes, dann wird der Betroffene von Bauchschmerzen und Rumoren in den Eingeweiden geplagt, mit Durchfall und/oder Erbrechen als Folge. Der Zungenkörper wird blaß, und es bildet sich ein weißer Belag.

»Herrscht die Krankheit im *orbis renalis*«, so warnt der »Innere Klassiker«, so hüte man sich »vor siedend heißem Essen und vor angewärmter Kleidung!« Man soll also »Kälte«-Heteropathien nicht mit gegenpoligen Eigenschaften bekämpfen, sondern mit behutsam dosierter Kühle.

3. Der die Aktivität überfordernde Faktor: aestus (»Sommerhitze«)

Die »drückende Hitze des Sommers« belastet vor allem zwei komplementäre Paare von Funktionskreisen: die *orbes cardialis et intestini tenuis* sowie die *orbes pericardialis et tricalorii. aestus* ist durch die Wandlungsphase Feuer geprägt. Die Symptome der krankmachenden Hitze hat jeder bereits an sich selbst verspürt: fiebrige Zustände im Sommer mit Abgeschlagenheit und Lustlosigkeit bis hin zu extremer Müdigkeit. Oft leiden die Patienten auch an Atemnot und Benommenheit, oder es kommt zu plötzlichen Schweißausbrüchen. Das Gesicht bekommt eine fahle, schmutzige Färbung, und auf dem roten Zungenkörper bildet sich ein dünner gelber Belag. Der Urin färbt sich rot und fließt spärlich. Eine extreme Form der *aestus*-Heteropathie ist der Hitzschlag.

Die chinesischen Ärzte unterscheiden verschiedene Krankheitsbilder, wenn *aestus* von anderen klimatischen Exzessen begleitet wird. Wenn sich ein unter *aestus* leidender Patient zu rasch abkühlt – zum Beispiel wenn er plötzlich in kaltes Wasser springt –, so kann dies zu Schüttelfrost mit schweißnasser Haut führen. Bauchschmerzen, Erbrechen und Durchfall beweisen die funktionale Abhängigkeit – und zugleich auch die gemeinsame Anfälligkeit – der *orbes cardialis et intestini tenuis.* Die lästigen Erfahrungen hat ja fast jeder schon selbst nach allzu sorglosen Badevergnügen gemacht, ohne sie in einen medizin-theoretischen Zusammenhang stellen zu können. Die Chinesen erklären dies damit, daß durch die extreme struktive Kälte die aktiven Energien in ihrer Entfaltung gestört werden.

Tritt gleichzeitig mit der Hitze auch extreme Feuchtigkeit auf, also *aestus* mit *humor,* so werden dadurch vor allem die Funktionskreise Dünndarm und Dickdarm in Mitleidenschaft gezogen. Die Folge sind Bauchschmerzen mit Krämpfen sowie Durchfall und Erbrechen. In extremen Erkrankungen treten Ruhr oder Cholera auf. Bei einem Klima, das am besten mit den Hundstagen charakterisiert ist, treten verstärkt malariaähnliche Erkrankungen auf, aber auch Malaria selbst.

4. Der dämpfende, verwischende Faktor: humor (»Feuchtigkeit«)

Durchgeschwitzte oder regennasse Kleidung, die nicht rechtzeitig gewechselt wird, führt häufig zu *humor-*, d. h. »Feuchtigkeits«-Heteropathien, die aber auch durch Aufenthalt in feuchten Räumen oder durch übermäßigen Genuß wasserreicher Früchte hervorgerufen werden können.

Die »Feuchtigkeit« ist durch die Wandlungsphase Erde qualifiziert und entspricht damit den *orbes lienalis et stomachi.* Aus der Orbisikonographie wissen wir, daß der dem Funktionskreis Milz entsprechende Geschmack das Süße ist, das aber bei zu starkem Genuß die aktive Energie des Orbis erschöpft; und auch dies kann zu *humor*-Heteropathien führen.

Bei Benommenheit mit verstopfter Nase und schwergehendem Atem sprechen die Chinesen von *humor superior.* Frauenleiden mit trübem Ausfluß sind als *humor inferior* qualifiziert. Und schließlich unterscheiden die Chinesen noch zwischen »äußerer Feuchtigkeit« (*humor externus*) und »innerer Feuchtigkeit« (*humor internus*). Symptome für erstere sind Schweiß ohne Rücksicht auf die herrschende Lufttemperatur, Abgeschlagenheit, Gelenkschmerzen und Schwellungen. Bei letzterer leidet der Patient unter Druckgefühl auf der Brust, Schwellung in der Magengrube, oft begleitet von Brechreiz und Appetitlosigkeit. Durchfall und Gelbsucht sind ebenfalls Indikationen für *humor internus.*

5. Der schärfende, härtende Faktor: ariditas (»Trockenheit«)

Die Chinesen unterscheiden zwei Arten von »großer Trockenheit« (*ariditas*), die zu Krankheiten führen können: die »kalte Trokkenheit« (*ariditas frigula*) und die »warme Trockenheit« (*ariditas temperata*). Beide Arten sind der Wandlungsphase Metall zugeordnet und entsprechen damit den *orbes pulmonalis et intestini crassi.*

Kaltes Essen und Trinken oder kalte Kleidung begünstigen *ariditas*-Heteropathien.

Die »kalte Trockenheit« zeigt sich an Schüttelfrost mit trockener Haut (ohne Schweißausbrüche); Husten, Halsschmerzen, verstopfte Nase und leichte Kopfschmerzen sind weitere Symptome. Der Zungenbelag ist weiß und trocken.

Im Gegensatz dazu leiden Patienten mit einer *ariditas-temperata*-Heteropathie unter fieberhaften Schweißausbrüchen, Halsschmerzen mit Durst. Heftiger Hustenreiz bereitet Brustschmerzen. Es kommt zu blutigen, schleimigen Auswürfen, wobei die Nase trocken bleibt. Der Zungenbelag ist gelblich und trocken.

6. Übersteigerte Aktivität: ardor (»Glut«)

In schweren Fällen können alle bisher genannten Heteropathien in *ardor,* die »Glut«, übergehen. Dabei kommt es zu hohen Flüssigkeitsverlusten, was nach der chinesischen Anschauung einer Zerstörung der struktiven Energie gleichkommt. Die Folgen sind heftiges Fieber mit deutlicher Unruhe des Patienten, ein rotes Gesicht und gerötete Augen. Dabei verspürt der Kranke Halsschmerzen und Durst. Auf einem bis ins Tiefrote gefärbtem Zungenkörper bildet sich ein trockener gelber Belag mit pickelartigen Vorsprüngen. Wie *aestus,* die »Hitze«, wird auch *ardor* durch die Wandlungsphase Feuer mit einem Übermaß an aktiver *yang*-Energie qualifiziert.

Wie in anderen Fällen auch kann der Arzt seine Diagnose der durch klimatische Exzesse hervorgerufenen Heteropathien durch die Tastung der Pulse zusätzlich absichern.

DIE SIEBEN EMOTIONEN

Aus der Orbisikonographie wissen wir, daß jedem der Speicher-Orbes eine psychische Reaktion, eine *emotio,* entspricht: der Zorn (*ira*) dem *orbis hepaticus,* die Lust (*voluptas*) dem *orbis cardialis,* das Nachdenken (*cogitatio*) dem *orbis lienalis,* der Kummer oder die Sorge (*sollicitudo*) dem *orbis pulmonalis* und schließlich die Furcht (*timor*) dem *orbis renalis.* Als Krankheitsagentien kennt die chinesische Medizin zwei weitere Emotionen: die Trauer (*maeror*), die ähnlich wie *sollicitudo* auf den Funktionskreis Lunge wirkt, sowie den

Schreck (*pavor*), die sich als energetische Schwächung des *orbis cardialis* bemerkbar macht.

In übersteigerten Formen – quasi als innere emotionelle Exzesse – wirken die Sieben Emotionen, jeweils vor allem auf den entsprechenden Funktionskreis, pathogen. Diagnostisch läßt ihr deutliches Auftreten aber auch Rückschlüsse auf den jeweiligen Zustand des Funktionskreises zu.

Die Emotionen sind indirekte Äußerungen der energetischen Zustände der jeweiligen Funktionskreise, und das bedeutet, daß nicht jede emotionelle Reaktion gleich ein Anzeichen von Krankheit ist. Vielmehr ist es auch ein Krankheitssymptom, wenn einzelne psychische Reaktionen ausbleiben. Nicht nur der ist krank, der überängstlich reagiert, ständig von Sorgen geplagt wird, aus dem Nachdenken nicht mehr herauskommt, auch bei nichtigem Anlaß in Tobsucht verfällt oder ständig von Lustgefühlen vorangetrieben wird. Ebenso krankhaft ist es, wenn solche Reaktionen völlig fehlen: wenn also ein Mensch nie in Zorn gerät, sich nie irgendwelche Sorgen macht, keine Gefühle der Trauer verspüren kann, ständig handelt, ohne nachzudenken oder nie irgendwelche Gelüste verspürt.

Solche Aussagen sind im Rahmen der chinesischen Medizin – im Gegensatz zum westlichen Alltagsdenken – vor allem deshalb keine Binsenweisheiten, weil sie im Gesamtzusammenhang der Medizintheorie stehen und damit wissenschaftlich abgesichert sind. Zusammen mit einem Leitkriterienbefund nach *repletio* und *inanitas* erlangt der Arzt nicht nur Aufschluß darüber, inwieweit psychische Reaktionen krankhaft sind und in welcher Richtung – nämlich in Richtung »Fülle« oder »Erschöpfung« – sich die entsprechende Krankheit entwickelt. Aus der Art der psychischen Reaktion gewinnt er auch Hinweise auf die geschädigten Funktionskreise.

Der Irrtum, welchem westliche Betrachter meistens unterliegen, ist folgender: Weil ein bestimmtes Symptom isoliert betrachtet nur unzulängliche Befunde ermöglicht, taugt es nicht zur Diagnose. Die korrekte Argumentation der Chinesen aber lautet: Weil ein bestimmtes Symptom isoliert betrachtet überhaupt nichts aussagt, muß es im Gesamtzusammenhang mit allen anderen Symptomen bewertet werden.

Der westliche Arzt wird hier einwenden: Aber selbst wenn ich Emotionen und Exzesse, Pulse und Zunge, Kopfschmerzen und Mattigkeit zusammen betrachte, gewinne ich keinen Aufschluß über die Ursache der Krankheit. Hier muß der chinesische Arzt entgegnen, daß ihn ja die Ursache überhaupt nicht interessiert, sondern die Krankheit selbst und der Verlauf, den sie voraussichtlich nimmt.

Es ist interessant, die Emotionen in der Reihenfolge der verschiedenen Wandlungsphasen-Zyklen zu betrachten. Die Hervorbringungsreihenfolge lautet dann (entsprechend Holz, Feuer, Erde, Metall, Wasser): Zorn bringt Lust hervor; Lust bringt Nachdenken hervor; Nachdenken bringt Kummer hervor; und Kummer bringt Furcht hervor; schließlich bringt Furcht wiederum Zorn hervor. Und die Bezwingungsreihenfolge (Holz, Erde, Wasser, Feuer, Metall) läuft wie folgt: Zorn bezwingt Nachdenken; Nachdenken bezwingt Furcht; Furcht bezwingt Lust; Lust bezwingt Kummer; und Kummer bezwingt schließlich wieder Zorn. Letztlich sei auch noch die Überwältigungsreihenfolge (Holz, Metall, Feuer, Wasser, Erde) angeführt: Zorn überwältigt Kummer; Kummer überwältigt Lust; Lust überwältigt Furcht; Furcht überwältigt Nachdenken; und Nachdenken überwältigt Zorn.

Mit solchen Aussagen kann man, losgelöst aus dem medizinischen Gesamtzusammenhang, noch nicht allzuviel machen, und deshalb dürfen wir sie auch nicht überbewerten. Aber wir wollen doch an einem Beispiel zeigen, daß wir in unseren Beziehungen zu anderen Menschen völlig unbewußt entsprechend diesen chinesischen Einsichten handeln.

Nehmen wir an, wir machen während einer Wartezeit am Flughafen eine flüchtige Bekanntschaft, und unser Gesprächspartner bekennt, daß er »wahnsinnige Angst vor dem Fliegen« habe. Wir werden ihm entgegnen, dies sei doch ganz und gar unbegründet, weil das Flugzeug doch immer noch bei weitem das sicherste Verkehrsmittel sei. Die Wahrscheinlichkeit, im Straßenverkehr zu Schaden zu kommen, sei doch viel größer. Damit haben wir versucht, unseren Bekannten zum Nachdenken anzuregen und ihn so von seiner Flugangst zu befreien, und dies ist nichts anderes als das »Nachdenken bezwingt Furcht« aus der Bezwingungsreihenfolge.

Der westliche Arzt wird die Flugangst in der Regel als isoliertes psychisches Problem ansehen und demnach auch psychotherapeutisch zu behandeln versuchen. Da es aber für den chinesischen Arzt die Trennung zwischen Körper und Geist nicht gibt, wird er eine – wenn man so will »ganzheitliche« – Diagnose einleiten. Über die Wandlungsphasenqualität deutet übermäßige Furcht auf eine Störung der Funktionskreise Niere und/oder Blase hin. Wegen möglicher Überlagerungen ist dies jedoch nicht zwingend und muß erst exakt bestätigt werden.

Doch wenden wir uns nun den einzelnen Emotionen und der durch sie hervorgerufenen Symptomatik zu:

1. Entfesseltes Gefühl: voluptas, die Lust

Die Lust ist nach chinesischer Auffassung eine psychische Reaktion des *orbis cardialis.* Sie beflügelt im gesunden Maß die Phantasie und führt zur Anregung der Bau- und der Wehrenergie. Wer sie jedoch in exzessiver Weise auslebt, bei dem führt sie zur Erschöpfung (*inanitas*) der Energie des Funktionskreises Herz, und die konstellierende Kraft, welche die Persönlichkeit »zusammenhält«, verfällt. Es kommt zu einer Überlagerung der Energie des *orbis cardialis* durch die des *orbis renalis,* und dies führt zu Symptomen wie Bewußtseinstrübung und zusammenhangloses wirres Reden, unkoordinierte Bewegungen und Verhaltensweisen.

2. Angestautes Gefühl: ira, die Erregung

Ständige, heftige Zornesausbrüche überreizen den *orbis hepaticus* und dessen komplementären Funktionskreis, den *orbis felleus,* wie auch umgekehrt eine Energiefülle (*repletio*) im *orbis hepaticus* zu zornigen Überreaktionen reizt. Es besteht also – wie auch bei den übrigen Funktionskreisen und den ihnen entsprechenden Emotionen – eine gegenseitige Wechselwirkung. Die Energie, die im *orbis hepaticus* gespeichert wird, ist das *xue,* also die individualspezifisch struktive Energie. Eine *repletio* des *orbis hepaticus* wirkt sich mittelbar auch auf die *orbes cardialis et renalis* aus, diejenigen Funktionskreise, die nach der Hervorbringungsreihenfolge der Wandlungsphasen dem *orbis hepaticus* nachfolgen bzw. ihm vorangehen. Es sind die unmittelbaren »Nachbar-Orbes«. Äußeres Symptom der durch Zorn begünstigten Krankheit ist ein hochroter Kopf. In extremen Fällen kann *ira* auch zu Ohnmacht oder Schlaganfällen führen.

3. Gehemmtes Gefühl: sollicitudo, die Sorge

Allzu große Sorgen schlagen sich direkt und vor allem auf das komplementäre Gespann von *orbis pulmonalis* und *orbis intestini crassi*. Und dies kann dazu führen, daß Kurzatmigkeit mit Auswurf einer Menge Schleim einhergehen kann mit einem geblähten Bauch und starkem Durchfall. Denn durch *sollicitudo* wird vor allem der Rhythmus nicht nur von Atem und Kreislauf, sondern aller energetischen Vorgänge beeinträchtigt. Dies wiederum hat spürbare Rückwirkungen auf die Ausgleichs-, Anpassungs- und Integrationsfunktionen des *orbis lienalis*. Damit wird das harmonische Zusammenspiel der Energien aller Funktionskreise gestört. Die Folgen sind, neben den bereits genannten Symptomen, flacher Atem mit Husten und verminderter Appetit. Hände und Füße werden kraftlos, und darüber hinaus kann es zu einem generellen Tonusverlust kommen, das heißt, der Spannungszustand des Körpers geht verloren.

4. Disziplinierte Emotion: cogitatio, das Nachdenken

Große Denker sind zum Erstaunen ihrer Mitmenschen oftmals äußerst zerstreut und vergeßlich. Für einen chinesischen Mediziner ist dies kaum verwunderlich. Er weiß sehr gut, daß übermäßiges Nachdenken zu Erschöpfung, Müdigkeit und Vergeßlichkeit führen kann. Der auf solche Weise anfällig gewordene Patient leidet unter Herzklopfen und verspürt dabei ein starkes Bedürfnis nach Ruhe. Appetitlosigkeit führt zu mangelhafter Ernährung, und der Patient magert ab. Im Schlaf kommt es oft zu starken Schweißausbrüchen. Das alles kann die Folge eines durch *cogitatio* geschädigten *orbis lienalis* sein, weil damit die harmonisierende Lebensrhyhtmik deutlich spürbar verlorengeht.

Wir haben bereits erfahren, daß der *orbis lienalis* nicht nur unmittelbar durch überanstrengende Nachdenklichkeit in Mitleidenschaft gezogen werden kann, sondern mittelbar auch durch drükkende Sorgen, also über den *orbis pulmonalis*. Diese beiden Funktionskreise liegen in der Hervorbringungsreihenfolge unmittelbar beieinander, und so sind die wechselseitigen Beeinträchtigungen zu verstehen. Tatsächlich liegen die ihnen entsprechenden psychischen Reaktionen, die als Exzesse zu krankmachenden Emotionen führen, unmittelbar nebeneinander. Das finden wir auch in der Erfahrung bestätigt: Große Nachdenklichkeit kann Sorgen bereiten, und umgekehrt können drückende Sorgen, aus denen es keinen Ausweg zu geben scheint, in versunkene Grübelei einmünden. Beide Emotionen verstärken sich dann – als krankmachende Agentien – wechselseitig, wobei es immer schwieriger wird, diese Spirale zu durchbrechen. Die Redensart »Mach dir keine Sorgen« ist ja in der Alltagssprache fast gleichbedeutend mit dem Rat »Denk nicht soviel nach«. Und wir wissen, daß solch »guter Rat« im allgemeinen vergeblich ist, weil dem Betroffenen damit selten geholfen werden kann. Der chinesische Arzt wird hier versuchen, die Gesamtpersönlichkeit soweit wiederherzustellen, daß sie ihre Schwierigkeiten selbst meistern kann und die Sorgen damit abgebaut werden.

5. Beladenes Gefühl: maeror, die Trauer

Die Trauer wirkt ähnlich wie die Sorgen auf den *orbis pulmonalis.* Und da die der Wandlungsphase Metall entsprechenden Qualitäten im Krankheitsfall jene der Wandlungsphase Feuer überlagern oder überwältigen können, kann auf diese Weise auch der *orbis cardialis* in Mitleidenschaft gezogen werden. Dessen Energie wird dadurch geschwächt. Das zeigt sich durch ein blasses, eingefallenes Gesicht. Der Betroffene sitzt teilnahmslos herum und wirkt apathisch.

6. Gefesseltes Gefühl: timor, die Furcht

Das unbegründete Grundgefühl einer dumpfen Angst verspüren gerade heute so viele Menschen, daß es zu einem gesellschaftlichen Charakteristikum geworden ist. Noch nie zuvor ist es den Menschen so gut gegangen. Und trotzdem ist die Angst aus unerklärlichen Gründen zu unserem ständigen Begleiter geworden. Hier liegt nach den Kenntnissen der chinesischen Medizin in der Regel (das heißt, es müßte in jedem einzelnen Fall diagnostisch abgesichert werden) eine *inanitas,* eine Schwäche der Energie des *orbis renalis* vor. Umgekehrt wiederum schädigt übermäßige Furcht diesen

Funktionskreis. Diese Furcht kann durchaus durch äußere Umstände begründet sein.

Wiederum kann der *orbis cardialis* wegen seiner Nachbarschaft zum *orbis renalis* betroffen sein. Die Krankheitssymptome von *timor* sind Verzagtheit, Entschlußlosigkeit, Unruhe, Verfolgungswahn und ein unerklärlicher Drang, sich abzukapseln.

7. Erschüttertes Gefühl: pavor, der Schreck

Krankhafte Schreckhaftigkeit läßt auf eine Schädigung des *orbis cardialis* schließen. Und umgekehrt sollten darunter leidende Menschen alle Situationen meiden, die ihnen unvermittelt neuen Schrecken bereiten könnten, denn das schlägt sich unmittelbar auf den Funktionskreis Herz nieder. Es liegt in solchen Fällen eine Schwäche der Energie des *orbis cardialis* vor. Eine ähnliche Wirkung zeigt die Lust, und so ist es nicht verwunderlich, wenn es zu gleichartigen Krankheitssymptomen kommt: wirres Reden und Handeln und zusammenhanglose, widersprüchliche Verhaltensweisen. Daneben zeigt der Patient Unruhe und einen hastigen Atem.

Wenn tatsächlich in einzelnen Fällen Zweifel über die Zuordnung einzelner Symptome zu emotionellen Empfindlichkeiten vorliegen sollten, so kann der Arzt diese ganz einfach durch Befragung ausräumen. Denn jeder Patient weiß, ob er eher unter Schreckhaftigkeit oder übermäßigen Lustgefühlen leidet.

NEUTRALE AGENTIEN

In die Systematik der Sechs klimatischen Exzesse und der Sieben Emotionen passen drei Gruppen von Agentien nicht hinein, die indes ebenso zu Schädigungen der Gesundheit führen können: Diätfehler, körperliche Überanstrengung und sexuelle Exzesse.

1. Diätfehler

Diätfehler zeigen sich in einer Reihe von Erscheinungen, die im Westen als Verdauungsstörungen bezeichnet werden: saures oder fauliges Aufstoßen, Sodbrennen, Erbrechen unverdauter Speisen, Klumpengefühl in der Magengegend sowie Schwellungen und

Schmerzen. Soweit der *orbis lienalis* durch Diätfehler angegriffen wird, kommt es abwechselnd zu Durchfall und Verstopfungen.

2. *Körperliche Überanstrengung*

Körperliche Überanstrengung kann zu einer krankhaften Schädigung der struktiven Energiereserven und der konstitutionell vorhandenen Energie führen. Die Symptome kennt jeder selbst: totale Erschöpfung mit Atemnot und Unruhe. In schweren Fällen können spontane Schweißausbrüche, innere Hitze und sogenanntes »Herzjagen«, Tachykardie, hinzukommen.

3. *Sexuelle Exzesse*

Die Sexualfunktionen sind im System der Orbisikonographie Funktionen des *orbis renalis*; und deshalb wird dieser Funktionskreis durch sexuelle Ausschweifungen unmittelbar angegriffen. Sofern die Exzesse zu *inanitas* der aktiven Energie des *orbis renalis* führen, zeigt sich dies in Symptomen wie klammen Händen und Füßen, Schwäche der Beine und der Hüfte. Aber auch Samenerguß im Schlaf oder Atrophie (d. h. Schwund) des Gliedes oder Ejakulationsstörungen können die Folge sexueller Exzesse sein.

Mittelbar kann wiederum der *orbis cardialis* betroffen sein, und als Folge kommt es zu Husten mit blutigem Auswurf, täglich zu gleicher Zeit auftretendem leichten Fieber, Tachykardie und Schweißausbrüchen im Schlaf.

ZUSAMMENFASSUNG

Wir haben damit insgesamt 16 Agentien kennengelernt, die Menschen krank machen können. Die weitgehend aus dem Gesamtzusammenhang herausgelöste Betrachtungsweise mußte dabei notwendigerweise eher »westlich-analytisch« sein, wenn auch nicht kausal, wie wir anhand des Beispiels mit der Flugangst gezeigt haben. Indes wird in den seltensten Fällen nur ein einziges Agens der Krankheitsauslöser sein. Es genügt ja wiederum unsere vorwissenschaftliche Alltagserfahrung, um zu wissen, daß man Diätfehler machen und sich gleichzeitig körperlich überanstrengen kann. Hinzu können als Emotionen Trauer oder Furcht oder Sorge treten;

und außerdem kann man noch unter klimatischen Exzessen zu leiden haben, und da wiederum gleichzeitig unter mehreren, etwa *algor* (»Kälte«) und *humor* (»Feuchtigkeit«).

Die zusätzlich erforderliche Beurteilung der Krankheit nach den Acht Leitkriterien gibt Aufschluß über den Bereich der Krankheit und ihren möglichen Verlauf. Wir müssen nicht betonen, daß die auf diese Weise zu vollziehende sichere Deutung der vielfältigen Krankheitszeichen neben einer sorgfältigen theoretischen Ausbildung des Arztes auch der klinischen Erfahrung bedarf. Ein Ausbildungsgang von etwa vier Jahren, wie er auch heute wieder allein für die traditionelle Medizin in China vorgeschrieben ist, nicht zu reden von den jahrzehntelangen Erfahrungen jener Ärzte, die sich in früherer Zeit bei einem Lehrer, oft dem eigenen Vater, in der Familien- und der allgemeinen Tradition der chinesischen Medizin weiterbildeten, haben solches sicher geleistet. Niemand wird hingegen erwarten, daß einige flüchtige Kurse während einer dreiwöchigen, an angenehmen Ablenkungen reichen Reise nach Hongkong oder in ein anderes Land Ostasiens auch nur in Umrissen solches zu leisten vermöchten.

Abgesehen also von den ganz normalen Anstrengungen, die ein sorgfältiges Studium jeder wissenschaftlichen Methode, also auch der chinesischen Medizin, erfordert, eröffnet sich hiermit ein faszinierendes Bild von einer streng systematisierten, durchaus rationalen wissenschaftlichen Heilkunde: Mit einem gut überschaubaren theoretischen Instrumentarium, bestehend aus den Wandlungsphasen und deren drei Sequenzen, der Gliederung von Orbisikonographie und Sinarteriologie, den Acht Leitkriterien und weiteren 16 Agentien, ist es möglich, die praktisch unbegrenzte Vielfalt individueller Krankheitssituationen eindeutig und allgemeinverbindlich und damit nachprüfbar, reproduzierbar, therapierbar zu qualifizieren. Hier erkennen wir auch, wie abwegig es ist, die chinesische Medizin einfach als bloße Erfahrungsheilkunde einzustufen. Denn mit noch so genauer und wiederholter Beobachtung allein lassen sich die Erkenntnisse der chinesischen Medizin nicht gewinnen. Dazu bedarf es des theoretischen Rüstzeugs.

Die Praxis der chinesischen Diagnostik

Wir haben in den vorangehenden Abschnitten ein allgemeines Bild von dem theoretischen Instrumentarium gezeichnet, das die unabdingbare Voraussetzung für eine gedankliche Strukturierung, also eine rationale Systematisierung positiver Beobachtungsdaten, wie sie die Diagnostik liefert, bildet. Nach diesem Überblick ist es nun interessant zu sehen, wie dieses Instrumentarium praktisch eingesetzt wird. Wir deuteten schon an, daß die chinesische Diagnostik, nicht viel anders als die jeder anderen Heilkunde einschließlich der westlichen Medizin, auf vier Wegen voranschreitet, nämlich erstens der Diagnose durch den Augenschein, zweitens der Diagnose durch Geruch und Gehör, drittens der Diagnose durch Befragung und viertens der Diagnose durch Tastung.

1. Die *Diagnose durch Augenschein* (*inspectio*; chinesisch: *wangzhen*) ermittelt und bewertet alle pathologischen Veränderungen, die der Arzt mit den Augen erkennen kann. Die wohl wichtigste dieser *inspectiones* ist die Zungendiagnose. Es werden aber auch eine Vielzahl weiterer Merkmale am Kopf, hier besonders im Gesicht (Mund und Rachen, Ohren, Nase, Augen, Zähne und Zahnfleisch), an den Händen und den Gliedmaßen sowie Veränderungen der Haut registriert; ferner gehen die Beurteilung der Gesamterscheinung, der Bewegungen des Patienten und eine visuelle Untersuchung der Ausscheidungen in die Diagnose ein.

2. Die *Diagnose durch Gehör und Geruch* (*auscultatio et olfactio*; chinesisch: *wénzhen*) dient der diagnostischen Bewertung von Stimme und Sprache. Der Arzt beurteilt den Klang von Husten und Atmung, die Geräusche von Schluckauf und Rülpsen, Würgen und Erbrechen. Die Geruchsdiagnose erstreckt sich auf den Geruch von Schweiß, Mundgeruch, Geruch der Ausscheidungen und schließlich auch den Geruch des Krankenzimmmers.

3. Ergänzt wird die unmittelbare Wahrnehmung des Arztes durch eine umfangreiche *diagnostische Befragung* (*interrogatio*; chinesisch: *wènzhen*) des Patienten. Der Arzt kann ja zum Beispiel Schmerzen des Patienten oder dessen verminderte Sehfähigkeit nicht selbst empfinden. Durch Befragung stellt er Beschwerden wie Mangel an Appetit, Störungen von Verdauung oder Schlaf, nachlas-

sendes Gehör und Unregelmäßigkeiten bei der weiblichen Regel fest.

4. Schließlich bleibt die *Diagnose durch Tastung* (*palpatio*; chinesisch: *qiezhen, anzhen*). Und hier sind die Tastung der Pulse und der Reizpunkte zur Ermittlung der Punkte, in die Nadeln gestochen werden sollen, die wichtigsten diagnostischen Verfahren der chinesischen Medizin überhaupt. Zwar steht die Pulsdiagnose in aller Regel nicht am Anfang der ärztlichen Diagnose, sondern eher am Schluß. Denn der Arzt bekommt ja seine ersten diagnostischen Eindrücke durch die Betrachtung des Patienten. Ja, nähme man ein weiter oben, Seite 88, erwähntes Zitat aus dem »Inneren Klassiker« wörtlich, dann wäre die *inspectio* überhaupt die wichtigste und vornehmste diagnostische Maßnahme. Einen solchen Ausspruch dürfen wir, wie manche andere Stelle des »Inneren Klassikers«, heute nicht wörtlich nehmen. Zum einen steht der »Innere Klassiker« am frühesten Anfang der wissenschaftlichen Entwicklung der chinesischen Medizin vor reichlich 2200 Jahren. Die Diagnose des Pulses, obzwar damals mit Sicherheit schon bekannt und angewandt, benötigte noch mindestens 600 Jahre, ehe sie auch nur in Umrissen dem entsprach, was wir heute kennen und können. Und weitere 1300 Jahre vergingen, ehe – stufenweise – jene Reife und Differenziertheit erreicht wurde, die uns heute zumindest bei den besten Ärzten selbstverständlich erscheint. Tatsächlich ist es heute so, daß, eingebettet in das über mehr als 100 Generationen hinweg erprobte und weiterentwickelte wissenschaftliche System der chinesischen Medizin, uns die Pulsdiagnose jetzt als die zuverlässigste diagnostische Instanz erscheint, mit der sich letztlich alle übrigen Befunde bestätigen oder in Frage stellen lassen.

Dem Puls kommt aber noch aus einem anderen Grund eine Schlüsselrolle zu. Denn er ist – im Gegensatz etwa zur diagnostischen Befragung – vom Patienten nicht manipulierbar. Pulsbefunde sind absolut objektiv und präzise. Und oft kommt es auch in China vor, daß Patienten für den Arzt nicht eindeutig genug beschreiben können, was ihnen eigentlich fehlt.

Weil also die Pulsdiagnostik das umfassendste und systematischste Instrumentarium der chinesischen Diagnostik darstellt, wollen wir uns in diesem Zusammenhang auf ihre Beschreibung konzentrieren und die übrigen diagnostischen Verfahren vernachlässigen. Denn aus ihr erhalten wir alle Argumente, die wir benötigen, um das Typische am medizinisch-theoretischen Denken der Chinesen anschaulich zu machen. Und ein Lehrbuch mit praktischen Anweisungen und Tips soll dies ja nicht sein. Die übrigen diagnostischen Verfahren sind an anderer Stelle ausführlich beschrieben.[8]

Die Pulsdiagnose ist für die chinesische Medizin von ähnlicher Wichtigkeit wie der Labor- oder Röntgenbefund oder ein EKG in der westlichen Medizin. Auch der westliche Arzt wird eine Diagnose zunächst durch Augenschein, Befragung und Körpertastung stellen; und danach sichern die – im westlichen Sinne – exakteren Verfahren die dabei gewonnenen Eindrücke ab.

OBJEKTIVITÄT UND REPRODUZIERBARKEIT DER CHINESISCHEN PULSDIAGNOSE

Das Verfahren der chinesischen Pulsdiagnose ist nicht erst in der Neuzeit wiederholt angezweifelt worden. In Japan, wo bekanntlich die traditionelle chinesische Medizin bis ins 17. Jahrhundert kaum modifiziert ausschließlich die Heilkunde beherrschte, gab es damals (im Zuge einer Reaktion) eine Schule, die die Reproduzierbarkeit der Pulsdiagnose schlichtweg leugnete und was an ihre Stelle setzte? –: die, wie es heute in europäischen Werken heißt: *Bauchdiagnose,* richtiger: die tastende Diagnose von Brust und Bauch des Patienten.[9] Auch in China selbst wurde in neuester Zeit – vor allem zu Beginn der siebziger Jahre und der Kulturrevolution – die Pulsdiagnose an den medizinischen Akademien zwar nicht völlig abgeschafft, aber, wie man meinte, drastisch vereinfacht – durch Reduktion der klassischen 28 bis 30 Pulsikonogramme auf nur acht bis zehn. Und daß moderne Ärzte, die ausschließlich in der kausalanalytischen westlichen Medizin ausgebildet sind, Vorbehalte gegenüber diesem Verfahren haben, wird uns nach allen angestellten Überlegungen nicht überraschen. Auch bei ihnen nämlich beruht die vermeintliche Ablehnung der Pulsdiagnose oder zumindest die Zurückhaltung ihr gegenüber schlicht auf völliger Unkenntnis ihrer theoretischen und methodischen Hintergründe und natürlich auch ihres praktischen Vollzugs. Nur ganz ausnahmsweise wird die

Pulsdiagnose mit den Argumenten des Fuchses, der die Trauben zu sauer findet, unbesehen abgelehnt, d. h. aus dem Gefühl eigener Minderwertigkeit heraus. Man hält sich nicht für ausreichend begabt, ein so subtiles Verfahren zu meistern.

Sagen wir es sogleich ganz kategorisch: Der zuverlässige Vollzug, also die praktische Anwendung der Pulsdiagnose, setzt niemals irgendwelche außergewöhnlichen und seltenen Begabungen voraus, sondern einfach nur jene Intaktheit der Sinne und gewissenhafte Beobachtung, die wir ohnedies von jedem Arzt fordern.

Die Pulstastung ist zwar eines der wichtigsten, zuverlässigsten und aussagekräftigsten Verfahren der chinesischen Diagnostik, zugleich aber jenes, bei dessen Erlernen auf seiten nicht nur der westlichen Schüler heute außerordentliche Hindernisse bestehen, die fast ausschließlich psychologischer oder technischer Art sind. Darauf wollen wir kurz eingehen. Gekoppelt ist diese Problematik an die des Begriffs der Objektivität bzw. der Objektivierung. Emphatischer als bei jedem anderen Verfahren wird nämlich von Gegnern und selbst Interessenten der chinesischen Medizin behauptet, auch und gerade die Pulsdiagnose sei eine subjektive Aussage. Eine solche Feststellung ist schlicht falsch, im übrigen teilweise ohne Bedeutung.

Sie ist falsch, weil hinter ihr ein völlig falscher Gebrauch des Ausdrucks der Objektivität und Objektivierung steht, der nirgendwo stärker als in der westlichen Medizin um sich gegriffen hat. Man hält es für notwendig:

1. daß Befunde objektiv bzw. objektivierbar sein müssen,
2. daß alle wichtigen Befunde diese Eigenschaft besitzen.

Tatsache ist, daß in der Medizin und natürlich auch in der westlichen Medizin, die überwältigende Mehrzahl von Aussagen über Störungen und Befunde weder objektiv noch objektivierbar sind: Nicht nur sind alle psychischen Störungen, Neurosen, Phobien etc. nicht objektiv, d. h. von einem zweiten, außerhalb des Betroffenen Empfindenden identisch nachvollziehbar. Auch die vielfach abgestimmten und qualitativ hochdifferenzierten Schmerzempfindungen, die viele Mißbefindlichkeiten begleiten, überhaupt das ganze subjektive Erleben der Krankheit ist *per definitionem* nicht objektiv und nicht objektivierbar – und dennoch von entscheidender Wichtigkeit. Ein Kranker, der sich vor Schmerz krümmt und paroxysmatisch atmet, wird vom Arzt ein Schmerzmittel erhalten oder sonstige Maßnahmen erfahren, selbst wenn dieser Schmerz nicht objektiv feststellbar oder objektivierbar ist.

Aber selbst jene Befunde, die in der Tat objektivierbar sind, etwa eine Temperaturmessung, werden in aller Regel in der klinischen Praxis nicht objektiv erhoben. Denn objektiv bedeutet: unabhängig vom wahrnehmenden Subjekt, in gleicher Weise erkennbar oder nachvollziehbar. Wenn eine Krankenschwester morgens zwischen sechs und sieben Uhr 20 Patienten die Pulsfrequenz zählt und in den Krankenbogen einträgt, so wäre dies ein objektiver Befund erst, wenn *zur gleichen Zeit* eine oder mehrere andere gleich kompetente Person(en) zu den gleichen Ergebnissen kämen. Auch das von einer einzigen Person vollzogene Ablesen von Fieberthermometern macht diese Messungen nicht objektiv und, weil die Thermometer sogleich ohne weitere Kennzeichnung wieder in einen gemeinsamen Behälter getan werden, auch nicht objektivierbar.

Umgekehrt, wenn zwei, drei, fünf, zehn oder fünfzig Personen völlig unabhängig voneinander bei der Tastung ein und desselben Patienten einen völlig identischen Befund erheben können, so darf man nicht nur, sondern so muß man diesen Befund einen objektiven bzw. objektivierten nennen.

Die Bewältigung eines zweiten Problems ist allerdings die Voraussetzung für die Objektivierbarkeit. So wie objektive Messungen entsprechend geeichte Instrumente *und* kompetente und gewissenhafte Anwender der Instrumente voraussetzen, so setzt die Objektivierbarkeit der Pulsdiagnose zuvorderst natürlich die sachliche und manuelle Kompetenz des Diagnostikers voraus. Auf dem Weg zu dieser Kompetenz sind allerdings nicht nur in Europa außerordentlich gravierende, nämlich grundsätzliche Fehler in der Ausbildung der Diagnostik an der Tagesordnung. (Nachdem ich die chinesische Pulsdiagnose nahezu ein Jahrzehnt sowohl in Ostasien als auch in Europa fortgesetzt praktisch angewandt und gelehrt habe, spreche ich hier aus eigener Erfahrung.)

Die Fertigkeit, die bei der Pulsdiagnose gefordert wird, läßt sich sehr anschaulich mit der vergleichen, die zum Lesen einer Blindenschrift vonnöten ist: Der Lesende muß nicht nur die Sensibilität und das Unterscheidungsvermögen seiner Tastfinger schulen, sondern er muß auch bereits ein akustisches und rationales Verständnis der in der Schrift ausgedrückten Sprache besitzen. Mit anderen Worten müßte er gleichzeitig mit der Blindenschrift eine ihm absolut unbekannte und ungehörte Sprache erlernen, in der zu allem Überdruß auch noch Themen abgehandelt werden, mit denen er sich niemals beschäftigt hat; so könnte es passieren, daß er einen im Grunde in wenigen Monaten zu bewältigenden Lernvorgang über Jahrzehnte ausdehnen muß und dennoch nicht annähernd alles entschlüsselt, worauf es ankommt.

Beim Erlernen der Pulsdiagnose verhält es sich fast ebenso: Was die chinesische Medizintheorie als das Ergebnis einer reichlich 2000jährigen Sichtung, Verdichtung, Klärung und Präzisierung von klinischer Erfahrung in Gestalt einer Pulsikonographie dem heute Lernenden bereithält, kann nicht *ab ovo* in einer Lebensspanne, geschweige denn im Verlauf einiger Tage, Wochen oder Monate der Unterweisung rekonstruiert werden. Wie beim Erlernen jeder Fingerfertigkeit mit differenziertem, rationalen oder emotionalen Hintergrund (Lesen von Blindenschrift, Erlernen des Spiels eines Musikinstruments etc.) müssen alle verstandesmäßigen Daten *vor* dem ersten Versuch der manuellen Schulung vollkommen assimiliert worden sein. Im Fall der Pulsdiagnose bedeutet das, daß die überschaubare Ikonographie der Pulse sowie die hinter ihnen stehende diagnostische Theorie selbstverständlicher Besitz des den Puls Tastenden sind. Denn selbstverständlich kann er im Puls nur nach etwas suchen und das Gefundene gegenüber anderem abgrenzen, nachdem er weiß, was er sucht und worauf es ankommt. (Viele mit besten Voraussetzungen vorbereitete und mit besten Absichten besuchte Pulskurse sind zur Nichtigkeit verurteilt, weil die Teilnehmer glauben, sich über diese selbstverständliche technisch-didaktische Voraussetzung hinwegsetzen zu dürfen.)

Ohne Zweifel erfordert die Beherrschung der Pulstastung eine längere Zeit der praktischen Lehre und Übung, wie man ja die Blindenschrift auch nicht von heute auf morgen beherrscht. Aber sie setzt keinerlei besondere oder gar geheimnisvolle Fähigkeiten voraus. Sie erfordert außer der Erfahrung lediglich eine gepflegte Hand, deren Tastfähigkeit nicht durch schwere manuelle Arbeiten beeinträchtigt werden darf. Ein paar Stunden Tennisspielen, Rudern oder Hantieren mit Gartengeräten reichen aus, um die Tastfähigkeit für einige Zeit zu beeinträchtigen. Aber ansonsten ist die Pulsdiagnose ebenso objektiv und intersubjektiv nachprüfbar wie die Lesefähigkeit der Blinden mittels Fingertastung.

PULSDIAGNOSE NICHT DURCH PRÜDERIE MOTIVERT

An dieser Stelle scheint es uns unerläßlich, einige Worte zu dem noch immer gedankenlos wiederholten Märchen zu sagen, die Pulsdiagnose sei in der chinesischen Medizin im wesentlichen aus Prüderie oder zumindestens Rücksicht auf das weibliche Schamgefühl eingesetzt worden.

Es ist zwar richtig, daß die Chinesen die Bekleidung als einen wesentlichen Teil der Persönlichkeit empfinden und daher deren unnötige Entfernung vermeiden. Auch kennt die chinesische Kunst durch die Jahrtausende keine Darstellung des nackten Körpers in der Öffentlichkeit. Diese Grundeinstellung hat aber dennoch zu keiner Zeit gewissenhafte chinesische Ärzte gehindert, beliebige Stellen des Körpers in Augenschein zu nehmen oder, zum Beispiel mit Nadeln oder Moxa-Kegeln, zu behandeln – auch an Frauen. Ein Blick in die klassischen Akupunktur-Werke macht deutlich, daß es seit den ältesten Zeiten eine große Anzahl wichtiger Punkte an Stellen des Körpers gibt, die der Gesunde bedeckt hält. Und es gab auch männliche Geburtshelfer. Mit anderen Worten: die Anwendung der Pulsdiagnose, richtiger: das entscheidende Gewicht der Pulsdiagnose, hat absolut nichts mit irgendwelchen wie auch immer begründeten Rücksichten auf Prüderie zu tun.

DIE PULSE UND DIE PULSBILDER

Am Körper eines Menschen gibt es verschiedene Stellen (lateinisch: *situs*), an denen Pulse gefühlt werden können. Obwohl chinesische Ärzte zuweilen ihre Diagnose auch auf andere Pulstastung stützen, liegen die bei weitem wichtigsten Pulse an den Handgelenken, genau gesagt, vor, an und hinter dem *processus styloides radii,* genau dort, wo auch westliche Ärzte in der Regel den Puls fühlen.

linke Hand			rechte Hand	
indirekt	direkt	*situs*	direkt	indirekt
orbis intestini tenuis	*orbis cardialis*	*pollex*	*orbis pulmonalis*	*orbis intestini crassi*
orbis felleus	*orbis hepaticus*	*clusa*	*orbis lienalis*	*orbis stomachi*
orbis vesicalis	*orbis renalis*	*pes*	*orbis renalis*	*orbes tricalorii et vesicalis*

Die dem jeweiligen *situs* entsprechenden Pulse heißen:
pulsus pollicaris
pulsus clusalis
pulsus pedalis

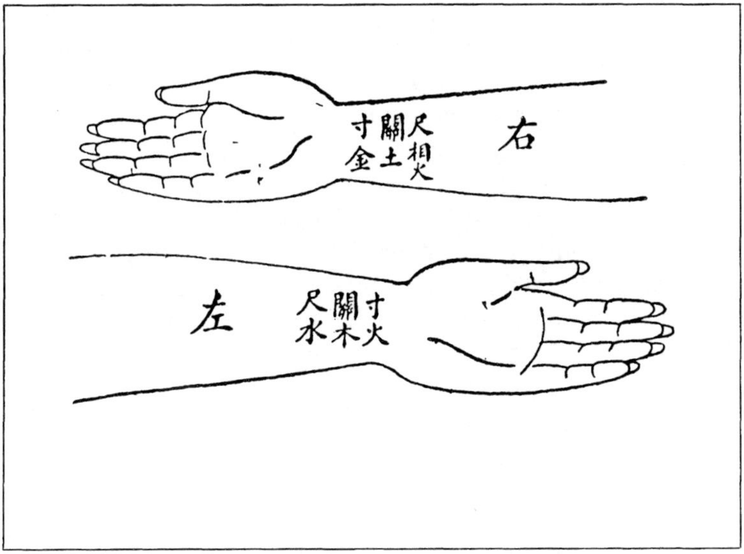

Abb. V
Schematische Darstellung der Situs der drei Handgelenkpulse (»Radialispulse«) der rechten und linken Hand, zugleich ihre Qualifikation nach den Wandlungsphasen.

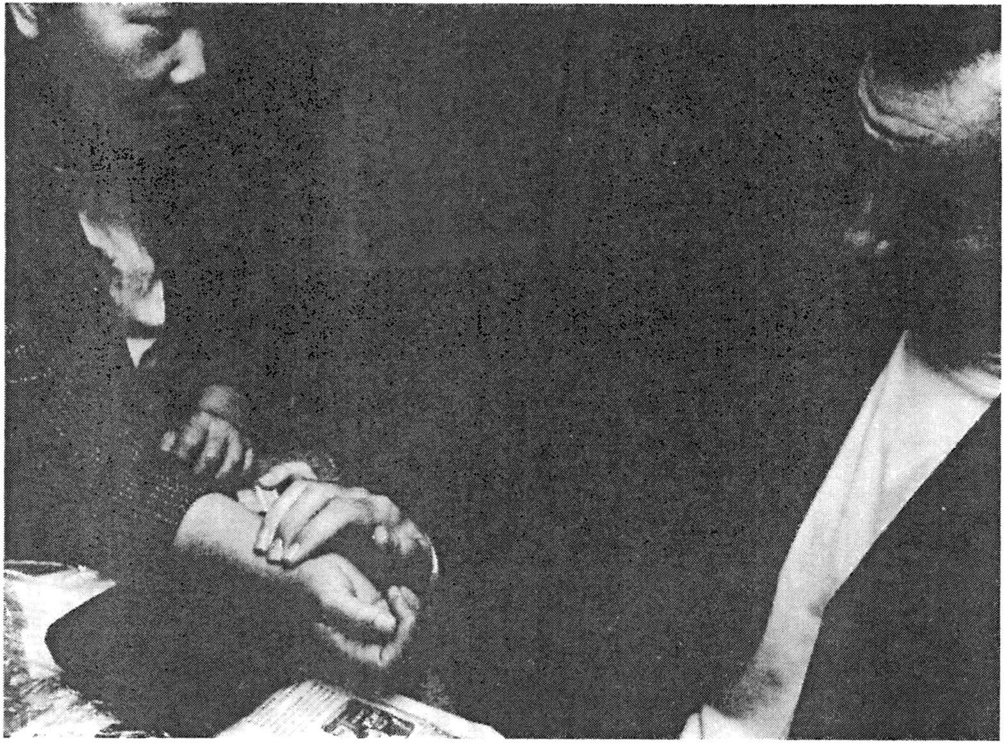

Abb. VI
Fingersatz bei der klassischen chinesischen Pulsdiagnose: Mittel-, Zeige- und Ringfinger der die Pulse des Handgelenks tastenden Hand werden auf *clusa, pollex* und *pes* am Radius gelegt. Der getastete Arm wird durch ein Pulskissen unterstützt, die Haltung des Arms und der Hand des Patienten ist völlig entspannt.
– Aufnahme des Verfassers.

Diese Stelle heißt auch *ostium pollicare,* was soviel wie »Zoll-Öffnung« (chinesisch: *cunkou*) bedeutet. Weil dieser Puls auf der Speichenschlagader, der *arteria radialis,* liegt, wird er auch *Radialispuls* genannt.

Chinesische Ärzte fühlen die Radialispulse am *ostium pollicare* des Erwachsenen mit drei Fingern: dem Zeigefinger, dem Mittelfinger und gewöhnlich dem Ringfinger. Entsprechend werden die Pulse *pulsus pollicaris, pulsus clusalis* und *pulsus pedalis* genannt. An jeder der beiden Hände liegt je einer dieser Pulse. Und jedem der Radialispulse werden ein oder mehrere ganz spezifische Orbes zugeordnet, und zwar die *orbes horreales* direkt und die (jeweils komplementären) *orbes aulici* indirekt. (Siehe Tabelle S. 218.)

Damit wird durch die Lage des Pulses am *ostium pollicare* der Bezug zu den Funktionskreisen hergestellt. Den Aufschluß über deren pathologischen Zustand erhält man durch die Pulsbilder (in Zusammenhang mit den übrigen Symptomen und diagnostischen Befunden).

EIGENSCHAFTEN EINES PULSBILDES

Jeder Puls ist durch seine Länge, seine Breite und seine Tiefe charakterisiert; dabei werden im allgemeinen drei Tiefen unterschieden: an der Oberfläche, in der Mitte oder am Knochen liegend und nur durch verhältnismäßig starken Fingerdruck zu ertasten. Zu diesen drei wichtigsten Pulsqualitäten können noch weitere Merkmale kommen, zum Beispiel: Weichheit, Härte, Rauheit, Verdrillung, Frequenz im Verhältnis zur Atemfrequenz und anderes mehr.

Um einen Eindruck von der hohen Differenzierung der chinesischen Pulsdiagnose und ihrer Systematik zu vermitteln, möchten wir die einzelnen Pulsbilder und deren pathologische Bedeutung kurz aufzählen:

1. pulsus superficialis (Oberflächenpuls)

Dieser Puls schlägt an der Oberfläche und ist deshalb schon bei leichtem Fingerdruck spürbar. Bei stärkerem Druck wird der Puls schwächer. Er erscheint aber sofort wieder füllig, wenn der Druck nachläßt.

Ertastet der Arzt einen *pulsus superficialis*, so ist dies ein *species*-Symptom. Ist der Puls kräftig, so deutet dies auf *repletio speciei* (also auf Energiefülle an der Oberfläche); ist der Puls hingegen kraftlos, so liegt *inanitas speciei* vor (also Erschöpfung der Energie an der Oberfläche).

2. pulsus mersus (tiefer Puls)

Der Puls bewegt sich »unterhalb des Fleisches« und kann nur bei starkem Fingerdruck wahrgenommen werden. Bei einem solchen Puls schließt der Arzt auf eine *intima*-Erkrankung (Innenseite-Erkrankung). Und wiederum zeigt die Kraft des Pulses an, ob *repletio intimae* oder *inanitas intimae* vorliegt. Krankheiten, die bereits in die Tiefe gedrungen sind, gelten als ernster als Krankheiten, die an der Oberfläche liegen.

3. pulsus tardus (langsamer Puls)

Ein *pulsus tardus* liegt dann vor, wenn beim Erwachsenen weniger als vier Pulsschläge pro Atemzug gezählt werden. Ein solcher Puls ist immer ein Zeichen für *algor* (»Kälte«).

4. pulsus celer (beschleunigter Puls)

Sofern mehr als fünf Pulsschläge pro Atemzug gezählt werden, liegt ein *pulsus celer* vor, und dies bedeutet immer ein *calor*-Symptom. Ist der Puls zusätzlich kraftvoll, so liegt zugleich *repletio* vor; ist er kraftlos, so deutet dies auf *inanitas*.

5. pulsus inanis (erschöpfter Puls)

Dieser Puls ist kraftlos und überhaupt nur durch behutsames Tasten zu fühlen. Er verschwindet sofort wieder, wenn man mit dem Fingerdruck nachläßt oder stärker drückt. Dies bedeutet eine *inanitas* der Orthopathie. Nachdem die Stützung der Orthopathie in der chinesischen Medizin Vorrang vor der Behandlung von Heteropathien hat, ist die Tastung dieses erschöpften Pulses ganz besonders wichtig.

6. pulsus repletus (praller Puls)

Der »pralle« Puls ist bereits bei geringem Fingerdruck spürbar, er läßt sich aber auch durch starken Fingerdruck nicht »abdrücken«. Dieser stets kraftvolle Puls tritt immer bei *repletio* von Heteropathien auf.

7. pulsus lubricus (schlüpfriger Puls)

Der Puls kommt und geht leicht und gleitend und fühlt sich unter dem palpierenden Finger an wie ein runder schlüpfriger Gegenstand. Er deutet auf *calor repletionis* (also zugleich Hitze und Energiefülle). Er ist ein *yang*-Puls, der das *xue* emporwallen läßt. Bei Frauen zeigt er eine Schwangerschaft an, soweit keine sonstige Symptomatik zu erkennen ist.

8. pulsus asper (rauher Puls)

Dieser Puls kommt und geht schleifend, rauh, wie gebremst – so als ob man mit einem leichten Messer über Bambus schabt. *pulsus asper* läßt auf eine Schwächung der individualspezifisch-struktiven Energien schließen.

9. pulsus longus (langer Puls)

Der *pulsus longus* »ist an Kopf und Schwanz gerade«, das heißt, er ist länger als eine Fingerbreite und überschreitet somit seinen *situs*. Er zeigt immer Überfluß von Energien an, was im Grunde auf einen gesunden Energiehaushalt schließen läßt.

10. pulsus brevis (kurzer Puls)

Im Gegensatz zum *pulsus longus* sind bei diesem Puls »Kopf und Schwanz verkürzt«, das heißt, er ist kürzer als ein *situs*. Wenn der *pulsus brevis* zugleich kraftvoll ist, deutet dies auf eine Zusammenballung oder Stauung des *qi*, der aktiven individualspezifischen Energie, hin. Dagegen ist das *qi* geschädigt, wenn der kurze Puls zugleich kraftlos ist.

11. pulsus exundans (überflutender Puls)

Dieser Puls bewegt sich wie eine Flutwelle. Er kommt äußerst kraftvoll und verebbt, immer schwächer werdend, allmählich. Bei einem solchen Befund wird der Arzt *calor vigens* diagnostizieren, also »üppige Hitze«.

11a. pulsus magnus (großer Puls)

Der *pulsus magnus* hat starke Ähnlichkeit mit dem *pulsus exundans* und wird selbst in der chinesischen Pulsliteratur nicht immer davon unterschieden. Da er aber stets auf eine üppig entfaltete, fortgeschrittene Heteropathie deutet, ist er diagnostisch nicht ohne Bedeutung. Der *pulsus magnus* ist länger und breiter als ein gewöhnlicher Puls, wallt aber nicht empor. Gewöhnlich ist er kräftig und dann ein Zeichen für *repletio*; bei Schwäche ist er ein *inanitas*-Symptom.

12. pulsus evanescens (verschwindender Puls)

Wie der Name besagt, ist dieser Puls äußerst schwach und deshalb nicht leicht zu fühlen. Der tastende Finger nimmt ihn nur äußerst schemenhaft wahr, und vorübergehend kann er auch ganz verschwinden. Der *pulsus evanescens* zeigt einen Verfall der aktiven (der *yang*-)Energien an, also ein extremes *inanitas*-Symptom.

13. pulsus intentus (gespannter Puls)

Der *pulsus intentus* erscheint dem Arzt vibrierend gespannt, wie ein gedrilltes Seil. Er ist ein *algor*-Symptom, das auf Verdauungsstillstand verweist und oft von Schmerzen begleitet ist. Wenn zugleich das *yin* überwiegt, deutet dies auf eine struktive Heteropathie.

14. pulsus languidus (behäbiger Puls)

Dieser Puls ist ein Zeichen von *humor* (Feuchtigkeit). Als klimatische Qualität entspricht diese der Wandlungsphase Erde und dem *orbis lienalis*. Deshalb hemmt es die Entfaltung der aktiven Energie, wenn *humor* in großer Fülle auftritt. Dem tastenden Arzt erscheint der *pulsus languidus* in einer normalen Frequenz von vier Schlägen pro Atemzug beim Erwachsenen. Im Kommen und Gehen ist er jedoch träge.

15. pulsus chordalis (saitenförmiger Puls)

Der *pulsus chordalis* ist »scharf, gespannt wie eine Lautensaite«, deshalb auch extrem schmal und auffallend lang, fest und straff. Er ist ein *ventus*-Symptom, meistens für eine Erkrankung des *orbis hepaticus* typisch, oft begleitet von Schmerzen.

16. pulsus cepacaulicus (zwiebelstengelförmiger Puls)

Dieser Puls ist ein breiter und langer Oberflächenpuls, der aber unter dem tastenden Finger in der Mitte einbricht. Dabei verschwindet er vorübergehend und wird erst auf verstärkten Druck wieder fühlbar. Der *pulsus cepacaulicus* ist innen hohl, etwa wie der grüne Trieb einer Zwiebel. Er ist ein Zeichen für eine Schwächung der struktiven Energie, die durch Blutverlust auftreten kann, aber auch durch Schädigung der übrigen struktiven Energieformen, etwa der Bauenergie, des Struktivpotentials oder der Körpersäfte.

17. pulsus tympanicus (Trommelpuls)

Dieser Puls ist oberflächlich und erscheint dem Arzt hart gespannt und innen hohl, etwa wie das gespannte Fell einer Trommel. Er ist ein Zeichen für einen starken Verlust des *xue*, der struktiven Energie, und weist auf extremen Blutverlust, wie er zum Beispiel bei schweren nachgeburtlichen Blutungen oder einem Abortus auftritt.

18. pulsus fixus (haftender Puls)

Der *pulsus fixus* ist ein in der Tiefe liegender, gleichsam unverrückbar am Knochen haftender, langer und fülliger Puls. Er ist ein Symptom für struktiven *algor* (Kälte), der zu einer *repletio* führt. Der Patient leidet unter schmerzhaften Blockaden im Unterleib.

19. pulsus lenis (sanfter Puls)

Der Puls ist klein und nachgiebig; er erscheint an der Oberfläche und ist ohne Kraft. *pulsus lenis* ist ein Symptom für *inanitas.*

19a. pulsus mollis (weicher Puls)

Der *pulsus mollis* hat große Ähnlichkeit mit dem *pulsus lenis*; er ist aber breiter und länger. Auch er ist ein Zeichen für *inanitas.*

20. pulsus invalidus (schwächlicher Puls)

Dieser Puls ist ein tiefliegender Puls, also immer ein *pulsus mersus*; dabei ist er nachgiebig und dünn. Er zeigt eine gleichzeitige *inanitas* von aktiver und struktiver Energie an. Der Patient fühlt sich schwach.

21. pulsus diffundens (zerfließender Puls)

Der *pulsus diffundens* ist ein Oberflächenpuls, der dem tastenden Arzt nur schwach erscheint und unter dem Finger »zerfließt«. Bei starkem Druck verschwindet er völlig. Er deutet einen Verlust der von Geburt aus mitgegebenen konstitutionellen Energie an. Wenn er auch bei behutsamer Tastung des Arztes keine Konturen gewinnt, dann deutet dies an, daß die Energie aller Orbes zu versiegen beginnt.

22. pulsus minutus (zarter Puls)

Der *pulsus minutus* erscheint fein und dünn wie ein Seidenfaden. Unabhängig von der Ebene, in der er gefühlt werden kann, läßt er sich klar und deutlich tasten. Der *pulsus minutus* läßt auf *inanitas* der aktiven und struktiven Energien schließen. Sie ist eine Folge von Erschöpfung durch Überanstrengung, die zu einer Schädigung der Energie des *orbis renalis* führen kann. Oft ist dies eine Folge von übermäßigem Nachdenken oder Sorge. Zuweilen tritt der *pulsus minutus* auch durch Feuchtigkeit (*humor*) auf, die auf den Energiekreislauf einwirkt.

22a. pulsus parvus (kleiner Puls)

Dieser Puls ist in allen Ebenen tastbar und erscheint schmal und kurz. Er zeigt *inanitas* an.

23. pulsus subreptus (sich verkriechender Puls)

Der *pulsus subreptus* ist immer in der Tiefe verborgen und nur bei härtestem Druck tastbar. Dabei verliert sich der Puls immer wieder. Ein *pulsus subreptus* deutet darauf hin, daß Energien durch eine Heteropathie eingeschlossen sind. Dies ist immer durch *repletio* bedingt und von sehr starken Schmerzen begleitet.

24. pulsus mobilis (beweglicher Puls)

Der *pulsus mobilis* ist immer auch ein *pulsus lubricus* (schlüpfrig) und ein *pulsus celer* (beschleunigt), dazu kraftvoll. Er fühlt sich an wie eine Bohne, die sich an einem Stengel hin- und herbewegt. Er zeigt, daß die aktiven und struktiven Energien nicht im Einklang sind.

25. pulsus agitatus (jagender Puls)

Dieser Puls ist jagend, wie gehetzt, und setzt in unregelmäßigen Abständen aus. Der Befund lautet auf *repletio caloris,* also ein Übermaß an »Hitze«. Er zeigt starke Energiestauungen an, die zuweilen von schmerzhaften Schwellungen begleitet werden.

26. pulsus haesitans (hängender Puls)

Dies ist ein gemächlich schlagender, träger Puls, der zudem in unregelmäßigen Abständen aussetzt. Er erscheint, wenn sich infolge eines *yin vigens* (also eines kräftigen *yin*) Energien zusammenballen und dabei zu Blockaden führen, auch zu Schleimblockaden und Darmverschlüssen.

27. pulsus intermittens (intermittierender Puls)

Dieser Puls kommt in regelmäßigen Abständen auffallend lange zum Stillstand. Dies ist ein Zeichen dafür, daß die Energie des entsprechenden Orbis zusammengebrochen oder verschwunden ist. Auch ein Zeichen für *ventus. pulsus intermittens* tritt bei Schlag- oder Stoßverletzungen oder bei heftigen Gemütsbewegungen auf.

28. pulsus concitatus (rasender Puls)

Dieser Puls ist extrem erregt mit sieben bis acht Pulsschlägen pro Atemzug beim Erwachsenen. Er zeigt an, daß das *yin* versiegt, das *yang* hingegen auf das äußerste entfacht ist. Es droht ein unmittelbarer Zusammenbruch des *qi primum,* das heißt der von Geburt erworbenen Energie.

VEREINFACHUNG VON PULSBILDERN

Die komplette Pulsikonographie zu beherrschen, erfordert ein arbeitsaufwendiges, konzentriertes Studium. Nun ging es in jüngster Vergangenheit in der Volksrepublik China in der Gesundheitspolitik zunächst einmal darum, eine flächendeckende und breitgestreute medizinische Versorgung im ganzen Land überhaupt zu gewährleisten. Die weithin bekannte und diskutierte Einrichtung des sogenannten Barfußarztes, das sind Heilgehilfen, die eine einfache medizinische Versorgung neben ihrer eigentlichen Berufstätigkeit – in der Regel als Landarbeiter – sicherstellen, sind hierfür das auch außerhalb Chinas bekannteste Beispiel. Aus dieser lokalen gesundheitspolitischen Situation heraus ist es verständlich, daß man an den Schulen für traditionelle chinesische Medizin, vor allem seit den siebziger Jahren, dazu übergegangen war, eine »vereinfachte« Pulsikonographie, die nur acht Pulsbilder umfaßt, zu lehren. Diese Ikonographie unterscheidet nur oberflächliche und tiefe, langsame und beschleunigte, erschöpfte und pralle, rauhe und schlüpfrige Pulse. Man kann diese Vereinfachung unter gesundheitspolitischen Gesichtspunkten verstehen: Die medizinische Grundversorgung der Bevölkerung hat Vorrang vor einer gründlichen und langdauernden Ausbildung der Ärzte.

Aber man muß sich auch im klaren darüber sein, daß damit zugleich ein Verzicht auf das volle Spektrum der wissenschaftlichen Möglichkeiten verbunden ist, eine Verwässerung der induktivsynthetischen Medizin, die ja auch in China nach immer größerer Exaktheit und Differenziertheit gestrebt hatte.

Indes ist auf diesen gesundheitspolitischen Prämissen in der Volksrepublik China nicht nur die gesamte Medizinversorgung aufgebaut. Auch die Ausbildung der Ärzte ist danach ausgerichtet, und die Lehrbücher sind entsprechend verfaßt. Deshalb können westliche Ärzte, die chinesische Medizin vermeintlich direkt an den Ursprüngen studieren wollen, nur dieses aus pragmatischen Gründen stark vereinfachte und zudem mit Elementen der westlichen Medizin durchsetzte System kennenlernen. In den westlichen Industrieländern sind die Voraussetzungen jedoch völlig anders. Für eine »Basismedizin« besteht hier kein Bedarf. Eine andere Medizin kann hier neben der westlichen auf Dauer nur dann bestehen, wenn sie ihre vollen Möglichkeiten entfalten und damit jene Lükken schließen kann, die jenseits der Grenzen der hiesigen Medizin liegen. Dafür bedarf es jedoch der vollen Verfügbarkeit des traditionellen chinesischen Medizinsystems.

Eine ebenso vereinfachte oder noch weiter vereinfachte Ikonographie ist bei westlichen Akupunkteuren im Gebrauch. Einer der Pioniere der Akupunktur im deutschsprachigen Raum, Gerhard Bachmann, nennt nur sechs verschiedene Pulse[10], andere Autoren noch weniger. Sachlich mag dies dadurch zu rechtfertigen sein, daß auch in der klassischen chinesischen Medizin die Aku-Moxi-Therapie überwiegend nur bei *pulsus superficiales* sowie den *pulsus mersi et repleti* indiziert ist, bei den letztgenannten, die ja auf *intima*-Erkrankungen (das heißt auf Krankheiten, die in die Tiefe vorgedrungen sind) hindeuten, nur bedingt und indirekt. Denn nach Auffassung der chinesischen Medizintheorie kann man mit den in die Haut gestochenen Nadeln dem Körper ja keine neue Energie zuführen. Akupunktur ist im Grunde nur dann angezeigt, wenn Energie abgeleitet oder umgeleitet werden soll. Man kann mit Akupunktur Energiestauungen beheben und lindern oder blockierte Leitbahnen wieder »durchgängig« machen. Und schließlich kann man damit einen gestörten Energiehaushalt harmonisieren. Aber wenn die Pulsdiagnose ausschließlich *inanitas*-Befunde erbringt, dann ist Akupunktur kaum sinnvoll.

Wir wollen dieser Praxis aber entgegenhalten, daß derjenige, welcher alle Möglichkeiten auch nur der Aku-Moxi-Therapie ausschöpfen will, bereits eine größere Zahl von Pulsikonogrammen differenzieren sollte, sagen wir 20.

Dies bringt uns zur grundsätzlichen Frage, ob in der chinesischen Medizin, wie sie hier beschrieben und begründet wird, eine Vereinfachung der klassischen Pulsikonographie vertretbar oder gar wünschenswert ist. Die Antwort ist ein klares Nein. Sieht man von der vorübergehenden gesundheitspolitischen Situation in der Volksrepublik China und in einigen Entwicklungsländern ab, deren Regierungen Interesse an der chinesischen Medizin zeigen, so ist die traditionelle chinesische Medizin als *komplementäres* wissenschaftliches System und als komplementäre, d. h. ergänzende Methode vor allem in den Ländern mit einer hochentwickelten kausalanalytisch-westlichen Medizin von Interesse. Hier, in Westeuropa und Nordamerika, bedarf es – wie aus unserem einleitenden Kapitel überdeutlich geworden sein sollte – keiner Basismedizin, keiner Primitivmedizin, keiner exotischen Medizin. Das hier vorhandene und weiter anwachsende Behandlungsdefizit betrifft funktionelle, chronische, konstitutionelle und psychische Störungen, denen die doch wirklich hochqualifizierten Ärzte nur mit unspezifischen oder gar mit palliativen, d. h. Linderung erzielenden, Maßnahmen gegenübertreten können. Die Behandlung gerade dieser chronischen, konstitutionellen, aber auch vieler psychischer Störungen erfordert eine hochspezifische, sehr differenzierte und präzise, aber keineswegs eine primitive Diagnose. Was die chinesische Medizin nach 2000jähriger klinischer Erprobung an Unterscheidungen bereithält, ist keine diagnostische Haarspalterei, sondern vielleicht ein Optimum, vielleicht auch nur das Mindestmaß dessen, was für die rationale und zielstrebig wirksame Bewältigung dieser zum Teil verwickelten Krankheitsbilder notwendig ist.

DAS PROBLEM DER APPARATIVEN REGISTRIERUNG VON PULSBILDERN

Nun gut, wird man sagen, wir wollen also die chinesische Diagnostik und vor allem die Pulsdiagnose nun bei der Behandlung der genannten Krankheitsgruppen auch im Westen einsetzen. In diesem Fall sollte man aber versuchen, die Pulsbefunde durch geeignete apparative Mittel zu fixieren oder, wie man sich gewöhnlich ausdrückt, zu »objektivieren«. Dies sind grundsätzliche Fragestellungen. Über die Objektivierbarkeit von Pulsdiagnosen haben wir ja an früherer Stelle (vgl. Seite 213 ff.) ausführliche Feststellungen getroffen. Darüber hinaus hat das Problem der mechanischen Registrierbarkeit von Pulsbildern zwei Seiten, nämlich erstens die technische Machbarkeit und zweitens den klinischen Nutzen.

Es steht außer Zweifel und gibt im übrigen schon seit einigen Jahrzehnten erfolgreiche Versuche, die beweisen, daß es technisch machbar ist, außerordentlich differenzierte Pulsikonogramme über mechanisch-elektronische Registriergeräte aufzeichnen zu lassen. Die einfachsten dieser Apparaturen sind weniger kompliziert, die komplexeren nur annähernd so kompliziert wie jene heute schon in Serie gefertigten Geräte etwa zur vollelektronischen Lektüre gedruckter Texte. Kurzum, das Problem ist technisch lösbar.

Eine ganz andere Frage ist der klinische Nutzen solcher Einrichtungen. Wir hatten schon bisher deutlich zu machen versucht, daß ein wesentlicher Vorzug der wissenschaftlichen Medizin Chinas, und so auch ihrer Diagnostik, ihre rationale Durchsichtigkeit und Überschaubarkeit ist. Zumindest zu einem Teil ergibt sich diese

Überschaubarkeit aus dem Umstand, daß auch eine sehr komplizierte Diagnose im Extremfall in weniger als zwei Stunden, in aller Regel aber in weniger als einer Stunde mit allen relevanten Details und mit größter Sorgfalt zu erheben ist. Das bedeutet, daß der geübte und gewissenhafte Diagnostiker nicht nur nicht in Gefahr gerät, etwas Wichtiges zu übersehen, sondern daß ihm, wenn alle Fakten in so kurzer Zeit vor seinem Auge Revue passieren, auch sehr viel rascher und klarer wichtige gegenüber nebensächlichen Daten hervortreten. Wenn ein durchschnittlich begabter Student sich vornimmt, die traditionelle chinesische Medizin gründlich zu erlernen, so hat er hierfür etwa vier Jahre zu veranschlagen. Von dieser Zeit entfallen, will man dies isoliert betrachten, höchstens drei bis sechs Monate auf die Ausbildung der manuellen Fähigkeit einer sicheren Pulsdiagnose. Eine solche manuelle Pulsdiagnose ist deshalb so aussagekräftig – wiederholen wir es ein weiteres Mal –, weil hinter ihr die fortgesetzt korrigierten und verbesserten klinischen Erfahrungen zweier Jahrtausende stehen.

Was aber würde mit einem elektronischen Pulsikonographen gewonnen? Zunächst einmal müßte, nicht nur von der Herstellerfirma, sondern auch von den Benutzern, eine völlig neue Ikonographie erarbeitet werden. (Denn auch die Aussage eines EKG oder eines EEG – Elektrokardiogramms oder Elektroenzephalogramms – ist nicht von selbst evident; ihre Interpretation bedarf einer eingehenden Schulung und ist dennoch – im Vergleich zu den chinesischen Pulsikonogrammen, die über alle Funktionsbereiche außerordentlich nuancierte Auskunft geben – aufs ganze gesehen sehr aussagearm.) Für diese Schulung der Interpretation elektronischer Pulsikonogramme wird man also abermals eine längere Frist veranschlagen müssen, ohne daß zum heutigen Zeitpunkt feststeht, wieviel größer die Fehlermarge bei der »Lektüre« an den Abtaststellen sein dürfte. Mit anderen Worten, der Einsatz solcher Maschinen, auch unter der Annahme, daß sie bereits technisch optimiert sind, kann auf Jahrzehnte hinaus nur eine drastisch verringerte, nicht aber eine gesteigerte Präzision gewährleisten. Hinzu kommen noch die Zeit- und die Kostenfaktoren.

Gewiß kann in seltenen Ausnahmefällen auch einmal eine Pulsdiagnose eine halbe Stunde und länger beanspruchen, doch die durchschnittliche Dauer sind zehn Minuten. Und dieses Instrument – der erfahrene Diagnostiker – steht zu jeder Tages- und Nachtzeit, an jedem beliebigen Ort einsatzbereit, fähig, nicht nur die Tiefe, Breite und Länge eines Pulses an verschieden gelagerten, verschieden langen *situs* zu beurteilen, sondern auch die Halonierung, d. h. Hofbildung wie etwa beim Mond, oder deren Fehlen, eine Drehung der Arterie und vieles andere mehr, gar nicht zu reden von den feinanatomischen Unterschieden an den *situs* der Pulstastung am Handgelenk, die nicht bei zwei Individuen völlig gleich sind. Da gibt es die geschlechtsbedingten Unterschiede hinsichtlich der Nachgiebigkeit des Unterhaut-Fettgewebes, die individualtypischen Proportionen – Männer können verhältnismäßig kurze Puls-*situs* haben, Frauen mitunter lange –, da gibt es die Übergänge der Bedeutung und das Auseinandertreten des Puls-*situs* zwischen dem Kindesalter, der Jugend und dem Erwachsenen, die Langzeitüberlagerungen aufgrund ökologischer, die mittelfristigen Überlagerungen aufgrund klimatischer Bedingungen, endlich die flüchtigen Einflüsse kurz zuvor erfolgter Nahrungs- oder Genußmitteleinnahme.

Ein Arzt als Diagnostiker ist in der Lage, im Ikonogramm eines bestimmten Pulses in allerkürzester Zeit wesentliche Erscheinungen von zufälligen und nebensächlichen mit größter Zuverlässigkeit abzutrennen, ein Schritt, den wir auch von einer raffiniertest ausgeklügelten Maschine niemals erwarten dürfen. Soll aber solche Unterscheidungsarbeit im nachhinein aufgrund ausgedruckter Kurven geleistet werden, so stiege der Zeit- und Mittelaufwand schier ins Unermeßliche, bei gleichzeitig ungewisser Stringenz und Verbindlichkeit der Ergebnisse.

Fazit: Nicht im Tasten des Pulses, sondern in der hochdifferenzierten und zugleich präzisen, sicher reproduzierbaren Interpretation des Pulsbefunds liegt die große Leistung der traditionellen chinesischen Medizin. Ein Pulsikonograph, wie ausgeklügelt er auch wäre, könnte nur die Tastung, aber nicht die Interpretation nachvollziehen.

VARIANTEN DES NORMALEN PULSES

Ein »normaler Puls« ist für die chinesische Pulsdiagnose ein rein theoretisches Postulat, eine Idealkonstruktion, der man in der Praxis nie begegnet. Jedes Individuum hat einen individuellen Puls, der bei den meisten Menschen auch bereits konstitutionsbedingte, altersbedingte, geschlechtsbedingte, jahreszeitbedingte, durch die Lebensweise bedingte Besonderheiten, funktionelle Dispositionen, also Neigungen, erkennen läßt. Solche am subjektiv Gesunden ermittelten Pulsbilder sind insofern aufschlußreich, weil sie eine Beurteilung oder Vorhersage darüber erlauben, unter welchen Reizen oder Faktoren die Funktionen des betreffenden Menschen leicht pathologisch entgleisen werden, welchen anderen hingegen sie größten Widerstand bieten dürften.

Einflußfaktoren: Konstitution

Betrachten wir nun einige dieser Einflüsse, zunächst den der Konstitution. Gesunde pyknische (d. h. untersetzte, dickleibige), korpulente Typen zeigen eine klare Tendenz zu tiefen Pulsen. Gesunde asthenische – also magere – Typen zeigen eine klare Tendenz zu oberflächlichen Pulsen. Hat ein Individuum einen dynamischen Habitus, so kann es geschehen, daß wir an allen sechs Pulsstellen durchgehend überfließende (*exundantes*) oder große (*magni*) Pulse, im übrigen aber auch bei genauester Untersuchung keinerlei weitere Krankheitszeichen feststellen. Tatsächlich müssen die sonst auffälligen Ikonogramme hier als normaler Puls interpretiert werden. Ähnliches gilt für die behäbigen (*languidi*) und die zarten (*minuti*) Pulse; die ersteren sind mitunter als »normale Pulse« bei Sanguinikern anzutreffen, letztere bei Phlegmatikern.

Klima und Jahreszeit

Es gehört zu den Erfahrungen, die jeder geübte Pulsdiagnostiker nachvollziehen kann, daß die Pulse aller Individuen eines Ortes oder einer Gegend eine überlagernde Gesamtprägung, eine Grundtendenz aufweisen. Solches ist gerade in Mitteleuropa mit dem Wechsel der Jahreszeiten eindrucksvoll zu beobachten.

Im *Frühjahr* zeigen die Pulse eine Tendenz zu *chordalitas,* d. h.

sie neigen zu Länge, Spannung, Schmalheit – als Ausdruck eines Staus bereitgestellter Energien.

Im *Sommer* neigen die Pulse zum Überströmen (*pulsus exundantes*), d. h. sie kommen an die Oberfläche und verbreitern und verlängern sich.

Im *Herbst* ist die oberflächliche Tendenz in den Pulsen am deutlichsten (*pulsus superficiales*).

Im *Winter* hingegen tendieren die Pulse zum Absinken (*pulsus mersi*).

Noch eindrucksvoller lassen sich diese Bezeichnungen heute im Zeitalter des Düsenflugs bestätigen, da man die Bevölkerung in völlig verschiedenen Klimazonen unmittelbar miteinander vergleichen kann: Die Bewohner arktischer Gebiete haben im statistischen Durchschnitt tiefere Pulse, die Bewohner tropischer Gebiete oberflächlichere und zugleich breitere Pulse. Und weiter noch: Man kann nach diesen Kriterien ohne weiteres beurteilen, wie ein Reisender sich an das Klima, in dem er sich augenblicklich befindet, angepaßt. Ob er etwa funktionell übersteuert, untersteuert oder – als pathologischen Fall – eine paradoxe Pulsvariante zeigt.

Lebensweise und Sexualität

Ein Individuum, das aufgrund seines Berufs oder seiner sonstigen Neigungen eine vorwiegend sitzende, bewegungsarme Tätigkeit ausübt, zeigt an den distalen, d. h. der Hand am nächsten gelegenen, Pollexstellen eine Tendenz zu *invaliditas*, d. h. zu Schwächlichkeit der Pulse, ohne daß man deshalb schon auf irgendeine Krankheit schließen dürfte. Umgekehrt führt andauernde körperliche Arbeit bzw. sportliche Betätigung zu habituellen, leicht beschleunigten und vergrößerten Pulsen (*pulsus celeri sive pulsus magni*).

Auch die Sexualität spiegelt sich im Puls wieder. Langandauernde sexuelle Enthaltsamkeit läßt die proximalen Pulse, das sind die dem Handgelenk fernsten Pedalispulse, sich in Richtung auf Schwächlichkeit (*pulsus invalidi*) entwickeln. (Die chinesischen Ärzte sprachen in einem solchen Fall von einem »echten Mönchspuls«, weil man hierdurch den tatsächlich enthaltsamen vom in Wirklichkeit weltlich lebenden Klosterinsassen unterscheiden kann.) Umgekehrt treibt übersteigerte Sexualität die genannten *pulsus pedales* an die Oberfläche (*pulsus superficiales*), oder – dies an der Grenze einer Störung – es verändert sie in Richtung auf *pulsus minuti*, zarte Pulse, oder *pulsus inanes*, erschöpfte Pulse.

Nahrungsaufnahme und Genußgifte

Selbstverständlich beeinflußt jede Nahrungsaufnahme den Puls. Idealerweise soll man deshalb nach Empfehlung der Chinesen bei unklaren Fällen den Pulsbefund am Morgen unmittelbar nach dem Erwachen, noch vor dem Frühstück erheben. Bei sehr schwierigen Problemfällen, bei denen eine absolut sichere Feindiagnose erforderlich ist, wird man auch heute noch so verfahren. In der Regel kann der gewandte Pulsdiagnostiker jedoch abschätzen, welche Pulsabweichungen durch Nahrungsaufnahme oder die verzögerte Nahrungsaufnahme bedingt sind. So tendieren nämlich die Pulse am mittleren *situs*, die sogenannten *pulsus clusales*, bei kurzem Fasten zu Schwächlichkeit (*pulsus invalidi*), bei anhaltendem Fasten oder Hungern zu Erschöpfung oder Oberflächlichkeit (*pulsus inanes et superficiales*).

Die gleichen Pulse werden nach erfolgter Nahrungsaufnahme mehr oder minder überfließend (*exundans*) oder gemächlich (*languidus*).

Der Genuß von Alkohol oder Bohnenkaffee hingegen zeigt sich im allgemeinen kurzfristig in den *pollicares*-Pulsen, also an den distalen Pulsstellen, die zu Beschleunigung und/oder Vergrößerung neigen. Gewohnheitsmäßiger Genuß solcher Gifte hingegen führt auch zu pathologischen Verschiebungen der *clusae*.

Arzneimittelwirkungen

In einer Zeit, in der praktisch jeder in die Praxis eines Arztes kommende oder gar im Krankenhaus liegende Patient Arzneimittel verabreicht erhält, ist es für den behandelnden Arzt eine Frage von überragendem Interesse, eindeutig und zweifelsfrei beurteilen zu können, ob die durchgeführte Medikation a) den Patienten deutlich bessert, b) im Gegenteil verschlechtert oder c) nicht vertragen wird und indirekt belastet. Eine verwandte und für den Anwender der chinesischen Medizin wichtige Frage ist, ob eine von einem anderen Kollegen verordnete Medikation beibehalten werden darf oder muß oder ob sie im Gegenteil zur Erzielung eines Heilerfolgs abgesetzt werden muß. Für eine Besserung oder Verschlechterung der Krankheit ergeben sich die Zeichen ja unmittelbar aus der Ikonographie: War eine Störung vor einer Medikation durch verschmälerte Pulse charakterisiert, und werden diese durch die Arzneimittel noch schmäler, so bedeutet dies zweifellos Verschlechterung, wenn nicht gar Gefährdung des Patienten. Umgekehrt: Verbreitern, entspannen sich die Pulse unter der Medikation, so ist dies eines unter möglicherweise mehreren zu fordernden Zeichen der Besserung.

Aber ein ganz anderes Problem ist ja die im Grunde nichtige, überflüssige Medikation, die keinerlei klare Verschiebung der Funktion in einer Richtung bringt, sondern nur Kräfte bindet, um von einem bestimmten Medikament ausgelöste, vielschichtige, chaotisierte Wirkungen zu neutralisieren. Eine solche Medikation führt zu sogenannten *pulsus mobiles*, »bewegten Pulsen«, das sind Pulsbilder, in denen der Puls verkürzt, beschleunigt und schlüpfrig erscheint und an die Oberfläche tendiert. Im Zusammenhang der chinesischen Medizin werden sie als Dissonanz zwischen *yin* und *yang*, d. h. zwischen struktiver Hemmung und aktiven Antrieben, gedeutet, was den Sachverhalt sehr genau trifft. Solche *pulsus mobiles* treten außer bei einer Fehlmedikation auch bei einer Überdosierung von Mitteln und unter Umständen bei außerordentlich unverträglicher Nahrung auf. Beobachtet der Arzt solche Pulse an einem Patienten, bei dem alle sonstigen Zeichen einer hochakuten Verdauungsstörung fehlen und der zugleich behauptet, »gegenwärtig absolut keine Arzneimittel« einzunehmen, so muß er annehmen, daß der Patient nicht wahrheitsgemäß berichtet.

DER RANG DER PULSDIAGNOSE ALS DIAGNOSTISCHES VERFAHREN

Fassen wir zusammen: Obgleich wir im Vorangehenden nur die ins Auge fallenden Aspekte der Pulsdiagnose in großen Zügen beschreiben konnten, sollte folgendes klargeworden sein: Die Pulsdiagnose der traditionellen chinesischen Medizin stellt einen Bestand bestgesicherter und rational dem Zweck entsprechend gegliederter Erkenntnisse dar, der es erlaubt, unter der unendlichen

Vielfalt von Zeichen und Veränderungen, die die Lebensläufe eines jeden Individuums begleiten, die medizinisch bedeutsamen von den gewöhnlichen oder zufälligen Zeichen sicher zu unterscheiden. Ein solches Instrumentarium ist, soweit bekannt, hinsichtlich seiner Vollständigkeit, Strenge und Leistungsfähigkeit unter allen Medizinsystemen der Gegenwart einmalig. Seine Anwendung deshalb abzulehnen, weil es unter anderem *auch* an eine im ganzen bescheidene, manuelle Schulung des Diagnostikers und an die durchschnittliche Schärfe und Aufmerksamkeit seiner Sinne gebunden ist, wäre vergleichbar der Ablehnung, sich im Gebrauch herkömmlicher Musikinstrumente zu schulen, weil mittlerweile jeder beliebige Klang auch elektronisch synthetisierbar und viele klassische Musik ohnedies bereits auf Tonträgern aufgezeichnet ist. Unnötig zu betonen, daß solche völlig irrationale Skepsis ein wichtiger Faktor für die Krise der westlichen Medizin heute ist, die dazu neigt, einfache und über jedes vergleichbare Maß hinaus bewährte Verfahren zugunsten ungewisser, nicht nachprüfbarer und beschränkter, zugleich aber teurer, weil »modischer« Verfahren zu vernachlässigen.

VI.
Die Therapie

Therapieformen

Schon im »Inneren Klassiker« begegnen wir folgender Erörterung[1]: Der Gelbe Fürst: »Ich möchte etwas über den wesentlichen Weg hören!« Darauf der Graf von *Qi:* »Das höchst Wichtige an der Therapie ist, nicht fehlzugehen in der Beurteilung von Aussehen (›Farbe‹) und Puls, und dann diese Ergebnisse ohne Irrtum anzuwenden – dies ist die große Regel der Therapie. Wenn Gegenläufigkeit (*contravectio*) und Rechtläufigkeit (*secundovectio*) durcheinander auftreten, wenn man kakuminale (oberflächliche) und stirpetale (wesentliche) Aspekte nicht faßt, dann geht die konstellierende Kraft verloren und man verliert die Herrschaft! Das Verbrauchte ablegen, dem Neuen folgen, so wird man zu einem Echten.«

Darauf der Fürst: »Nun habe ich das Wesentliche von Euch gehört. Doch Eure Rede ging nur von dem Aussehen und dem Puls, deren Wichtigkeit mir schon bekannt ist.« Darauf der Graf von *Qi:* »Die Therapie gipfelt im Einen.«

Der Fürst: »Was ist dieses Eine?« Der Graf von *Qi:* »Durch Aufsuchen der Agentien gelangt man zu ihm.«

Der Fürst: »Wie geschieht das?« Der Graf von *Qi:* »Man schließt die Türen und verstopft die Öffnungen (d. h. man schaltet alle Ablenkungen aus) und befragt den Kranken mit Folgerichtigkeit; immer wieder kehrt man durch Fragen die einzelnen Empfindungen und Umstände hervor und findet so die hinter diesen sich verbergende Bedeutung (d. h. die Agentien). Wer auf diese Weise die konstellierende Kraft faßt, hat Erfolg, wer sie nicht faßt, scheitert.«

Der Fürst: »Sehr gut!«

Wie jede entwickelte Medizin arbeitet auch die chinesische mit hochspezifischen, weniger spezifischen oder auch unspezifischen Heilmaßnahmen.

Für eine spezifische Therapie stehen der chinesischen Medizin die Maßnahmen einer *inneren Therapie* (chinesisch: *neizhi*) zur Verfügung. Dazu gehört vor allem ein umfänglicher und hochdifferenzierter Drogenschatz (Pharmakopöe). Außerdem kennt die chinesische Medizin die Technik einer hochspezifischen *äußeren Therapie* (chinesisch: *waichi*), die in den Maßnahmen von Akupunktur und Moxibustion besteht.

Nach diesen spezifischen Heilmaßnahmen kommt allen unspezifischen oder nur gering spezifischen Praktiken und Anwendungen nur eine untergeordnete und ergänzende Rolle zu, sei es im Rahmen einer allgemeinen Hygiene, sei es zur milden Unterstützung einer gezielten Therapie. An solchen unspezifischen Heilmaßnahmen kennt die chinesische Medizin die Diätetik, die Massage, die Bäderanwendung (einschließlich Dampfbädern, Räucherungen, Inhalationen und anderes mehr), die *qi*-Übungen (eine von Epoche zu Epoche und von Schule zu Schule unterschiedlich akzentuierte Synthese von Gymnastik sowie Bewußtseins- und Atemführung). Natürlich kann auch der chinesische Arzt verschiedene Therapieformen kombinieren, etwa Arzneien verabreichen, Nadeln stechen und Empfehlungen für die Ernährung oder die Lebensweise aussprechen.

Innere Therapie: Die gezielte Anwendung von Arzneimitteln

Seit ältester Zeit ist die Anwendung von Arzneimitteln das mit Abstand wichtigste, vielfältigste und am feinsten steuerbare Heilverfahren der traditionellen chinesischen Medizin. Etwa 80 Prozent aller ihrer Heilmaßnahmen bestehen allein in der Anwendung genau ausgewählter und dosierter Arzneien.

Indes ist die Pharmakotherapie nicht nur die wichtigste Heilmaßnahme der traditionellen chinesischen Medizin.

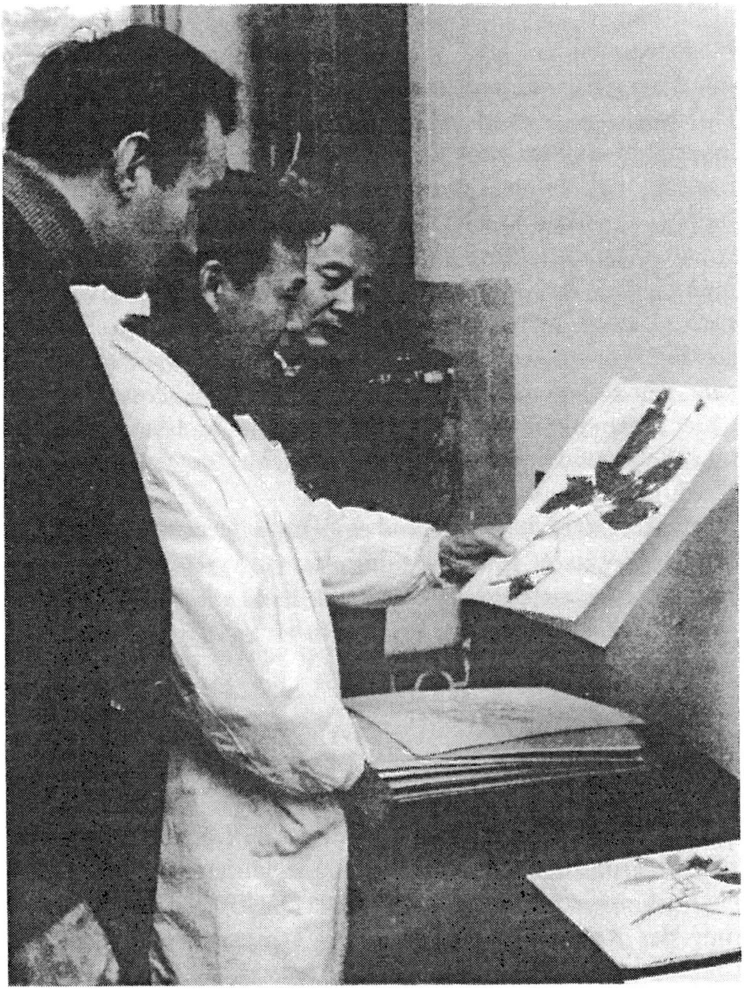

Abb. VII
Der Autor bei der Besichtigung der pharmakognostischen Sammlung des Instituts für Materia medica der Chinesischen Akademie der Medizinischen Wissenschaften, Peking, Oktober 1978.
Der Arzneimittelschatz der chinesischen Medizin umfaßt zwar in den klassischen Werken weniger als 2000 natürliche Roharzneien. Doch durch die regional bedingten Varianten von Arzneien, durch Übernahme aus den Pharmakopöen südostasiatischer Länder, endlich auch durch Neuentdeckungen, kennt die heutige chinesische Arzneimittelforschung nahezu ein Zehnfaches dieser Zahl an Arzneimitteln.

Sie braucht auch die Konkurrenz mit der modernen westlichen Medizin und ihrer Chemotherapie nicht zu scheuen, sondern ist ihr mit der Vielfalt therapeutischer Instrumente, in ihrer rationalen Durchsichtigkeit und Wirksicherheit wenigstens ebenbürtig, manchmal sogar überlegen. Das beruht auf ihrer präzis abgestuften, zugleich in mehr als 2000jähriger klinischer Anwendung und Erprobung gereiften Systematik, nach der die Wirkung eines jeden Arzneimittels *qualitativ eindeutig bestimmt* ist. Diese qualitative Eindeutigkeit entspricht gewissermaßen einem Schloß, in das der – nach gleichen Kriterien und Normkonventionen – geschaffene Schlüssel der chinesischen funktionsbezogenen Diagnostik präzise paßt. Wir wollen uns den Mechanismus dieses »Schlosses« nun genauer ansehen und dabei feststellen, was für ein lebensnahes, anschauliches und außerordentlich praktikables System die Therapie der chinesischen Medizin ist.

Worin besteht die exakte und eindeutige Qualifikation eines jeden Arzneimittels? In der Bestimmung erstens seines Temperaturverhaltens, zweitens seines *sapors,* drittens seiner Wirktendenz, viertes seines Orbis-Bezugs. Was haben wir uns darunter vorzustellen?

DIE GRUNDDYNAMIK: DAS TEMPERATURVERHALTEN (CHINESISCH: XING)

Die Qualifikation von Symptomen nach *algor* und *calor* gehört zu den grundlegenden diagnostischen Differenzierungen. Die pharmakologische Entsprechung dieser Qualifikation ist die Bewertung der Arzneimittel nach ihrem Temperaturverhalten. Die Chinesen unterscheiden danach heiße, warme, kühle und kalte Arzneimittel sowie Drogen mit neutralem Temperaturverhalten. Die warmen und heißen Pharmaka kompensieren die (»kalten«) *algor*-Heteropathien und unterstützen die aktiven Energien. Medikamente mit schwach ausgeprägtem Temperaturverhalten »heben empor«, d. h. sie bringen die aktiven Energien nach oben und außen und verhindern damit ein Vordringen von *species*-Heteropathien in die Tiefe (*intima*). Hingegen dämpfen die kalten und kühlen Medikamente *calor,* d. h. »Hitze«, und leiten *ardor* (»Glut«) ab.

DIE GESCHMACKLICHE BEWERTUNG DER ARZNEIMITTEL: SAPORES

Wir haben in den Ausführungen über die Orbisikonographie gesehen, daß jedem Funktionskreis außer einer Wandlungsphase auch ein charakteristischer *sapor* zugeordnet wird. Unter *sapor* versteht man Nahrung oder Arzneistoffe konventionell definierter Geschmacksrichtungen, wie sauer, bitter, scharf, salzig, süß und neutral. Nun ist es wichtig, zwischen dem konventionell definierten *sapor*, also der allgemeinen Geschmacksqualität, die aufgrund ihrer Identität mit der Bewegungsrichtung (dynamischen Qualität) eines Funktionskreises diesem zugeordnet wird, und jener oder jenen konkreten Geschmacksqualitäten zu unterscheiden, die ein Arzneimittel aufweist. Außer dem Umstand, daß sehr viele Arzneimittel nicht nur durch eine, sondern durch mehrere Geschmacksqualitäten (*sapores*) qualifiziert werden müssen – es gibt Mittel, die zugleich scharf und bitter oder scharf und sauer sind, andere, die zugleich als süß und bitter qualifiziert werden müssen –, ergibt sich die feinere Charakteristik des Arzneimittels auch aus den weitgehend impliziten quantitativen Verhältnissen der *sapores* im Mittel. Es ist ein wesentlicher Unterschied, ob ein Mittel kalt und scharf (wie die Minze) oder heiß und scharf (wie die meisten Pfefferarten) qualifiziert ist, ob die Schärfe durch andere Geschmacksrichtungen abgemildert oder im Gegenteil bei hinzukommender Bitterkeit gesteigert erscheint und vieles andere mehr. Diese Zusammenhänge erklären, weshalb es notwendig ist, den *sapor* oder die *sapores*, d. h. den oder die charakteristischen Geschmacksqualitäten eines jeden Arzneimittels, unabhängig von seiner sonstigen Dynamik zu kennen.

Jede *sapor*-Qualifikation ist eine Richtungsbestimmung der Arzneimittelwirkung, die sich unmittelbar aus der Wandlungsphasenqualität ergibt. So entspricht:

sauer – der Wandlungsphase Holz,
bitter – der Wandlungsphase Feuer,
süß – der Wandlungsphase Erde,
scharf – der Wandlungsphase Metall,
salzig – der Wandlungsphase Wasser.

Der neutrale Geschmack entspricht ebenfalls der Wandlungsphase Erde. Jeder *sapor* wiederum hat eine charakteristische Wirkung auf die Funktionskreise:

Sauerer sapor hat eine zusammenziehende, blutstillende, aufrauhende und stopfende Wirkung.

Bitterer sapor hat eine trocknende, niederschlagende, dämpfende Wirkung.

Süßer sapor hat eine regulierende, ausgleichende, harmonisierende, mildernde, puffernde und stützende Wirkung.

Scharfer sapor hat eine entfaltende, lösende, die aktiven Energien (das *qi*) mobilisierende Wirkung.

Salziger sapor hat eine erweichende, befeuchtende, abführende Wirkung.

So hatten wir zum Beispiel gehört, daß die Wandlungsphase Holz Aktivität in ihrer höchsten Potentialität oder potenzierte Aktivität, endlich die Potenzierung von Aktivität bezeichnet. Nun sind nicht nur alle sauren *sapores* durch diese Wandlungsphase qualifiziert, sondern auch die *orbes hepaticus et felleus*, die Zeit des Sonnenaufgangs, der Frühling, usw. Wenn wir außerdem erfahren – was auch ohne Kenntnis der chinesischen Pharmakotherapie jeder Pharmakologe nachvollziehen kann –, daß vom sauren *sapor* eine zusammenziehende, also adstringierende, eine aufrauhende und stopfende Wirkung ausgeht, so wird deutlich, wie dies gemeint ist: Wenn Energien, sowohl aktive als auch struktive, übermäßig zerstreut werden, sei es durch zu hohe Hauttemperatur, zu starkes Schwitzen, Durchfall, eine allgemeine Übererregbarkeit (nicht Erregtheit!), wird dadurch die »Spannung des Bogens« erschwert oder überhaupt vermindert: die Ansammlung aktiver Energien kümmert, vollzieht sich in geringem Maße. Die Anwendung saurer *sapores* wirkt dem entgegen. Aber selbstverständlich können keinem Patienten saure *sapores* in beliebig hoher Dosierung oder beliebig lange verabreicht werden, denn dann träte eine gegenphasige Wirkung ein, eine repletive Übersteigerung der so potenzierten Energien, die sich dann eruptiv, explosiv und zerstörend entladen würden.

Die Diagnose der Idiosynkrasie, d. h. das auffallende Verlangen eines Patienten nach sauren *sapores*, kann entweder als Hinweis auf

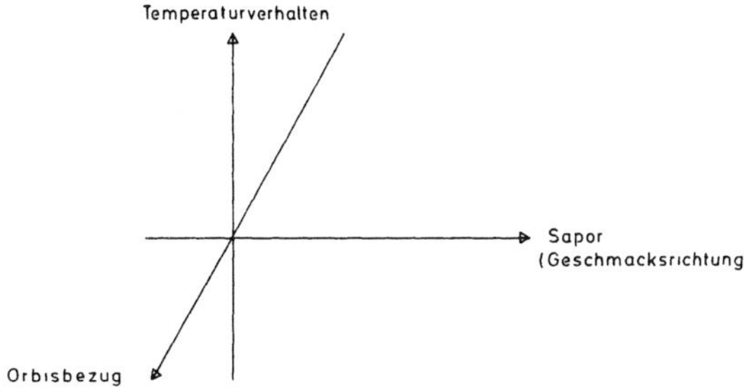

Qualitative Merkmale der Arzneimittel

Abb. VIII
Die Qualifikation eines jeden Arzneimittels läßt sich in einem dreidimensionalen Schema zusammenfassen, in welches Temperaturverhalten, Geschmacksrichtung und Orbisbezug eingehen. Entwurf C. H. Hempen

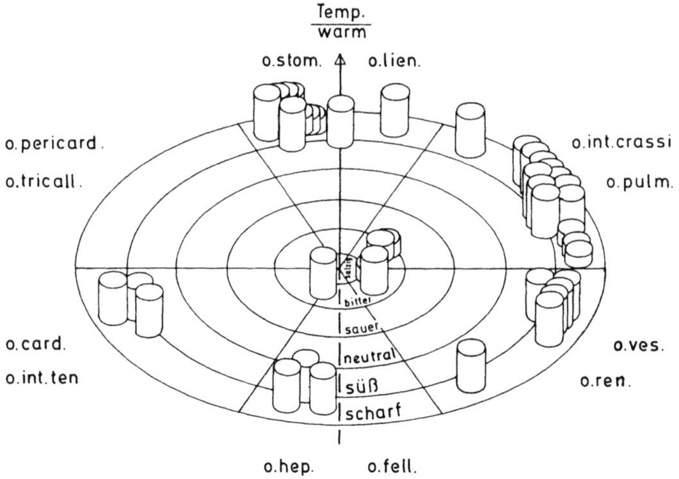

medicamenta liberantia speciei acria et temperata

Abb. IX
Mit konkretem Inhalt erfüllt zeigt sich das Schema der Abb. VIII hier bei der Betrachtung der Gruppe der »die Oberfläche lösenden scharfen und warmen Mittel«: Die Verteilung der konkret verfügbaren und angewandten Mittel ist innerhalb dieses Schemas alles andere als eine statistische. Wie mit einem Blick zu erkennen, konzentieren sich die angewandten Arzneien in ihrer *sapor*-Qualifikation auf die scharfen und bitteren Mittel, in ihrem Orbisbezug auf die *oo. stomachi, pulmonalis, intestini crassi.*

eine Unterfunktion der das Potential an aktiven Leistungen speichernden Funktionskreise verstanden werden oder – im Gegenteil – als eine repletive Störung mit drohender Gefahr der Übersteuerung und Ausuferung dieser Funktion. Und die in der Pharmakotherapie als saure *sapores* qualifizierten Mittel geben eine Handhabe zur Regulation dieser Entgleisungen.

OBERFLÄCHE UND TIEFE DER PHARMAKODYNAMIK: DIE VIER WIRKTENDENZEN DER ARZNEIMITTEL

Im sorgfältig aufeinander abgestimmten System der therapeutischen Möglichkeiten ist die Angabe und natürlich damit auch die therapeutische Nutzung der Wirktendenz von Arzneimitteln ein weiteres unerläßliches Datum. Die Wirktendenz ergibt sich aus der abgestuften und vereinten Beurteilung von Temperaturverhalten und Geschmacksrichtung der einzelnen Mittel. Insgesamt unterscheidet die chinesische Medizin vier Wirktendenzen:

1. Oberflächlichkeit, oberflächliche Wirkung (lateinisch: superficialitas; chinesisch: fu)

Die an der Oberfläche wirkenden Arzneimittel sind angezeigt, wenn die Diagnose eindeutig erkennen läßt, daß nur die *species,* also die Körperoberfläche, betroffen ist. Dies ist zum Beispiel der Fall bei rezenten (d. h. frisch auftretenden) und akuten Störungen. Die hiergegen einzusetzenden, an der Oberfläche wirkenden Mittel (*medicamenta superficialia*) sind Arzneien von kräftigem *qi* und damit von stark ausgeprägtem Temperaturverhalten, welche deshalb gerade Temperaturanomalien in der *species* zu zerstreuen vermögen. Diese Eigenschaft haben vor allem die süßen und zugleich heißen, die süßen und zugleich warmen sowie die scharfen und zugleich heißen Medikamente. Bekannte Beispiele solcher *medicamenta superficialia* sind der Ingwer, die Zimtrinde oder Aconit (Sturmhut).

2. »Emporhebung«, emporhebende Wirkung (elevatio)

Es gibt Menschen, bei denen in der *species* ein Energiedefizit herrscht. Dieser Mangel äußert sich unter anderem in einer verminderten allgemeinen Abwehrkraft, weil die Wehrenergie geschwächt ist. Außerdem können Heteropathien, welche die *species* bereits erfaßt haben, leicht in die Tiefe (in die *intima*) eindringen. Um solchen unerwünschten Entwicklungen vorzubeugen, verwenden die chinesischen Ärzte emporhebende Arzneien, die in der Tiefe vorhandene oder gar dort eingeschlossene Energie nach außen bringen. Durch die *medicamenta elevantia* wird also keine neue Energie zugeführt, sondern vorhandene Energie mobilisiert.

Emporhebende Mittel sind deshalb auch von schwach ausgeprägtem *qi*, also von schwach ausgeprägtem Temperaturverhalten. Dafür eignen sich vor allem Arzneien mit süßem *sapor* und neutralem Temperaturverhalten, ferner die leicht scharfen-neutralen, die scharfen, die leicht warmen und schließlich die leicht bitteren-neutralen Medikamente.

3. *Die absenkenden Mittel (medicamenta demittentia)*

Die gegenteilige Situation ist gegeben, wenn an der Körperoberfläche ein Übermaß von aktiver Energie (*qi*) angeboten wird. Das ist dann der Fall, wenn der Patient eine auffallend rote Haut hat, sich heiß fühlt und leicht schwitzt. Dabei ist im Gesamt-Energiehaushalt keineswegs ein Überschuß an Energie vorhanden, sondern – im Gegenteil – ein Defizit. In der Regel handelt es sich um ein Defizit von struktiver Energie (also zum Beispiel von Säften, Blut oder Körpersubstanz), welches die Aktivität behindert und bändigt. Bei solchen Symptomen sprechen wir von »nach außen schlagendem *yang*« oder von »wurzellos nach außen schlagender aktiver Energie«. Selbstverständlich darf diese Energie auf keinen Fall abgeleitet werden, sondern sie muß durch absenkende Mittel eingedämmt und in die Tiefe zurückgeführt werden. Damit stellen diese Medikamente die gestörte Verbindung des Energiekreislaufs zwischen *species* und *intima* wieder her. Das trägt rückwirkend zur Erholung der (struktiven) *yin*-Funktionen bei. Man kann damit zum Beispiel Blutungen entgegenwirken, die auch ein Zeichen für in der Tiefe nicht gebundene Energien sein können. Die absenkenden Medikamente sind meistens von schwach ausgeprägter Geschmacksqualität. In der Kombination von *sapor* und Temperaturverhalten sind vor allem die süßen und kalten, die süßen und kühlen, die süßen und neutralen, die sauren und neutralen sowie die salzigen und neutralen Arzneien zu den absenkenden zu zählen.

Zu den absenkenden Arzneien gehören sehr viele mineralische und metallische Substanzen, etwa Magnetit. Ihrer Anwendung nach wichtiger sind jedoch die Concha Ostreae, also der Austernschalenkalk, die Poria, ein Kiefernpilz, oder die Wurzel der Paeonia (Pfingstrose), um nur die wichtigsten zu nennen.

4. »Tiefenwirkung« durch medicamenta mersa

Es gibt Störungen des Energiehaushalts, gewissermaßen Explosionen oder zumindest Überhitzungen, die sehr häufig konstitutionell bedingt sind und sich ganz auf die *intima,* d. h. auf die Tiefe des Körpers, auf die organischen Grundlagen der Funktionskreise beschränken. (Diese Störungen sind fast immer von erhöhter Temperatur begleitet, ja es können hochinfektiöse Krankheiten wie Typhus oder Ruhr auftreten.) Die bei solchen Befunden einzusetzenden »untergetauchten« Mittel (*medicamenta mersa*) sind durchwegs Mittel mit kaltem Temperaturverhalten, entweder von bitterem oder salzigem *sapor.* Die in China am häufigsten eingesetzten sind das Rhizom der Coptis teeta oder die Rinde des Phellodendron; auch in der westlichen Pharmakopöe vorhanden sind Rhizoma Rhei (Rhabarberwurzel), Rhizoma Gentianae (Enzianwurzel) und natürlich auch Natrium sulfuricum (Glaubersalz).

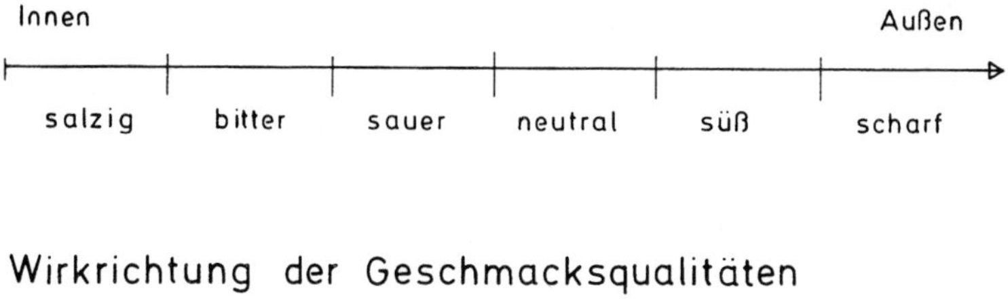

Abb. X
In diesem Schema wird der direktionale und mithin qualitative Zusammenhang zwischen Geschmacksqualitäten (= »Sapores«) und der Angriffsebene veranschaulicht.

DER ORBIS-BEZUG (GUIJING)

Im Sinne der chinesischen Medizin wirkt jedes Medikament in irgendeiner Weise auf wenigstens einen Funktionskreis. Den jeweiligen Bezug eines Arzneimittels zu den Orbes herzustellen gehört zum grundlegenden Wissen der chinesischen Pharmakologie. Es gibt Pharmaka, die ganz spezifisch auf nur einen Funktionskreis einwirken; andere haben ein weiteres Spektrum von Wirkungen auf verschiedene Funktionskreise.

Welches Mittel ein chinesischer Arzt verschreibt, hängt allein vom Krankheitsbild ab, das die Diagnose erbringt. Aus seinem diagnostischen Befund weiß der Arzt genau, welcher oder welche Funktionskreise gestört sind. Bei der Mittelwahl gilt es, die heteropathische Entgleisung (die »Schrägläufigkeit« von Funktion) genau zu beeinflussen. Der Arzt muß dazu von allen verfügbaren Mitteln wissen, auf welche einzelnen oder welche verschiedenen Funktionskreise sie präzis einwirken. Diese Eigenschaft eines Arzneimittels nennt man den Orbis-Bezug oder die *Sinarteriotropie*, entsprechend dem chinesischen Terminus *guijing*, der ganz wörtlich mit »Einmünden in die Leitbahn von . . .« übersetzt werden könnte. Allein aus der sicheren Kenntnis dieses Orbis-Bezugs ist es möglich, die individuell einmalige Situation der Erkrankung bei jedem Patienten zu berücksichtigen und zu vermeiden, daß die Heilmaßnahme Bereiche stört, die normal funktionieren, also gesund sind.

Diese Selektivität gestattet den chinesischen Ärzten, zusammen mit den außerordentlich detaillierten und zuverlässigen Angaben über die Verträglichkeit verschiedener Arzneistoffe untereinander eine Therapie durchzuführen, die nur die beabsichtigten Wirkungen zeitigt, ohne Neben- und Nachwirkungen. (Es ist ja wohl kein Zufall, daß in der traditionsreichen chinesischen Medizin sogar der Begriff für das fehlt, was als »Nebenwirkungen« zum medizinischen Alltag der modernen westlichen Medizin gehört. Solche Erscheinungen gelten in der chinesischen Medizin als »Fehltherapie«, »Fehlrezeptur« oder als »ärztlicher Irrtum«.) Aber natürlich ist auch der gewissenhafte Kenner der chinesischen Medizin nicht unfehlbar. Wenn es darum geht, einen komplizierten und vielschichtigen Krankheitsbefund mit einem nicht minder abgestuften und viel-

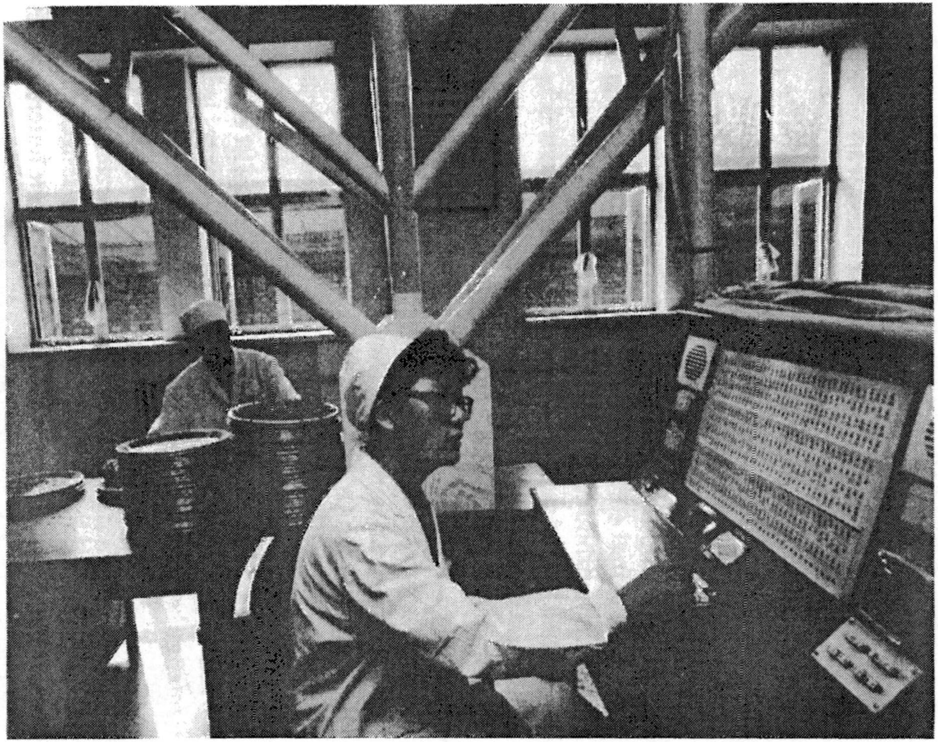

Abb. XI
Vollautomatische Rezeptiermaschine im *Xiyuan yiyuan*, Peking. Hier Blick auf das Eingabepult. Etwa 400 der am häufigsten verwendeten Roharzneien befinden sich in Vorratsbehältern auf einer höheren Etage, deren Schwerkraftentleerung über magnetische Relais mit angeschlossenen Wiegevorrichtungen gesteuert wird. Das vom behandelnden Arzt ausgestellte Rezept wird am Kodierpult – wie hier im Bild – von einer Apothekerin durch Zahlenkodierung der Arzneimittelnamen und Eingabe der Dosen sehr präzis und in einem Bruchteil der bei manueller Zusammenstellung erforderlichen Zeit von der Anlage zusammengestellt und dann durch konvergierende Rohrleitungen an die Ausgabestelle (im Hintergrund) geleitet. – Aufnahme des Verfassers.

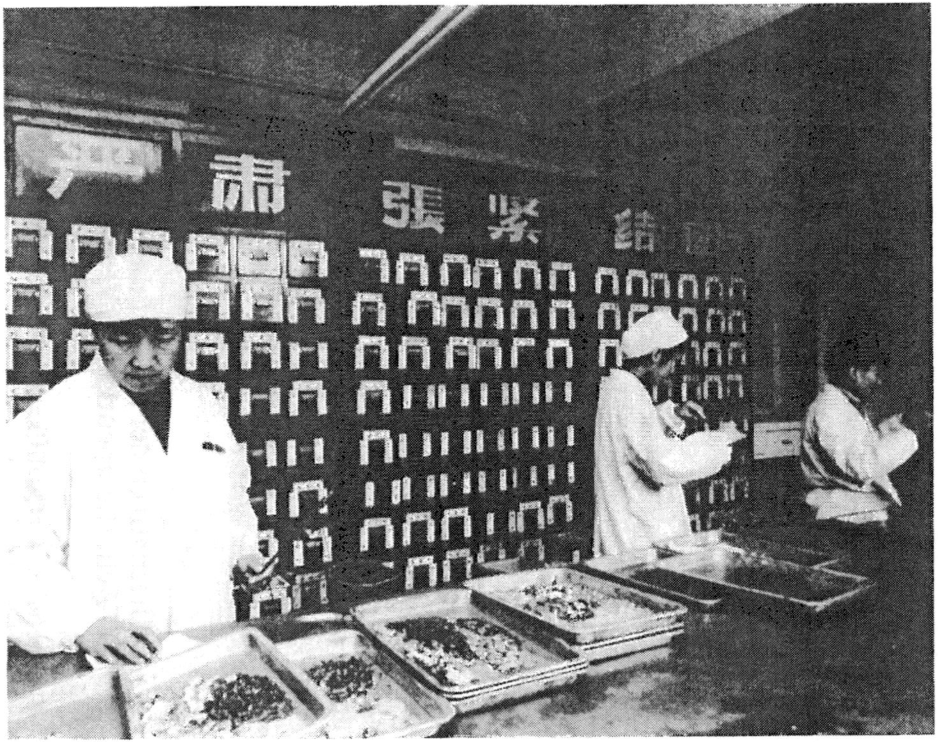

Abb. XII
Mischung von Rezepten in der Apotheke des *Xiyuan yiyuan*, eines der zur Pekinger Akademie für traditionelle chinesische Medizin gehörenden Krankenhäuser. Die traditionelle chinesische Medizin rezeptiert für ihre Arzneimitteltherapie ganz überwiegend Naturarzneien, deren Beschaffenheit bei ihrer Zusammenstellung in der Apotheke auch makroskopisch gut zu beurteilen ist. Insoweit es sich um eine wissenschaftliche Medizin handelt, werden die Rezepte individuell zusammengestellt, in kleinen Apotheken stets von Hand, zur Anwendung in Dekokten und Pulvern, in einer großen Klinikapotheke wie der hier gezeigten nur dann von Hand, wenn weniger häufig angewandte Drogen in einem Rezept vorkommen. – Aufnahme des Verfassers.

schichtigen Rezept anzugehen, so ist die Dosierung einzelner Komponenten zunächst nicht immer optimal. Aber auch hier erweist sich die ganz enge, geradezu zwangsläufige Beziehung zwischen diagnostischer Aussage und den bekannten Kennwerten der Arzneimittel als zuverlässig: Schon unmittelbar nach der Einnahme der ersten Rezeptur kann der Arzt sehr genau nachprüfen, ob die Medikation optimal ist. Ist dies nicht der Fall, kann er unverzüglich das Rezept korrigieren.

Diese Anpassungsfähigkeit an die individuellen Bedürfnisse eines Patienten ist eine besondere Leistung der chinesischen Medizin: Wenn ein Arzt bei einem Patienten zum Beispiel eine Störung seines Temperaturempfindens feststellt – der Patient fröstelt leichter als ein anderer, oder er schwitzt weniger als ein anderer – so wird er bei der sorgfältigen Behandlung einer solchen Störung selbst augenblicklichen Veränderungen der Tagestemperatur und außerdem den jahreszeitlichen Einflüssen Rechnung tragen: Am späten Vormittag oder am späten Nachmittag wird er *species*-öffnende – volkstümlich gesagt »schweißtreibende« – Mittel vorsichtiger dosieren als zu den übrigen Tageszeiten und bei heißem Sommerwetter zurückhaltender als im Herbst. Umgekehrt wird er die gleichen Mittel im Spätherbst oder Winter anwenden.

Alternativen der Behandlungsstrategie: Die Acht therapeutischen Verfahren (bafa)

Bis jetzt haben wir Qualifikation, Wirktendenz und Orbis-Bezug der Arzneimittel beschrieben. Es geht nun darum, die Mittel gezielt einzusetzen und eine Therapiekonzeption zu entwerfen, welche die aus der Diagnose sich ergebenden Forderungen mit den Möglichkeiten der Anwendung von Arzneimitteln vereinigt.

In der Praxis entwirft der Arzt nach der Diagnose eine »Behandlungsstrategie«, bevor er ein Rezept ausschreibt. Die chinesische Medizin hält Acht therapeutische Verfahren bereit, in denen die grundlegenden Behandlungsstrategien vorgegeben werden:

1. die Erzielung von Schweiß – *sudatio* (*han*);
2. das Auswerfen durch den Mund – *vomitio et expectoratio* (*tu*);

3. das Abführen – *purgatio* (*xia*);
4. die Harmonisierung widerstreitender Funktionen – *compositio* (*he*);
5. die vorsichtige Erwärmung – *tepefactio* (*wen*);
6. das Erfrischen oder die Kühlung – *refrigeratio* (*qing*);
7. die Ergänzung bzw. Zuführung von Energie – *suppletio* (*bu*);
8. die Ableitung bzw. Zerstreuung von Energie – *dispulsio, diffusio* (*xiao, xie, san*).

Auch hier müssen wir uns vergegenwärtigen, daß die Namen dieser Acht therapeutischen Verfahren zwar in Anlehnung an die sinnliche Erfahrung gewählt wurden – die drei erstgenannten –, daß sie aber in erster Linie *termini technici* der chinesischen Medizintheorie darstellen. Die empirischen Assoziationen, zu denen sie anregen, erleichtern bestenfalls die Orientierung. Das kann aber auch gründlich in die Irre führen, wenn man es nicht versteht, sich von den überkommenen Vorstellungen zu lösen, die sich im allgemeinen mit diesen Begriffen verbinden. Solches wird immer wieder deutlich, wenn wir die Acht Verfahren genauer betrachten.

1. sudatio oder die Erzielung von Schweiß (chinesisch: han)

Auch bei uns wissen Ärzte und Laien, wie heilsam Schwitzen sein kann. Die Galenik sowie die Volksmedizin und die daraus hervorgegangene Naturheilkunde argumentieren, daß der Körper durch Schwitzen vermehrt Schlacken und Krankheitsstoffe ausscheide – eine aus der Sicht der chinesischen Medizin nicht gerade falsche, aber doch grobe und unwissenschaftliche Aussage, weil sie nicht einmal einfachste Beobachtungen über Schweiß berücksichtigt.

Es gibt viele Arten von Schweiß, und damit ebenso viele Faktoren, die Schweiß hervorrufen und begleiten. Diese Faktoren sind einander oft diametral entgegengesetzt. In erster Annäherung und aus chinesischer Sicht noch viel zu grob könnte man sagen: zu jedem Leitkriterium gehört eine spezielle Art von Schweiß und Schwitzen. Und diese verschiedenen Arten müssen bei der Diagnose durch Geruch und Befragung sorgfältig abgeklärt werden.

Natürlich wissen auch die Chinesen, daß durch Schwitzen Gifte und Schlacken ausgeschieden werden können: Wenn der Schweiß auffallend übel riecht, wenn er nicht gleichmäßig am ganzen Körper austritt, wenn er die Wäsche färbt . . . Sie qualifizieren solche Erscheinungen als *calor,* als *repletio* in manchen, *inanitas* in anderen Funktionen.

Nach chinesischer Sicht bricht Schweiß aus, wenn sich durch äußere und/oder innere Faktoren das Gleichgewicht zwischen aktiven und struktiven Energien verschiebt. Schweiß ist ein Saft, etwas Stoffliches, das durch hohe oder übersteigerte Aktivität nach außen zerstreut, »dispulsiert« wird. Eine normal gesteigerte Aktivität, die zu Schwitzen führt, braucht vom Arzt nicht behandelt zu werden. Erst bei Überanstrengung (übermäßiger Arbeit, Sonnenhitze, Durst) ist medizinische Hilfe geboten. Das gilt auch für oft chronisch Kranke mit Schweißabsonderung in den Körperfalten oder für Patienten, denen bei geringstem Anlaß am Kopf Schweiß ausbricht, oder für die Moribunden, deren letzte Lebenssäfte sich in Schweißabsonderung verflüchtigen.

Keine zwei dieser Beispiele sind miteinander vergleichbar. Nur die Diagnose kann klären, ob auftretender Schweiß die Gesundheit fördert, ob er gehemmt werden muß oder ob er durch Medikamente gezielt hervorgerufen oder gefördert werden soll.

Die Anregung zum Schwitzen als medizinische Therapie ist die *sudatio.* In welchen Fällen ist dieses Verfahren angezeigt?

Eigentlich nur dann, wenn durch eine *repletio* der *species* (Energiefülle an der Oberfläche), die sich symptomatisch als Verkrampfung der Poren äußert, die normale Schweißabsonderung verhindert wird und die gesamte Störung auf die Oberfläche beschränkt ist. Das bedeutet, daß eine *sudatio* nur im Frühstadium akuter Krankheit in Frage kommt.

Ihr liegt zugrunde entweder ein *algor-speciei*-Befund mit Schüttelfrost, leichtem Fieber, fadem Mundgeschmack, weißem, gut feuchten Zungenbelag, Kopfschmerzen, diffusen Körperschmerzen und oberflächlichen verdrillten Pulsen – oder ein *calor-speciei*-Befund mit hohem Fieber, geringem oder fehlendem Schüttelfrost, Durst, rotem Zungenkörper, gelbem Zungenbelag und beschleunigten, oberflächlichen Pulsen.

2. Das Auswerfen durch den Mund
(vomitio et expectoratio; chinesisch: tu)

Der chinesische Ausdruck *tu* bedeutet »Ausspeien«, »Ausspuken«. Dazu gehören sowohl das Erbrechen von schädlichem und belastendem Mageninhalt als auch das Auswerfen von Schleim über die Bronchen.

Voraussetzung für eine solch drastische Maßnahme ist eine genaue Diagnose, die die Allgemeinverfassung des Patienten berücksichtigt. Angezeigt ist das Auswerfen durch den Mund deshalb auch nur bei hochakuten, lebensbedrohenden, extrem repletiven (d. h. energiereichen) Zuständen.

Symptome solcher Krankheiten sind Atemnot, Erstickungsgefühl, drohende oder bereits eingetretene Apoplexie (d. h. plötzlicher Ausfall eines wichtigen Organs durch »Hirnschlag«, »Herzschlag« oder »Lungenschlag« in westlicher Terminologie), Ohnmacht mit röchelndem Atem. Auch bei Verdauungsstillstand mit Klumpengefühl und Schmerzen in der Leibesmitte kann durch *vomitio et expectoratio* oft schnelle Besserung erzielt werden.

Richtig angewendet bringt dieses therapeutische Verfahren dem Patienten rasch spürbare Erleichterung. Bedrohliche Stauungen und Energiezusammenballungen werden gelöst und verstopfte oder unterbrochene Energiebahnen wieder durchgängig gemacht. Auch hier beschränkt sich die Therapie nicht auf die empirische, undifferenzierte Auslösung des Auswurfs aus dem Magen oder aus der Lunge, sondern mit ihrem Orbis-Bezug können die entsprechenden Medikamente nach einer genauen Diagnose wiederum ganz gezielt auf den affizierten Funktionskreis »angesetzt« werden.

3. Das Abführen (purgatio; chinesisch: xia)

Das Abführen ist gleichfalls der Behandlung hochakuter Störungen vorbehalten und hat unter allen Verfahren der chinesischen Therapie als einziges Ähnlichkeit mit einem westlichen Verfahren, nämlich mit dem Purgieren der Galenik und Naturheilkunde. Es soll damit stockender, den Patienten belastender Darminhalt entleert werden. Außer bei Verstopfung und verminderter Urinausscheidung ist die *purgatio* auch bei Gedunsenheit und Wasseransammlungen in der Leibesmitte angezeigt.

4. Die Harmonisierung widerstreitender Funktionen (compositio; chinesisch: he)

Ganz im Gegensatz zur *purgatio* ist die *compositio* nur aus dem systematischen Zusammenhang der chinesischen Medizintheorie zu verstehen. Sie ist angezeigt, wenn das physiologische Zusammenspiel zwischen Funktionskreisen gestört ist.

Die für den Laien faßbare Symptomatik einer solchen Dissonanz ist alles andere als schlüssig und eindrucksvoll; wir haben da zum Beispiel häufigen Wechsel zwischen Hitzegefühl und Frieren, Schwindelanfälle, Benommenheit und trockenen Hals, Beklemmungsgefühle in der Brust und Rippengegend, aber auch Aufstoßen, verminderten Appetit, allgemein verminderte Appetenz und Unternehmungslust. Typisch sind hingegen die vom Arzt zu diagnostizierenden Zeichen: ein auffallend unruhiger, zerrissener Zungenbelag, verschmälerte, verlängerte, an die Oberfläche tretende, saitenförmige (*chordales*) Pulse, erratisches Schwitzen u. a. mehr. Diese Befunde werden durch eine eigene Gruppe von Arzneimitteln, genannt *medicamenta regulatoria*, angegangen.

Die Harmonisierung von Funktionen, also der Lebensabläufe, muß nicht immer etwas Gutes sein. Der Arzt kann damit auch Schaden anrichten. Denn *species* und *intima* sind in ihrer Anlage antagonistische Funktionsbereiche. Das bedeutet, daß ihre Funktionen beim Gesunden zwar harmonisch ineinandergreifen, sich aber niemals vermischen, verwechseln lassen. Die Indikation einer *compositio* setzt deshalb voraus, daß dieses harmonische Zusammenspiel deutlich geschiedener Funktionen oder Funktionsbereiche nicht gestört ist. Wenn aber der Befund ergibt, daß die Störung entweder nur auf die *species* oder nur auf die *intima* beschränkt ist, dann wird durch falsches Einwirken auf das Zusammenspiel zwischen Innen und Außen die Genesung nicht etwa erleichtert, sondern es wird die Ausbreitung der vorhandenen Störung in bisher nicht affizierte Bereiche begünstigt.

5. Die vorsichtige Erwärmung (tepefactio; chinesisch: wen)

Dieses Verfahren, das die Anwendung von Arzneimitteln voraussetzt, welche die Dynamik in bestimmten Funktionsbereichen erhöhen oder anregen, zielt auf die Korrektur von *algor*-Befunden.

Wir erinnern uns aus der Besprechung der Leitkriterien, daß ein *algor*-Befund keineswegs vordergründig bedeuten muß, daß ein Patient friert. Darunter können auch pathologische Störungen wie die Verlangsamung der Lebensfunktionen oder die Neigung zu Durchfall oder zu ortsfesten, schmerzhaften Verhärtungen fallen. Das alles sind ohne Rücksicht auf das subjektive Befinden des Patienten und auf die momentane Körpertemperatur Anzeichen eines *algor*-Befundes.

Das geeignete therapeutische Verfahren, um solche »Kälte«-Erkrankungen zu korrigieren, ist die vorsichtige Erwärmung (*tepefactio*). Sie stellt durch die Anwendung sogenannter warmer oder heißer Arzneien das Gleichgewicht in der Weise wieder her, daß die gestörten Funktionen von innen her korrigiert werden. Eine vorsichtige Erwärmung ist angezeigt, wenn die Darmtätigkeit bei Durchfallneigung normalisiert oder schmerzhaft verhärtete Knoten unter der Haut aufgelöst werden sollen.

6. Das Erfrischen oder die Kühlung (refrigeratio; chinesisch: qing)

Das chinesische Wort *qing* bedeutet in der Alltagssprache »klar«, »klären«. In der chinesischen Medizin hat es die enge Bedeutung von »kühlen« (*refrigerare*), »Kühlung« (*refrigeratio*) speziell von *calor*-Störungen, welche die Tiefe, die *intima*, also innere Funktionskreise, erreicht haben. Solche *calor*-Befunde sind als primäre Störungen oder als Folgen anderer Erkrankungen sehr häufig und von großer Vielfalt.

Jeder *calor*-Befund bedroht oder schädigt die struktiven Energien. Er geht an die Substanz, schmälert die Säfte und zeigt sich in Symptomen, die von stockenden Grundfunktionen, stockender Verdauung, stockender Stuhlentleerung, stockender Miktion über Blutungen, Ausschläge, Eiterungen, Geschwürbildungen, Palpitationen, starke Erregtheit bis zu Trübungen der Sinnesschärfe, Verwirrtheit und Ohnmacht reichen. Die Pulse sind immer beschleunigt, manchmal auch an die Oberfläche tretend, breit und überströmend; der Zungenbelag ist gelb, grau oder schwarz und neigt zu Trockenheit – wie überhaupt bei chronischen *calor*-Befunden die Schmälerung der Säfte sich in Abmagerung und eingefallenem Aussehen äußert.

7. Die Ergänzung bzw. Zuführung von Energie (suppletio; chinesisch: bu)

Auch das Verfahren der *suppletio*, wörtlich der »Ergänzung«, ist in der westlichen und wahrscheinlich in jeder anderen Medizin ohne Parallele. Das chinesische Wort *bu* bedeutet »ausfüllen«, »flikken«, »zustopfen«, »wettmachen«, so wie man ein Loch in einem Kleidungsstück oder in einem Wasserrohr, in einem Damm oder im Budget stopft oder, im übertragenen Sinn, wie man einen Defekt in einer Maschine behebt. Als in der chinesischen Medizin gebrauchtes Fachwort ist es in seiner Bedeutung viel enger und präziser: Dort bezieht sich *bu* ausdrücklich und streng auf einen *inanitas*-Befund und damit auf eine energetische Defizienz der Orthopathie – meistens in einem einzelnen Orbis oder wenigen bestimmten Funktionsbereichen, ausnahmsweise aber auch der Orthopathie ganz allgemein. Aus der Diagnostik wissen wir bereits, daß je nach betroffenem Orbis sich *inanitas* in vielfältigen Symptomen von Erschöpfung äußern kann: geringe Belastbarkeit allgemein, mangelnder Antrieb, Unlust zu sprechen, großes Ruhebedürfnis, Kurzatmigkeit; aber auch Schwindelanfälle, Ohrensausen, gesteigerte Erregtheit, große Unruhe und zumeist blasses Aussehen, ein müder, teilnahmsloser Habitus.

Die Korrektur einer solchen *inanitas* muß nicht nur hinsichtlich des Orbis-Bezugs von einer präzisen Diagnose begleitet werden, sondern auch bei der Ergänzung der fehlenden Energie. Wie aber haben wir uns die Wirkung der *suppletio* vorzustellen? Es ist eine katalytische Freisetzung, Mobilisierung und Verfügbarmachung von Reserven, sowohl von Energien der Aktivität als auch der Struktivität. Dabei wird in erster Linie die normale »Reaktionsfähigkeit« und »Reaktionsbereitschaft« wiederhergestellt und erst indirekt dadurch die normale Fähigkeit zur Erneuerung und zum Wiederaufbau der somatischen Substanz.

8. Die Ableitung bzw. Zerstreuung von Energie (dispulsio, diffusio; chinesisch: xiao, xie, san)

Hemmungen, Blockaden, Stauungen, Zusammenballungen von Energie, in welcher Form oder an welcher Stelle auch immer, sind die mit Abstand häufigsten Zeichen oder Begleiterscheinungen von

Krankheit. Selbst dort, wo *inanitas* das Krankheitsgeschehen primär bestimmt, können sekundär oder peripher repletive Erscheinungen, Stauungen, Stasen auftreten. Und in allen Fällen kann es sinnvoll oder notwendig sein, solche Stauungen oder Zusammenballungen (*repletiones*) zu zerteilen, zu zerstreuen, abzuleiten.

Nun hatten wir ja im »Auswerfen« ein Verfahren kennengelernt, das die Ausscheidung oder Eliminierung abgesonderter oder abzusondernder Stoffe bewirken soll, wenn die dazugehörende Störung hoch akut ist und ausreichende Energiereserven vorhanden sind. Aber in der Regel gilt das nicht. Dann muß die auf sehr kleine Bereiche eingegrenzte *repletio* mit großer Präzision, Umsicht und Zurückhaltung angegangen werden. Hierbei kann auch die Akupunktur vorzügliche Dienste leisten. Handelt es sich jedoch um Störungen, die aufgrund ungünstiger Lebensbedingungen oder konstitutioneller Anlagen immer wieder auftreten, so werden nur Arzneimittel eine nachhaltige Besserung oder Heilung bringen.

Symptomatisch zeigen sich die genannten Störungen in einer großen Zahl von Zeichen, angefangen bei einer einfachen Schleimsymptomatik (*pituita*) bis zu Schwellungen, Verhärtungen, Neoplasien (Wucherungen), Geschwürbildungen einschließlich der Karzinome. Aber auch schmerzhafte Lokalbefunde wie Blutergüsse, unspezifische Neuralgien oder rheumatische Störungen sind hier zu nennen; ferner alle Arten von Verdauungsstörungen als Folge von Diätfehlern, durch Klima oder Wetterwechsel ausgelöst, wiederkehrende Schmerzzustände einschließlich der Migräne.

ORIENTIERENDER VERGLEICH

Die Hinweise auf die Acht therapeutischen Verfahren der chinesischen Medizin haben wieder einmal deutlich gemacht, wie unterschiedlich die westliche und die chinesische Medizin Patient und Krankheit betrachten. Denn offenbar handelt es sich bei den Krankheiten, bei denen zum Beispiel eine *sudatio* indiziert ist, um das weite Feld der leichteren Erkältungskrankheiten. Während die westliche Medizin die einzelnen Erkrankungen nach äußerlichen Gesichtspunkten, vor allem nach verschiedenen »Erregern« – darunter einer kaum noch zu überschauenden Vielfalt von Viren – unterteilt, differenziert die chinesische Medizin ausschließlich nach den gestörten Funktionen. Dies scheint der Sache wesentlich angemessener zu sein: denn die chinesische Medizin kommt – bei aller Möglichkeit der diagnostischen Abstufung – mit wenigen Krankheitsbildern und damit auch mit wenigen therapeutischen Verfahren aus. In der westlichen Medizin wird der Patient zum Schauplatz eines Kampfes zwischen Bakterien oder Viren und den von der pharmazeutischen Industrie bereitgestellten Gegenmitteln, wobei sein eigener Gesundheitszustand, seine konstitutionelle Ausgangslage, nur eine untergeordnete Rolle spielt. Soweit dieser Abwehrkampf außerhalb des Patienten stattfindet, nennen wir ihn *Hygiene.* Weil aber immer neue Bakterien- und Virenstämme auftreten, ist die westliche Medizin unaufhaltsam damit beschäftigt, neue Gegenmittel gegen neu auftretende resistente Stämme zu suchen. Dabei werden die Nachweisanalysen im Labor inzwischen so aufwendig, daß man in der praktischen und präventiven Behandlung ohnehin darauf verzichten muß und die Patienten völlig unspezifisch – wie es heißt, nach der »Schrotschußmethode« – ohne erschöpfende Diagnose behandelt. Wir können hier den Unterschied zwischen westlicher und chinesischer Medizin auf ein Schlagwort reduzieren: Abtöten von Erregern gegenüber der Stützung von vitalen Funktionen.

CHINESISCHE PHARMAKOTHERAPIE AM BEISPIEL DER GRIPPE

Eine vollständige Auflistung und Charakterisierung der chinesischen Arzneimittel würde den Rahmen dieses Buches sprengen.[2] Wir wollen ja nicht möglichst viele Einzelheiten über die chinesische Medizin aufzählen, sondern das Wesentliche und Grundsätzliche dieses Heilsystems darstellen und seine Leistungen der westlichen Medizin gegenüberstellen.

Dieser Absicht erscheint es am förderlichsten, ein einzelnes therapeutisches Problem – die fieberhafte, entzündliche Erkältung – diagnostisch umfassend zu beleuchten und die Skala der Heilmaßnahmen nach der chinesischen Pharmakotherapie vorzustellen.

calor – differentialdiagnostisch

Entzündungen oder Fieber gelten in der westlichen wie in der chinesischen Medizin als *calor*-Symptome. Keineswegs ist aber mit der Feststellung, daß solche Symptome vorhanden sind, auch schon die Diagnose *»calor«* zu stellen. Bereits bei einer Allerweltskrankheit wie der Grippe unterscheidet die chinesische Medizin mehr als ein Dutzend völlig verschiedener Allgemeinbefunde, die selbstverständlich auch zu völlig verschiedener Grundmedikation Anlaß geben, wenn man wünscht, daß die Störungen so schnell und rückfallsfrei geheilt werden, wie sie aufgetreten sind.[3] Wie jeder weiß, sind viele grippöse Erkrankungen, wenn nicht von deutlichem Fieber, so doch von Störungen des Temperaturempfindens begleitet – man fröstelt, ist überempfindlich gegen Zugluft, oder man hat Lufthunger, empfindet geschlossene Räume als ungelüftet oder als überheizt. Aber all dies sind Einzelsymptome, die nicht schematisch und direkt behandelt werden können, sondern hinter denen man durch eine wirkliche Diagnose die bedingenden Faktoren ermitteln muß – um diese dann zu behandeln.

Angenommen, die Grippe trifft tatsächlich im großen und ganzen gesunde Individuen, also solche, bei denen keine auffallende chronische Labilität der affizierten Funktionsbereiche – also etwa des *orbis pulmonalis* und der Atemwege – vorliegt. Dann ist sie als frische, akute, rezente Erkrankung zu qualifizieren, die zunächst die Oberfläche, die *species,* trifft. Das zeigt außer der äußerlichen Symptomatik ein Blick auf die Zunge, ein Griff an den Puls. Herrschen oberflächliche Pulse deutlich vor, sind sie überdies kraftvoll, ist die Rötung des Zungenkörpers zwar auffallend, seine Feuchtigkeit jedoch normal und die Farbe des Belags weiß, so bestätigt sich die Diagnose – und der Arzt wird mit der Anwendung von Mitteln, die die Oberfläche öffnen (*medicamenta liberantia speciei*) – was bei stärkerer Dosierung mit der Hervorrufung von Schweiß verbunden ist, bei niedriger Dosierung aber nur eine ganz normale Feuchtigkeitsabsonderung aus den Poren der Haut wiederherstellt oder anregt – eine vollkommene Heilung erzielen.

Allerdings muß er dazu, wie gesagt, zunächst feststellen, welcher Faktor nun die grippöse Störung tatsächlich bedingt, d. h. bildlich gesprochen, was denn die Gesamtrichtung, die Hauptqualität der

Heteropathie, der Schrägläufigkeit in diesem bestimmten Individuum ist, denn nicht auf den klimatischen Reiz, nicht auf das lokal aktive und nachweisbare Virus, auch nicht auf die diagnostisch zu ermittelnden Einzelsymptome kommt es an, sondern allein darauf, welche Funktionsbereiche in welche Richtung wie weit verschoben, aus dem Gleichgewicht gerückt sind – wie der Ausdruck »Heteropathie«, (»Schrägläufigkeit«), ja ganz deutlich ausdrückt.

Es kann sich also bei Würdigung aller Symptome herausstellen, daß eine fiebrige Erkrankung Ausdruck einer *algor*-Heteropathie ist; oder umgekehrt, daß eine in den Symptomen ganz ähnliche fiebrige Erkrankung, die man sich bei eindeutig kaltem Wetter zugezogen hat, Ausdruck einer *calor*-Heteropathie ist.

Um diese Unterschiede kurz zu demonstrieren: Liegt bei einem gegebenen Befund insgesamt eine *algor*-Heteropathie vor, so wird der Patient starken Schüttelfrost, doch mäßiges Fieber zeigen. Er klagt über Kopfschmerz, Nackensteife, diffuse Körperschmerzen, ist durstlos. Seine Pulse sind oberflächlich, aber kaum beschleunigt, seine Zunge wirkt auffallend feucht oder schlüpfrig; der Zungenbelag ist weiß und kann je nach Intensität der Krankheit sich rasch verdicken.

Anders bei einer *calor*-Heteropathie: Hier ist das Fieber deutlich höher, der Schüttelfrost hingegen schwächer oder gänzlich abwesend. Es ist auch Kopfschmerz vorhanden, nicht aber die diffusen Körperschmerzen; die Augenregion einschließlich der Äderchen in den Skleren ist mehr oder minder deutlich gerötet. Der Patient hat Durst. Seine oberflächlichen Pulse sind beschleunigt. Seine Zunge wirkt eher trocken. Der Zungenbelag ist nicht auffällig verdickt, zeigt aber einen Stich ins Gelbe.

Nach allem was wir nun wissen, müssen diese in der äußeren Symptomatik ganz ähnlichen, in ihren bedingenden Faktoren jedoch diametral entgegengesetzten Störungen auch mit ganz verschiedenen Mitteln behandelt werden. Dies erklärt, weshalb die Gruppe der die Oberfläche lösenden Mittel in zwei Unterabteilungen zerfällt: in die warmen Mittel und in die kühlen. Eine fiebrige *algor*-Heteropathie der *species* wird mit den warmen Mitteln behandelt, die gleiche Symptomatik auf der Grundlage einer *calor*-Heteropathie hingegen mit den kalten.

Die Lösung der species bei algor-Befunden

Warme, die *species* lösende Mittel sind die Herba Ephedrae (heute auch in der westlichen Medizin jedem Arzt bekannt als eines der ganz wenigen Mittel, das in der Neuzeit aus der chinesischen Medizin übernommen wurde, allerdings mit völlig anderen, sehr viel gröberen und unspezifischeren Indikationen), die Ramuli Cassiae, also die Zweige eines Zimtbaums. Es gibt in Asien mehrere, hinsichtlich ihrer Wachstumsbedürfnisse sehr unterschiedliche Arten des Zimtbaums, in China mindestens drei. Die hier erwähnten Zweige werden nicht von dem Zimtbaum gewonnen, der die Zimtrinde liefert, die auch in der chinesischen Pharmakopöe eine wichtige Rolle spielt.) Ferner die Herba Schizonepetae, genauer Kraut und Blütenknospen dieser zur Familie der Lippenblütler gehörenden Pflanze; Caulis et folia Perillae, ein weiterer Lippenblütler; sodann eine Reihe von Pflanzenteilen von Doldengewächsen (Umbelliferae), darunter als wichtigste Rhizoma Notopterygii, Radix Ledebouriellae und Radix Angelicae (und zwar der Angelika dahurica oder der Angelica anomala – während die in China noch wichtigere Angelica sinensis deutlich andere Wirkungen zeigt), endlich die Radix Ligustici sinensis. Auch ein Osterluzei-Gewächs gehört hierher, nämlich Radix Asari und die uns vertraute Flos Magnoliae (Magnolienblüte) und Rhizoma Zingiberis viride (frische Ingwerwurzel). All diese Mittel sind durch ein warmes Temperaturverhalten und durch einen scharfen *sapor* qualifiziert; viele haben eine deutliche Beziehung zum *orbis pulmonalis*, daneben auch zum *orbis lienalis et stomachi*, zum *orbis hepaticus*, zum *orbis renalis* – weshalb ihr individuell optimaler Einsatz vom konkreten Befund abhängt.

Die Lösung der species bei calor-Befunden

Wenn das, was der Laie einfach eine Grippe nennt, sich nach gründlicher Untersuchung als die Wirkung einer rezenten und akuten *calor*-Heteropathie herausstellt, so sind kühle, die *species* öffnende Mittel angezeigt, von denen die chinesische Pharmakopöe ebenfalls eine ganze Reihe bereithält. Da ist zunächst die Herba Menthae, also eine Minze, die Mentha arvensis, die Folia Mori (die Blätter des Maulbeerbaums), die Flos Chrysanthemi, also Chrysanthemenblüten, Semen Sojae praeparatum, Semen Sojae germinatum, das sind pharmazeutisch aufbereitete Sojabohnen, entweder unter Zugabe anderer Arzneien vergärt oder gekeimt und anschließend getrocknet, die Radix Puerariae – ein Hülsenfrüchtler –, Radix Bupleuri (aus der Familie der Umbelliferae), Rhizoma Cimicifugae (der Wurzelstock des auch bei uns bekannten Wanzenkrauts, ein Hahnfußgewächs), ein Schachtelhalm: Herba Equiseti; und als tierische Droge: Periostracum Cicadae, die abgestreiften Puppenhüllen der Zikade Cryptotympana pustulata; endlich, nicht zu vergessen, Fructus Bardanae, das sind die Samen des Korbblütlers Arctium Lappa.

Auch für die Anwendung dieser Mittel gilt, daß die individuelle Diagnose bestimmt, welches der verfügbaren Mittel allein oder kombiniert mit anderen zu wählen ist. Die Mittel sind durchwegs von scharfem *sapor*, der aber nicht so stark ausgeprägt ist wie bei den vorangehenden; die Maulbeerblätter werden auch als bitter und süß qualifiziert, ebenso die Chrysanthemenblüten. Der dominierende Bezug zum *orbis pulmonalis* ist bei dieser Mittelgruppe nicht so scharf akzentuiert wie bei der vorangehenden.

INGWER: DIE MILDE ERWÄRMUNG

Nachdem heute der Ingwer auch in westlichen Ländern allenthalben auf Märkten und in Apotheken erhältlich ist und dieses Gewächs in der chinesischen Pharmakopöe eine außerordentlich vielseitige Funktion hat, sollten wir kurz bei seiner Betrachtung verweilen. In der chinesischen Apotheke wird der Ingwer, wie soeben für eine die *species* öffnende Wirkung gefordert – als frischer Wurzelstock oder als getrockneter Wurzelstock oder als gerösteter Wurzelstock – verwendet, jeweils mit recht unterschiedlichen Wirkungen und Indikationen (der kandierte Ingwer hingegen hat in der chinesischen Apotheke keinen Platz). Allen offiziellen Darbietungsformen des Ingwer gemeinsam ist ihr scharfer *sapor*, der eine entfaltende, lösende, das *qi*, also die aktiven Energien mobilisierende Wirkung hat (vgl. oben, S. 242). Unterschiedlich ist das Temperaturverhalten: Der frische Ingwer zeigt nur eine schwache Tendenz zu Wärme; der getrocknete Ingwer zeigt ein warmes und der geröstete Ingwer ein heißes Temperaturverhalten – weshalb die beiden letztgenannten Formen als *tepefacientia* zur Behandlung von *algor-intimae*-Befunden verwendet werden können.

Seine außerordentlich häufige Anwendung auch in anderen Rezepten rechtfertigt sein spezieller Orbis-Bezug; der Ingwer stützt genau die Funktionskreise, die bei äußerem Streß und unregelmäßigen Lebensrhythmen besonders belastet werden: den *orbis pulmonalis* und die *orbis lienalis et stomachi*. Ingwer »stärkt« das Vermögen des Organismus, äußere Reize, Einflüsse zu assimilieren und zu integrieren, einbegriffen die Einflüsse der Nahrung.

Als Konzentrat dieser Wirkung spielt der Ingwer-Preßsaft noch heute in der chinesischen Apotheke eine Rolle. Wir müssen bedenken, daß 80 Prozent aller Heilmaßnahmen der chinesischen Medizin in der Anwendung von Arzneimitteln bestehen und daß der überwältigende Teil davon *per os*, durch den Verdauungstrakt, aufgenommen wird, und zwar in Form von Absuden, Pulvern und Pillen. (Die chinesische Medizin kennt selbstverständlich auch Einreibungen, Salben, Stopfpackungen und andere Anwendungsformen, die aber wegen der langsameren und zum Teil schwierigeren Anwendung einen viel kleineren Einsatzbereich haben.)

Der Ingwer-Preßsaft ist das mildeste den Brechreiz stillende Mittel (*inhibentium vomitus*), weshalb er allen Rezepten beizufügen war und ist, die gegen Störungen der Mitte, also der Assimilationsfunktionen, eingesetzt werden; Störungen, die nicht nur mit Appetitlosigkeit, sondern sehr oft auch mit Übelkeit und fortgesetztem Brechreiz einhergehen. Außerdem hat Ingwer eine schwache hustenreizstillende Wirkung und auch eine schwache schleimableitende Wirkung. Dies wird nicht nur von der wissenschaftlichen Medizin genützt, sondern auch von der Volksmedizin und selbst von der Kochkunst. Die ungewöhnliche Verträglichkeit auch reichlicher, am späten Abend genossener chinesischer Mahlzeiten beruht häufig auf der zurückhaltenden, aber unerläßlichen Beigabe von Ingwer.

GINSENG: DIE ZUVERLÄSSIGE STÜTZUNG DER KONSTITUTION UND ABWEHRKRAFT

Der Ginseng wird bereits im *Bencaojing* (s. Anhang, Bibliographie A 2.9) erwähnt, ist also seit den historischen Anfängen einer systematischen Heilkunde in China als Arzneimittel bekannt. Seine chinesische Bezeichnung lautet *renshen*, wobei die Komponente *shen* eine ganze Reihe von Arzneiwurzeln bezeichnet, *ren* hingegen »Mensch« bedeutet: man könnte seinen Namen wörtlich mit »Menschengestaltige Arzneiwurzel« übersetzen. Sein botanischer Name ist Panax Ginseng C. A. Meyer: er wird zur Familie der Araliengewächse (Araliaceae) gerechnet. In feuchtem und zugleich kühlem Klima in Meeresnähe im Norden der gemäßigten Zone gedeiht er am besten; deshalb wächst er nur auf wenigen Landstrichen in Korea und in den angrenzenden Provinzen im äußersten Nordosten Chinas. Die Wurzel erreicht sehr langsam ihre erntbare Größe: zwischen ihrem Ansatz und der Ernte liegen acht, mindestens aber sechs Jahre. In dieser Zeit nimmt sie alle möglichen skurrilen Formen an, die an eine menschliche Gestalt erinnern, mit Kopf und Rumpf, Armen und Beinen. Ginseng war zu allen Zeiten auch in China Mangelware und deshalb teuer.

In Anbetracht seines hohen Preises und seiner Wichtigkeit hielt man immer wieder nach Ersatzdrogen Ausschau, von denen sich seit dem 18. Jahrhundert die Wurzel der Codonopsis tangshen Oliver aus der Familie der Glockenblumengewächse (Campanulaceae) etabliert hat. Sie besitzt einige wichtige, wenn auch nicht alle Eigenschaften der Ginseng-Wurzel und wird heute verbreitet auch in Mittelchina angebaut.

Wir wollen schon hier betonen, daß Ginseng nicht einmal in der Volksmedizin Chinas, geschweige denn in der wissenschaftlichen Medizin, jemals als »Wunderdroge« oder auch nur als Arznei der Lebensverlängerung (»Droge des Langen Lebens«) verstanden worden ist. Zwar kannte die Volksmedizin, kannte vor allem der Taoismus in seiner magisch-alchemistischen Richtung sehr wohl Arzneien des langen Lebens; die waren neben alchemistischen Kunstprodukten wie Quecksilberverbindungen in erster Linie verschiedene Pilze der Art Ganoderma, die in jüngster Zeit wieder einer pharmazeuti-

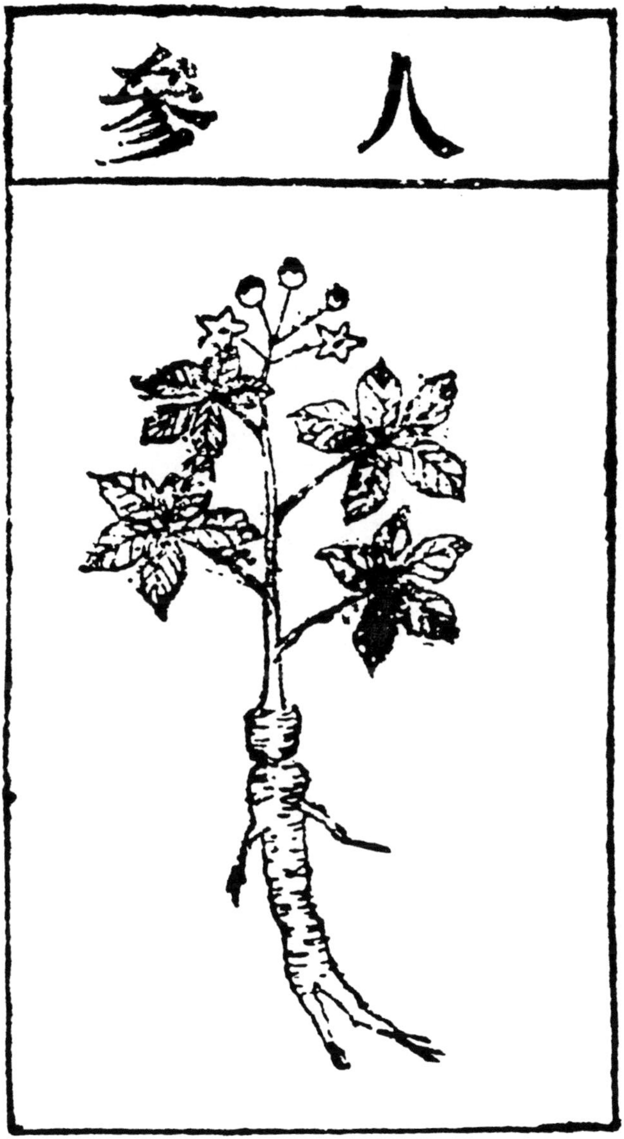

Abb. XIII
Darstellung der Ginseng-Pflanze im *Bencaogangmu*. Der Wurzelteil läßt deutlich Anklänge an eine menschliche Gestalt erkennen.

schen und pharmakologischen Untersuchung nach den Kriterien der westlichen Wissenschaft unterworfen worden sind. Ginseng aber besaß in Ostasien zu keiner Zeit einen solchen Ruf.

Nach der Systematik der chinesischen Pharmakopöe ordnet man die Ginseng-Wurzel in die Gruppe der *medicamenta supplentia*, genauer in die der *supplentia qi* ein, das sind Mittel, welche die Reserven der Orthopathie auffüllen, und zwar hinsichtlich ihrer aktiven Komponenten. Grob charakterisiert ist Ginseng ein Mittel, das die Freisetzung aktiver Energie (*qi*) fördert, steigert, erleichtert.

Betrachten wir allerdings die präzise Definition der Arzneimittelwirkung nach den qualitativen Konventionen der chinesischen Pharmakologie, so müssen wir eine solche grobe Wirkungsbestimmung erheblich nuancieren. Dort heißt es, daß Radix Ginseng das *qi primum* mächtig ergänzt, indem es das Potential konstitutionell verfügbarer Energie stützt und stabilisiert. Diese noch sehr allgemeine Aussage wird durch den Orbis-Bezug schärfer eingegrenzt: Radix Ginseng wirkt aufgrund seiner süßen, leicht bitteren *sapor*-Qualifikation im wesentlichen auf und über den *orbis lienalis* und den *orbis pulmonalis*. »Radix Ginseng führt den *orbes lienalis et pulmonalis* Energie zu«; »es regt die Produktion aktiver Säfte an«; »es beruhigt«.

Wir wissen aus der Orbisikonographie und haben uns in den vorangehenden Abschnitten wiederholt daran erinnert, daß der *orbis lienalis*, qualifiziert durch die Wandlungsphase Erde als »Vermittlerinstanz«, als integrierender, jede Art von Assimilation und Umsetzung von fremder in eigene Energie tragender Funktionskreis wirkt (vgl. oben, S. 112 ff.). Insofern gilt er auch als Sitz der »erworbenen Konstitution« (*qi ascitum*), mit anderen Worten: aller Gewöhnungen, durch Gewohnheit erworbenen Haltungen (und Fehlhaltungen). Eine Schwäche des *orbis lienalis* bedeutet sogleich eine geschwächte Assimilationstüchtigkeit, eine verminderte Lebenstüchtigkeit: Das Individuum kann nicht mehr verdauen, was auf es zukommt – es kann seine energetischen Verluste nicht mehr durch die Assimilation aufgenommener Nahrung, aufgenommener Eindrücke ergänzen und erneuern.

Demgegenüber ist der *orbis pulmonalis* primär die Instanz der Rhythmisierung aller Lebensvorgänge. Er versieht die angemessene

Gliederung, Verteilung der Impulse innerhalb des Individuums. Die *perfectio,* die vollkommene (somatische) Darstellung des *orbis pulmonalis* ist die Haut. Die Haut ist der Sitz der Wehrenergie. *Orbis lienalis* und *orbis pulmonalis* stellen also, bildlich gesehen, die vorderste Abwehrlinie eines Individuums gegen alle äußeren Einflüsse und Einwirkungen dar und werden durch die Anwendung von Radix Ginseng unterstützt und gekräftigt. So ergeben sich ganz bestimmte Indikationen für den Gebrauch dieses Mittels, nämlich *inanitas* des *qi* allgemein, die sich in »verschwindenden« oder »zarten« Pulsen, einem schwachen, seichten, hechelnden Atem, fortgesetztem Schwitzen bei kalten Extremitäten – all dies nach extremen Säfte- oder Blutverlusten – zeigt; *inanitas orbis pulmonalis:* ein flacher, leiser Atem, der durch die geringste Anstrengung außer Takt gerät, damit geringe Belastbarkeit, rasche Ermüdbarkeit; *inanitas* des *orbis lienalis:* allgemeine Abgeschlagenheit und Kraftlosigkeit, Appetitverlust, gespannter Leib und Unterleib; mitunter auch chronischer Durchfall. Bei den genannten Symptomen kann die Anwendung einer guten Qualität von Radix Ginseng dem Patienten zum Nutzen sein, wenngleich ein chinesischer Arzt sich niemals allein auf Ginseng stützen würde, sondern je nach individuellem Befund noch andere, in gleicher Richtung wirkende Mittel, vor allem Rhizoma Atractylodis oder in anderer Richtung Poria ergänzen würde. Falls aber die eben erwähnten Störungen nicht auf *inanitas* beruhen, d. h. der Patient zwar ermüdbar oder abgeschlagen ist, aber einen deutlich hörbar gehenden Atem hat (seine Pulse sind nicht *inanes,* sondern *mobiles,* d. h. »bewegt« oder gar replet), so kann Ginseng seine Verfassung nicht nur nicht bessern, sondern muß sie über kurz oder lang verschlimmern.

Für die chinesischen Apotheker galt und gilt zwar die goldene Regel aller chinesischen Kaufleute, daß man niemals einem Kunden gegen sein Interesse eine Ware aufdrängen soll. Aber im Rahmen dieser Maxime waren und sind sie natürlich an einer Steigerung ihres Gewinns interessiert. So war ihnen seit Jahrhunderten bekannt, daß die begüterten Stände, die Beamten und vor allem deren Frauen und ältere Familienangehörige, infolge üppigen Essens und zu geringer Bewegung in vorgeschrittenen Jahren sehr häufig jene Art von Erschöpfung (*inanitas*) zeigten, welche durch Radix Ginseng, die teure und gewinnbringende Arznei, so gut zu beeinflussen ist. Bei dieser Art von Klientel warben die Apotheken mit Sätzen wie: »Nun steht die rauhe Jahreszeit vor der Tür! Wappnen Sie sich gegen ihre Schläge! Nehmen Sie unsere *supplentia*, die Ihre Energiereserven auffüllen!« Und unter diesen *supplentia* stand mit Recht der Ginseng mit seinem nicht gerade schmalen Wirkspektrum obenan.

Im 19. und frühen 20. Jahrhundert wurde Ginseng mehr und mehr auch von Dienern, einfachen Angestellten, von Handwerkern, ja selbst von Bauern als Medikament benutzt, wenngleich er niemals, auch bis heute nicht, zu einer Modearznei oder gar zu einem »Pflegemittel« geworden ist. Nur den törichten und einfältigen »ausländischen Teufeln« wird Ginseng als Mittel der wiedergefundenen Lebenskraft angepriesen, das die Potenz steigere und das Leben verlängere, wenn man täglich davon genieße, und das besonders für Menschen jenseits der Lebensmitte unentbehrlich sei.

Äußere Therapie
Behandlung mit Nadeln oder Brennkegeln: Die Aku-Moxi-Therapie

In der Aku-Moxi-Therapie sind jene Verfahren der chinesischen Medizin zusammengefaßt, mit denen von außen, über die *species*, über die Oberfläche, über die Leitbahnen auf Störungen der Funktionskreise eingewirkt wird. Die Akupunktur ist zugleich das einzige Verfahren der chinesischen Medizin, das heute im Westen allgemein bekannt ist, obwohl es hier praktisch nur symptomatisch angewendet wird.

Die Mängel der im Westen betriebenen Akupunktur hatten wir schon erörtert: Sie beruhen vor allem auf dem irrigen Glauben, daß das Stechen von Nadeln eine rein empirische Technik sei, ohne bedeutsamen theoretischen Hintergrund. Im Grunde wird unterstellt, daß die Akupunktur auf den gleichen Voraussetzungen aufbaut wie die westliche Medizin.

Gewiß haben die Chinesen selbst an der Verbreitung solcher Irrtümer Anteil. Die Ausübung der Akupunktur war früher und ist heute in Ostasien sowenig Ärzten mit nachgewiesener Allgemeinausbildung vorbehalten wie etwa bei uns die Anwendung von Massage oder Gymnastik. Mehr noch, die große Mehrzahl derjenigen, die heute in Ostasien Akupunktur anwenden – seien es nun Landarbeiter, die eine Ausbildung als Heilgehilfen, genannt »Barfußärzte«, absolviert haben, seien es berufsmäßige Akupunkturspezialisten, die nur diese Fertigkeit bei einem Lehrer wie ein Handwerk erlernt haben, seien es in westlicher Medizin ausgebildete Ärzte, die sich für diese traditionelle Technik interessieren – sie alle haben sich so wenig mit den theoretischen, und das heißt oft auch diagnostischen Hintergründen der Akupunktur befaßt wie etwa Fahrschüler, die zwar das Auto steuern lernen, aber über die Technik ihres Fahrzeugs kaum das Allgemeinste wissen.

Dennoch besteht ein Unterschied zwischen jenen, die in Ostasien eine solche rudimentäre Aku-Moxi-Therapie praktizieren, und ihren westlichen Nachahmern. In China ist die Anwendung der Akupunktur so verbreitet, daß praktisch jeder Chinese beurteilen kann, ob er von einem Könner oder von einem Pfuscher behandelt wird.

Außerdem sind sich die Chinesen der engen Grenzen der Akupunktur immer bewußt.

Sie ist ein Verfahren, um Überfluß von Energie aus den Leitbahnen abzuleiten, Stauungen von Energie zu zerteilen, allenfalls noch, um Energie aus einem Bereich des Überflusses in einen Bereich der Defizienz umzuleiten. Und die Moxibustion, also das Abbrennen von Kegelchen aus gemeinem Beifuß (Artemisia vulgaris) über Reizpunkten, mag zwar als ein Verfahren der *suppletio*, der Energiezuführung, verstanden werden; es ist jedoch eine sehr flüchtige, wenn auch intensive Zuführung allein von aktiver *yang*-Energie. Wenn entsprechende Befunde gegeben sind, nach denen die Möglichkeiten der Akupunktur wie der Schlüssel in das Schloß passen, dann ist durch sachgemäße Akupunktur zumeist rasch eine vollkommene Heilung zu erwarten. Um das festzustellen, bedarf es einer angemessenen Diagnose oder des Probierens. Aber Probieren hat nichts mit Wissenschaft zu tun, nicht einmal mit sauberer Technik. So betrachtet muß das, was heute außerhalb Ostasiens als Akupunktur angeboten wird, sehr zurückhaltend beurteilt werden. Obzwar die ältesten europäischen Akupunkturgesellschaften bereits vor dem

Zweiten Weltkrieg gegründet wurden und eine kleine Schar von Ärzten sich immer um eine gründliche Unterweisung zumindest in technischer Hinsicht bemüht hat, leistet die akademische Medizin im Verein mit den Interessenverbänden der Ärzte einem kaum zu verantwortenden Dilettantismus Vorschub.

Vor nicht allzulanger Zeit hat ein wissenschaftliches Gremium, dessen Mitglieder in der Mehrzahl selbst niemals eine Akupunkturbehandlung erfahren oder an einem Patienten durchgeführt hatten und von denen kein einziges auch nur elementare Vorstellungen von den theoretischen Grundlagen der chinesischen Medizin besaß, den offiziellen, mithin öffentlich verbindlichen Spruch gefällt: »Die Akupunktur ist ein Verfahren, dessen wissenschaftliche Grundlagen nicht geklärt sind. Daher (!?) gehört es in die Hand des Arztes.« Eine solche öffentliche Stellungnahme, die weithin zitiert und kommentiert wird, läßt ja gar keinen anderen Schluß zu, als daß, wer Akupunktur als Arzt treiben will, dies nur frisch von der Leber weg probieren möge, denn da nach Meinung dieser selbsternannten Experten die Akupunktur ohne wissenschaftliche, ohne lehrbare Grundlagen ist, kann es auch keine erlernbaren Voraussetzungen für die Anwendung der Akupunktur geben.

Auch die akademische Medizin, die sich eher verschämt an die therapeutische Akupunktur herantastet, tut dies pragmatisch und probierend und unter ausdrücklicher *Vermeidung* jeder rationalen Fundierung. Deshalb müssen wir bis auf weiteres feststellen, daß außerhalb Ostasiens nicht trotz, sondern zuvorderst wegen einer solchen dünkelhaften Einstellung, besonders der Ärzte, eine weitaus dürftigere und oft weniger sachgemäße Akupunktur praktiziert wird als in China von manchem theoretisch unwissenden Nadelstecher, der sich jedoch der Grenzen seines Tuns deutlich bewußt ist.

Technischer Exkurs über das Nadelstechen

Nachdem heute im Westen selbst in verbreiteten, für Ärzte geschriebenen Lehrbüchern der Akupunktur noch mitunter recht abenteuerliche Ansichten und Darstellungen der Technik gegeben werden, ist es gewiß nicht überflüssig, die Technik des Nadelstechens kurz zu erläutern.

Zunächst müssen der oder die in Frage kommenden Punkte aufgefunden werden. (Die als Blickfang für Akupunkturberichte stereotyp verwendeten Bilder zeigen oft Patienten, die mit Nadeln geradezu gespickt sind. Daraus muß der Leser schließen, daß bei der Akupunktur gleichzeitig sehr viele Nadeln gestochen werden. Das Gegenteil trifft jedoch zu. Für die Behandlung einer Störung sind nur wenige, oft nur eine, äußerstenfalls vier bis fünf Nadeln gleichzeitig zu setzen. Wer Akupunkturbehandlungen sowohl von Nadelstechern mit bescheidenem als auch mit souveränem Können am eigenen Leib erlebt hat, kann bestätigen, daß nicht nur falsch gestochene Nadeln, auch zuviel gestochene Nadeln, ja daß eine einzige Nadel zuviel die Wirkung von vorher an richtigen Stellen richtig gestochenen Nadeln abschwächt oder gar neutralisiert.) Es gilt also zunächst, die Punkte aufzufinden, in die man die Nadel setzen will.

Seit einigen Jahrzehnten gibt es dafür Akupunkturatlanten und Akupunktur-Wandtafeln, die Patienten aus den Praxen von Akupunkturärzten kennen: verschiedene Ansichten des menschlichen Körpers, auf denen die unter der Haut verborgenen anatomischen Verhältnisse – Lage der Knochen, Verlauf der Gefäße und Nerven, Lage der Organe – erkennbar sind und über welche die Leitbahnen mit den zugehörigen Akupunkturpunkten dargestellt sind.

Überdies hat die Technik mittlerweile elektronische Punktsuchgeräte entwickelt: Füllfederähnliche Griffel mit einer Sonde an der Spitze und einem gegenpoligen Handgriff, den der Patient umfaßt, sollen helfen, die in Betracht gezogenen Punkte millimetergenau zu lokalisieren. Durch die Geräte fließt ein schwacher Strom, dessen Stärke gemessen werden kann. Dabei macht man sich die erwiesene Tatsache zunutze, daß an den Akupunkturpunkten im Fall ihrer erhöhten Labilität der elektrische Widerstand im Vergleich zur umgebenden Hautfläche niedriger liegt. Obzwar diese technischen Hilfen im Verlauf der letzten Jahrzehnte deutlich verbessert worden sind, kann man sich nicht blind auf sie verlassen. Unterschiedliche Feuchtigkeitsverteilungen auf der Haut oder natürliche oder künstlich aufgetragene Fettschichten beeinflussen die Messung entscheidend. Deshalb können die Geräte zwar das Aufsuchen von Punkten und die Beurteilung der Therapiewürdigkeit erleichtern. Aber eine sichere Einrichtung sind sie nicht, sondern bestenfalls ein Hilfsmittel.

Die chinesischen Akupunkteure bestimmen die genaue Lage der Punkte wie seit 2000 Jahren sicher mit zwei Verfahren: erstens der Verwendung natürlicher Proportionen, zweitens der Palpation mit dem Finger. Wer eine ältere chinesische Akupunkturtafel (vgl. Abb. III, S. 144) betrachtet, wird diese aus heutiger Sicht außerordentlich primitiv finden. Aber nach ihnen hatten sich die Menschen früherer Zeiten bestens zurechtgefunden, weil diese Karten ja nur bestimmte Wege*verhältnisse* zeigen sollten und Details nur soweit, als sie als »charakteristische Landmarken« ins Auge fielen. Die Anforderungen an die Akupunkturtafeln sind keine anderen. Es kommt darauf an, zu erkennen, in welcher Weise auf einer Verbindungslinie zwischen zwei Orientierungspunkten, etwa zwischen einer Hautfalte und einem Knochenvorsprung, andere Punkte aufeinander folgen und in welchen Verhältnisabständen sie zueinander liegen. Wenn der Behandler diesen Linien entlang tastet, wird er spüren, wenn er einen Punkt erreicht hat. Sehr viele Punkte – die meisten am Rücken, an den Extremitäten und in der Umgebung der Gelenke – lassen sich als wahrnehmbare, nachgiebige Vertiefungen oder seltener als Verhärtungen einer sonst gleichmäßig nachgiebigen Fläche tastend wahrnehmen. Solches gilt besonders dann, wenn die durch sie fließende Funktion labil ist oder, um den chinesischen Fachausdruck zu gebrauchen, wenn sie »sich bewegen« (*shidong*). Und dann ist da auch noch die Empfindung des Patienten. Störungen bestimmter Funktionskreise spiegeln sich in erhöhter Druckempfindlichkeit entsprechender Reizpunkte (*foramina*), vor allem der *inductoria dorsalia* (vgl. S. 152), aber auch anderer replet gewordener Punkte; und natürlich alle *foramina ad hoc* (vgl. S. 143). Diese scharf umgrenzte Druckempfindlichkeit kann zur Diagnose und genauen Punktbestimmung mit herangezogen werden.

Es verbleibt dennoch eine Anzahl von Punkten, die weder durch das Tastgefühl des Diagnostikers noch durch die krankhaft gesteigerte Druckempfindlichkeit des Patienten sicher zu lokalisieren sind. Dies sind einige Punkte an den Extremitäten, vor allem aber

Punkte an der Bauchseite und am Bauch, sowie bei Spezialverfahren viele Punkte am Kopf. Diese Punkte können nur messend geortet werden, wobei unter »Messung« nicht eine solche mit einem geeichtem Maßband zu verstehen ist, sondern die jeweils am Patienten aus seinen Körperproportionen zu ermittelnden bionomen Abstände eines gesuchten Punktes von eindeutigen Orientierungspunkten her, etwa von tastbaren Knochenvorsprüngen aus. Bei der Akupunktur des Schädels nimmt man unter Umständen Meßschnüre und Farbstifte zu Hilfe, um kritische Punkte sicher lokalisieren zu können.

Und zur Nadelanwendung selbst: Die chinesische Akupunktur verwendet zu allen Zeiten ausschließlich Nadeln aus Stahl, heute aus Edelstahl. Es gibt die unterschiedlichsten Stärken und Längen von Nadeln. Die mit Abstand gebräuchlichste Nadel ist etwa ¼ Millimeter dick und (abzüglich ihres Griffs) 1 bis 1½ Zoll, also etwa 2,5 bis 4 Zentimeter lang. Doch kommen auch Nadeln von der Länge nur eines halben Zolls bis zu 30 Zentimeter Länge vor.

Die in Frage kommende Stichtechnik und Stichtiefe *für jeden einzelnen Punkt* ist aufgrund von nun mehr als 2000jähriger Erfahrung genauestens angegeben. Die Stichtiefe kann zwischen dem Bruchteil eines Millimeters und – in der Bauchgegend bis zu zehn Zentimeter betragen. Doch sind Stichtiefen von ein bis zwei Zentimeter die Regel. Nach klassischer chinesischer Technik wird die Nadel gerade oder wenig schräg mit Daumen und Zeigefinger der linken Hand führend angesetzt und mit Daumen und Zeigefinger der rechten entweder mit einem zügigen aber gefühlvollen Schub eingestochen oder aber langsam drehend vorgeschoben, je nach therapeutischer Absicht. Dabei ist die gefühlsmäßige Rückkoppelung auf den Stechenden wichtig: Dieser bemerkt am charakteristischen Widerstand, ob er die Nadel in die richtige Tiefe gestochen hat. Eine weitere Kontrolle ist die Empfindung des Patienten. Mit Ausnahme weniger problematischer Stellen, etwa an der Fußsohle, an den Fingern und Zehen, ist nämlich auch ein tiefer Nadelstich, etwa in die Weichteile des Unterleibs oder in die Gelenkspalten, richtig geführt, praktisch schmerzlos – und erst an der Stelle, in der die optimale Tiefe erreicht wird, tritt das sogenannte Gefühl des »angetroffenen *qi*«, also der »angetroffenen Energie« (*deqi*) auf. Dieses wenig schmerzhafte, dem Kranken eher angenehme Gefühl, das oft mit einer augenblicklichen Erleichterung anderer Symptome einhergeht, läßt nach, wenn die Nadel fünf oder zehn Minuten steckt. Dann kann es sinnvoll sein, die Nadel nachzuschieben, um dieses Gefühl zurückzugewinnen.

In der Regel bleibt eine Nadel zwischen 15 und 30 Minuten stekken und läßt sich dann entweder schmerzlos entfernen, oder sie fällt von selbst von der Haut.

DAS ABBRENNEN VON BRENNKEGELCHEN AUF DEN REIZPUNKTEN: DIE MOXIBUSTION

Ein zu allen Zeiten mit der Akupunktur gleichberechtigtes, zu ihr komplementäres und in China stets in gleichem Atem mit ihr genanntes (Aku-Moxi-Therapie) Verfahren ist das des Abbrennens von Kegelchen auf den Reizpunkten (*foramina*), die aus dem Kraut der Artimisia vulgaris (gemeiner Beifuß) mit den Fingern geformt werden. Für verschiedene therapeutische Absichten verwendet man diese Kegelchen in drei Größen. Das kleinste Kegelchen ist etwa so groß wie ein ganzes oder halbes Weizenkorn, weshalb solche Kegelchen mit einer Pinzette auf den betreffenden Reizpunkt gebracht und dort mit einem Weihrauchstäbchen entzündet werden. Sie brennen im Bruchteil einer Sekunde ab. Auch das wiederholte Abbrennen dieser kleinsten Moxen an ein und derselben Stelle verursacht keine Verbrennung der Haut.

Die mittleren Moxa-Kegel haben etwa die Größe einer Erbse, werden in gleicher Weise appliziert und gezündet und hinterlassen eine deutliche Rötung, aber bei einmaliger Anwendung noch keine Brandwunde.

Die größten Kegel sind so groß wie eine Kirsche. Sie werden fast nie direkt auf einen Reizpunkt appliziert, sondern erst, nachdem man diesen durch eine Unterlage, in der Regel eine Scheibe frischen Ingwers oder frischen Knoblauchs, oder, an bestimmten Punkten, etwa dem Nabel, durch ein Häufchen Salz isoliert hat. Diese Kegelchen können an einer Kerze gezündet und dann mit chinesischen Eßstäbchen (vgl. Abb. XIV, S. 275) oder einer Pinzette auf die Unterlage gesetzt werden. Der Patient wird angewiesen, ein Zeichen zu ge-

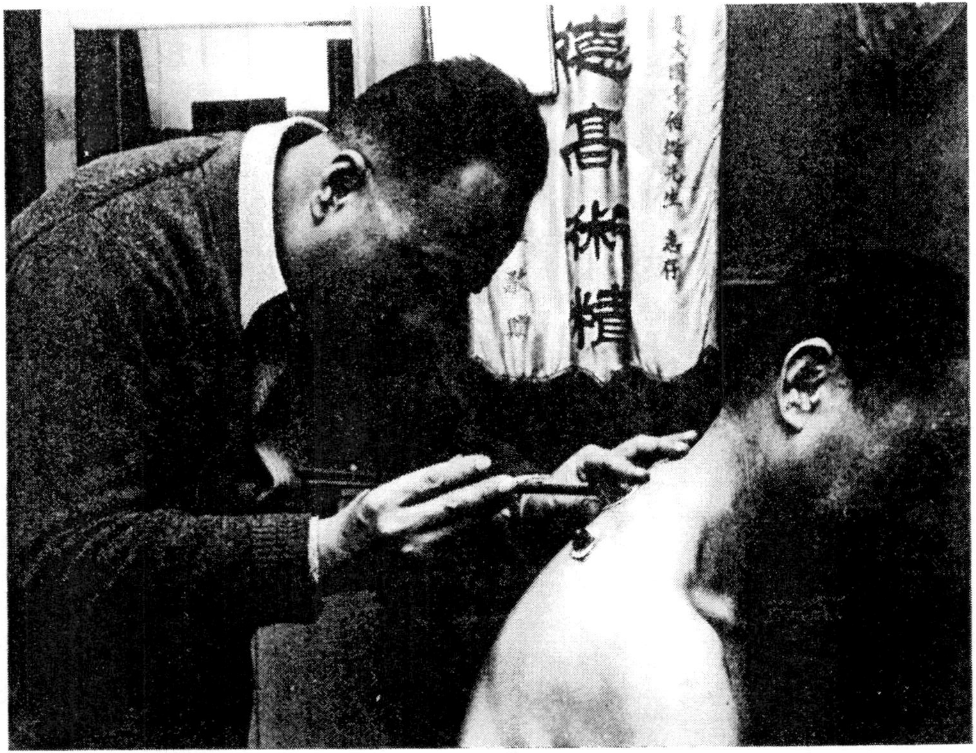

Abb. XIV
Die Anwendung großer Moxen am Rücken eines sitzenden Patienten. Ein an den Folgen einer schweren Muskelzerrung leidender Fabrikarbeiter wird mit Moxen behandelt. Die aus Beifuß (*Artemisia vulgaris*) gedrehten und anschließend entzündeten Brennkegel werden mit den in China üblichen Eßstäbchen auf Unterlagen aus frischem Ingwer aufgesetzt, die die entsprechenden Akupunkturpunkte bedeckten. – Aufnahme des Verfassers.

ben, wenn er Hitze verspürt. Dann wird das unter Umständen noch nicht bis auf die Unterlage durchgebrannte Kegelchen sofort entfernt. Abgesehen von größeren Moxen, die wiederholt direkt auf der Haut abgebrannt werden und so regelrechte Brandwunden erzeugen – eine therapeutische Wirkung und Absicht, die teilweise mit der von der alten westlichen Medizin geübten Kauterisierung vergleichbar erscheint –, bewirken alle anderen Moxen eine intermittierende, mehr oder minder starke Durchwärmung des Reizpunkts.

Zu bemerken ist noch, daß alle chinesischen Lehrbücher für jeden Reizpunkt angeben, ob er genadelt und gemoxt, nur genadelt oder nur gemoxt werden darf und innerhalb welcher Grenzen die Stärke der Moxen sich bewegt.

DIE GESUNDHEITSPOLITISCHE PROBLEMATIK DER AKUPUNKTUR

Seitdem die Akupunktur Anfang der siebziger Jahre in praktisch allen westlichen Ländern in Mode gekommen war, haben viele Ärzte, aber auch nichtärztliche Behandler, dieses Verfahren angewandt und damit vielen Patienten geholfen. Seither werden in medizinischen Zeitschriften, aber auch in Laienjournalen, von Zeit zu Zeit Stimmen laut, die ein Verbot der Akupunktur anvisieren oder aber fordern, daß nur approbierte Ärzte dieses Verfahren anwenden dürften. Die Forderung nach dem Verbot wird gerne damit begründet, daß das Verfahren ausschließlich auf Suggestion beruhe und unwirksam sei und daß das kritiklose Stechen von Nadeln zu schweren Verletzungen, ja sogar zum Tod führen könne.

Wer die rationale Systematik der chinesischen Medizin auch nur in groben Linien verstanden hat und wer sich dann im klinischen Erlebnis oder im Selbstversuch von der strengen Übereinstimmung theoretisch vorausgesagter und eintretender Wirkung überzeugt hat, bedarf nicht der Hinweis auf Akupunktur-Anwendung an Bewußtlosen und an Haustieren, die rasch präzise Wirkung zeigt, um das Argument der Suggestion zu verwerfen. Und was die Gefahr von Verletzungen anlangt, so wird niemand leugnen, daß bei fahrlässiger Anwendung der Nadeln schmerzhafte, mitunter gefährliche

Verletzungen verursacht werden können. Wer allerdings unter Verweis auf eine solche Gefahr oder selbst unter Zitieren tatsächlich eingetretener Behandlungsunfälle für ein Verbot der Akupunktur plädiert, muß sich einmal klarmachen, daß hierzulande die Ausbildung im Nadelstechen dem akademischen Zufall und unkontrollierten privaten Initiativen überlassen ist: Außerhalb Chinas ist die Ausbildung in den theoretischen Grundlagen der chinesischen Medizin für Mediziner weder ein prüfbares Wahl- noch gar ein Pflichtfach. Und die Nadelstichtechnik wird ohne jede theoretische Hochschulausbildung und ohne jede normierende Prüfung bestenfalls von Autodidakten gelehrt, die das weitergeben, was sie aus eher zufälligen Quellen schöpfen und im Verlauf einiger Jahre des Probierens selbst erproben konnten. Wer allerdings über mehrere Jahre hinweg eine größere Zahl von Akupunkteuren bei der Arbeit beobachtet hat, wird weniger Gesundheitsschäden der Patienten und Verletzungen fürchten als die mögliche Nichtigkeit der Behandlung. Aus der Unsicherheit ihres Wissens heraus stechen eine große Anzahl, zum Teil an bedeutenden Kliniken arbeitende Akupunkteure, unterschiedlos nur ganz oberflächlich. Manche entfernen die Nadel unmittelbar nach dem Stich. Andere weichen auf Ersatzverfahren wie Laserakupunktur, Akupressur aus (siehe unten, S. 281 f.). Solche Bemühungen schließen zwar einen Heilerfolg nicht unbedingt aus, aber man kann ihren Erfolg weder vorhersagen noch beurteilen.

Damit sind wir bei der Erörterung jener Verfahren, die erst im 20. Jahrhundert, mehr oder minder stark durch das Beispiel der Akupunktur angeregt, entwickelt worden sind. Hiervon sollen kurz erörtert werden die Nadelstichanalgesie, die Ohrakupunktur (Aurikulotherapie), die Elektroakupunktur, die Laserakupunktur und die Akupressur.

DIE NADELSTICHANALGESIE

Viele Ärzte und Patienten sehen keinen Unterschied zwischen therapeutischer Akupunktur und Nadelstichanalgesie, ja sie halten diese Nadelstichanalgesie für die Akupunktur schlechthin. Nichts könnte falscher sein. Die Nadelstichanalgesie – dies ist die genaue

Übersetzung der chinesischen Worte *zhenci masui* – hat mit der klassischen, ausschließlich zu Heilzwecken angewandten Akupunktur oft nur gemeinsam, daß dabei auch Nadeln gestochen werden. Was sie unterscheidet, ist eine in der Regel unvergleichlich stärkere Stimulation der Nadel sowie die von der chinesischen Foraminologie immer stärker werdende Unabhängigkeit in der Punktwahl, endlich die aus keiner chinesischen Theorie oder Erfahrung zu begründende Punktwahl. In den Anfängen der Nadelstichanalgesie (vgl. Seite 317 ff.) wurden die Nadeln in China von Hand stimuliert, d. h. fortwährend gedreht oder ein- und ausbewegt. Mit Verfeinerung der Technik und Erweiterung ihrer Möglichkeiten hat man die manuelle Stimulation bald durch Elektrostimulation ersetzt. Dabei wird an die Nadeln ein zarter oder auch sonst frequenzmodulierter, in seiner Stärke regulierter Gleichstrom angelegt. Der dabei erzielte Reiz ist stets ein Mehrfaches, in Extremfällen ein Vielhunderttausendfaches des von einer normal gestochenen Nadel ausgehenden Reizes.

Bei der Punktwahl für die Nadelstichanalgesie hat man sich zwar in den Anfängen in China zunächst an vorhandenen und bekannten *foramina* orientiert, diese aber nicht wegen ihrer Beziehung zu einem bestimmten Funktionskreis gewählt, sondern allein aufgrund topologischer Affinitäten oder Beziehungen zu einem bestimmten Areal.

Von der therapeutischen Akupunktur unterscheidet sich die Nadelstichanalgesie endlich in der Begründung ihrer Wirkung, die den ersten Versuchen mit der Methode nicht vorausging, sondern teils von chinesischen, teils von westlichen Ärzten allmählich nachgeschoben wurde. Sie ist ausschließlich eine neurologische, segmentorientierte Begründung, mithin eine auf westlichen Erkenntnissen und Denkmodellen aufbauende.

In China wie im Westen werden Kapitaloperationen wie die Resektion oder Exstirpation ganzer Organe, Herzoperationen, Gehirnoperationen etc. unter reiner oder unter kombinierter Nadelstichanalgesie ausgeführt, wobei chemische Analgetika zusammen mit Nadeln verwendet werden. In jedem Fall liegen die dabei durch die elektrische Stimulation eingeregelten Reize an der oberen Toleranzgrenze des einzelnen Patienten.

Sie verhalten sich, verglichen mit dem normalen Reiz eines therapeutischen Nadelstichs, wie das Geräusch eines Preßlufthammers zum Summen einer Biene. Damit ist auch schon ihr, im Sinne der chinesischen Medizin, extrem überstrahlender und unspezifischer Charakter gekennzeichnet: Während der therapeutisch angewandte Nadelreiz kaum oder überhaupt nicht meßbare, sondern nur sinnlich erfahrbare Funktionen minimal verändert, überlagert die nadelanalgetische Stimulation große Teile der Sinneswahrnehmung. Insofern erscheint es tatsächlich als gerechtfertigt, ausschließlich von der westlichen Neurologie her ihre Erklärung und Weiterentwicklung zu betreiben.

DIE NADELUNG DES OHRS: DIE AURIKULOTHERAPIE

Das über die Nadelstichanalgesie Gesagte gilt noch entschiedener für ein weiteres modernes Verfahren, die *Aurikulotherapie*, populär auch *Ohrakupunktur* genannt. Die klassische chinesische Medizin kannte auf Hauptleitbahnen nur vier Reizpunkte am bzw. in unmittelbarer Nähe des Ohrs. Eine eigenständige und umfassende Behandlungsmethode ergab sich daraus nicht. Die 1958 von dem französischen Arzt Paul Nogier begründete Aurikulotherapie hat absolut nichts mit irgendeinem der chinesischen Verfahren gemeinsam, es sei denn die Verwendung von Nadeln. Nogier postulierte und konnte stufenweise nachweisen, daß zwischen den verschiedenen Regionen der Ohrmuschel und genau bezeichneten Organen oder Organbereichen eindeutige Funktionsbeziehungen und Abhängigkeiten bestehen – woraus sich eine eigene Topologie der Reflexzonen des Ohres ergibt. Nogiers Entdeckung wurde bereits ein Jahr nach ihrer Erstveröffentlichung in der *Deutschen Zeitschrift für Akupunktur* in Aufsätzen und in einer kleinen Monographie in China bekanntgemacht und hat sich dort in wenigen Jahren als ein Seitenzweig der klassischen Nadelstichtherapie fest etabliert. (Vgl. Seite 47 f.)

Die Aurikulotherapie erfordert eigene diagnostische Methoden, weil die Reflexzonen bzw. Reflexpunkte am Ohr eine sehr kleine Ausdehnung haben und eng beisammen liegen, so daß sie nicht wie Punkte der chinesischen Foraminologie durch Tasten mit dem Finger geortet werden können. Umgekehrt ist jedoch eine solche Ortung mit den erwähnten elektronischen Hilfsmitteln (vgl. Seite 271 f.) wegen der gleichmäßigeren Feuchtigkeitsverhältnisse im gesamten Meßareal am Ohr sehr viel zuverlässiger möglich als an anderen Körperregionen.

Es schmälert in nichts die Bedeutung der Aurikulotherapie, wenn man feststellt, daß bei einem vor knapp einem Vierteljahrhundert neu entwickelten Verfahren die systematische Untermauerung und Verfeinerung der empirisch-klinischen Ergebnisse nicht annähernd mit dem Reifegrad jener zu vergleichen ist, welchen die Theorien der mehr als zwei Jahrtausende angewandten chinesischen Medizin besitzen. Der Umstand, daß man auch in Ostasien heute die Aurikulotherapie in der Alltagsmedizin anwendet, beweist nicht nur, daß man ihr einen eigenständigen Wert zuerkennt, sondern auch, daß sie bereits eine sehr breite klinische Basis hat. Manche ostasiatischen Forscher[4] sind der Meinung, daß die Aurikulotherapie bei bestimmten akuten Organbefunden ein flexibleres Instrument darstellen könnte als die klassische Akupunktur. Auch der Umstand, daß sie von vornherein ganz unter Rückgriff auf theoretische Postulate der westlichen Medizin gegründet wurde, könnte ihre Anwendung erleichtern.

DIE ELEKTROAKUPUNKTUR

Die sogenannte *Elektroakupunktur* ist eine Kombination westlicher physikalischer Technik und chinesischer Grundpostulate. Unmittelbar nach dem Zweiten Weltkrieg hat man in vielen Ländern, in Japan, Korea, der Sowjetunion, aber auch in der Bundesrepublik Deutschland, Versuche angestellt, das elektrische Potential der von der chinesischen Foraminologie beschriebenen Hautpunkte zu messen und auf diese Punkte mit elektrischen Strömen einzuwirken, sei es über die bekannten Akupunkturnadeln, die in die Punkte eingestochen wurden, sei es über Elektroden, durch welche die Haut nicht verletzt wird. Seit Ende der fünfziger Jahre steht für diese Untersuchungen und Behandlungsversuche weltweit ein zunehmend verfeinertes Angebot an serienmäßigen Geräten zur Verfügung, auch in der Volksrepublik China.

Auf den ersten Blick möchte man meinen, daß eine Kombination gesicherter funktioneller Daten – wie sie die chinesische Medizin bereithält – mit nicht minder zuverlässigen technischen Hilfsmitteln – wie sie die westliche Physik hervorgebracht hat – eine geradezu revolutionierende Behandlungsmethode begründen müßte. Tatsächlich aber hat das Verfahren bis heute nirgends ein nennenswertes klinisches Gewicht bekommen, im wesentlichen aus zwei Gründen: erstens dem methodischen Dilettantismus und Eklektizismus der Hauptvertreter des Verfahrens: Sie sind sich nicht nur des radikalen Unterschiedes zwischen chinesischem Orbis und westlichem Organ nicht bewußt, sondern sie versuchen im Gegenteil durch fortgesetzte Anpassungen bei der Deutung von empirischen Daten diese Unterschiede zu übertünchen; zweitens den praktischen Schwierigkeiten einer apparativen Diagnosetechnik (vgl. Seite 230 ff.). So besteht vorläufig der Eindruck, daß möglicherweise einige außerordentliche Könner auf diesem Gebiet ihre eigenen Beobachtungsergebnisse reproduzieren können, daß aber die behaupteten Ergebnisse von der Mehrzahl der Ärzte mit auch nur annähernder Zuverlässigkeit nicht wiederholt werden können.

Mit dieser Kritik soll allerdings nicht der heuristische Ansatz als solcher disqualifiziert werden. Es ist nicht nur denkbar, sondern in mancherlei Hinsicht wünschenswert, daß auf der Grundlage einer so ausgereiften Theorie, wie sie die chinesische Medizin bereithält, mit zeitgemäßen Neuentwicklungen weitergebaut wird. Unabdingbare Voraussetzung einer solchen Arbeit wäre allerdings, daß man von dem, was man als Grundlage gewählt hat, auch tatsächlich eine klare gedankliche Vorstellung besitzt.

DIE LASERAKUPUNKTUR

Das zur Elektroakupunktur Gesagte gilt mutatis mutandis erst recht für die *Laserakupunktur.* Erst seit den siebziger Jahren stehen handliche und zugleich funktionstüchtige Geräte zur Verfügung, durch die mit einem dosierten Laserstrahl – zumeist im Rotlichtspektrum – gezielt auf einen Reizpunkt eingewirkt werden kann. So unbestritten es ist, daß eine unblutige und durch keine mechanischen Schwächen belastete Beeinflussung der Akupunkturpunkte wünschenswert wäre, so offen ist vorerst die Frage, wie sich denn ein bestimmter Strahlungsreiz zu dem sehr viel komplexeren Vorgang eines Nadeleinstichs in gleiche oder viel größere Tiefen verhält. So mag man zwar begrüßen, daß diese Forschungen weiterverfolgt werden, muß sich aber zum gegenwärtigen Zeitpunkt fragen, ob das Verfahren in seiner jetzigen oder in einer noch zu modifizierenden Form eine wirkliche Bereicherung für die klassische Akupunktur ist.

DIE AKUPRESSUR

Die *Akupressur* ist die punktuelle Druckausübung entweder mit den Fingerkuppen oder mit einem Bleistift oder mit einem eigens dafür angefertigten stumpfen Griffel auf bestimmte *foramina*. Soweit erkennbar, wurde dieses Verfahren im 20. Jahrhundert zunächst von ostasiatischen, vor allem japanischen Masseuren entwickelt und ist heute durch populäre Veröffentlichungen auch in Amerika und Europa bekannt. Wer das Verfahren erprobt hat, weiß, daß sich damit momentane und oberflächliche Unpäßlichkeiten, zum Beispiel Kopfschmerzen im Gefolge eines Wetterwechsels, eine akut verstopfte Nase oder eine leichte Verdauungsstörung, günstig beeinflussen lassen. Insofern darf man die Akupressur als Technik einer verfeinerten Hygiene verstehen, nicht aber als gezielte ärztliche Behandlungsmethode. Als solche ist die Akupressur auch nicht von ihren Erfindern beabsichtigt gewesen.

VII.
Die Geschichte der chinesischen Medizin

Die Wiederentdeckung der traditionellen Heilkunde

Auf dem Operationstisch der Arbeiter-Bauern-Soldaten-Klinik in Shanghai liegt der junge Arbeiter Liu Wenzhang und lächelt. Während ihm die Ärzte den Schädel öffnen, um einen Gehirntumor zu entfernen, unterhält er sich mit der Schwester. »Mir geht es sehr gut«, sagt er auf Befragen. »Ich spüre nur geringe Schmerzen an der Kopfhaut und im Magen und bin etwas müde.« Während ihm die Schwester eine Tasse kaltes Wasser zum Trinken reicht, sagt der Arzt: »Guter Liu, jetzt durchbohren wir die Schädeldecke. Du brauchst aber keine Angst zu haben.«

Die Operation hatte um 9.15 Uhr begonnen. Der Anästhesist setzte zunächst fünf dünne Nadeln ins linke Ohr; auf jede weitere Schmerzausschaltung konnte verzichtet werden. Und bei vollem Bewußtsein erlebte Liu einen Eingriff, der zum Schwierigsten gehört, was Chirurgen heute ausführen. Nach viereinhalb Stunden ist die Operation vorbei. Der Arzt macht einige Reaktionstests und sagt: »Es geht ihm gut. Keine seiner Lebensfunktionen sind eingeschränkt, und er leidet auch nicht unter Blutungen.«[1]

Die wundersame Operation des Arbeiters Liu ist auch ein Ergebnis von Mao Zedongs Gesundheitspolitik. Der »Vorsitzende« hatte im Jahre 1958 die Losung verkündet: »Die chinesische Medizin und Pharmakologie sind ein großes Schatzhaus. Wir sollten alle Anstrengungen unternehmen, um sie zu erforschen und auf ein höheres Niveau zu bringen.«[2]

Die konsequente Förderung der traditionellen chinesischen Medizin durch Mao geht jedoch weit in die Zeiten des Langen Marsches zurück. So hatte er bereits im Jahre 1944 während des Kampfes gegen Japan geschrieben: »Im Grenzgebiet Schensi-Kansu-Ningsia (Shaanxi-Gansu-Ninyxia) zählt man unter der anderthalb Millionen starken Bevölkerung bis auf den heutigen Tag über eine Million Analphabeten und 2000 Medizinmänner . . . Die Sterblichkeit unter der Bevölkerung ist sehr hoch . . . Wenn wir uns unter solchen Bedingungen einzig und allein auf moderne Ärzte stützen, werden wir nichts ausrichten können. Moderne Ärzte sind natürlich überlegener als die Ärzte alten Typus, aber wenn sich die modernen Ärzte nicht um die Leiden des Volkes kümmern, wenn sie das medizinische Personal nicht für das Volk ausbilden wollen, wenn sie sich nicht mit den im Grenzgebiet vorhandenen mehr als tausend Ärzten alten Typus zusammenschließen, dann werden sie in Wirklichkeit den Medizinmännern helfen.«[3]

Aus diesen Einsichten in einen schlimmen Gesundheitszustand der damaligen Bevölkerung und ihre verheerende medizinische Versorgung entwickelte Mao ein gesundheitspolitisches Programm, das auf der Ersten Nationalen Gesundheitskonferenz im Jahre 1950, also bereits ein Jahr nach der Machtübernahme, in die Direktive einmündete: »Vereint alle medizinischen Arbeiter, junge und alte, der chinesischen und westlichen Schule, und organisiert eine starke Einheitsfront für die Entwicklung des Volksgesundheitsdienstes.«[4]

Diese Gesundheitspolitik Maos war in erster Linie völlig pragmatisch darauf gerichtet, mit den verfügbaren intellektuellen und materiellen Mitteln möglichst schnell die von zahlreichen Seuchen heimgesuchte Bevölkerung medizinisch zu versorgen und die Gesundheit der breiten Massen wiederherzustellen. Wie dies innerhalb erstaunlich kurzer Zeit gelang, schilderte der amerikanische Arzt George Hatem, der im Jahre 1933 nach Shanghai kam, um dort »noch etwas tropische Medizin zu studieren«. Unter dem Eindruck der kranken Menschen, die so arm waren, daß sie nur schwer dem Hungertod entkamen und kein Geld für Arzt und Medikamente hatten, blieb Hatem in China und schloß sich frühzeitig Mao auf dessen Langem Marsch an. Er nahm den Namen Dr. Ma Hai-teh an, unter dem er später durch seine breitangelegten Kampagnen zur Ausrottung von Elefantiasis, Lepra, Cholera, Pocken, Beulenpest,

Malaria und zahlreicher anderer Infektionskrankheiten berühmt wurde. Den Erreger der Syphilis habe er sogar »über die Steppen der Inneren Mongolei verfolgt«, wie er später bekannte.

Den Erfolg des modernen chinesischen Gesundheitswesens sieht Ma hauptsächlich im systematischen Einsatz der Barfußärzte, in der Förderung der traditionellen Medizin sowie dem Aufbau genossenschaftlicher Krankenkassen, die auch für die Landbevölkerung und das städtische Proletariat eine medizinische Grundversorgung wieder erschwinglich machten. »Die Versorgung der breiten Masse des Volkes mit medizinischen Hilfsdiensten – ihre ständige tagtägliche Verfügbarkeit, jener stete Tropfen, der den Stein höhlt«, sei der Schlüssel zum Erfolg im Kampf gegen die Krankheit gewesen. Und er meinte weiter: »Die Kampagnen selbst sind spektakulärer, aber die tagtägliche Arbeit ist es, die schließlich zur Ausrottung der Krankheit führt, was wir auch tatsächlich erreicht haben. Und das geschieht zusätzlich zur laufenden Kontrolle über den allgemeinen Gesundheitszustand der ganzen Bevölkerung. Die Leute sind heute sehr gesund. Sie bekommen einen guten Start durch richtige Ernährung, Säuglingspflege und weitverbreitete Kenntnisse über die Fragen der Kinderpflege, so daß die Jugend von Anfang an gesünder aufwächst. Aber das Geheimnis der blühenden Gesundheit, die den Besuchern auf den Straßen ins Auge fällt, ist die ununterbrochene tagtägliche Verfügbarkeit des Gesundheitsdienstes. Die Menschen wissen, daß die Einrichtungen da sind – und sie benutzen sie.«[5]

Teil des Gesundheitsprogramms war schließlich auch eine breitangelegte Kampagne gegen die »Drei Abfälle«. Sie richtete sich vor allem gegen die industrielle Umweltverschmutzung durch feste, flüssige und gasförmige Schadstoffe. Burchett und Alley zitieren dazu Wang Hsing, den Vizevorsitzenden der Städtischen Bauverwaltung von Nanking: »Wir können keine Situation dulden, in der die Drei Abfälle der Gesundheit des Volkes schaden.«[6]

Obgleich bei allen diesen Aktionen nicht so sehr die wissenschaftliche Leistung gefordert wurde, sondern der persönliche Einsatz und die millionenfache Vermittlung und Mobilisierung von medizinischem Grundwissen, hatte Maos Gesundheitsprogramm für die Besinnung auf die traditionelle chinesische Medizin vielfache Bedeutung. Nach 1949 wurden in allen größeren Städten der

Volksrepublik Akademien für chinesische Medizin gegründet. Und in der zweiten Hälfte der fünfziger Jahre begann man damit, die gesamte – zum Teil nur noch in wenigen für die Öffentlichkeit nicht zugänglichen Exemplaren vorhandene – Literatur der traditionellen Medizin in preiswerten, aber sorgfältig edierten Ausgaben neu zu drucken. Viele dieser Medizintexte waren jahrhundertelang nicht mehr gedruckt worden. Und plötzlich war binnen eines halben Jahrzehnts praktisch die gesamte klassische medizinische und pharmazeutische Literatur wieder verfügbar.

Damit war ein Jahrhunderte dauernder Verfall der traditionellen chinesischen Medizin gestoppt worden, der in einem »Antrag auf Abschaffung der einheimischen Heilpraxis« auf der ersten Sitzung des Nationalen Hygiene-Ausschusses (National Board of Health) vom 23. bis 26. Februar 1929 in Nanking (*Nanjing*) gipfelte. Doch kaum waren die Beschlüsse des Boards unter den einheimischen Ärzten bekannt geworden, setzte ein Sturm der Entrüstung ein. Mehr als 2000 Kliniken schlossen in einer Protestaktion vorübergehend, und aus ganz China strömten traditionelle Ärzte zu einer Massenversammlung am 17. März 1929 nach Shanghai. Schließlich wurden unter dem anhaltenden Proteststurm die Sanktionen gegen die einheimische Medizin wieder rückgängig gemacht, vermutlich auch – wie der lange Jahre in China lebende britische Arzt Joshua S. Horn später feststellte –, weil sogar »viele prominente Kuomintang-Führer Anhänger der traditionellen Medizin in ihrer dunkelsten und mystischsten Form« waren.[7]

Und obwohl sich die chinesische Medizin damals wirklich in einem jämmerlichen Zustand präsentierte, der den Namen »Medizin« kaum verdiente, glaubten fast alle Chinesen an die traditionelle Medizin und begegneten den westlich eingestellten Ärzten mit großem Mißtrauen. Gewiß verbarg sich dahinter der sichere Instinkt, daß mit dem Verbot die medizinische Versorgung der breiten Bevölkerung praktisch völlig zum Erliegen kommen mußte. Und so stellte die Initiative gegen die heimische Medizin »einen der vergeblichen Versuche dar, China zu ›modernisieren‹«, wie Horn die damaligen Vorgänge kommentierte.[8] Aber es dauerte noch weitere 20 Jahre, bis die chinesische Medizin von Mao jene neuen Impulse bekam, die ihr weltweite Beachtung verschafften.

Wir wissen heute, daß die Chinesen auf verschiedenen Gebieten Entdeckungen gemacht haben, lange bevor diese im westlichen Abendland nachvollzogen werden konnten. Dazu gehört auch der Buchdruck, dem – wie wir später sehen werden – auch in der Entwicklungsgeschichte der chinesischen Medizin eine bemerkenswerte (und das heißt hier: eine nicht unbedingt positive) Rolle zukommt. Aber es dürfte doch selten sein, daß man verfolgen kann, wie eine ausgereifte und in gut eineinalb Jahrtausenden bestens erprobte Wissenschaft schließlich in eine mehrere hundert Jahre dauernde Periode des stetigen Niedergangs übergeht.

Das allein schon ist ein Lehrstück der Geschichte, dessen Bedeutung weit über die Medizin hinausgeht – und ein Grund mehr, sich mit der chinesischen Medizin zu beschäftigen. Wir können aber die traditionelle Heilkunde Chinas und die Stellung, welche ihr heute in der Volksrepublik zugewiesen worden ist, nicht verstehen, wenn wir nicht auch die Historie wenigstens in den entscheidenden Wegmarken kennengelernt haben. Gehen wir deshalb zurück zu den frühen Anfängen.

DIE GROSSEN ÄRZTE

Die Tradition der Chinesen dürfte in der ganzen Welt ohne Beispiel sein, den berühmtesten Ärzten in den größeren Städten des Landes überall Tempel zu erbauen, um die Erinnerung an sie wachzuhalten und sie zu verehren. In diesen »Tempeln der Medizinkönige« (*yaowangmiao*) sind ihre Namen auf Tafeln verzeichnet, und die Menschen gingen bis zu Anfang dieses Jahrhunderts in die Hallen und brachten den Geistern der Ärzte Opfergaben. Es sind immer wieder dieselben zehn Namen, die in den Tempeln verehrt werden: Qi Po, Leigong, Bian Que (mit anderem Namen auch Qin Yueren) Chunyu Yi, Zhang Zhongjing (mit anderem Namen auch Zhang Ji), Hua Tuo, Wang Shuhe, Ge Hong (mit dem Literaturnamen Baopuzi), Huangfu Mi, Sun Simo und Li Shizhen.

Noch höher allerdings ist der Ruhm zweier – ebenfalls in den Tempeln verzeichneter – Männer, die als die legendären Begründer der traditionellen Heilkunde gelten, deren medizinische Leistungen aber im dunkeln liegen: die beiden mythischen Urkaiser Shennong und Huangdi. Ihre vermeintlichen Werke sind wesentlich später von unbekannten Autoren niedergeschrieben worden, die historische Gestalten mit hohem Ansehen als Verfasser vorgaben, um die Beachtung für ihre Werke zu steigern.

Der legendären Tradition nach lebte Shennong im dritten Jahrtausend vor unserer Zeitrechnung. Er gilt als der »Meister des Ackerbaus« und wurde lange Zeit von den Drogenhändlern als Schutzgott verehrt; sie brachten ihm an jedem Tag mit Voll- oder Neumond Opfer dar und verkauften an diesen Tagen, also am 1. und 15. eines jeden Monats, ihre Arzneimittel zu ermäßigten Preisen. Das Shennong zugeschriebene Werk »Die klassische Pharmakopöe des gestaltenden Landmannes« (*Shennong Bencaojing*) gilt als die früheste chinesische Pharmakopöe.

Die ursprüngliche Fassung, die um die Zeitenwende entstanden sein dürfte, ist verschollen. Der Arzt Tao Hongjing, der zu Beginn des 6. Jahrhunderts n. Chr. wirkte, vertrat die Auffassung, das *Shennong Benacaojing* enthalte sehr alte Textfragmente. Bei der mündlichen bzw. handschriftlichen Überlieferung von Lehren auf Schüler sei der Text jedoch sehr stark umgestaltet worden.

Die klassischen Texte

DER »INNERE KLASSIKER DES GELBEN FÜRSTEN« (HUANGDI NEIJING)

Das Werk, das dem – der Legende nach in der ersten Hälfte des dritten Jahrtausends vor unserer Zeitrechnung regierenden – Huangdi zugeschrieben wird, der »Innere Klassiker des Gelben Fürsten« (*Huangdi Neijing*), ist das früheste systematische und das am meisten zitierte Werk der chinesischen Medizin. Es wird über eine Zeit von mehr als 2000 Jahren bis in die heutigen Tage als die theoretische und methodische Referenz genannt, eine Wertschätzung, die in der Geschichte der Naturwissenschaften nur wenige Parallelen haben dürfte.

Das *Huangdi Neijing* besteht aus zwei Teilen zu je 81 Kapiteln. Das Werk ist nach dem, was wir heute wissen, im 3. Jahrhundert vor unserer Zeitrechnung zusammengestellt worden. Indem die damaligen Autoren den Text dem Kulturheroen Huangdi zuschrieben, wollten sie vermutlich ihren neuen wissenschaftlichen Gedanken eine günstige Aufnahme verschaffen und sie gegenüber den Zweifeln und Ängsten ihrer Zeitgenossen immunisieren.

Die Überlieferungsgeschichte des Werkes ist zunächst verwirrend, wenn auch durch Textvergleiche der verschiedenen Ausgaben der ursprüngliche Text des »Inneren Klassikers« erschlossen werden konnte.

Im amtlichen Literaturverzeichnis der ersten Han-Dynastie, in dem das Schrifttum vom ausgehenden 3. Jahrhundert v. Chr. bis zur Zeitenwende katalogisiert ist, ist bereits ein »Innerer Klassiker des Gelben Fürsten« verzeichnet.

Der berühmte Arzt Zhang Zhongjing erwähnte im 2. Jahrhundert n. Chr. zum erstenmal die Zusatzbezeichnung *»Suwen«*, d. h. »Elementare Fragen«, für den ersten Teil des Werkes. Unter dem Titel *»Huangdi Neijing Suwen«*, also »Elementare Fragen im Inneren Klassiker des Gelben Fürsten«, erschien auch die im Jahre 762 von dem Gelehrten Wang Bing fertiggestellte kritische und kommentierte Ausgabe. Diese Fassung stammt aus einer Zeit, als in China gerade der Buchdruck in Gebrauch kam; sie fand deshalb auch eine weite Verbreitung und galt lange Zeit als die beste und zuverlässigste Ausgabe. Eine eingehende Textkritik im 10. und 11. Jahrhundert zeigte indes, daß Wang Bing den ursprünglichen Text auf etwa den doppelten Umfang gebracht hatte. Er hat also den hochangesehenen Klassiker benutzt, um damit seine eigenen medizinischen Gedanken, vor allem die Phasenenergetik, auf den Weg zu bringen.

Noch komplizierter erscheint die Überlieferungsgeschichte des zweiten Teils des »Inneren Klassiker«, der unter dem Titel *»Huangdi Neijing Lingshu«*, und das heißt »Angelpunkt der Struktivkraft«, bekannt geworden ist. Vermutlich verbirgt sich dahinter ursprünglich ein *»waijing«*, ein »Äußerer Klassiker«. Denn in dem oben erwähnten Literaturverzeichnis wird auch ein solcher »Äußerer Klassiker des Gelben Fürsten« erwähnt.

Im 3. Jahrhundert n. Chr. verfaßte der Historiker Huangfu Mi seinen berühmten »Systematischen Klassiker der Aku-Moxi-Therapie« (*Zhenjiu Jiayijing*); es ist das erste historisch sicher bestimmbare Werk über die Theorie und Praxis der Akupunktur und Moxibustion. Huangfu Mi bekannte, daß er sich dabei auf den »Inneren Klassiker« und den »Nadelklassiker« (*Zhenjing* – Akupunktur ist ja »äußere« Therapie im Gegensatz zur inneren der Arzneimittelanwendung) gestützt habe, und es gibt keinen Grund, dieser Aussage zu mißtrauen. Dieser Nadelklassiker tauchte aber erst 900 Jahre später wieder auf. Nach den amtlichen Quellen wurde dem chinesischen Kaiser ein Exemplar des so lange verschollenen Textes aus Korea überbracht, der dort plötzlich wieder aufgetaucht sei. Wahrscheinlich aber ist, daß es sich dabei um eine zeitgenössische Rekonstruktion des Textes handelt, der man dadurch wiederum höhere Glaubwürdigkeit verschaffen wollte, daß man sie mit einer historischen Legende verband. Jedenfalls ist dieser Text, der bis heute unter der Bezeichnung *Lingshu* (»Angelpunkt der Struktivkraft«) als zweiter Teil des »Inneren Klassiker« gilt, erst seit dem Ende des 11. Jahrhunderts unserer Zeitrechnung verbürgt.

Ungeachtet solcher von den Historikern bisher noch nicht mit letzter Sicherheit geklärten Fragen wissen wir zuverlässig, daß bereits in den »Elementaren Fragen« – etwa zur gleichen Zeit, als im Abendland das *Corpus hippocraticum* entstand – alle Leitgedanken der chinesischen Medizin formuliert worden waren: die Lehre von den Funktionskreisen (Oribisikonographie), das System der energetischen Leitbahnen und der auf ihnen liegenden Reizpunkte (Sinarteriologie und Foraminologie), die Abhängigkeit der Krankheitszeichen von den äußeren Agentien und den inneren Faktoren (den *emotiones*) sowie die Grundlagen der Diagnostik. Ausnahmslos alle Werke der chinesischen Medizin bauen auf dem damals gelegten Fundament. Als bedeutsamen Faktor für die Entwicklungsgeschichte der chinesischen Medizin haben wir die Erfindung des Buchdrucks im 9. Jahrhundert andeutungsweise bereits kennengelernt. Während aber der Buchdruck als technische Rahmenbedingung erst zu einem verhältnismäßig späten Zeitpunkt seinen Einfluß auf den Fortgang der Medizin nehmen konnte, spielte ein eigenartiges Spannungsverhältnis zwischen zwei philosophischen Lehren, dem Taoismus und dem Konfuzianismus, als geistesgeschichtlicher Hintergrund eine entscheidende Rolle von Anbeginn der medizinischen Tradition.

Zwar wird die Lehre vom Tao dem Philosophen Laozi zugeschrieben, aber vermutlich ist sie älter. Bei der Suche nach dem eigentlichen Begründer taucht auch hier immer wieder der Name des Gelben Fürsten auf. Jedenfalls steht das *Huangdi Neijing* ganz deutlich in der taoistischen Tradition. Einer ihrer wichtigsten Charakterzüge ist ein enges Verhältnis zur Natur und deren exakte Beobachtung. Mit einem modernen Terminus können wir die Taoisten deshalb auch als frühe Empiristen bezeichnen, denen theoretische Spekulationen eher suspekt sind. Einer der Grundgedanken des Taoismus ist es, sich mit den Regeln der Natur vertrautzumachen und die Vorgänge auf der Erde im kosmischen Zusammenhang zu sehen. Wie stark sich der »Innere Klassiker« an diesem Konzept orientiert, beweist gleich der Anfang des Werkes. Nach einer knappen Vorstellung des Gelben Fürsten heißt es da:

»Als Vollendeter erhob er sich gen Himmel. Darauf fragte er den Himmlischen Meister: Ich habe gehört, daß die Menschen im hohen Altertum der Jahre einhundert durchmaßen, ohne daß ihre Bewegungsfähigkeit verfiel. Demgegenüber verfällt die Bewegungsfähigkeit der Menschen unserer Zeit schon nach einem halben Jahrhundert. Liegt dies an der Verschiedenartigkeit der Zeit und Generation oder am Versagen des Einzelnen? – Der Graf von Qi antwortete: Die Menschen des hohen Altertums kannten das Tao; sie orientierten sich am *yin* und *yang* und erzielten Harmonie durch Technik und Zahl. Im Essen und Trinken waren sie maßvoll, in ihrer Lebensführung befolgten sie eine stete Regel; sie vermieden unüberlegte Anstrengungen. Deshalb konnten sie in ihrer körperlichen Gestalt an Dauer den Genien gleich ihre himmlischen [= naturgegebenen] Jahre erleben und erst jenseits der Hundert die irdische Existenz verlassen . . . Was bei den Zeitgenossen die Langlebigkeit verhindert, ist das Streben nach bewußtem Genuß und das Versäumnis, sich mit den Regeln der Natur vertrautzumachen, sich ihnen zu unterwerfen. Dadurch wird fortgesetzt das konstitutionelle Energiepotential über Gebühr angegriffen, die konstellierende Kraft unzeitig eingesetzt und die Orthopathie [also die Fähigkeit zur Aufrechterhaltung des individuellen Funktionsgleichgewichts] immer wieder geschmälert und beeinträchtigt.«[9]

Für das gesundheitliche Wohlbefinden ist den Taoisten also eine vollständige Harmonie zwischen Mensch und Kosmos, zwischen Mensch und Natur von höchster Wichtigkeit. Dieses Einvernehmen trachteten sie mit allen Mitteln aufrechtzuerhalten: mit hygienischen, diätetischen, medizinischen, und später zuweilen auch wieder mit magischen.

Wir müssen uns aber stets gegenwärtig halten, daß auffallenderweise gerade das älteste uns historisch faßbare Werk, das *Huangdi Neijing,* absolut frei von solchen magischen Einschlüssen oder auch nur Hinweisen auf religiöse Praktiken ist. Magie spielt zwar im Taoismus bis in die Gegenwart eine gewisse Rolle. Mit der hier erörterten wissenschaftlichen Medizin gibt es aber so gut wie keine Osmose. Daß in populären Darstellungen der chinesischen Medizin in westlichen Sprachen, die nicht selten auf einem philologischen Informationsstand aus dem 19. Jahrhundert gründen, nicht wenig Okkultes oder Mystisches zu finden ist, ist nicht verwunderlich, da sich bei vielen der Autoren philologische, d. h. sinologische, mit medizinmethodologischer Ahnungslosigkeit paart und andere Autoren den daraus entstandenen Unsinn, weil er in ein jahrhundertealtes europäisches Klischee paßt, unkritisch wiederholen. Stellt man diese Umstände in Rechnung, dann erweisen sich die meisten Einwände, die von polemisierenden Kritikern gegen die chinesische Medizin vorgetragen werden, als Fiktionen westlicher Gehirne und brechen im Kontakt mit den Tatsachen augenblicklich in sich zusammen. Das heißt, wenn westliche Kritiker ohne Kenntnis des geschichtlichen und des methodischen Hintergrundes gegen die Medizin Chinas polemisieren, so besagt das fast nie etwas über diese Medizin, zeugt aber fast immer von der unbekümmerten Ahnungslosigkeit und Überheblichkeit der Kritiker.

Wie treffend die Einsichten der auf die Lehre des Tao zurückgehenden Beobachtungen sein können, zeigt folgender Text über die biologischen Entwicklungsabschnitte der beiden Geschlechter, mit dem die »Unbefangenen Fragen« weitergeführt werden:

»Der Fürst: Wenn der Mensch im Alter keine Kinder mehr haben kann, liegt dies an der Erschöpfung seiner konstitutionellen Kraft oder an der Wirkung natürlicher Zahlenverhältnisse? – Darauf der Graf von Qi: Beim Weib ist mit sieben Jahren die Energie des *orbis re-*

nalis füllig, der Zahnwechsel tritt ein, die Haare wachsen. Mit zwei Mal sieben Jahren setzt der natürliche Zyklus ein, der Energiefluß in der *sinarteria respondens* wird durchgängig, der in der *sinarteria impedimentalis* wird füllig, die Monatsregel beginnt zu fließen, die Empfängnisfähigkeit ist gegeben. Mit drei Mal sieben Jahren entfaltet sich die aktive Energie des *orbis renalis* ausgeglichen, deshalb treten die Weisheitszähne hervor, und das Längenwachstum (der Knochen) erreicht seinen Höhepunkt. Mit vier Mal sieben Jahren haben sich die *nervus* [das sind die Sehnen und Muskeln, d. h. die Antriebselemente des Bewegungsapparates] sowie die Knochen gefestigt, das Haarwachstum erreicht seinen Höhepunkt, der Körper erscheint füllig und kraftvoll. Mit fünf Mal sieben Jahren verfällt die Energiefülle der *sinarteriae splendoris yang.* Das Gesicht beginnt zu welken, die Haare beginnen auszufallen. Mit sechs Mal sieben Jahren ist die Energiefülle aller drei *yang*-Leitbahnen im oberen Teil des Körpers verfallen: Das Gesicht ist durchaus verwelkt, und die Haare beginnen zu ergrauen. Mit sieben Mal sieben Jahren ist die Energie der *inarteriae respondens inanis,* die der *sinarteriae impedimentalis* verfallen und vermindert, der himmlische Zyklus erschöpft, die irdischen Wege sind nicht mehr durchgängig. Darum verfällt die Gestalt, und die Fähigkeit, Kinder zu haben, ist dahin.«[10]

In diesem Text kommt die für westliche Betrachter seltsame Formulierung von der »Wirkung natürlicher Zahlenverhältnisse« vor. Für Chinesen ist dies jedoch keineswegs außergewöhnlich, denn sie gebrauchen Zahlen zunächst immer in qualifizierender Absicht (zum Beispiel drückt die Folge: der Erste, der Zweite, der Dritte, usw. eine *Rangfolge* aus, bei der jeweils vorangehende Zahlen als ranghöher eingestuft werden als nachfolgende). Deshalb legen die Chinesen auch immer großen Wert auf Qualifizierungen von Sachverhalten mit Zahlen: sie sprechen von den Fünf Wandlungsphasen oder den Acht Leitkriterien, von den Sechs klimatischen Exzessen oder den Sieben Emotionen. Dies gilt im übrigen bis in die heutigen Tage, wie wir am Beispiel der Kampagne gegen die »Drei Abfälle« gesehen haben; das bedeutet exakt: feste, flüssige und gasförmige Abfälle, und das wiederum ist weit eher eine qualitative denn eine quantitative Aussage.

Wir haben das taoistische Denkmodell anhand der Texte deshalb so ausführlich dargestellt, um zu zeigen, wie wichtig die Kenntnis des geistesgeschichtlichen Hintergrundes für die Deutung von medizinischen Werken ist. Natürlich soll damit nicht abgestritten werden, daß es auch in der chinesischen Medizinliteratur Passagen oder ganze Werke gibt, die unhaltbare Spekulationen, exorzistische Ratschläge, Hexenglauben oder einfach Unfug enthalten. Daß sich dies gerade in späterer Zeit häuft und warum dies so ist, wird hier noch gezeigt werden. Aber ebenso, wie die Beurteilung des Wertes der chinesischen Medizin nur innerhalb des Systems selbst erfolgen kann, darf man auch über Redundanzen und Irrlehren nur bei Kenntnis der Medizintheorie urteilen.

Konfuzianismus

Der äußerst rigorose Empirismus in der Lehre vom Tao befähigte die Chinesen dazu, so scharfsinnige Beobachtungen auszuführen wie etwa bei der Pulsdiagnose. Aber eine noch so aufgefächerte Naturbeobachtung allein macht noch keine Wissenschaft. Dazu müssen die Beobachtungen in ein System gebracht werden. Das bedarf der theoretischen Reflexion – und das wiederum war die Stärke des Konfuzianismus.

Die Konfuzianer waren Meister in der rationalen Spekulation. Nur, ihr Interesse gilt dabei fast ausschließlich den zwischenmenschlichen Beziehungen, also, wie wir heute sagen, der sozialen Ethik und der Psychologie. Die Beschäftigung mit der Natur galt ihnen günstigstenfalls als reizvoller Dilettantismus, meistens aber als sinnlose Spielerei.

Das chinesische Denken besitzt sehr wohl die Freiheit theoretischer, von der Erfahrung losgelöster Spekulationen. Zum Beispiel gibt es fast drei Dutzend Möglichkeiten, die Fünf Wandlungsphasen in unterschiedliche Reihenfolgen zu ordnen. Dies kann man allein aufgrund gedanklicher Operationen tun. Aber daß im Kontext der Medizin nur drei bestimmte Reihenfolgen von Bedeutung sind, nämlich die Hervorbringungs-, die Bezwingungs- und die Überwältigungsreihenfolge, das kann man mit dem Denken allein nicht mehr feststellen, sondern dazu bedurfte es der empirischen Forschung.

Dies ist ja generell die Aufgabe der wissenschaftlichen Forschung, wenn eine Theorie vorgegeben ist: aus der Menge der »theoretisch möglichen«, d. h. mit dem Vokabular und dem Regelsystem der Theorie formulierbaren, Aussagen die praktisch bedeutsamen zu ermitteln. Daraus ergibt sich aber wiederum: Ebenso wie reine Naturbeobachtung ohne theoretische Reflexion noch keine Wissenschaft ausmacht, gewinnt man durch reine Überlegungen, und seien sie noch so scharfsinnig, noch keine Erkenntnis über die empirische Wirklichkeit. Nun stand, von verhältnismäßig kurzen Episoden abgesehen, während der gesamten chinesischen Geschichte der Taoismus für die elementaren, naturnahen, nicht formalisierten, sondern chaotischen Erfahrungen des Menschen, damit oft für eine zwar nicht antisoziale, aber asoziale, auf jeden Fall antiformalistische Haltung. Der Konfuzianismus hingegen, der seit dem 2. Jahrhundert vor unserer Zeitrechnung bis zum Jahr 1905 die staatstragende Philosophie war, verlor im Bereich der sozialen Ethik, wo er am stärksten war, auch niemals den Kontakt zur lebendigen Erfahrung, tendierte aber im übrigen doch sehr viel stärker zu spekulativen, gedanklich formalistischen Lösungen. Durch eine mitunter preziös wirkende Spekulation bildete er einen Kontrapunkt und Gegenpol zu dem stets lebens- und erfahrungsnahen Taoismus. Die chinesische Medizin als wissenschaftliches System empfing Impulse aus beiden Richtungen, wobei es darauf ankam, daß keine der beiden philosophischen Strömungen die Oberhand über die andere gewann.

Wissenschaft ist aber immer auch eine Frage der Macht, und Machtfragen spielen in den Wissenschaften meistens eine viel größere Rolle, als dies die betroffenen Wissenschaftler zugeben würden oder wahrhaben wollen. Gerade deshalb muß man bei der historischen Bewertung der chinesischen Medizin im Auge behalten, daß in China wenigstens 2000 Jahre lang, bis an die Schwelle zu unserem Jahrhundert, die Macht bei den Anhängern des Konfuzianismus lag. Und die Konfuzianer sahen in den Ärzten meistens nur mehr oder weniger geschickte Handwerker. Damit ist auch die geringe Achtung erklärt, die Ärzte im sozialen Gefüge Chinas für sich in Anspruch nehmen konnten; sie gehörten bestenfalls zur Mittelschicht.

Es verwundert deshalb nicht, daß lange Zeit nur wenige Konfuzianer ihre Rationalität in den Dienst der Medizin stellten. Das war auch der wichtigste Grund dafür, warum sich die chinesische Heilkunde während eines vollen Jahrtausends nach der Niederschrift des »Inneren Klassikers« nur sehr langsam entwickelte. Hinzu kam, daß vermutlich gerade einige der besten Ärzte ihre Kenntnisse geheimhielten und jeweils nur wenigen Schülern weitergaben. Sehr oft wurde das medizinische Wissen nur vom Vater auf den Sohn übertragen.

Eine Familie berühmter Ärzte: die Qin Yueren

Wahrscheinlich das früheste historische Zeugnis von einer Familientradition berühmter Ärzte haben wir in einer Biographie, die uns in Kapitel 105 der »Aufzeichnungen der Historiker« des *Sima Qian* überliefert ist. Diese Biographie ist zwei Ärzten gewidmet, von denen der erstgenannte namens Bian Que bereits damals, d. h. im 2. Jahrhundert vor unserer Zeitrechnung, im ganzen Land sagenhaften Ruhm genossen haben muß. Aus dieser Biographie geht hervor, daß Bian Que nur im Staate Zhao diesen Namen trug und eigentlich mit Familiennamen Qin und seinem Zunamen Yueren hieß. Und aus dieser Biographie und parallelen Quellen muß man schließen, daß es mehrere, möglicherweise eine ganze Sippe von Ärzten mit dem Namen Qin Yueren gegeben hat. Wir können Qin auch als Herkunftsnamen – nämlich als Name des im damaligen äußersten Westen Chinas gelegenen Staates Qin – und Yueren als eine namenhafte Charakterisierung – etwa »der Yue-Mensch aus dem Staate Qin« oder, wenn wir alles übersetzen, »der alle Mitmenschen übertreffende Mann aus dem Staate Qin« oder »der die Grenzen überspringende Mann aus dem Staate Qin« – verstehen.

Daß es sich hier und auch bei dem mit dem Qin Yueren identifizierten Bian Que um mehrere Personen gehandelt haben muß, liegt allein schon deshalb nahe, weil die in der historischen Quelle berichteten großartigen Heilungen zum Teil mehr als ein Jahrhundert auseinanderliegen.

In den Berichten über Bian Que findet sich der Hinweis, daß er seine ungewöhnlichen Kenntnisse von einem alten Manne empfangen habe: »Ich habe Geheimrezepte; ich bin alt und will dir die Rezepte übergeben, aber du darfst nichts davon verraten.«

Besonderen Ruhm erlangte Bian Que durch die Behandlung des scheintoten Kronprinzen von Guo, der schon als Toter betrauert wurde, als Bian Que beim Palastbeamten vorsprach und sich nach der Krankheitsgeschichte erkundigte. Obwohl seine Aussage, daß der Kronprinz möglicherweise noch gar nicht gestorben sei und er ihm vielleicht helfen könne, beim Palastbeamten auf Unglauben stieß, wurde Bian Que zum Fürsten vorgelassen, der von den außerordentlichen Fähigkeiten des Arztes gehört hatte. Trotzdem meinte auch er: »Wenn Sie (rechtzeitig) hier gewesen wären, würde mein Sohn noch am Leben sein; da Sie aber nicht hier waren, hat er Schaden an seinem Leben genommen, so daß er begraben werden wird; er ist tot und kann nicht mehr ins Leben zurückkehren!«

Als Bian Que dann jedoch den leblosen Körper des Prinzen untersuchte, fand er seine Vermutung bestätigt, daß dieser noch nicht gestorben war. Er punktierte den Prinzen, worauf er nach einer Weile wieder erwachte. Nach einem heißen Umschlag mit einem Brei aus verschiedenen Medikamenten konnte sich der Patient wieder aufrichten, und endgültig gesund wurde er durch eine Medizin, die er 20 Tage lang einzunehmen hatte. Das Volk glaubte einen Wunderdoktor vor sich zu haben, der Tote wieder zum Leben erwecken könne, aber Bian Que meinte bescheiden: »Tote kann ich nicht wieder lebendig machen! In dem Kronprinzen war noch etwas Leben; ich vermochte nur, es anzufachen und ihn zum Aufstehen zu bringen.«

Eine andere später in die Bian-Que-Legende einbezogene Krankengeschichte haben wir an früherer Stelle bereits kennengelernt: Bian Que machte den Herzog Huan von Qi auf eine Krankheit aufmerksam und riet ihm, sich behandeln zu lassen. Da sich der Fürst aber nicht krank fühlte, schlug er die wiederholten Warnungen in den Wind. Nach fünf Tagen erkrankte der Fürst dann tatsächlich schwer. Aber der Arzt, der wußte, daß er jetzt nicht mehr helfen konnte, hatte bereits das Weite gesucht, um für den Mißerfolg nicht zur Rechenschaft gezogen zu werden.

Daran knüpfte Bian Que seine berühmte Klassifizierung von Patienten, denen nicht zu helfen ist.

In der erwähnten Biographie in den »Aufzeichnungen der Historiker« heißt es weiter: Bian Que wurde zum berühmten Arzt in ganz China. Er begab sich nach Handan, der Hauptstadt des Landes Zhao;

er erfuhr, daß dort die Frauen sich besonderer Gunst erfreuten, deshalb kurierte er dort Frauenkrankheiten. Er kam nach Luoyang, der Hauptstadt des Territoriums der Zhou-Dynastie; er brachte dort in Erfahrung, daß sich in Zhou die alten Leute besonderer Gunst erfreuten, deshalb kurierte er ihre Ohren- und Augenleiden. Er kam nach Xianyang, der Hauptstadt des Landes Qin, hörte, daß sich in Qin die Kinder besonderer Gunst erfreuten, infolgedessen kurierte er dort Kinderkrankheiten. Er verstand also, den Umständen und dem Volkscharakter Rechnung zu tragen.«

Der Neid eines anderen Arztes brachte Bian Que schließlich ein gewaltsames Ende. Als der Vorsitzende des Medizinalkollegiums in Qin, Li Xi, einsehen mußte, daß jener ihm haushoch überlegen war, ließ er ihn meuchlings ermorden.

WEITERE FRÜHE MEDIZINKLASSIKER

Bian Que und das Nanjing

Nähme man alle soeben zitierten Überlieferungen als historische Wahrheit, so hätte sich jener Bian Que genannte Arzt nicht an die Gebote seines Lehrers gehalten, das ihm überlieferte Wissen geheimzuhalten. Nach einer weitverbreiteten Tradition soll er nämlich ein »Buch über den Puls« geschrieben und dieses grundlegende Wissen damit einer größeren Schülerzahl offenbart haben. Wie dem auch sei, so wie im 6. Jahrhundert Konfuzius mit uralten Traditionen brach, indem er die Geheimarchive seines Fürstenhauses zunächst seiner ganzen Schülergemeinde und damit der Nachwelt offenlegte, so müssen auch die ersten Verfasser medizinischer Lehrwerke gegen uralte Tabus und Gewohnheiten verstoßen haben, als sie das ihnen als geheime Überlieferung anvertraute Wissen unterschiedslos allen Interessierten zugänglich machten, indem sie es schriftlich niederlegten.

Aus einer solchen historischen Bewußtseinslage erklärt sich zumindest zum Teil, weshalb die ersten großen Medizinklassiker Chinas – allen voran das wiederholt zitierte *Huangdi Neijing Suwen* (»Die Unbefangenen Fragen im Inneren Klassiker des Gelben Fürsten«) – von anonymen Schreibern aufgezeichnet worden sind, die diese auf bedeutenden Überlieferungen gründenden Kompilationen einer historischen Persönlichkeit des Altertums zuschrieben. Nach dem Gelben Fürsten (Huangdi) und dem Gestaltenden Landmann (Shennong) wurde auch Bian Que bzw. dem Qin Yueren schließlich diese Ehre zuteil, indem man das in der uns heute vorliegenden Form vermutlich im 2. Jahrhundert unserer Zeitrechnung niedergeschriebene *Nanjing* (»Klassiker der Einwände« oder: »Klassiker der schwierigen Probleme«) als Werk des damals mindestens vier bis acht Jahrhunderte früher verstorbenen Bian Que ausgab.

Dieses *Nanjing* ist von entscheidender Wichtigkeit in der frühen Geschichte einer systematischen Medizin in China. Sowenig wir akzeptieren können, daß es in seiner heutigen Gestalt unmittelbar auf die Tradition der Ärztesippe Qin Yueren zurückgeht, sowenig können wir ausschließen, daß einzelne Gedanken oder Überlieferungen aus viel älterer Zeit in diesem Werk ihren Niederschlag gefunden haben. Diese Annahme wird schon allein dadurch gestützt, daß bereits in den zitierten »Aufzeichnungen der Historiker« – die, wie gesagt, im 2. Jahrhundert *vor* unserer Zeitrechnung niedergeschrieben wurden – ein Lehrbuch über den Puls erwähnt wird, das auf die Schule des Bian Que zurückgeführt wird. Es ist also zulässig, in jenem Text einen Vorläufer des heutigen *Nanjing*, ja möglicherweise sogar des späteren *Mojing*, des »Pulsklassiker«, zu sehen, auf den noch einzugehen sein wird (s. S. 307). Jedenfalls gibt es bemerkenswerte Übereinstimmungen zwischen beiden Texten.

Bemerkenswert ist schließlich auch, daß das heutige *Nanjing* ebenso wie das *Huangdi Neijing* in 81 Kapitel unterteilt ist. Nach 21 Kapiteln über den Puls werden in den nachfolgenden Abschnitten theoretische Fragen über die Leitbahnen und die Akupunktur diskutiert. Breiten Raum nehmen auch diagnostische Regeln ein. Die Bedeutung des *Nanjing* liegt vor allem darin, daß eine Vielzahl von physiologischen und pathologischen Problemen theoretisch beantwortet werden. Zum Beispiel wird im Kapitel 47 gefragt: »Woher kommt es, daß beim Menschen nur das Gesicht gegen ›Kälte‹ widerstandsfähig ist?« Und die Antwort lautet: »Beim Menschen ist der Kopf die Sammelstelle für alles *yang*. Alle *yin*-Leitbahnen führen nur bis zum Hals und kehren dann zur Brust um; allein die *yang*-Leitbahnen führen bis zum Kopf. Das ist der Grund für die Widerstandsfähigkeit des Gesichts gegen Kälte.«

Zhang Zhongjing und seine »Abhandlungen über schädigende Kälte und andere Krankheiten« (Shanghan zabinglun)

Die Fundamente einer systematischen Heilwissenschaft waren also in China vier, vielleicht fünf Jahrhunderte hindurch von Autoren gelegt worden, deren tatsächliche Namen wir nicht kennen. Erst in der Gestalt des Zhang Zhongjing, der Ende des 2. Jahrhunderts unserer Zeitrechnung lebte, begegnen wir erstmals einer historischen Persönlichkeit. Bis in die Neuzeit hinein hat man diesen »Weisen der Medizin« auf das höchste verehrt. Und sein Hauptwerk, die »Abhandlungen über schädigende Kälte und andere Krankheiten« (*Shanghan Zabinglun,* oft auch nur kurz *Shanghanlun* genannt) ist das erste klinische Handbuch der chinesischen Medizin. Es gehörte bis weit in das vorige Jahrhundert hinein zur Pflichtlektüre eines jeden fernöstlichen Arztes, nicht nur in China.

Über das Leben Zhang Zhongjings ist nur wenig überliefert. Er lebte von 150 bis 219 n. Chr. Außer diesen beiden Daten ist lediglich bekannt, daß er im Jahre 168 n. Chr. zum »Doktor der Literatur« graduierte und im letzten Jahrzehnt des 2. Jahrhunderts eine Zeitlang Bürgermeister von Changsha war. Als Arzt wird er nicht nur wegen seiner überragenden medizinischen Kenntnisse gerühmt, sondern ebenso wegen seiner hohen ethischen Einstellung. Er geißelte die geringe Ausbildung der Ärzte seiner Zeit, die ihrer Geschäftigkeit keinen Abbruch tat. Aber ebenso wie den Ärzten scheute er sich auch nicht, den Patienten einige unbequeme Wahrheiten zu sagen.

Gegenüber den früheren Medizinwerken Chinas zeichnen sich die »Abhandlungen über schädigende Kälte« durch ihre Praxisnähe aus. In 22 Einzelaufsätzen nennt dieses Werk fast 400 Regeln für die Behandlung von Krankheiten und 113 Rezepte. Der Titel seines Werkes – »Abhandlungen über schädigende Kälte . . .« – drückt aus, daß für Zhang Zhongjing aus seiner eigenen klinischen Erfahrung heraus das Agens *algor* im Mittelpunkt seiner methodischen Überlegungen stand. Unter *shanghan,* d. h. »schädigender Kälte«, verstand Zhang Zhongjing ein denkbar weites Spektrum von Störungen, das auf der einen Seite von banalen »Erkältungen« bis zu lebensbedrohenden Infektionskrankheiten einschließlich des Typhus reichte. Die im Hinblick auf die Behandlung dieser Krankheiten von ihm entwickelte Pathologie gründet auf Begriffen, die aus dem

»Inneren Klassiker« allen Zeitgenossen geläufig waren, zuvorderst ein dreigeteilter *yin*- und *yang*-Zyklus, umfassend ein Junges *yang*, ein Mächtiges *yang*, eine Überstrahlung des *yang* und dann ein Junges *yin*, ein Mächtiges *yin* und ein weichendes *yin*. Unter Verwendung dieser konventionellen Normen entwickelte er ein diagnostisches und therapeutisches Schema, das sich so gut wie ausschließlich auf die Anwendung von Arzneimitteln stützte. Er gab einige hundert Rezepte an, von denen mehr als 100 bis heute in ganz Ostasien das klassische Gerüst jeder Arzneimitteltherapie bilden, ja in der seit Beginn unseres Jahrhunderts in Japan zu neuem Leben erweckten chinesischen Medizintradition (Kampo) das schlechthin souveräne und alles beherrschende Therapieverfahren bilden.

Ferner äußerte sich Zhang Zhongjing auch über die Anwendung dessen, was wir heute physiotherapeutische Maßnahmen nennen, vor allem über Schwitzen, den Gebrauch kalten Wassers, von Klistieren, über Hygiene usw.

Dazu empfahl er: »Verschaffe dir eine große Schweinsgalle; mische das Gallensekret mit etwas Essig. Nimm ein drei bis vier Zoll langes Bambusrohr, führe es zur Hälfte in das Rectum ein und lasse die Mischung einlaufen.«[11]

Von Zhang Zhongjing gab es noch weitere Schriften über diagnostische Methoden, Frauenkrankheiten, Mund und Zähne sowie einen Pulskanon; sie sind aber sämtlich verschollen. Daß das *Shanghanlun* nicht demselben Schicksal verfiel, verdanken wir vielleicht auch dem Arzt Wang Shuhe, der um das Jahr 280 n. Chr. sechs der ursprünglich zehn Bände niederschrieb. Später stellte sich heraus, daß die wichtigen Besonderheiten aus dem Goldenen Schrein« (*Jingui yaolue*), die lange Zeit als ein selbständiges Werk des Zhang Zhongjing angesehen wurde, mit den übrigen vier Büchern des *Shanghanlun* identisch war.

Hua Tuo

Schon zu seinen Lebzeiten hielten die Chinesen den Arzt Hua Tuo für einen mit übermenschlichen Fähigkeiten ausgestatteten und etwas unheimlichen Wundermann. Die für Chinesen etwas ungewöhnliche Namensbildung legt die Vermutung nahe, daß Hua Tuo ein naturalisierter Chinese war und daß er selbst oder seine Eltern aus Zentralasien in das Reich der Mitte eingewandert war(en). Jedenfalls muß er nach allem, was von ihm überliefert ist, nicht nur ein virtuoser Arzt gewesen sein, sondern auch eine schillernde Persönlichkeit; das zeigt etwa die folgende Krankengeschichte: »Ein Distriktspräfekt war gefährlich erkrankt, schon längere Zeit. Hua Tuo war der Meinung, daß der Präfekt geheilt werden könnte, wenn man ihn in Zorn versetzen würde. Er nahm viel Honorar von ihm, ohne ärztliche Gegenleistung. Scheinbar grundlos ließ er den Präfekten im Stich und hinterließ ihm einen groben Brief. Der Präfekt wurde in der Tat sehr zornig. Er schickte jemand hinter ihm her, der ihn töten sollte; er erreichte aber den Hua Tuo nicht mehr. Deshalb bekam der Präfekt einen Wutanfall, erbrach und genas.«[12]

Dieses Beispiel zeigt, daß Hua Tuo, der vermutlich von 141 bis 203 lebte und damit ein Zeitgenosse von Zhang Zhongjing war, auch vor drastischen Behandlungsmethoden nicht zurückschreckte. Bei seinen Diagnosen und Prognosen des Krankheitsverlaufs irrte er sich angeblich nie. Welche außergewöhnlichen Leistungen er vollbrachte, mag die verbürgte Geschichte der Frau des Generals Li verdeutlichen, an deren Krankenlager Hua Tuo gerufen worden war:

»Hua Tuo prüfte den Puls und sagte: ›Sie hat (während der Schwangerschaft) eine Verletzung erlitten, ohne daß der Fötus abgegangen wäre.‹ Der General bestätigte, daß die Frau in der Tat eine Verletzung erlitten hatte, behauptete aber, daß sie dadurch die Frucht verloren habe. Doch Tuo beharrte: ›Aufgrund der Pulsdiagnose ist die Frucht noch nicht abgegangen!‹ Der General meinte, daß Tuo Unrecht habe; auch besserte sich der Zustand der Frau ein wenig. Doch nach etwa hundert Tagen trat das Übel mit alter Stärke wieder auf, und man rief abermals Tuo. Tuo erklärte: ›Die Pulsdiagnose ist die gleiche wie beim erstenmal. Es müssen also zwei Föten vorhanden gewesen sein. Bei der Geburt des ersten ist ein großer Blutverlust eingetreten (und die Erschöpfung der Frau) hat verhindert, daß auch der zweite Fötus ausgetrieben wurde. Er ist zwar inzwischen gestorben, aber die Pulse haben ihren normalen Rhythmus nicht wiedergefunden.‹ Sodann setzte er einige Moxen auf den Rücken (der Frau), nadelte (die entsprechenden Reizpunkte) und verabreichte eine Arznei. Sogleich setzten Wehen ein, ohne daß es zu einer Geburt kam. Tuo erklärte: ›Der tote Fötus ist eingetrocknet, so daß wohl keine Spontangeburt möglich ist.‹ Und er ließ jemand mit der Hand nachhelfen. Tatsächlich förderte man einen toten Fötus zutage, dessen menschliche Gestalt trotz seiner schwarzen Färbung noch deutlich zu erkennen war.«[13]

Bei der Wahl seiner therapeutischen Mittel fällt die außerordentliche Vielseitigkeit auf. Neben der klassischen Behandlung mit Arzneimitteln oder durch Akupunktur und Moxibustion war Hua Tuo auch ein Anhänger der Hydrotherapie, d. h. der Heilung mit Wasser – sowie der Gymnastik. Überliefert ist zum Beispiel der Fall einer fieberkranken Frau, die er trotz kalten Wetters in eine Badewanne setzen ließ und ihr 100 kalte Güsse verordnete. Obwohl die Frau von Schüttelfrost förmlich zerschüttelt wurde, ließ er unbarmherzig die Behandlung bis zum letzten Guß beenden. Danach mußte die Patientin im vorgewärmten Bett kräftig schwitzen und erlangte so die Gesundheit wieder. Mit solchen Behandlungen – auch das ist eine Nachricht, die beachtet zu werden verdient – begründeten offenbar die beiden chinesischen Ärzte Zhang Zhongjing und Hua Tuo etwa siebzehn Jahrhunderte vor Vinzenz Prießnitz und Sebastian Kneipp die Heiltherapie mit Wasser.

Ausgesprochen modern klingt auch, was Hua Tuo über die heilende und präventive Wirkung der Gymnastik zu sagen wußte: »Jeder Mensch hat das Verlangen, sich Bewegung zu verschaffen, nur erreichen die meisten darin nicht Vollkommenheit. Wenn man sich bewegt, kann die mit der Nahrung aufgenommene Energie verbraucht werden, zirkulieren die pulsierenden Säfte unbehindert, und Krankheit kann nicht entstehen. Es ist dabei wie mit der Türangel, die niemals rostet. Deshalb haben die Unsterblichen des Altertums die Übungen des Dehnens und Streckens, die Haltung des kletternden Bären und der Eule, die den Kopf wendet, die Wendung in den Hüften wie überhaupt die Bewegung aller Gelenke geübt, um das Altern hintanzuhalten. Auch ich habe eine Methode, die ich die Spiele der Fünf Tiere, nämlich des Tigers, des Hirsches, des Bären, des Affen und des Vogels nenne. Damit lassen sich nicht nur bestimmte Krankheiten heilen; man erreicht überhaupt eine größere Beweglichkeit der großen und kleinen Gelenke. Wenn also bei dem (herkömmlichen) Strecken und Dehnen im Körper eine Verspannung auftritt, so geht man zur Übung einer dieser Tierbewegungen über, und sogleich kommt mit einem allgemeinen Schweißausbruch die Entspannung.«[14]

Dieses Zitat aus einer offiziellen Biographie des Hua Tuo in der »Geschichte der Drei Reiche« stellte lange Zeit das älteste literarische Zeugnis über die frühe Praxis einer Art Gesundheitsgymnastik dar. Erst in allerneuester Zeit, nämlich im Jahr 1975, wurde über den archäologischen Fund von Bildrollen berichtet, auf denen solche Gymnastik außerordentlich klar und anschaulich dargestellt wird; sie waren in einem Grab gefunden worden, das etwa aus der Zeit des Hua Tuo stammte.

Die Archäologie der Gegenwart bestätigt also, was man aus den Geschichtswerken bisher mit einigen Vorbehalten zitiert hatte: Schon um die Zeitenwende gab es in China eine hochentwickelte Gesundheitsgymnastik. In dieser Tradition wurzeln alle einschlägigen Techniken des Taoismus bis zu jenen modernen Varianten, die man als *Taiji*-Faustkampf heute weltweit zu erlernen und zu üben sich bemüht.

Seinen größten Ruhm hat Hua Tuo allerdings mit Leistungen errungen, die nicht nur einzigartig, sondern – dies gilt es zu beachten – auch isoliert in der Tradition der chinesischen Medizin dastehen: er war nämlich auch ein begnadeter Chirurg. Bevor er den Körper seiner Patienten öffnete, stellte er ihre Schmerzunempfindlichkeit mit einem Absud von Hanf und anderen, ungenannten Drogen her, den er den Betroffenen zu trinken gab. »Befand sich das Übel im Magen oder Darm, so durchschnitt er diesen und spülte ihn (mit einem Drogenabsud).«[15] Von anderen Operationen, bei denen er Teile der Milz entfernte, wird ebenso berichtet. Die Operationswunden nähte er mit getränkten Fäden wieder zu. Und die Berichte über die Wundheilungen können auch nach den heutigen Maßstäben der Chirurgie als angemessen bezeichnet werden: Abklingen des Wundschmerzes nach fünf Tagen und vollständige Genesung nach etwa einem Monat.

Solche Erfolge sind nur erklärbar, wenn man voraussetzt, daß Hua Tuo damals über antiseptische Drogen verfügen konnte. Um was für Mittel es sich dabei handelte, ist sein Geheimnis geblieben. Ebenso sind seine Mittel zur Schmerzsuppression vor Operationen nicht überliefert worden. Im Zusammenhang mit der modernen Akupunktur-Diskussion verdient jedoch festgehalten zu werden, daß sich Hua Tuo zur Analgesie keiner Nadeln bediente, obwohl er auch ein Meister der Aku-Moxi-Therapie war. Das zeigt einmal mehr, daß die Akupunkturanalgesie keine »jahrtausendealte« Technik darstellt, sondern eine moderne Entwicklung ist.

Wenn jetzt westliche Ärzte dieses Verfahren in frühe Zeiten der chinesischen Medizingeschichte verweisen wollen, um ihm damit größere Glaubwürdigkeit zu verleihen, so verhalten sie sich damit etwa so wie die unbekannten Autoren des »Inneren Klassiker«, die ihre Arbeit dem Gelben Fürsten zuschrieben.

Einer der berühmtesten Krankheitsfälle in der chinesischen Literatur ist die chirurgische Versorgung einer vergifteten Wunde am Oberarm des heroischen Herzogs Cuan, der von einem Pfeil getroffen war. Hua Tuo klärte den Krieger auf, daß er die Wunde bis auf den Knochen mit einem Messer ausschaben wollte, um so das Gift zu entfernen. Der Eingriff sei mit gewaltigen Schmerzen verbunden. Aber – so ist überliefert – »der Herzog rief lachend: ›Wenn es weiter nichts ist!‹ Und er befahl, Wein aufzutragen, um mit seinem Gast zu trinken . . . Nachdem der Herzog einige Becher geleert hatte, ließ er sich wieder nieder, um das unterbrochene Schachspiel mit Ma Liang wiederaufzunehmen, streckte aber dabei den Arm aus, damit Hua Tuo ihn aufschnitte. Tuo ergriff ein spitzes Messer, ließ einen Adjutanten eine große Schüssel unter den Arm halten, um das Blut aufzufangen, und sagte: ›Ich fange also an. Exzellenz mögen nicht erschrecken!‹ Worauf der Herzog nur sagte: ›Tu, was deine Kunst erfordert! Hältst du mich für einen gemeinen Lümmel, der den Schmerz füchtet?‹ Darauf setzte Tuo das Messer an und schnitt durch Haut und Muskel bis auf den Knochen, der schon bläulich verfärbt war. Dann kratzte er mit dem Messer den Knochen ab, wobei ein schabendes Geräusch vernehmbar wurde. Während alle im Zelt erbleichend den Blick verhüllten, sprach der Herzog dem Wein und der Fleischspeise zu, spielte bei heiterem Gespräch Schach und zeigte keine Spur von Schmerz. Nach geraumer Zeit, als das strömende Blut die Schüsssel zu füllen begann, hatte Tuo schließlich alles Gift abgeschabt, trug Arznei auf und vernähte die Wunde. Der Herzog erhob sich laut lachend und sagte zu den Offizieren: ›Der

Arm läßt sich nun wieder ausstrecken wie zuvor und schmerzt überhaupt nicht. Der Meister ist wahrhaft ein göttlicher Heiler!‹«[16]

Diesem göttlichen Arzt brachte eine menschliche Schwäche ein jähes Ende. Er hatte nämlich auch einmal den Reichsverweser Cao Cao, den damals mächtigsten Mann in China, erfolgreich behandelt und war deshalb in sein Gefolge aufgenommen worden. Hua Tuo litt jedoch sehr stark unter Heimweh und erlangte unter dem Vorwand, dringende Familienangelegenheiten erledigen zu müssen, einen kurzen Urlaub, von dem er nicht mehr an den Hof zurückkehrte. Nach vergeblichen Versuchen von Cao Cao, den Arzt an seinen Hof zurückzubringen, ließ er ihn festnehmen und zum Tode verurteilen. Die Ehre des Herrschers war so verletzt, daß er auch die Fürsprache eines der höchsten Würdenträger des Hofes in den Wind schlug und ihn hinrichten ließ. »Im Angesicht des Todes wollte Hua Tuo dem Gefängnisaufseher eine medizinische Schrift anvertrauen, die dieser aber aus Furcht vor Strafe nicht annahm. Tuo bedrängte ihn nicht, sondern erbat ein Feuer und verbrannte sie.«[17] Auf diese Weise ist vermutlich ein wichtiges Werk der chinesischen Medizinliteratur vom Autor selbst vernichtet worden. Dies ist deshalb besonders bedauerlich, weil die Schrift vielleicht eine Reihe von Informationen enthielt, die völlig außerhalb der systematischen Medizintheorie standen und darum nirgendwo anders überliefert sind.

Huangfu Mi und das Zhenjiu jiayijing

Hua Tuo hat sich Zeit seines Lebens geschämt, daß er seine Berühmtheit allein seiner »ärztlichen Kunst verdankt«, da die Chinesen zwar die besten Mediziner fast wie Götter verehrten, der Zunft der Ärzte aber insgesamt kein sonderlich hohes Prestige in der sozialen Stufenleiter zubilligten. Huangfu Mi brauchte solche Minderwertigkeitsgefühle nicht zu haben. Denn als angesehener konfuzianischer Gelehrter hatte er nicht nur als Arzt Einfluß erworben. Seine Aufnahme in den Tempel der Medizinkönige verdankt er jedoch seinem »Systematischen Klassiker der Aku-Moxi-Therapie«. Dieses Buch ist bis heute ein grundlegendes Werk der Akupunktur und Moxibustion geblieben.

Huangfu Mi hatte in diesem Werk das gesamte Wissen der damaligen Zeit über Aku-Moxi-Therapie zusammengetragen und sich dabei natürlich – wie alle anderen großen Mediziner vor ihm – auf das *Huangdi Neijing* gestützt. Aber vermutlich hat er auch die Einsichten anderer Ärzte über die Heilung mit Nadeln und Moxen der Nachwelt erhalten. Huangfu Mi nennt bereits 354 Reizpunkte und gibt in einer ausführlichen Pathologie auch eine Fülle praktischer Hinweise. Bemerkenswert ist darüber hinaus, daß er sich in einem eigenen Kapitel auch denjenigen *foramina* zuwendet, die nicht gestochen werden dürfen.

Wang Shuhe und sein »Pulsklassiker« (Mojing)

Ein anderer wichtiger Name aus jenen Jahrhunderten, in denen die chinesische Medizin aus der Anonymität hervortrat, ist der des Literaten und Medizintheoretikers Wang Shuhe, der vermutlich von 265 bis 317 lebte. Wang Shuhe ist vor allem als Verfasser des *Mojing,* des »Pulsklassikers«, bekannt. In diesem Werk wird erstmals die Pulsdiagnose ausführlich dargestellt. Außerdem setzt sich Wang Shuhe in seinem Werk noch eingehender mit allgemeinen Fragen der Pathologie auseinander, als es zuletzt Zhang Zhongjing getan hatte. (Es sei hier daran erinnert, daß Wang Shuhe die Werke des etwa ein Jahrhundert früher wirkenden Zhang Zhongjing sorgfältig ediert und damit einen wichtigen Beitrag zu ihrer Erhaltung und Verbreitung geleistet hatte.)

Was Wang Shuhe in dem »Pulsklassiker« niedergeschrieben hatte, war eine Sichtung der ihm zugänglichen medizinischen Traditionen. Sein Werk ist jedoch weit entfernt von unserer heutigen systematischen Ikonographie der Pulse. Aus dieser Entwicklung kann man ablesen, daß sich zwar im Verlauf von mehr als eineinhalb Jahrtausenden die Terminologie äußerlich nur in wenigen Details verändert hat, daß aber der Inhalt der Begriffe einem ständigen Prozeß der Klärung und Präzisierung unterworfen war. Deshalb ist das Studium des »Pulsklassikers« zwar für den Medizinhistoriker von großer Bedeutung; für eine moderne, rationale Praxis der Pulsdiagnose im Sinne der induktiv-synthetischen chinesischen Medizin spielt er indes keine Rolle mehr.

Chao Yuanfang und das Zhubing yuanhoulun

Auf kaiserlichen Befehl stellte der angesehene Gelehrte Chao Yuanfang zu Beginn des 7. Jahrhunderts eine Ärztekommission zusammen, die in wenigen Jahren eine beachtliche Arbeit bewältigte. Als Ergebnis dieser Arbeit legte das Gremium im Jahre 610 die in 50 Kapiteln gegliederten »Abhandlungen über Ursprung und Verlauf aller Krankheiten«, das *Zhubing yuanhoulun,* dem Thron vor. In diesem enzyklopädischen Werk sind die Differentialdiagnose und die Prognose für 1720 Krankheitsbilder zusammengefaßt.

Die »Abhandlungen« sind in verschiedener Hinsicht von großem Interesse. Sie sind in der chinesischen Medizingeschichte das erste Beispiel für eine von qualifizierten Ärzten in staatlichem Auftrag hergestellte wissenschaftliche Kompilaton im Bereich der Medizin. Als solche haben sie bis in die heutige Zeit in China Schule gemacht.

Ferner sind sie eine außerordentlich ausgewogene und kompetente Dokumentation. Sie stellen nicht nur ein sicheres Zeugnis für den Wissensstand der Epoche dar, sondern können uns auch als Vergleichsmaßstab für das dienen, was uns aus anderen Weltteilen an Medizin überliefert ist.

Ein solch sorgfältig ediertes und mit Unterstützung der höchsten staatlichen Autorität verbreitetes Werk – die Erfindung des Buchdrucks stand damals in China unmittelbar bevor – übte nicht nur auf die Zeitgenossen, sondern für die nachfolgende Zeit (in mancher Hinsicht bis zum heutigen Tag) auf Pathologie und Nosologie (d. h. Krankheitslehre) großen Einfluß aus.

Sind darin doch schon aus der methodologischen Perspektive der chinesischen Medizin klare Beschreibungen von Pocken, Beulenpest, Masern und Ruhr und, im Vergleich zum Abendland beispiellos früh, Hinweise auf die Symptomatik und die bedingenden Faktoren der Beriberi-Krankheit zu finden.

Sun Simo und die
»Wichtigen Rezepte, die tausend Goldstücke wert sind«
(Qianjin yaofang)

Die Gestalt Sun Simos und seine Werke markieren in mehrerlei Hinsicht zugleich einen Gipfel und Wendepunkt der chinesischen Medizin. Als Mensch und Arzt ist Sun Simo der letzte große Vertreter einer esoterischen Medizintradition, die ihr Wissen aus mündlichen Überlieferungen und einer von einem Lehrer an seinen Schüler weitergegebenen Tradition geschöpft und es an nur wenige auserwählte Nachfolger weitergegeben hatte. Sun Simo weigerte sich – darin stimmen alle kargen Nachrichten über sein Leben überein –, an dem mittlerweile fest etablierten kaiserlichen Medizinamt in der Hauptstadt zu wirken, sondern zog es vor, in der äußersten Abgeschiedenheit einer Gebirgsklause seinen medizinischen Beobachtungen und literarischen Ambitionen nachzugehen. Trotzdem müssen wir ihn als Wegbereiter einer neuen Zeit bezeichnen, denn er wollte seinen Nachfolgern eine vollständige Synthese allen damaligen medizinischen Wissens hinterlassen. An dieser selbstgestellten Aufgabe muß er mit Zielstrebigkeit und Ausdauer gearbeitet haben. Er soll 100 Jahre, von 582 bis 682, gelebt haben.

Sun Simos erste große Sammlung eröffnet mit einer Abhandlung über die Ausbildung und das Berufsethos des Arztes, an die sich Traktate über die Lauterkeit des Arztes, über die Grundregeln der Therapie und Diagnostik, über Rezeptur, über Arzneimittelanwendung, über die Mischung von Arzneibestandteilen, über die Einnahmemodalitäten und über die Aufbewahrung von Arzneimitteln anschließen. Es folgen 29 weitere Hauptteile, von denen der erste der Frauenheilkunde gewidmet ist und sich unter anderem mit der wichtigen Frage befaßt, wie eine Empfängnis sichergestellt werden kann. In weiteren Teilen des Werkes werden – für die damalige Zeit bemerkenswert – spezialisierte therapeutische Bereiche der Medizin gesondert abgehandelt, etwa eine Augenheilkunde, eine Ohrenheilkunde, eine Mundheilkunde, eine Zahnheilkunde, eine orbisbezogene Diagnose und Therapie.

Bemerkenswert ist schließlich ein Abschnitt über die Notfallmedizin (Erste Hilfe) bei plötzlichen Ohnmachten, Schlangenbissen, Überfällen oder Verbrennungen. Ein Abschnitt ist pharmazeutischen Fragen, vor allem der Gewinnung und Zubereitung von Arzneimitteln, gewidmet. Ferner ist zu erwähenen ein Abschnitt über makrobiotische Hygiene mit Ernährungsrichtlinien, Hygiene der Wohnverhältnisse, Massagen, Gymnastik, Lenkung des *qi* einschließlich Atemführung und Sexualhygiene. Ein ausführliches Kapitel behandelt die Pulsdiagnose, ein anderes die Akupunktur.

In ergänzenden Rezepten bringt Sun Simo halb esoterisches und spekulatives Wissen unter, nicht nur eine ausführliche Darlegung der Phasenenergetik, also der gerade in seiner Zeit aufblühenden Theorie über die Zeitabhängigkeit von Anfälligkeit und Krankheitstypologie. Hier schließt Sun Simo auch magische, der taoistischen Tradition und Volksmedizin entlehnte Anweisungen und Rezepte nicht aus.

Sun Simos kompendiöse Zusammenstellung war indes nicht nur eine denkbar vollständige Synthese aller in seiner Zeit lebendigen Medizintraditionen; er bereitete mit seinem Werk auch schon die zukünftige Entwicklung vor: die Aufspaltung der Heilkunde in einzelne Fächer – wie sie am Ende seines Lebens an der kaiserlichen Medizinakademie bereits selbstverständlich war. Erstmals auch wurde die Erfahrungsbasis durch toleranteste Einbeziehung aller Techniken, denen man irgendeine Wirkung auf das Wohlbefinden und die Lebensverlängerung des Menschen zuschrieb, und durch die Einbeziehung fremdländischer Einflüsse und Neuerungen verbreitert: Als unter den ersten Tang-Kaisern im 7. und 8. Jahrhundert die chinesische Kultur ihrem Höhepunkt zustrebte, waren in der mehr als eine Million Einwohner zählenden Hauptstadt ganze Viertel mit Angehörigen zentralasiatischer Völker besiedelt, vor allem mit Türken, die nicht nur neue Speisen, Kunstgegenstände und handwerkliche Techniken in China bekanntmachten, sondern auch neue Arzneimittel. Damit läßt sich erklären, daß in Sun Simos erstem Werk nicht weniger als 863 verschiedene Pharmaka beschrieben werden, fast 200 mehr, als 150 Jahre früher bekannt waren.

Sun Simos großartiges Kompendium ist eine noch nicht entfernt ausgeschöpfte Fundgrube für den Medizinhistoriker, indirekt aber auch für den Kliniker. Denn trotz des gewaltigen Umfangs seiner Schriften ist es sicher, daß sie nur Extrakte und Zusammenfassungen sehr viel ausführlicherer Erkenntnisse und Überlieferungen sind, die damals von zahllosen anonymen, aber offensichtlich außerordentlich fähigen Ärzten angewandt und weitergegeben worden waren. Wenn wir etwa feststellen, daß Sun Simo bereits die Radix Dichroae (chinesisch: *changshan*) beschrieben hat, die erst kurz zuvor über Zentralasien nach China gelangt war, und zum wirksamsten Malariamittel der chinesischen Pharmakopöe wurde, erhalten wir nur eine blasse Vorstellung von dem, was Sun Simo als *der* Medizinautor während der prächtigsten Blüte der chinesischen Kultur an medizinischem Wissen zusammengetragen hat.

Blüte und Umbruch der chinesischen Medizin

Sun Simo war – wie wir gesehen hatten – der letzte Vertreter jener Lehrtradition, wonach das medizinische Wissen ausschließlich vom Meister auf wenige Schüler, oft vom Vater auf den Sohn, weitergegeben wurde. Die Fürsten beriefen immer konsequenter die berühmtesten Ärzte an ihren Hof, ohne sich aber um eine Ausbildung des Medizinernachwuchses zu kümmern. Während der kurzen Periode der Sui-Dynastie und auch später unter den Tang – also seit dem 7. Jahrhundert – bestand zwar in der Hauptstadt ein oberstes Medizinalbüro, an dem auch Unterricht abgehalten wurde. Aber dieses Büro führte ein recht kümmerliches Dasein und wurde auch verschiedentlich aufgelöst. Nur wenige Medizinalbeamte wurden verpflichtet, vermutlich immer gerade so viele, wie der Hof für seine ärztliche Versorgung als angemessen empfand.

Eine entscheidende Änderung brachte die Sung-Dynastie, unter der alle Künste und Wissenschaften und damit auch die Medizin vom Hof systematisch gefördert wurden. Im Jahre 1078 wurde das Große Medizinamt (*Taiyiju*) als eigenständige Behörde gegründet. Damit waren auch die materiellen Voraussetzungen für eine reiche Entfaltung der Medizin geschaffen, nachdem in einer mehr als tausendjährigen Tradition die intellektuellen Grundlagen bereits in großer Reife vorhanden waren.

Zu dem Großen Medizinamt gehörten eine Ärzteschule mit 300 Studienplätzen und eine eigene Abteilung für die Herausgabe und die Drucklegung überlieferter und neuer Medizinliteratur. Alle Studenten, aber auch das übrige medizinische Personal, hatten sich jedes Jahr strengen Prüfungen zu unterziehen. Und auch die in dieser Form bisher unbekannte Zusammenarbeit und Konkurrenz der profiliertesten Gelehrten des ganzen Landes führte die Medizin sowohl in ihrer Breite als auch in ihrer Reife zu einer neuen Blüte. Die frühen nur in wenigen handgeschriebenen Exemplaren verfügbaren Werke der Medizinliteratur erfuhren plötzlich in wohlfeilen, sorgfältig redigierten Ausgaben eine bemerkenswerte Verbreitung. Bewährte Drogenrezepte aus dem gesamten Reich wurden zu umfangreichen Rezeptsammlungen zusammengestellt und gedruckt. Allmählich erschienen aber auch Monographien zu einzelnen Bereichen und speziellen Problemen der chinesischen Medizin: zuvorderst zur Arzneimittelanwendung (Pharmakopöe im weitesten Sinne), zur allgemeinen Krankheitslehre, zur Kinderheilkunde, zur Frauenheilkunde und Geburtshilfe, zur Aku-Moxi-Therapie oder zur Gerichtsmedizin, um nur die wichtigsten Disziplinen zu nennen. In den Provinzzentren wurden zudem nach dem Vorbild des Großen Medizinamtes ähnliche Einrichtungen geschaffen.

Trotz dieser Entfaltung der wissenschaftlichen Medizin dürfen wir nicht verkennen, daß der Beruf des Arztes auch zu jener Zeit nicht geschützt war. Die Ausbildungs- und Prüfungsvorschriften galten jeweils nur für das Große Medizinamt oder die anderen Medizinschulen. Daneben durfte sich aber jeder »Arzt« nennen und Patienten behandeln, der sich davon irgendeinen Vorteil versprach. Zahlenmäßig blieb die Basis der gut ausgebildeten Ärzte äußerst schmal; neben mehr oder weniger erfahrenen Praktikern gab es auch ein Heer von minderen Talenten, Exorzisten und fahrenden Wunderheilern, die ihre Dienste und Fähigkeiten in schrillen Tönen zu Markte trugen.

NIEDERGANG

Nun ist es für das Verständnis der chinesischen Medizin von entscheidender Wichtigkeit, sich deutlich bewußtzumachen, daß mit den Impulsen für die Blüte der Medizin – der Konzentration der besten Gelehrten an ein Institut, der kontrollierten Ausbildung und Prüfung sowie der Edition gedruckter Medizinliteratur – zugleich auch die Wurzeln für den Niedergang dieser Medizin gelegt wurden. Die ersten Anzeichen dieses Verfalls können in der historischen Rückbetrachtung in die Zeit zwischen dem 12. und 14. Jahrhundert datiert werden. Damals bildeten sich am Großen Medizinamt als Folge der einsetzenden Spezialisierung vier »Schulen«, d. h. vier therapeutische Strömungen aus, von denen jede innerhalb des noch intakten Spektrums der Therapien bestimmte Verfahren bevorzugte und die übrigen vernachlässigte.

Dies war eine Folge der konfuzianischen Weltauffassung, in deren Sinne auch die beamteten Ärzte des Großen Medizinamtes ausgebildet waren. Wir haben bereits angedeutet, daß der Konfuzianismus kaum Interesse an der direkten Beobachtung der Natur hatte. Diese Tendenz wurde noch dadurch bestärkt, daß ja mit der Einführung des Buchdrucks scheinbar das gesamte notwendige Wissen in den Bibliotheken verfügbar war. Der Niedergang der chinesischen Medizin als Wissenschaft – die ja gerade auf dem Spannungsverhältnis von rationalem Theoretisieren und systematischem Beobachten der Wirklichkeit bestand – fiel mit einer Entwicklung zusammen, die die gedankliche Spekulation über die empirische Beobachtung stellte. Damals griff auch die scholastische Unart um sich, »neue« Bücher aus vorhandener Literatur zu kompilieren, und daran beteiligten sich im Laufe der Zeit immer mehr literarisch gebildete, aber in Medizin nicht ausgebildete Staatsdiener. Es ist leicht einzusehen, daß diese Art der Medizin sehr schnell den Bezug zur Wirklichkeit verlor. Das extrem geschmeidige chinesische Denken neigt zur – durchaus systematischen und rationalen – Spekulation. Diese Spekulation hat sich so lange als fruchtbar erwiesen, als ihre Brauchbarkeit für die Medizin durch empirische Überprüfung bestätigt wurde und sich in der praktischen Anwendung bewährte. Der Verfall der wissenschaftlichen Medizin ist also verbunden mit dem Übergang zur reinen Büchergelehrsamkeit. So gesehen hat die Erfindung des Buchdrucks im 9. Jahrhundert indirekt auch zum Niedergang beigetragen.

Wir haben damit die Gründe für einen Prozeß nachgezeichnet, der keineswegs abrupt einsetzte, sondern die Entwicklung der chinesischen Medizin bis in dieses Jahrhundert hinein, also über mehr als ein halbes Jahrtausend hinweg, bestimmte. Natürlich hat es während dieser Periode auch Ausnahmen gegeben, die sich dem generellen Trend entgegenstellten. Neben bemerkenswerten Monographien zu medizinischen Einzelfragen erlebte vor allem die pharmazeutische und pharmakologische Literatur bedeutende Bereicherungen. Dies ist durch die damalige Neigung zur systematischen Auswertung vorhandener Literaturhinweise zu erklären.

So edierte zum Beispiel der Arzt Tang Sheweni aus Sichuan seine »Systematische Pharmakopöe« (*Zhenglei Bencao*) in mehreren überarbeiteten Fassungen; die letzte davon erschien im Jahre 1159. In diesen Sammlungen werden schließlich nicht weniger als 1740 verschiedene Pharmaka beschrieben.

Im 13. Jahrhundert, noch während der besten Zeit der chinesischen Medizin, lebte Zhang Yuansu, der bis in die heutigen Tage als der bedeutendste Systematiker der Pharmakologie in China gilt. Er hat nicht nur die auf einzelne Orbes bezogene Therapie begründet, sondern vor allem auch mit seinen strengen Anforderungen an die Technik der Rezepturen die wissenschaftliche Arzneitherapie in China begründet. Aus der Schule des Zhang Yuansu sind weitere bedeutende Ärzte und Pharmakologen hervorgegangen, die sein Werk weiterführten.

Den Höhepunkt stellt wohl die »Pharmakopöe in Abteilungen und Unterabteilungen« (*Bencao qangmu*) des Arztes Li Shizhen dar, der von 1518 bis 1593 lebte.

In fast 30jähriger Arbeit wertete Li Shizhen die gesamte damals verfügbare pharmazeutische Literatur aus und unternahm mehrere Forschungsreisen innerhalb Chinas. Insgesamt beschreibt er 1892 verschiedene Pharmaka, davon 374 erstmals. Sein Werk umfaßt außerdem eine Grundlegung der Pharmakotherapie, ein Kapitel über Pathologie sowie ein Repertorium der Krankheitsbilder. Zur Illustration der klinischen Anwendung fügte er mehr als 10 000 Rezepte bei. Nochmals etwa 200 Jahre später schuf der Arzt Zhao Xuemin einen Nachtrag zum *Bencao qangmu,* in dem weitere 716 Drogen erstmals pharmakologisch beschrieben und bewertet wurden. Damit erreichte die Zahl der in China offiziell bekannten Drogen den absoluten Höchststand von 2608.

Der sich dennoch allmählich vollziehende Niedergang der Medizin war begleitet von einer zunehmenden und in den letzten Jahrhunderten dramatisch zugespitzten Verschlimmerung des Gesundheitszustandes der Menschen. Obzwar man in China bereits im 11. Jahrhundert die Möglichkeit und den Nutzen der Pockenimpfung entdeckt hatte, wurde nun die breite Bevölkerung immer wieder durch das seuchenhafte Auftreten aller Infektionskrankheiten, die es damals gab, schwer geprüft. Und da die chinesische Medizin ja die höchste Leistungsfähigkeit in der Früherkennung und rechtzeitigen Behandlung von Krankheiten erreicht, war bei den meisten der Patienten, die sich keinen Arzt leisten konnten oder einem Scharlatan zum Opfer fielen, bald jene Schwelle überschritten, wo die Medizin überhaupt noch helfen konnte. Vor allem den verheerend wirkenden Seuchen waren die Menschen nahezu schutzlos ausgeliefert. Den erbärmlichen fachlichen und moralischen Zustand der chinesischen Medizin in der Mitte des vorigen Jahrhunderts hat der russische Gesandtschaftsarzt A. Tartarinoff[18] sehr plastisch geschildert.

DER EINBRUCH DER WESTLICHEN MEDIZIN

Als dann wenig später mit einzelnen europäischen Ärzten auch die jüngst entdeckten Mittel gegen Infektionskrankheiten – vor allem die Impfung und die wissenschaftliche Hygiene – nach China kamen, konnten diese im Kampf gegen Epidemien natürlich spektakuläre Erfolge erzielen und die ganz offensichtliche Überlegenheit der westlichen Medizin eindringlich demonstrieren. Aber nicht nur auf dem Gebiete der Medizin offenbarte der Westen seine Leistungsfähigkeit, sondern auf nahezu allen Gebieten der Wissenschaften und der Technik. Dies führte zu einer Phase der Öffnung Chinas für intellektuelle Einflüsse aus dem Westen. Das Große Medizinamt wurde aufgelöst. Und als im Jahre 1914 Anhänger der traditionellen Medizin eine eigene Ärztevereinigung gründen wollten, lehnte der Unterrichtsminister die Registrierung dieser Gesellschaft mit der Bemerkung ab: »Ich habe beschlossen, die alte einheimische Praxis zu verbieten und die rohe Kräuterwirtschaft abzuschaffen.«[19]

Ein förmlicher »Antrag auf Abschaffung der einheimischen Heilpraxis« wurde indes erst 25 Jahre später gestellt, und zwar auf der ersten Sitzung des Nationalen Hygiene-Ausschusses in Nanking vom 23. bis 26. Februar 1929. In den Jahren zuvor waren Ausbildungsmöglichkeiten in westlicher Medizin geschaffen und diese »neue Medizin« offiziell anerkannt worden. Die Studenten mußten in ihren Prüfungen Kenntnisse nachweisen, die dem westlichen Wissensstandard entsprachen.

Als sich jedoch diese Initiative herumgesprochen hatte, formierten sich die traditionellen Ärzte zu bisher nicht gekannten Protestmärschen und Demonstrationen. Mehr als 2000 Kliniken der alten Schule schlossen aus Protest einen halben Tag ihre Türen, und beim Hygiene-Ministerium in Nanking übergab eine fünfköpfige Ärztedelegation eine Bittschrift gegen den Verbotsantrag. Dieser organisierte Protest der traditionellen Ärzte hatte schließlich Erfolg, und am 17. März 1929 wurde der Antrag zurückgewiesen. Die Ärztegesellschaft wertete dies als ein so wichtiges Ereignis, daß sie den 17. März von da an jedes Jahr feierlich begehen wollte.

Die Vertreter der traditionellen Medizin hatten in dieser berufspolitischen Auseinandersetzung zwar einen Erfolg errungen. Aber dies änderte natürlich zunächst kaum etwas an der offiziellen Wertschätzung der westlichen und der geringen Achtung der chinesischen Medizin. Und der Erfolg änderte schon gar nichts an der völlig unzulänglichen medizinischen Versorgung der breiten Bevölkerung. Die schmale Schicht der Mächtigen und Reichen in den Großstädten konnte sich jede verfügbare Behandlung in westlicher Medizin leisten. Die breite Masse wurde den Scharlatanen überlassen. Aber diese – wenn auch noch so dürftige und anfechtbare – medizinische Versorgung war immer noch besser als gar nichts. Das dürfte letztlich auch der Grund dafür gewesen sein, daß der Verbotsantrag doch abgelehnt wurde.

Eine Wende in der Bewertung der traditionellen Heilkunde setzte erst ein, als Mao Zedong erkannte, daß dem Volk nur mit einer Mobilisierung aller verfügbaren medizinischen Kräfte geholfen werden konnte. Und dies führte zu dem bereits geschilderten Nebeneinander von westlicher und traditioneller Medizin. Obwohl dabei die pragmatischen, gesundheitspolitischen Absichten einer möglichst weitreichenden medizinischen Versorgung der Bevölkerung mit den vorhandenen Mitteln im Vordergrund standen und nicht der wissenschaftliche Ehrgeiz, eine unter den gegebenen Umständen kaum noch zu erkennende wissenschaftliche Theorie neu zu rekonstruieren, wurden in den fünfziger Jahren auch die Grundlagen für die Erforschung der chinesischen Medizin gelegt.

Nach der Machtübernahme durch die Kommunistische Partei unter Mao wurden in allen größeren Städten der Volksrepublik China Akademien für traditionelle Medizin gegründet. Etwa von 1954 an wurde die gesamte erreichbare Literatur in preiswerten, aber sorgfältig edierten Ausgaben neu gedruckt. Damit wurden traditionelle Werke, ohne deren Kenntnis die chinesische Medizin kaum angemessen beurteilt werden kann, wieder zugänglich, Werke, die mitunter Jahrhunderte, in einigen Fällen bis zu 800 Jahren, nicht mehr gedruckt worden waren. Und am 18. November 1958 faßte das Zentralkomitee der Kommunistischen Partei jenen folgenreichen Beschluß, wonach westliche und chinesische Medizin künftig »Seite an Seite dienen« sollten. Damit war die rechtliche und institutionelle Gleichberechtigung der beiden Behandlungsweisen hergestellt. Es wurden seitdem zwei medizinische Ausbildungsgänge geschaffen, wobei den Studenten zur Pflicht gemacht wurde, je nach Wahl ihrer systematischen Ausbildung vier Fünftel der Ausbildungszeit in Kursen des Systems ihrer Wahl zu belegen und ein Fünftel des etwa fünf Jahre dauernden Studiums der jeweils anderen Art der Medizin zu widmen.

DIE NADELSTICHANALGESIE

Die Direktive des Zentralkomitees war zugleich mit dem Auftrag an die Ärzte verbunden, nach einer Synthese zwischen traditioneller und westlicher Medizin zu suchen. Ein bemerkenswertes, wenngleich oft unsachgemäß berichtetes Ergebnis dieser Bemühungen war jene Akupunkturanalgesie, die in den Augen der nichtchinesischen Laien, wie schon gesagt, für die »Akupunktur« schlechthin gehalten wird. Die Entdeckung dieser Methode wird in der kleinen Schrift »Acupuncture Anaesthesia«[20] geschildert: »Der Rachen eines Patienten im Ersten Volkskrankenhaus in Shanghai schmerzte so stark, daß er nichts schlucken konnte, nachdem seine Tonsillen (Mandeln) entfernt worden waren. Medizinisches Personal der Hals-Nasen-Ohren-Abteilung stach ihm deshalb eine Nadel in das *foramen valles coniunctae*[21], und sofort hörte der Schmerz auf. Der Patient aß darauf ohne Schwierigkeiten eine Schale voll Fleischklößchen. Das war für die medizinischen Arbeiter der ›Augenöffner‹: Sie dachten, wenn die Nadelung den Schmerz ausschalten kann, könnte sie auch bei Mandeloperationen an die Stelle von Anaesthetica treten.« Die Ärzte prüften diese Überlegungen in der Praxis nach und fanden sie bestätigt. Damit war die Nadelstichanalgesie geboren.

Aufgrund des Erfahrungsaustauschs der chinesischen Wissenschaftler und der Notwendigkeit zu sparsamem Einsatz von Arzneimitteln – hier der teuren Anaesthetica – verbreitete sich das Verfahren zunächst in den Krankenhäusern Shanghais und dann im ganzen Land. Während der Großen Revolution der Proletarischen Kultur wurde allerdings die Nadelstichanalgesie nicht nur in der innenpolitischen Auseinandersetzung zu einem Paradestück der wissenschaftlichen Errungenschaften des Proletariats hochstilisiert, sondern auch nach außen. Es gab kaum eine ausländische Ärzte-, Journalisten- oder auch nur Touristendelegation, der man auf einer Reise durch China nicht wenigstens eine Operation mit Hilfe einer solchen Nadelstichanalgesie vorführte. Daß diese zum Exzeß getriebene Überbetonung einer ja nur empirisch abgestützten Methode zu Rückschlägen führen mußte, war sehr bald allen klar, die mit dem Wesen der chinesischen Medizin vertraut waren. Man verfällt jetzt aber in das gegenteilige Extrem, wenn man sich nun jenen Nörglern anschließt, die in jüngsten Verlautbarungen, wonach es sich bei der Nadelstichanalgesie im heutigen China um eine »Propagandalüge« handle, schon eine »Widerlegung der Akupunktur« sehen.[22]

Die Praxis der Nadelstichanalgesie in China ist sehr viel nüchterner. Als ich Ende 1978 als Mitglied der ersten medizinischen Delegation der Max-Planck-Gesellschaft auf Einladung der Chinesischen Akademie der Wissenschaften die Volksrepublik China besuchte, wohnten die Mitglieder unserer Delegation mehr als einem Dutzend Operationen bei. Dabei beobachteten wir nur in zwei oder drei Fällen die Anwendung einer Nadelstichanalgesie.

Schließlich können auch die von der chinesischen Methode angeregten Parallelentwicklungen und Adaptierungen im Westen nicht wegdiskutiert werden. Die ersten Versuche mit der Nadelstichanalgesie liegen auch in Amerika und in der Bundesrepublik mehr als ein Jahrzehnt zurück und sind seitdem in Tausenden von Operationen erprobt und fortentwickelt worden. Kein Mensch kommt hier – sowenig wie in China heute – noch auf den Gedanken, beliebige Operationen ausschließlich unter Nadelstichanalgesie vorzunehmen. Aber bei den Patienten, bei denen die Belastung mit Anästhesie-Mitteln das Operationsrisiko erhöht, ist heute eine Kombination von klassisch-chemischer Narkose und elektrisch stimulierter Nadelstichanalgesie im Operationssaal alltägliche Routine, zum Beispiel bei vielen Herzpatienten.

DIE MÜHSAME RÜCKBESINNUNG

Es ist nach der Periode des fast totalen Niedergangs der traditionellen chinesischen Medizin bis in die Mitte dieses Jahrhunderts vor allem das Verdienst der Gesundheitspolitik Mao Zedongs, wenn sich die Chinesen wieder auf ihre eigene medizinische Tradition besannen. Aber diese Rückbesinnung erfolgte keineswegs ohne Widerstand oder gar als Erwachen des ganzen Volkes, wie dies zuweilen in Propagandaschriften behauptet worden war. Die alte Heilkunde war ja lange genug im gesundheitspolitischen Abseits gestanden, und ihre Gegner waren nicht über Nacht ausgestorben.

Es fehlten jetzt auch die Lehrer und Theoretiker, die das System in der täglichen Praxis weitertragen, aber auch methodisch und didaktisch auf das Niveau der westlichen Wissenschaft heben konnten. Diese Theoretiker und Lehrer gibt es auch heute noch nicht in großer Zahl. Darum kann man jene seltenen Glücksfälle während der letzten 30 Jahre gar nicht lobend genug hervorheben, denen wir allen widrigen Umständen zum Trotz die Bewahrung der traditionellen chinesischen Medizin verdanken.

In den vierziger Jahren dürften noch wenige tausend Ärzte die traditionelle Heilkunde beherrscht haben, heute sind es wohl nur noch einige hundert. Aus ihnen wurden Arbeitsgruppen gebildet, die in konzentrierter und kollegialer Zusammenarbeit jene für das 20. Jahrhundert beispielhaften Lehrbücher schufen, die seit den fünfziger Jahren in sehr hohen Auflagen die Grundlagen des Systems im ganzen Land zugänglich machen.

Wir können hier keinen Überblick über diese Literatur geben, müssen aber unbedingt eine der frühesten und besten Darstellungen des gesamten Themas, nämlich das *Zhongyixne geilun,* die »Allgemeine Darstellung der chinesischen Medizin«, würdigen.

Dieses im Herbst 1958 zum erstenmal veröffentlichte Werk war von den »Veteranärzten der chinesischen Medizin« (*laozhongyi*) an der Nankinger Akademie für traditionelle chinesische Medizin kompiliert worden. Bereits ein Jahr nach Erscheinen habe ich es in verschiedenen deutschsprachigen Zeitungen vorgestellt. Denn es war ein Werk, mit dem man nach den Erfahrungen des vorangehenden Jahrhunderts eigentlich nicht mehr rechnen konnte. Erstmals bot es einen ausgewogenen, außerordentlich gewissenhaften und sachkundigen Überblick über die gesamte traditionelle chinesische Medizin. Vor allem erwies es sich als Glücksfall, daß die Autoren das System der traditionellen Medizin ohne jeden Seitenblick auf die westliche Medizin darstellten. Mag sein, daß man aus der Not eine Tugend gemacht hatte, denn damals hatten die Kenner der chinesischen Medizin von der westlichen keine oder nur eine ungefähre Ahnung. Und deshalb war die Beschränkung auf die eigene Tradition nur konsequent und ehrlich.

Die bereits von westlichen Ideen angehauchten Leser empfanden indes eine solche Darstellung als mangelhaft – und so machten die Herausgeber in den nachfolgenden Auflagen Konzessionen an den Zeitgeschmack. Besonders zu Beginn der siebziger Jahre und der Großen Revolution der Proletarischen Kultur ging man daran, die chinesische Medizin mit einem ständigen Seitenblick auf die westliche Medizin und mit Hilfe westlicher Terminologie darzustellen. Als das sich indes als ein Weg in die Selbstvernichtung erwies, trat gegen Ende der siebziger Jahre eine ziemliche Ernüchterung ein.

DAS PROBLEM DER ÜBERTRAGUNG

Denn als Grundproblem bleibt auch für die Chinesen bestehen, daß die ererbten Kenntnisse methodisch und terminologisch mit dem gesicherten Wissen der modernen westlichen Medizin ausgesöhnt werden müssen.

Bei der Lösung dieser Aufgabe, die vor allem ein erkenntnistheoretisches und sprachliches Problem ist, sind die Chinesen nur scheinbar im Vorteil, tatsächlich aber eher benachteiligt: Jeder Chinese bringt zwar die Grundzüge des weltanschaulichen und sprachlichen Hintergrunds von Kindheit an mit, aber das ist gerade dann von Nachteil, wenn über die erkenntnistheoretische Methodik nachgedacht werden muß. Damit ist erklärt, warum trotz der seit nunmehr einer Generation andauernden Bemühungen bisher noch kein entscheidender Durchbruch in Methode und Terminologie gelungen ist.

Es ist also kein Zufall und unser eher mäßiges Verdienst, wenn wir auf der Grundlage der komplementären Perspektive des abendländischen Denkens und der abendländischen Erkenntnistheorie hier einen ungleich leichteren Überblick gewinnen konnten, nachdem die Chinesen selbst mit dem erwähnten Werk des Jahres 1958 uns eine authentische Gesamtdarstellung ihrer Überlieferung gegeben hatten.

Dieses Buch hat unsere weiteren Arbeiten über die chinesische Medizin maßgeblich beeinflußt. Der von mir sogleich 1959 unternommene Versuch, es in eine westliche Sprache zu übersetzen, erwies sich schon bald als undurchführbar, weil mit dem damals verfügbaren Vokabular zwar chinesische Wörter, nicht aber Gedanken und schon gar nicht wissenschaftliche Aussagen in westliche Idiome übersetzt werden konnten.

Ich stand also vor drei Alternativen, nämlich: 1. entweder eine nach dem Stand der damaligen Philologie wortgetreue und »authentische« Darstellung zu geben, die jedem Praktiker jedoch nichtssagend und wertlos erscheinen mußte; oder 2. eine »Übertragung« nach dem Muster bewährter pseudowissenschaftlicher Chinoiserien anzubieten, die bei einem gewissen Publikum und bei experimentierfreudigen Praktikern sofort einen gewissen Anklang gefunden hätte; oder endlich 3. als schwierigste und umständlichste, für mich jedoch einzig zu rechtfertigende Alternative: die gründliche Untersuchung der erkenntnistheoretischen Prämissen, sodann die Erarbeitung einer dem induktiv-synthetischen Erkenntnismodus und den funktionsbezogenen Aussagen der chinesischen Medizintexte adäquaten Terminologie – dies parallel mit einem ständig vertieften Verständnis eben dieser Medizintradition. Diese Aufgabe betrachte ich auch nach mehr als 20jähriger Beschäftigung noch keineswegs als abgeschlossen.

VIII.
Die Situation heute

Chinesische Medizin und moderne Wissenschaft

Erinnern wir uns nochmals an die Herausforderung des amerikanischen Linguisten Benjamin Lee Whorf. »Die Naturwissenschaft, die große Offenbarung der modernen westlichen Kultur«, so hatte Whorf geschrieben, müsse in Bereiche des Denkens und Forschens vorstoßen, »die einem kulturbefangenen Verstand anstößig sind«. Sonst werde diese Wissenschaft »zum Plagiator ihrer eigenen Vergangenheit«.[1]

Zu dieser Aussage war Whorf gelangt, nachdem ihm das Studium von Indianersprachen eine neue Welt eröffnet hatte und er die Feststellung machen mußte, daß jede Sprache den Menschen, die sie sprechen, Grenzen der Erkenntnis setzt, die er nicht überschreiten kann, wenn er sich nicht von den Befangenheiten und Fesseln dieser Sprache zu lösen vermag. Trotz der bestechenden Argumentation scheint es jedoch keine große Verheißung zu sein, allein wegen der vagen Aussicht auf eine neue Welterkenntnis die Sprache der Hopi-Indianer zu erlernen. Die Möglichkeiten einer Sprache, gewisse Erscheinungen in der Natur systematisch darzustellen, sind zwar eine notwendige, aber noch keine hinreichende Bedingung für wissenschaftliche Erkenntnis. Und immerhin hat es mehr als 2300 Jahre gedauert, bis sich die abendländische Wissenschaft zu ihrem heutigen Stand entwickelt hat. Und viele tausend Menschen – in der jüngsten Zeit gar Millionen – haben sich im Lauf der Geschichte an dem »Trial-and-Error-Spiel« beteiligt, aus dem das wissenschaftliche Weltbild allmählich hervorgegangen ist. Die Aussicht, daß sich eine ähnliche Entwicklung in einer anderen, nicht dem indoeuropäischen Sprachraum angehörenden Sprache wiederholen könnte, ist verschwindend gering. Und welcher Wissenschaftler würde sich auf ein derartiges Unterfangen einlassen, nur um möglicherweise die Weichen einer wissenschaftlichen Entwicklung in den nächsten zwei Jahrtausenden zu stellen. Ist nicht die Tatsache, daß in anderen Kulturkreisen keine annähernd vergleichbaren Leistungen erbracht wurden, der indirekte Beweis dafür, daß diese zu Wissenschaft im modernen Sinn eben nicht fähig sind? Whorf scheint also keinen Aufbruch zu neuen Ufern zu verheißen; übrig bleibt offenbar nur die Möglichkeit der Resignation.

In dieser Situation eröffnet uns die traditionelle chinesische Medizin einen bestechenden Ausweg, der ihr Bedeutung weit über das naheliegende Ziel der Heilung kranker Menschen hinaus verleiht. Denn diese Medizin liegt ja als wissenschaftliche Erkenntnis, als Theorie von seltener Geschlossenheit vor. Und sie ist in einer Sprache formuliert, die mit den westlichen Sprachen nichts gemein hat. Damit ist die wichtigste Forderung Whorfs erfüllt. In seinem Sinne ist die chinesische Medizin tatsächlich ein noch weithin verborgener Schatz der Erkenntnis, von dem Mao Zedong mehr intuitiv denn begründet meinte, er müsse nur gehoben werden. Wir suchen nicht mit Hilfe einer andersartigen Sprache nach neuer Erkenntnis, sondern wir versuchen, *vorhandene Erkenntnis, die in einer fremden Sprache bereits ausgereift vorhanden ist, rational zu rekonstruieren.*

Aber es gibt keinen Königsweg in die chinesische Medizin, und zu ihrer Erkenntnis sind zahlreiche Barrieren zu überwinden; es sind mit umgekehrten Vorzeichen dieselben Schwierigkeiten, die sich den Chinesen entgegenstellen, wenn sie sich auf ihre eigenen Traditionen zurückbesinnen wollen.

Wie oben erwähnt, hatten wir uns nach sorgfältiger Würdigung der Umstände für die schwierigste von drei Alternativen entschlossen – weil nur die Aufhellung der erkenntnistheoretischen Probleme und die Schaffung einer angemessenen westlichen Terminologie einen Zugang zur chinesischen Medizin eröffnet, der nicht nur gedanklich reizvoll, sondern auch praktisch und klinisch nachzuvollziehen ist. Die bisherige Entwicklung der Akupunktur im Westen ist hierfür ein lehrreiches Beispiel.

AKUPUNKTUR IM WESTEN

Die Akupunktur ist im Westen seit mindestens zweieinhalb Jahrhunderten dem Namen nach bekannt. In Frankreich gab es schon um das Jahr 1840 eine vorübergehende Akupunkturmode. Und die älteste bestehende Gesellschaft für Akupunktur wurde dort im Jahre 1937 gegründet. Nach dem Zweiten Weltkrieg traten, anknüpfend an die französische Tradition eines Soulié de Morant, auch in anderen westeuropäischen Ländern Akupunkturgesellschaften ins Leben, die Ende der fünfziger Jahre dreistellige Mitgliederzahlen erreichten. Doch erst mit dem von James Reston und der »New York Times« angestoßenen Rummel um die Akupunktur wurde diese Behandlungstechnik zu einem Gegenstand des öffentlichen Interesses und der breiten Diskussion in den Ärzteverbänden. An den akademischen Lehrstätten ist sie, unbeschadet des großen Interesses der Studierenden und der verbreiteten Anwendung der Nadelstichanalgesie (als einem modernen technischen Ableger der Akupunktur), bisher nicht vollgültig etabliert. Das ist nicht verwunderlich, wenn man bedenkt, durch wen und wie die Akupunktur didaktisch und klinisch vertreten wird: durch praktische Ärzte oder an manchen Hochschulen durch Anästhesisten. Dabei hat die traditionelle, allein zu therapeutischen Zwecken geübte Akupunktur, die ja nur ein Teilbereich des therapeutischen Instrumentariums der chinesischen Medizin ist, mit Anästhesie absolut nichts zu tun. Und der praktische Arzt ist weder von seiner systematischen Ausbildung noch von seiner klinischen Erfahrung her darauf vorbereitet, die Kriterien und Grundzüge dessen zu vermitteln, was die traditionelle chinesische Medizin theoretisch und in der klinischen Anwendung heute zu leisten vermag. So erklärt sich das, was man bei »Gegnern« auf den ersten Blick als Intoleranz gegenüber fremdartigen Gedanken qualifizieren möchte, als den Reflex auf eigenes Unvermögen, nämlich das Zurückweichen vor jenen geistigen Strapazen, die unvermeidlich sind, wenn man aus einer verfahrenen Situation auf radikal neuen Wegen herausgelangen will.

Ohne Ironie sei hier festgestellt, daß jemand, der mit der heutigen westlichen Medizin vollauf zufrieden ist und dem sein eigenes Verhältnis dazu ungetrübte Befriedigung bereitet, sich diesen Strapazen nicht aussetzen sollte. Allerdings darf er sich dann auch nicht anmaßen, eine Meinung – und schon gar nicht eine kritische – über die chinesische Medizin zu vertreten. Solange jemand die westliche Medizin als den einzigen denkbaren Maßstab für rationale Erkenntnis auf diesem Gebiet hält, ist er sicher gefeit gegen neue Ideen und wissenschaftliche Systeme.

DIE WISSENSCHAFTLICHE AUFARBEITUNG DER CHINESISCHEN MEDIZINTHEORIE

Daß sich Wissenschaftler rational verhalten und dabei zugleich »bornierte Dogmatiker« sein können, darauf hat etwa der Münchner Philosoph Wolfgang Stegmüller hingewiesen.[2] Um die Wissenschaftlichkeit der chinesischen Medizin zu zeigen, kommt es gerade *nicht* darauf an zu zeigen, daß diese mit den Mitteln der westlichen Medizin begründet werden kann. Würde dies gelingen, dann wäre nicht der wissenschaftliche Wert dieser Medizin nachgewiesen, sondern – ganz im Gegenteil – ihre prinzipielle Entbehrlichkeit. Denn dann wäre gezeigt, daß alle Leistungen der chinesischen Heilwissenschaft auch mit den Mitteln der westlichen Medizin zu erbringen sind. Die traditionelle chinesische Medizin hat aber allen derartigen Integrationsversuchen bisher hartnäckig widerstanden. Dies ist zwar allein noch kein Beweis, aber doch ein sehr starkes Indiz für deren wissenschaftliche Eigenständigkeit.

Natürlich lassen sich in der chinesischen Medizinliteratur, und mehr noch im Verhalten der chinesischen Ärzte, genügend Beispiele finden, die westliche Voreingenommenheiten gegen diese Medizin scheinbar trefflich bestätigen. Aber solche angeblichen »Beweise« sagen höchstens etwas über das intellektuelle Niveau derer aus, die sie vorbringen, nichts aber gegen die wissenschaftliche Medizin der Chinesen. Niemand käme im Westen auf die Idee, die hier anerkannte Medizintheorie anhand von Beobachtungen in der Praxis einzelner Kassenärzte rekonstruieren oder widerlegen zu wollen. Und natürlich lassen sich – in China wie im Westen – zu jeder wissenschaftlichen Erkenntnis in der konkurrierenden Literatur genügend Beispiele finden, die die Leistungen scheinbar widerlegen. Eine Gegenargumentation, die sich unkritisch auf den Nachweis bestimmter Literaturstellen beschränkt, sollte im angeblich aufgeklärten Zeitalter der Vergangenheit angehören. Im Falle der Diskussion um die chinesische Medizin ist sie indes eher die Regel als die Ausnahme.

Die rationale Rekonstruktion der chinesischen Medizintheorie ist natürlich nicht an eine bestimmte Sprache geknüpft. Es liegt nahe, eine solche Systematisierung zunächst einmal in Chinesisch vorzunehmen. Dies trifft zum Beispiel auf die bereits erwähnte »Allgemeine Darstellung der chinesischen Medizin« (*Zhongyixue guilun*) aus dem Jahre 1958 zu. Eine solche Rekonstruktion kann sich darauf beschränken, die vorhandene Literatur zu sichten, von Fehlern, historisch bedingten Reminiszenzen oder stilistischen Eigenheiten freizumachen und vorhandene Erkenntnislücken bloßzulegen. Eine rationale Rekonstruktion der medizintheoretischen Grundlagen des »Inneren Klassiker« würde vermutlich auch im Chinesischen auf die Dialogform zwischen dem Gelben Fürsten und dem Grafen von Qi verzichten. Und den Gepflogenheiten entsprechend würde man im Sinne einer möglichst vollständigen und geschlossenen Theorie die vorhandenen Lücken aus den Werken anderer Autoren schließen. Und da kommt es dann auch im Chinesischen vor, daß aus verhältnismäßig umfangreichen Lebenswerken nur wenige Grundgedanken in die systematische Theorie eingebaut werden. Wenn solche Gedanken wichtige Beiträge zur Wissenschaft leisten, werden sie selbstverständlich nicht dadurch entwertet, daß ihr Autor sonst möglicherweise eine ganze Menge Unsinn geschrieben haben mag. Wir betonen dies hier, um die verbreiteten Versuche zu entkräften, das Werk einzelner Autoren der chinesischen Medizinliteratur anhand der schwächsten Passagen herabzuwürdigen. Ein solches Vorgehen hat mit rationaler Rekonstruktion nichts zu tun, sondern ist meistens ein an verbohrten Vorurteilen orientierter Eklektizismus.

Aus achtbaren Motiven steht in der Volksrepublik China heute noch die medizinische Versorgung der breiten Bevölkerung vor der systematischen Rekonstruktion der wissenschaftlichen Medizintheorie. Die theoretische Aufarbeitung der vorhandenen Literatur beschränkt sich deshalb weitgehend auf pragmatisch-praktische Anwendungsmöglichkeiten. Hinzu kommt, daß ein Teil der theoretischen Grundlagen durch die Sprache vorgegeben ist und sich gerade deshalb der theoretischen Reflexion entzieht. Aber immerhin haben die Chinesen mit der Neuedition der gesamten traditionellen Medizinliteratur seit Mitte der fünfziger Jahre eine gar nicht hoch genug zu schätzende Voraussetzung für die wissenschaftliche Aufarbeitung ihrer Medizin geschaffen. Leider haben nur wenige Institute und Bibliotheken außerhalb Ostasiens die damals gebotenen Möglichkeiten erkannt und die Neuerscheinungen vollständig angeschafft. Und inzwischen sind wichtige Werke längst wieder vergriffen.

DIE NOTWENDIGKEIT EINER BEGRIFFSBILDUNG IN EUROPÄISCHEN SPRACHEN

Für Wissenschaftler in Amerika und Europa ist die Aufgabe der rationalen Rekonstruktion der chinesischen Medizin zudem schwieriger als für Chinesen. Denn sie muß in einer andersartigen Sprache bewältigt werden, etwa in Deutsch, Englisch und Französisch. Dazu ist weit mehr erforderlich als eine bloße Übersetzung vorhandener Literatur. Da die chinesische Medizin auf einem ganz anderen Erkenntnismodus – der induktiven Synthese – (s. S. 62) beruht, stellen die indoeuropäischen Sprachen oft überhaupt keine passenden, der chinesischen Bedeutung äquivalenten Ausdrücke zur Verfügung. Diese Lücken müssen durch eine angemessene Begriffsbildung geschlossen werden. In manchen Fällen ist dies recht gut möglich, wie zum Beispiel bei den Begriffen »Wandlungsphase«, »Funktionskreis« (Orbis), »Reizpunkt« (*foramen*) oder »Leitkriterien«. Bei anderen Begriffen mußten völlig neue Wege beschritten werden, etwa bei »struktiv« oder bei den Begriffen für die verschiedenen Formen der Energie (*qi, xue,* etc.) oder auch bei dem Polpaar »Orthopathie« und »Heteropathie«. Auch gegenseitig sich haltende Ausdrücke wie »Kontravektion« und »Sekundovektion« zur Kennzeichnung von Richtungen funktioneller Abläufe mußten neu gebildet werden.

Im übrigen ist aber die Schaffung angemessener sprachlicher Entsprechungen im Lateinischen, Englischen und Deutschen nur ein Teil der Übersetzungsarbeit und Interpretationsarbeit. Die überwältigende Zahl der technischen Begriffe, ob nun neu gebildet, angepaßt oder als gute Entsprechung akzeptiert, müssen *im Zusammenhang des gedanklichen Systems* schlüssig dargestellt werden. Hier verhält es sich nicht anders als mit jeder beliebigen anderen wissenschaftlichen oder selbst technischen Disziplin im Westen auch. Und *in der prinzipiellen Fehleinschätzung der chinesischen Medizin,* nämlich in der naiven oder dünkelhaften Meinung, daß Medizin eben Medizin sei, ob nun von Amerikanern, Chinesen oder Australnegern praktiziert, *liegt gegenwärtig das mit Abstand gravierendste Hindernis bei denjenigen, die mehr oder weniger dilettantisch ihre Neugier über die chinesische Medizin befriedigen wollen.* Als erste sind sie der irrigen Meinung, daß sie über alles Medizinische ja Bescheid wüßten – dabei aber völlig aus den Augen verlieren oder sich überhaupt nicht vorstellen können, daß es hier nicht um bloße klinische Empirie, sondern um eine eigenständige, voll ausgereifte wissenschaftliche Theorie geht, bei der approximative Kenntnis nicht ausreicht, sondern deren vollständige und sichere Beherrschung Voraussetzung für alle Anwendung und weitere Erforschung ist.

Ein Beispiel aus der Pulsdiagnose mag dies veranschaulichen. Wir greifen dabei nochmals auf, was wir ausführlicher im Kapitel über Pulsdiagnose auf Seite 213 ff. ausgeführt hatten: Der Ausdruck *pulsus mobilis* (chinesisch: *dongmo*) läßt sich selbstverständlich mit »beweglicher Puls« oder »bewegter Puls« übersetzen. Irgendein sinnliches, geschweige denn rationales Verständnis der hinter diesem Ausdruck stehenden präzisen Vorgänge ist damit noch nicht verbunden – sowenig wie jemand ein Auto schon im Straßenverkehr steuern kann, wenn er nur weiß, daß man abwechselnd auf die Fußpedale treten und verschiedene Hebel bedienen muß. Mit anderen Worten: das praktische Training, die *klinische* Ausbildung und Anwendung der chinesischen Medizin kann erst beginnen, wenn der Lernende alle bedeutsamen, rational-systematischen Zusammenhänge erfaßt hat. Alles Probieren und Dilettieren führt dagegen günstigstenfalls zu bescheidenen technischen Fähigkeiten – wie in der westlichen Akupunktur – oder in reine Scharlatanerie.

Die rationale Rekonstruktion der chinesischen Medizintheorie ist auch deshalb keine bloße Übersetzerarbeit, da – wie in anderen wissenschaftlichen Theorien auch – die Begriffe der Theorie keine voneinander unabhängige Bedeutung haben, sondern jeweils in Abhängigkeit zur Bedeutung des übrigen Vokabulars stehen. Dies hat die für den Lernenden nicht leicht zu bewältigende Konsequenz, daß er dieses Vokabular nur in seiner Gesamtheit verstehen kann oder überhaupt nicht.

Daß dies möglich ist, haben indes die Chinesen selbst unter umgekehrten Vorzeichen bereits bewiesen. Denn sie haben gezeigt, daß sie das kausalanalytische Denken und Forschen erlernen können, obwohl ihnen dies ebenso fern steht wie den Menschen im Westen der induktivsynthetische Erkenntnismodus.

In einem gewissen, unartikulierten Sinn geht auch im Westen ein starker Trend in eine induktivsynthetische Richtung. Die Darstellung von Sachverhalten im Bild – und damit das Denken in Bildern und Bildfolgen, die der verbalen Beschreibung nur noch bedingt fähig sind – gewinnt rasch an Bedeutung. Der Ausspruch: »Ein Bild sagt mehr als tausend Worte« ist in vielen Wissenschaften – und nicht zuletzt in der Medizin – zu weit mehr als einem geflügelten Wort geworden. Dies scheint eine Erkenntnis zu sein, die keine Sprache hat, sondern die im Schweigen besteht. Der Münchner Medizinhistoriker Gerhard Pfohl hat diesen Hang zur »Anschaulichkeit um jeden Preis« einmal als »modernes Analphabetentum« verspottet.[3] Ohne Übertreibung können wir behaupten, daß hier das chinesische Denken entscheidend zur Überwindung der Sprachlosigkeit beitragen kann.

Gegner der induktivsynthetischen Welterkenntnis weisen gerne darauf hin, daß sich die Chinesen selbst ja immer stärker von ihren überlieferten Denkweisen ab- und den kausalanalytischen Wissenschaften des Westens zuwenden. Im Moment ist dies sicher richtig. Daraus aber schon die Berechtigung zur Geringschätzung des chinesischen Denkens abzuleiten – wie dies vielfach geschieht – ist nicht nur voreilig und überheblich, sondern auch gefährlich.

DIE GEGENPOLIGE PROBLEMATIK DER CHINESEN

Die eben angeführten Argumente haben für die westliche Medizin tatsächlich eine Alibifunktion. Sie sollen von den immer dringlicheren eigenen Problemen ablenken. Was den Chinesen im 19. Jahrhundert und bis heute als Aufgabe gestellt ist, ist das genaue Gegenstück unserer eigenen Problematik: Die existentielle Krise nach einer sich über Jahrhunderte erstreckenden Erstarrung der Wissenschaften und der Philosophie war das Ergebnis der einseitigen Fixierung des Denkens auf den Erkenntnismodus der induktiven Synthese über 2000 Jahre hinweg. Es ist eine Existenzfrage für China, aus dieser Einseitigkeit durch eine vorbehaltlose Öffnung gegenüber den Erkenntnissen kausaler Analyse herauszukommen. Daß eine solche Öffnung und die Übernahme westlicher Wissenschaft und Technik vordergründig eine machtpolitische Frage zu sein scheint und daß viele, welche die großen Zusammenhänge nicht überblicken, dabei über das Ziel hinausschießen und auch die reifen und beständigen Erkenntnisse der eigenen Kultur verurteilen, berührt uns überhaupt nicht. Ähnliches könnten wir seit Rousseaus Zeiten und besonders wieder seit einem Jahrzehnt für die westliche Wissenschaft und Technik nachweisen: Die »Umweltschützer« und Naturapostel des Westens beklagen nicht etwa nur die Unvollkommenheit und Einseitigkeit des Wissenschaftsansatzes der kausalen Analyse, sondern sie verurteilen und verdammen die Ergebnisse dieses Denkens in Bausch und Bogen.

Das hält aber alle übrigen Völker einschließlich der Chinesen nicht im geringsten davon ab, sich zielstrebig und nachdrücklich gerade dieser Wissenschaft und Technik zu bemächtigen.

Kurzum: Womit China auch heute noch in Wissenschaft und Technik etwas im Defizit ist, ist kausalanalytische Wissenschaft. Worin die westliche Medizin gegenwärtig in einem totalen Defizit ist, ist induktivsynthetische Wissenschaft. Solches Ungleichgewicht zu ignorieren heißt wahrlich das Haar im Auge des Gegners für totale Blindheit und den Balken im eigenen Auge für einen bloßen Lufthauch zu nehmen.

Warum sollen wir selbst aber gerade jetzt dem fernöstlichen Denken verstärkte Beachtung schenken, wo doch die Chinesen selbst die Grenzen ihrer eigenen Methoden erkannt haben? Die Antwort darauf ist einfach: Wenn wir dies jetzt nicht tun, werden uns die Chinesen spätestens dann um die Möglichkeiten ihres induktivsynthetischen Denkens voraus sein, wenn sie ihre eigenen Rückstände in der kausalanalytischen Welterkenntnis und deren technologische Verwertung aufgeholt haben. Wie schnell dies geschehen kann, haben die Japaner ja eindrucksvoll gezeigt. Der heutigen Überheblichkeit des Westens kann dann sehr bald ein böses Erwachen folgen, und mancher wird sich in der Lage jenes Verdurstenden aus dem chinesischen Sprichwort wiederfinden, der viel zu spät mit dem Graben eines Brunnens anfängt und so kein Wasser mehr findet.

Im historischen Abriß (s. S. 283 ff.) hatten wir darauf hingewiesen, daß für eine lebendige Wissenschaft das harmonische Zusammenwirken von positiver Beobachtung (Empirie) und rationaler Spekulation zur Systematisierung der so gewonnenen Beobachtungsdaten unerläßlich ist. Herrscht die Empirie vor oder ist sie gar nur allein vorhanden, so ergibt das bestenfalls die Vorstufe von Wissenschaft: Protowissenschaft. Umgekehrt: Macht sich die Spekulation von den positiven Beobachtungsdaten unabhängig, so entsteht ein immer abstrakteres Gedankengebäude, das dann als Scholastik, als Schulmänner- oder Büchergelehrsamkeit, an die folgenden Generationen weitergegeben wird.

Es besteht kein Zweifel darüber, daß die weitgehende Verkümmerung der naturbezogenen Wissenschaften in China zwischen dem 14. und dem 19. Jahrhundert im wesentlichen durch das Auseinanderklaffen von Naturbeobachtung und Spekulation – und damit eine scholastische Abstraktion des gelernten Wissens – bedingt war.

Wir im Westen hingegen verdrängen, weil es nicht in das Bild paßt, das wir uns von uns selbst und der eigenen Kultur machen, daß spätestens seit dem Zweiten Weltkrieg in den hochindustrialisierten Ländern des Westens eine Scholastik, eine trockene Büchergelehrsamkeit von beispielloser Virulenz, um sich gegriffen hat. Während die Phantasie und das Lernvermögen der Jugend nur noch mit vielfach abgefiltertem Konservenwissen überfüttert wird – Konservenwissen deshalb, weil weder der Lehrer noch der Lehrer des Lehrers noch der Lehrer des Lehrers des Lehrers den überwiegenden Teil der von ihm in Büchern, Vorträgen, auf Lehrfilmen und Tonbändern verbreiteten Wissens aus eigener Erfahrung oder Anschauung selbst gewonnen oder überprüft hat, sondern aus mehr oder weniger anonymen Quellen übernimmt und nur durch neue Gliederungen, Theorienbildungen, der Erfahrung ferne Fachwörter neu aufbereitet und darbietet und auf immer höhere Ebenen der Abstraktion bringt. So kommt es, daß heute selbst auf dem Land inmitten der Natur aufwachsende Kinder nur wenige Baumarten und keine zehn Gräser sicher beschreiben oder erkennen können, von einer umfassenderen Erfahrung der eigenen Persönlichkeit ganz zu schweigen. Daraus läßt sich ableiten, daß der Erstickungstod der westlichen Wissenschaft und einer sich auf sie allein dogmatisch beschränkenden Kultur sehr viel früher bevorsteht, als dies für China galt.

Die Geschichte wiederholt sich selten. Dies gilt auch für die Geschichte der Wissenschaften. Wenn es aber stimmt, daß die wissenschaftliche Medizin des Westens zu einer Medizin der seltenen Krankheiten geworden ist, wie Arthur Jores meinte[4], hat sich dann die Medizin des Westens von der Wirklichkeit, von den Patienten nicht ähnlich weit entfernt wie die chinesische Medizin der Büchergelehrsamkeit? Daß sich dieser Entfremdungsprozeß im Westen nach den anerkannten Regeln der Wissenschaft völlig rational und diszipliniert und für jedermann überprüfbar vollzieht, wird bald nicht einmal mehr als Entschuldigung dienen können.

Die chinesische Medizin ist in vielen Fällen schonender für die Patienten als die westliche. Eventuelle Nebenwirkungen von Medikamenten werden nicht erst als schwerwiegende Organschäden diagnostiziert, sondern bereits als Funktionsabweichungen, die im Rahmen der Therapie sofort korrigiert werden können. Die chinesische Medizin hilft entweder nachhaltig, oder sie muß ihre Grenzen eingestehen (was selbst die großen Ärzte der medizinischen Blütezeit mit großem Freimut getan haben). Aber sie bewirkt nicht – wie das Arthur Jores von der westlichen Medizin angenommen hat – den Zustand chronischer Leiden. Der »Arzt als Krankheitsursache« hat in der chinesischen Medizin keinen Platz.

Daß die in der Volksrepublik entwickelte Akupunkturanästhesie bei chirurgischen Eingriffen den Patienten weit weniger belastet als die westlichen Narkosemittel, wird inzwischen sogar von Ärzten des Westens, die sonst jegliche Nadeltherapie strikt ablehnen, nicht mehr bestritten. Hier müssen sich die Einwände auf den Hinweis beschränken, daß das Verfahren nicht bei allen Patienten Schmerzfreiheit schafft und daß die Wirkungsweise der Nadeln noch zu wenig bekannt ist. Aber das sind keine ernsthaften Einwände, wenn es sich um Patienten handelt, denen erst die Nadeln eine Operation ermöglichen, etwa wenn jegliche Narkotika kontraindiziert sind.

Inzwischen sind die gesundheitspolitischen und wirtschaftlichen, aber auch immer stärker die medizinischen Vorteile der traditionellen chinesischen Medizin so evident, daß auch die Weltgesundheitsorganisation WHO zu ihren Förderern zählt. Auf einem Kongreß über Akupunktur, Moxibustion und Akupunkturanalgesie, den die WHO im Juni 1979 in Beijing (Peking) veranstaltete, wurde eine vorläufige Liste von nahezu 100 Krankheiten aufgestellt, gegen die sinnvoll auch Akupunktur eingesetzt werden könne. Ausdrücklich stellt die WHO dazu fest, daß sich die Liste nur auf klinische Erfahrung stützt und nicht notwendigerweise auf klinischer Forschung basiert. Sicherlich ist mit einer solchen Einschränkung das Eingeständnis verbunden, daß die Erforschung der Akupunktur noch nicht weit genug fortgeschritten sei.

Trotzdem bleibt das Engagement der WHO für die Akupunktur bemerkenswert. Denn man wird schwerlich behaupten können, daß sich diese weltumspannende Gesundheitsorganisation der UNO für Zaubermedizin und Exorzismus oder – um moderne Ausdrücke zu gebrauchen – für »unspezifische Reiztherapien« oder die Als-Ob-Medizin der Placebo-Effekte einsetzen würde.

Chinas Schatzkammer

Mao hat die traditionelle Medizin seines Landes treffend »eine große Schatzkammer« genannt. Und niemals zuvor haben die Chinesen gegenüber dem Westen diese Schatzkammer weiter geöffnet als in jüngster Zeit. Diese Chance haben inzwischen viele Ärzte aus westlichen Ländern genutzt. Sie sind nach China gefahren, um sich darin mehr oder weniger flüchtig – selten länger als drei Wochen – umzusehen. Die Schatzkammer ist ihnen indes ein Irrgarten geblieben, in den mit westlicher Kulturbefangenheit keine Ordnung zu bringen ist. Ein westlicher Arzt – und sei er auch eine noch so große Kapazität – kann auch in China nur Menschen mit Organen und Tumoren, mit Blutkreislauf und Blinddarmreizung erkennen. Und wenn er ernsthaft die Menschen mit Funktionskreisen und Sinarterien im periodischen Zyklus der Wandlungsphasen entdecken will, so braucht er dazu heute nicht mehr nach China zu fahren.

Was aber heute jeder Besucher der Volksrepublik China auch ohne medizinischen Sachverstand registrieren kann, ist der gute Gesundheitszustand der Bevölkerung. Wer die Chinesen in Augenzeugenberichten aus früherer Zeit als ein von Seuchen geplagtes und von medizinischen Scharlatanen betrogenes Volk kennengelernt hat, den muß dieser Wandel zum Besseren erstaunen. Wenn wir nach den Gründen dafür suchen, stellen wir fest, daß die große Wende in der Gesundheit der Chinesen mit der neuen Wertschätzung der traditionellen Medizin eingetreten ist. Sicherlich hat auch die westliche Medizin ihren Teil dazu beigetragen, zum Beispiel auf dem Gebiet der Hygiene. Aber solange die chinesischen Gesundheitspolitiker das Heil hauptsächlich in der westlichen Medizin suchten und ihre eigene Heilkunde bestenfalls tolerierten, war der große Durchbruch nicht zu erzielen.

Inzwischen wird kaum noch ernsthaft bestritten, daß die westliche Medizin auch dem Millionenheer der Kranken in den meisten Ländern der Dritten Welt nicht nachhaltig zu helfen vermag. Sie erleidet vielmehr einen Rückschlag nach dem anderen: Je massiver Antibiotika eingesetzt werden, um so stumpfer wird diese Waffe. Penicillin fördert eher die Ausbreitung von resistenten Bakterien, als daß es Infektionen einzudämmen vermag. Der Malaria stehen westliche Ärzte heute ratloser gegenüber als vor einigen Jahren, und neuerdings taucht in einigen Ländern auch die Pest wieder auf, die voreilig schon als ausgerottet angesehen wurde. Inzwischen wird immer deutlicher: die westliche Medizin hält nicht, was ihre Befürworter versprechen.

Die besondere Bedeutung der WHO-Empfehlung zugunsten der Akupunktur liegt in dem damit verbundenen Eingeständnis, daß kranken Menschen auch auf anderem Wege als dem von der westlichen Schulmedizin vorgezeichneten geholfen werden kann. Demgegenüber muß der Einwand zurücktreten, daß die WHO-Liste ausschließlich nach Kriterien der westlichen Medizin zusammengestellt wurde, gegen die aus der Sicht der systematischen chinesischen Medizin verschiedene Vorbehalte anzumelden sind. Andererseits zeigt dies wieder, wie schwer sich selbst der Akupunktur gegenüber positiv eingestellte und informierte Fachleute tun, sich in die fremde Gedankenwelt der chinesischen Medizin einzuarbeiten. Sicherlich wird man ihnen auch zugute halten müssen, daß bei der heute noch weithin bestehenden Vorherrschaft der westlichen Medizin solche Empfehlungen nur schwer verständlich wären, die nach Maßstäben der chinesischen Medizin zusammengestellt worden wären. Für eine systematische Wissenschaft von der chinesischen Medizin bleibt also ein weites Betätigungsfeld.

Es gibt noch andere Gründe, die für die chinesische Medizin sprechen. Beschränken wir uns darauf, zwei weitere zu nennen: In den Ländern der Dritten Welt ist es das Vorbild der breitgefächerten Medizinversorgung durch die Barfußärzte (die sich natürlich nicht auf chinesische Behandlungen beschränken müssen), und im Westen sind es inzwischen die millionenfachen guten Erfahrungen, die Patienten mit einer – wie auch immer gearteten – Nadeltherapie gemacht haben.

Deshalb gehört heute wenig Prophetie zu der Feststellung, daß sich der Siegeszug der chinesischen Medizin in aller Welt nicht mehr aufhalten läßt. Es muß dabei keineswegs von Nachteil sein, wenn die wissenschaftliche Forschung dem Vormarsch der praktischen Medizin hinterherläuft, sie auch ein Stück des Weges ziehen läßt, ohne sie sogleich hart an die Kandare zu nehmen.

Aber wenn sich die medizinische Wissenschaft der Materie annehmen will, dann muß sie auch bereit sein, sich von den Vorurteilen des westlichen Denkens – und vor allem der damit verbundenen Versuchung zur Überheblichkeit – freizumachen und »in eine Landschaft vorzudringen, die zunehmend fremdartiger wird«, wie das Benjamin Lee Whorf verlangte. Es gibt keine noch so gründlichen Kenntnisse der westlichen Medizin, die zu einem Urteil über Wert oder Wissenschaftlichkeit der chinesischen Medizin befähigten. Jede Aussage über dieses Gebiet, die sich allein an westlichen Vorstellungen orientiert, muß zur Desinformation geraten. Das gilt auch für jene intellektuellen Chinoiserien, die sich nicht vom kulturbefangenen Denken zu lösen vermögen und sich in schicker Koketterie erschöpfen.

Solche Koketterie mag jedem freistehen, solange er sie nicht als Wissenschaft ausgibt, die auch noch mit Steuergeldern im Rahmen des Wissenschaftsaustauschs mit der Volksrepublik China gefördert wird. Zwar ist schon mancher erklärte Gegner der traditonellen Medizin ziemlich nachdenklich von einer Studienreise durch die Kliniken der Volksrepublik China zurückgekehrt. Doch selbst das hat die wenigsten von ihrem Vorurteil abgebracht, lediglich einen Streifzug durch ein exotisches Raritätenkabinett der Medizin getan zu haben.

Aber auch das andere Extrem, die mit kecker Naivität vorangetriebene Neuerungsfreude, wird der Herausforderung, welche die chinesische Medizin mit ihrer unleugbaren Leistungsfähigkeit nun einmal bedeutet, nicht gerecht; wir meinen die Haltung, die in dem altersgrauen und exotischen Erfahrungsschatz ganz schlicht eine »Alternative« zu jener technisch hypertrophen, zum Selbstzweck gewordenen und sich selbst vernichtenden Apparatemedizin des Westens sieht.

Auch die westliche Medizin hat einen wissenschaftlichen Kern und birgt eine Fülle gesicherter Erkenntnisse, die zu vergessen oder auch nur zu vernachlässigen nicht bloß zivilisatorischen, sondern kulturellen Rückschritt schlechthin bedeuten würde. Das Ziel ist nicht der Ersatz einer Einseitigkeit durch eine gegenpolige andere, sondern wir brauchen eine von der Wahrnehmung und Erkenntnis her umfassend offene Heilkunde. Eine solche Medizin läßt sich in absehbarer Frist nur aufrichten, wenn man zuvorderst das Schicksal des kranken Menschen im Auge hat und sich dabei vorbehaltlos allen ausgereiften medizinischen Erkenntnissen öffnet.

Perspektiven

Die Arzneimittelprüfung neuer Art als Beitrag zur aktuellen gesundheitspolitischen Diskussion

Die Arzneimittel der chinesischen Medizin erlangen um so mehr Bedeutung, je problematischer die weltweite Arzneimittelversorgung wird. Und sie wird zusehends problematischer: Nicht nur hat sich bereits ein allgemeiner Konsens darüber gebildet, daß bis zu vier Fünftel der angebotenen und verordneten Arzneimittel zu teuer sind, sondern es hat sich auch herausgestellt, daß

a) bestimmte Mittel wirkungslos sind; oder
b) zumindest nicht die Wirkung haben, die ihnen vom Hersteller zugeschrieben wird; oder
c) daß die Mittel neben den beabsichtigten Hauptwirkungen eine Reihe von Nebenwirkungen haben, die bei längerer Anwendung den heilenden Einfluß des Mittels auf anderem Gebiet wieder zunichte machen.

Aus dieser Situation heraus haben sich in den Industrieländern in den letzten Jahren verschiedene therapietaktische und gesundheitspolitische Strömungen konstituiert, die sich im pluralistischen Konzert der Gesundheits- und Sozialpolitik erbittert bekämpfen und sich dadurch gegenseitig aufheben. Diese chaotische Situation resultiert daraus, daß die akademisch verankerte westliche Medizin, an deren Lehrsätzen sich weltweit politische Gruppen und gesetzgebende Körperschaften orientieren, über keine rationale und auf Tatsachen sich gründende Arzneimittelprüfung verfügt. Das Chaos, die gehässige Polarisierung, die Kostenexplosion, die Ausweglosigkeit und tiefgreifende Unzufriedenheit im Bereich der

Gesundheitspolitik der hochindustrialisierten Länder gehen zu einem großen Teil, wenigstens zur Hälfte, auf das Konto einer von Irrationalismus geprägten Vorstellung der Arzneimittelwirkung.

BEGRIFFSBESTIMMUNGEN, GRUNDSÄTZLICHES

Um solche Vorwürfe sachlich zu begründen, müssen wir uns über die wichtigsten in der Diskussion verwendeten Begriffe Klarheit schaffen.

Da ist zunächst der Begriff der Arzneimittelprüfung selbst. Er ist eine Frucht der erst seit dem Beginn des 19. Jahrhunderts sich selbständig konstituierenden wissenschaftlichen Fächer der Pharmazie und Pharmakologie und wurde lange Zeit nur in Fachkreisen verwendet. Zu einem Schlagwort der Tagespolitik wurde er eigentlich erst seit Mitte des 20. Jahrhunderts, als die Vertreter einer streng kausalanalytischen Chemotherapie sich bemühten, ihrer Meinung nach unwissenschaftliche Heilverfahren aus der Medizin zu eliminieren. Seitdem wurden in vielen Ländern die Arzneimittelgesetze novelliert; in Ermangelung echter Alternativen wurde je nach den gesundheitspolitischen Kräfteverhältnissen in den einzelnen Ländern häufig ein Status quo pragmatisch festgeschrieben.

Bevor wir näher auf die Arzneimittelprüfung eingehen, müssen wir definieren, was ein Arzneimittel ist. Es ist ein Stoff, der, an oder in einem menschlichen Individuum angewendet, krankhafte Störungen korrigiert, beseitigt, heilt oder zumindest abmildert.

Entsprechend soll die Prüfung eines Arzneimittels ergeben, ob es tatsächlich zuverlässig und regelmäßig die vermuteten und erwünschten Wirkungen hervorruft, zweitens ob es unerwünschte Nebenwirkungen hat und drittens welchen Umfang diese Nebenwirkungen haben.

Die Aussage der Arzneimittelprüfung muß erstens exakt, präzis und eindeutig sein, so daß bei der allgemeinen Anwendung des Mittels keine oder nur minimale Abweichungen in Wirkungsqualität und Wirkungsintensität auftreten. Sie soll zweitens erschöpfend sein, in dem Sinn, daß die Prüfung tatsächlich alle erwünschten Heilwirkungen, aber auch alle gefährlichen Nebenwirkungen mit Sicherheit erfaßt.

Keine der heute oder in früherer Zeit bekannten und angewandten Erprobungen oder Prüfungen von Arzneimitteln erfüllen diese Forderungen vollkommen. Man muß leider feststellen, daß die heute geübte Prüfungstechnik der kausalanalytischen Medizin diese Forderungen nicht einmal näherungsweise erfüllt.

THEORIE DER ARZNEIMITTELPRÜFUNG DER HEUTIGEN WESTLICHEN MEDIZIN

Es ist nicht die Aufgabe dieser Darstellung, die Methoden der heute in den allein an der westlichen Medizin orientierten Ländern der Welt angewandten Arzneimittelprüfungen darzustellen und zu rekapitulieren. Worauf es ankommt ist, die ihnen allen gemeinsame gedankliche und theoretische Ausgangsposition aufzuzeigen sowie die extremen Auswüchse und irrationalen Dogmen, die sich im Anschluß daran entwickelt haben.

Wir sagten bereits, daß die kausalanalytische Methode auf in der Vergangenheit angehäufte Wirkung ausgerichtet ist. Sie kann nur bestimmen, was meßbar, d. h., was in materialisierter Gestalt vorhanden ist.

Auf die Erforschung und Überprüfung von Arzneimitteln angewandt, bedeutet dies, daß ein rational strenger pharmakodynamischer Zusammenhang nur aufgebaut und nachgewiesen werden kann zwischen genau definierten Wirkstoffen und genau definierten Erfolgssubstraten, d. h., den Körpern oder einzelnen materiellen Geweben in Körpern von Lebewesen. Insoweit solche Zusammenhänge zur Diskussion stehen, ist seit dem ausgehenden 19. Jahrhundert eine Arzneimittelprüfung in rationaler und hochexakter Weise möglich. Nur – eine Veränderung von Somatischem bedeutet ja, wie das Somatische selbst, die Akkumulation, die Anhäufung *vorausgehender funktioneller Wirkungen oder Einflüsse.* Mit anderen Worten, lange ehe ein definierter Stoff in der Lage ist – sei es durch gesteigerte Dosis oder durch langanhaltende Anwendung –, solche somatischen Veränderungen zu bewirken, hat er bereits im funktionellen Bereich Veränderungen des dynamischen Geschehens, der Lebensabläufe, der psychischen Vorgänge bewirkt. All diese Vorgänge aber, alles Funktionelle, Dynamische, Lebendige liegen außerhalb der Erkenntnismöglichkeiten einer auf der kausalen Analyse gründenden Wissenschaft.

Aber natürlich liegen Lebensvorgänge, Psyche, Funktionen, dynamisches Geschehen nicht außerhalb der sinnlichen alltäglichen Erfahrung des Arztes am Krankenbett. Er erlebt Krankheit zunächst einmal als Störung der subjektiven Befindlichkeit des Patienten, also seiner Lebensäußerungen, seiner Gefühle, Gedanken. Er weiß, daß diese Störung zu körperlichen Veränderungen führen kann. Und ebenso gewiß weiß er, daß Arzneimittel diese Störung beeinflussen, lindern oder heilen können. Nur, solches Wissen ist rein empirisches Wissen, wie es Heilkundige seit Jahrtausenden gesammelt und angewandt haben. Es ist bestenfalls die Grundlage und Vorstufe einer wissenschaftlichen Erkenntnis, niemals aber deren Entsprechung oder Ersatz. So kommt es in den Praxen der Ärzte und auf den Stationen vieler Krankenhäuser zu einem unbefriedigenden Nebeneinander von streng wissenschaftlicher Methode und unscharfer Empirie. Die in der heute extrem arbeitsteiligen Medizin zu Arzneimittelprüfungen berufenen und befugten Ärzte (Pharmakologen, klinische Mediziner) nehmen das Ungleichgewicht zwischen einer punktuell und in einem eng umschriebenen Bereich exakten und darum optimal leistungsfähigen wissenschaftlichen Methode und der in den wesentlichen und überwiegenden Anwendungsbereichen der Medizin weiterhin fortbestehenden reinen Empirie nicht zur Kenntnis oder verdrängen es.

DER SKANDAL DER HEUTIGEN ARZNEIMITTELPRÜFUNGEN

Wir behaupten, daß die heute geübten Arzneimittelprüfungen durch atavistische und nihilistische Thesen und Dogmen beeinflußt, wenn nicht gar bestimmt werden.

Vergegenwärtigen wir uns folgendes: Jeder Mensch weiß – und kein Wissenschaftler bestreitet es –, daß jeder uns umgebende Stoff, jeder Gegenstand, lange ehe er oder ohne daß er jemals körperliche Veränderungen in uns hervorruft, fortgesetzt psychische, funktionelle Einflüsse auf uns ausübt: Die Landschaft, die uns umgibt, die Menschen, mit denen wir verkehren, die Speisen, die wir essen, die

Gerüche, die wir wahrnehmen, die Klänge, die wir vernehmen ... lösen in uns vielfältig und fortgesetzt »Eindrücke« aus, die wir bewußt erfahren – und die sich dennoch jeder somatischen Bestimmung (d. h. der Bestimmbarkeit als Veränderungen unseres Körpers) entziehen. In direktem Gegensatz zu dieser universellen, elementaren und unumstößlichen Erfahrung lautet das erste Grunddogma der modernen Arzneimittelprüfer: Nur Wirkungen, die in oder an körperlichen Veränderungen positiv nachzuweisen sind, können als Beweis für eine Arzneimittelwirkung akzeptiert werden.

Nun sind Arzneimittelwirkungen trotz aller einschlägigen Diskussionen in der Öffentlichkeit noch immer ein verhältnismäßig vielschichtiger und undurchsichtiger Begriff. Um die Absurdität des dogmatischen Grundsatzes zu veranschaulichen, sei folgendes Beispiel gewählt: Das Spielen von Musikinstrumenten kann je nach gewählter Melodie und Können der Spieler bei den Zuhörern die verschiedenartigsten Stimmungen, Gefühle, Reaktionen hervorrufen: verträumtes Lauschen, Freude, Heiterkeit, Traurigkeit, Begeisterung, Schmerz, Ekstase. Doch obzwar niemand ernsthaft bezweifelt, daß solche Stimmungen, setzt man sich ihnen anhaltend aus, auch Rückwirkungen auf das Lebensgefühl und auf die Gesundheit haben, und obwohl Randgebiete der Biologie und Medizin, insbesondere die Ethologie oder auch die Psychologie sich durchaus mit diesen Phänomenen befassen, so entziehen sie sich völlig der somatischen, d. h. materialisierten Nachprüfbarkeit. (Zwar läßt sich feststellen, daß Marschmusik oder Beatmusik den Puls beschleunigen, Adrenalinausschüttung und Schweißsekretion verstärken etc., aber das kann nicht nur auf die Geräuscherzeugung durch Musikinstrumente zurückgeführt werden; ein Preßlufthammer, fortgesetzte Explosionen, der Lärm einer Prügelei im Wirtshaus oder die Geräuschkulissen, mit denen heute Kriminal- und Horrorfilme im Fernsehen ausgestattet werden, haben die gleiche Wirkung. Um zu beweisen, daß Musikinstrumente spezifische Wirkungen hervorrufen, muß man die Musiker veranlassen, mit ihren Instrumenten körperlich auf das Publikum einzuschlagen: Da ließen sich dann ansehnliche Platzwunden, gelegentliche Schädelbrüche und im »Glücksfall« auch eine durchtrennte Carotis nachweisen – streng wissenschaftlich auf die Schneidwirkung eines zertrümmerten Cello-Bodens zurückzuführen ...

Erst diese Wirkungen, d. h. die den Körper der Zuhörer sichtbar und nachweisbar verändernden, nämlich verletzenden Kontakte der Musikinstrumente, vermag eine kausalanalytische Methode der Erkenntnis positiv und sicher zu registrieren und als Nachweis einer Wirkung zu akzeptieren.

Aber wie gesagt, die moderne Arzneimittelprüfung beschränkt sich ja nicht darauf, daß sie nur drastische, massive Veränderungen von Substrat – also in unserem Beispiel den Fall, daß die Musiker das Publikum körperlich mißhandeln – als positiven Wirkungsnachweis fordert. Ebenso gravierend, ja für das Ergebnis noch verheerender sind gewisse atavistische Perversionen, durch welche vielleicht naive, aber zutreffende Sinneserfahrungen amputiert werden und den Patienten oft unmittelbarer Schaden zugefügt wird.

Ein Atavismus ist bekanntlich ein Rückfall auf eine entwicklungsgeschichtlich längst überwundene Funktions- und Bewußtseinsstufe. Einem ganzen Bündel solcher Atavismen begegnen wir in dem, was die moderne Arzneimittelprüfung als Voraussetzung vermeintlicher »Objektivität« fordert: dem »Blindversuch« oder gar dem »doppelten Blindversuch«.

Das Argument für den Blindversuch ist folgendes: Die Objektivität bei der Prüfung einer Arzneiwirkung am Menschen wird beeinträchtigt, wenn der Patient damit rechnet, daß ihm ein wirksames Heilmittel verabreicht wird. Deshalb müsse diese Erwartungshaltung ausgeschaltet oder kompensiert werden – entweder indem man den Patienten im unklaren läßt, ob er überhaupt ein Arzneimittel bekommt (»Blindversuch«), oder indem man einer Kontrollgruppe von Patienten, die (vermeintlich) an identischen Störungen leiden, kein Arzneimittel, sondern ein Scheinmedikament, zum Beispiel Milchzucker verabreicht. Schon der bloße Optimismus des Arztes, der sich durch die Anwendung eines neuen Mittels Wirkung erhofft, könne die »objektivierte« Wirkung beeinträchtigen. Deshalb müsse man unter Umständen sogar den Arzt oder die Schwestern, die die Medikamente auf die Patienten verteilen, im ungewissen darüber lassen, ob ein Prüfstoff verabreicht wird (»doppelter Blindversuch«).

Die hier wirksamen Atavismen sind folgende:

1. Ein Atavismus der Empirie: Wie der Mensch auf einer frühkindlichen Entwicklungsstufe seinen Blick von einem ihn schrekkenden oder ihn ablenkenden Ereignis abwendet, damit es ihn nicht treffen und ihn nicht schaden kann, oder wie ein Primitiver sich die Augen bedeckt, um die ihn bedrohenden Wirkungen wegzuzaubern oder aufzuheben, so glauben die Arzneimittelprüfer, daß es genügt, daß man Patient oder Patient und Behandler die Augen verbindet, damit keinerlei die Arzneiwirkung störende Wirkungen mehr eintreten können.

2. Ein Atavismus der Erkenntnis: Nach Auffassung der Arzneimittelprüfer bestehen menschliche Seele und Empfindung ausschließlich in Gefühlen der Hoffnung oder der Angst: in der Hoffnung auf Heilung oder Besserung oder in der Angst vor einer Verschlimmerung, vor Schmerzen oder dem Tod. Daß die übrige Einbildungskraft eines Individuums irgendwelche Rückwirkung auf das Befinden, mithin auf die Heilung oder Verschlimmerung von Krankheit haben könnte, erscheint diesen Wissenschaftlern undenkbar. Selbstverständlich bleiben in ihren Augen auch die Krankenhausatmosphäre, der ganze menschliche Betrieb, der überwältigende apparative Aufwand, nicht zu reden von dem, was der Patient von Geburt an mitbringt, seine Konstitution, völlig belanglos und vernachlässigbar.

3. Endlich ist da noch ein Atavismus der Moral, der die Arzneimittelprüfer auf eine prämosaische, urzeitliche Stufe menschlicher Gesittung zurückschreiten läßt, wenn sie nämlich kranke Menschen unter dem Vorwand ärztlicher Behandlung mit Scheinarzneien versorgen, oder, noch schlimmer, an ihnen ohne ihr Wissen Mittel erproben, die ihre Leiden weder lindern noch abkürzen, sondern ihnen unter Umständen neue oder verlängerte Qualen bereiten können.

SACHLICHE KRITERIEN EINER WISSENSCHAFTLICHEN ARZNEIMITTELPRÜFUNG

Zu den Wesensmerkmalen von Wissenschaft gehört, daß ihre theoretischen und empirischen Daten nachvollziehbar und praktisch reproduzierbar sind. Übertragen wir diese Anforderung auf die Arzneimittelprüfung, so ergeben sich folgende Kriterien:

1. Die Arzneimittelwirkung muß durch positive Empirie, d. h. tatsächliche Erfahrung begründet werden.

2. Die Aussagen der Arzneimittelprüfung müssen exakt, d. h. eindeutig, und mithin identisch nachvollziehbar und allgemeinverbindlich formuliert sein.

3. Die Prüfung eines gegebenen Arzneimittels muß umfassend sein.

Positivismus der Arzneimittelprüfung: Die positive Arzneimittelprüfung setzt voraus, daß ein Mittel in derselben Weise erprobt wird, in der es angewendet wird, d. h. seinem Heilzweck, seinem therapeutischen Zweck entsprechend. Diese scheinbar selbstverständliche Forderung wird von allen Pharmakologen mißachtet, die für die Humanmedizin bestimmte Mittel an allen möglichen Tieren ausprobieren. Dabei wird schlichtweg unterdrückt, daß man von Mäusen, Ratten, Kaninchen, Meerschweinchen, Schweinen und Affen weder über die Gemütswirkung eines Mittels Auskunft erhält noch über die Mehrzahl der sonstigen *funktions*bedeutsamen Daten. Ob ein bestimmtes Mittel in bestimmter Dosis einer Maus am Ohrläppchen Schmerzen verursacht oder an der linken Zehe, ob die Maus etwa Brechreiz hat, sich sonst aber eher euphorisch fühlt – wir haben überhaupt nicht den geringsten Hinweis darauf, wie funktionelles Geschehen sich auf verschiedenen Existenzebenen auswirkt. Die Mehrzahl der im Tierexperiment gewonnenen Daten sind, auf den Menschen extrapoliert, grundsätzlich keine positiven, sondern *hypothetische* Daten. Die Gewinnung positiver Daten über Arzneimittel, die für die Humanmedizin bestimmt sind, setzt also voraus, daß solche Daten grundsätzlich aus der Beobachtung von humanen Individuen gewonnen werden. (Damit man uns nicht mißverstehe, wir sprechen hier von der Arzneimittelprüfung, also von der pharmakodynamischen Wirkung, nicht von der grobtoxischen Wirkung. Wenn ich von einem völlig neu synthetisierten Stoff annehme, daß er die Giftwirkung von Zyankali besitzt oder übertrifft, so wird selbstverständlich niemand vorschlagen, daß er sofort in unkritischer Dosis an einem Menschen erprobt wird.)

Exakte, d. h. eindeutige Bestimmung der Arzneimittelwirkung: Die exakte Definition von Wirkung setzt in jeder Wissenschaft voraus, daß alle Beobachtungsdaten unter Verwendung klar definierter und allgemein bekannten Normkonventionen formuliert werden. Solche Exaktheit ist bei der Arzneimittelprüfung westlicher Art nur dort möglich, wo kritische Massen, Stoff in hinlänglicher Dimension, um meßbar zu sein, definiert werden können. Die westliche Wissenschaft besitzt aber keinerlei eindeutige und verbindliche Kriterien, um die primär und überwiegend wichtigen Funktionen ebenso exakt und positiv zu definieren. (Wiederholen wir, daß alle Aussagen über Funktionen in der westlichen Medizin – zum Beispiel Physiologie – entweder bloß empirische oder aber, wenn auf exakten Messungen basierend, *extrapolierende,* nicht positive Aussagen sind!)

Solche Konventionen lassen sich aber nicht beliebig und willkürlich festsetzen, sondern sind in enger Wechselwirkung mit der Empirie entstanden. Trotz des hohen Erkenntnisstandes des 20. Jahrhunderts gibt es kein System induktivsynthetischer Wissenschaft, das sich annähernd auch oder gerade hinsichtlich seiner konventionellen Normen, seiner Wertnormen, mit der chinesischen Medizin vergleichen könnte.

Die umfassende Prüfung der Arzneimittel: Die Forderung, daß ein zu Heilzwecken verwandter Stoff umfassend, d. h. *hinsichtlich all seiner bedeutsamen Wirkungen,* geprüft werden müsse, ist die scheinbar selbstverständlichste, in Wirklichkeit die problematischste der hier zu stellenden Anforderungen. Alle von einem Arzneimittel in einem Individuum hervorgerufenen Wirkungen sind Aktionen, d. h. wesensmäßig nicht nur nicht meßbare, sondern überhaupt nicht begrenzbare Wirkungen. Welche Wirkung ein Stoff hervorruft, hängt zusätzlich davon ab, mit welchem anderen Substrat er in Kontakt kommt. Darum kann der analytische *in-vitro*-Versuch niemals als Beitrag zu einer umfassenden Arzneimittelprüfung gewertet werden und auch nicht der Tierversuch.

Der Ausdruck »umfassend« muß stets im Hinblick auf den konkreten Bezug, nämlich die Anwendung am Tier, die Anwendung in der Humanmedizin usw., definiert und relativiert werden. Soll ein Mittel in der Humanmedizin eingesetzt werden, dann bedeutet

»umfassende Prüfung dieses Mittels«, daß alle für den Menschen irgendwie signifikanten Wirkungen zuverlässig erfaßt werden. (Wirkungen also, die man vielleicht postulieren, und die tatsächlich für bestimmte Tierarten oder für postulierte extraterrestrische Wesen bedeutsam sind, können am Menschen nicht nur nicht geprüft werden, sie sind auch ohne Signifikanz, d. h. ohne Bedeutung für ihn.)

Aber selbst der so eingeschränkte Begriff einer »umfassenden Prüfung« wirft noch grundsätzliche methodische Fragen auf. Sicher ist, daß die reine Empirie, d. h. die konkrete positive Erfahrung eines einzelnen oder einer statistisch verwertbaren Zahl von Individuen, dem umfassenden Charakter einer Prüfung nicht genügt, und zwar aus zwei Gründen:

1. weil die Empirie grundsätzlich am konkreten Ereignis, d. h. am sinnlichen Eindruck, am Symptom haftet und deskriptiv an dieses gebunden ist;

2. weil seltenere, aber für die Erhaltung des Lebens bedeutsame Einflüsse, weil nur zeit- oder ortsabhängig zu beobachten, in statistischen Massen nicht hinreichend klar hervortreten. *Voraussetzung für eine praktisch umfassende Aussage ist die gewissenhafte Anwendung eines methodologischen Instrumentariums.*

Um diesen Gesichtspunkt ganz deutlich zu machen: Ob sich die Leukozytenzahl erhöht, läßt sich trotz verfügbarer technischer Hilfen, etwa von Mikroskopen, nicht signifikant feststellen, wenn nicht gleichzeitig die von der kausalanalytischen Medizin bereitgehaltene Methodologie, d. h. das positive Wissen um charakteristische *Zahlenverhältnisse* in der Blutzusammensetzung, eine Technik der Blutentnahme und der Beurteilung des Blutbilds gegeben sind. In gleicher, ja in viel ausgedehnterer Weise gilt dies, wenn wir wissen wollen, welche bestimmten Funktionen ein Arzneistoff in welcher Weise verändert. Zur Beantwortung einer solchen Frage muß nicht nur eine vollständige Liste aller signifikanten Funktionen vorhanden sein, sondern es müssen auch die methodischen Anweisungen bekannt sein, nach welchen die Abweichungen der Funktionen technisch optimal und beliebig reproduzierbar ermittelt werden. Auch hier wieder ist uns kein wissenschaftliches System bekannt, das ein auch nur annähernd so strenges, differenziertes und zugleich praktikables Instrumentarium bereithielte wie die chinesische Medizin.

DIE ARZNEIMITTELPRÜFUNG NEUER ART

Eine Arzneimittelprüfung neuer Art wäre die umfassende, positive und eindeutige Prüfung jedes beliebigen Stoffes, der zu Heilzwekken eingesetzt werden soll. (Wenn wir hier von »Stoffen« sprechen, so schließen wir uns einer einengenden Sprachregelung an, die nicht im Verfahren liegt: Auch andere Heilmaßnahmen können hinsichtlich ihrer Wirkung und Wirksamkeit ebenso bestimmt werden, also zum Beispiel physiotherapeutische Anwendungen, die Anwendung von Wassergüssen, Einreibungen, Massagen und andere mehr. Die Skala der prüfbaren Heilmittel beginnt bei den homöopathischen Mitteln, die nach physikalischem Verständnis nur wenig oder überhaupt keine stofflich nachweisbaren Wirkbestandteile enthalten, über die Mittel der Phytotherapie, die sich durch außerordentliche Komplexität auszeichnen, selbst dort, wo noch nicht Auszüge aus verschiedenen Pflanzen zusammengemischt werden; sie geht über Komplexpräparate jeder denkbaren Provenienz und Zusammensetzung bis hin zu einfachen oder kombinierten Stoffen der Chemotherapie.)

Das Verfahren umfaßt zwei bzw. drei Teile einer Prüfung, von denen ein jeder sich über längere Zeiträume und auf eine größere Zahl von Individuen erstrecken kann. Wesentlich ist, daß die Pharmakodynamik, also die arzneiliche Wirkung von Mitteln, die für die Humanmedizin bestimmt sind, ausschließlich an menschlichen Probanden ermittelt wird.

In der »Theorie« der bisherigen Arzneimittelprüfungen bestehen – *mit Recht* – Vorbehalte gegen eine Prüfung am Menschen, mit Recht deshalb, weil diese Verfahren nur die Hervorrufung und Beobachtung somatischer Veränderungen, also eine »dem Zuhörer auf den Kopf geschmetterte Violine«, als positives Argument gelten lassen. Nun hat aber jeder Stoff, lange bevor er in Mengen (Dosen) eingesetzt wird, durch welche eine feststell- bzw. meßbare Wirkung in Form einer somatischen Veränderung hervorgerufen wird, bereits eine Fülle funktioneller Wirkungen. Diese funktionellen

Wirkungen sind vollkommen reversibel, d. h., sie hinterlassen im Hinblick auf die körperliche Unversehrtheit keine bleibenden Veränderungen. Bei der Erprobung muß jeder Prüfstoff zunächst in Dosierungen eingesetzt werden, die exponentiell unter den niedrigsten somatisch wirksamen Dosen liegen.

1. Der Vorausstatus jedes Probanden

»Jeder Mensch ist verschieden«, jeder Mensch hat andere konstituelle, d. h. angeborene Voraussetzungen. Es gibt *a priori* keine Verallgemeinerungen darüber, wie Menschen auf einen bestimmten Stoff reagieren. In einem Vorausstatus muß deshalb die individualspezifische Gesamtfunktionslage – was nichts mit Krankheit zu tun hat! – präzis und umfassend protokolliert werden.

Ein solcher Vorausstatus schließt all das aus, was heute unter pseudowissenschaftlichen Begriffen wie »Placebo-Wirkung«, »Spontanheilung«, »unvorhersehbare Nebenwirkungen« rubriziert wird. Denn er ist – unter Verwendung des diagnostischen Instrumentariums der chinesischen Medizin – insofern vollständig, als er die vor jeder körperlichen Veränderung in den verschiedenen Funktionsbereichen bestehenden Labilitäten oder auch Grenzsituationen erkennen läßt. Aus der genauen Kenntnis solcher Labilitäten etwa läßt sich abschätzen, daß ein Mittel an einem bestimmten Probanden überhaupt nicht erprobt werden darf, weil es durch Störung des außerordentlich labilen Gleichgewichts eine unnötige Belastung des Probanden wäre. Und aus der Kenntnis von Grenzsituationen läßt sich abschätzen, daß bei einem anderen Probanden jene Veränderungen, die man später als »Heilung« qualifizieren wird, auch ohne Medikation eintreten werden oder umgekehrt, auch mit Medikation nicht herbeigeführt werden können.

2. Die funktiotrope Prüfung

Der zweite Schritt besteht in der »funktiotropen Prüfung«. In ihrem Verlauf soll ermittelt werden, in welcher Richtung der zu prüfende Stoff oder die zu untersuchende Maßnahme *regelmäßig* die Orthopathie verschiebt bzw. ablenkt. Es geht hier also um positive Aussagen über Richtungen, um qualitative Bestimmungen (s. S. 62).

Diese funktiotrope Prüfung ist über längere Zeiträume an gesunden Probanden durchzuführen, die sich freiwillig für die Prüfung zur Verfügung stellen. (Sie stellen sich nicht freiwillig zur Verfügung, weil sie etwa mit Schäden oder auch nur Gefahren für ihre Gesundheit rechnen müssen, sondern weil die sorgfältige Protokollierung der Beobachtungen mit beträchtlichem Zeitaufwand verbunden ist und weil dies eine gewisse Ausdauer erfordert. Bei Mitteln, deren Langzeitwirkung geprüft werden soll, kann es sinnvoll sein, diese Wirkung an ein und demselben Individuum nicht nur über Monate, sondern über Jahre hinweg zu verfolgen.)

Was ist von dieser funktiotropen Prüfung zu fordern, was zu erwarten? Sie bestimmt zunächst alle funktionsbezogenen, also auf die Lebensäußerungen, Empfindungen, psychischen Regungen einwirkenden Faktoren. Diese funktionellen Wirkungen sind bei jedem Mittel und jedem denkbaren Verfahren die primären und durch nichts vermeidbaren oder unterdrückbaren Wirkungen. Wenn ein Beobachter bereits somatische Veränderungen wahrnimmt, bedeutet dies, daß schon seit langem und gleichzeitig eine Vielzahl funktioneller Faktoren auf den Probanden einwirkt. Die Bestimmung der funktionellen Wirkungen eines beliebigen Mittels müssen deshalb am Anfang seiner Prüfung stehen; und sie können sehr oft als Gesamtergebnis der Prüfung akzeptiert werden – nämlich überall dort, wo bei einer Steigerung der Dosis die störenden – sprich »giftigen« – Nebenwirkungen allzustark ins Gewicht fallen.

Wenigstens zwei Drittel aller Erkrankungen, mit denen die Medizin heute zu tun hat, sind allein als funktionelle Störungen zu verstehen, wobei man beispielsweise Rheuma oder multiple Sklerose auf »polyfaktorielle« Störungen zurückführt. Auch oder gerade im Hinblick auf diese Störungen, für deren Diagnose und Behandlung die chinesische Medizin zwar das methodische Instrumentarium, aber nur zum Teil auch schon einen spezifischen Schatz von Erfahrungen bereithält, ist es nicht nur wünschenswert, sondern notwendig, daß gerade die seit vielen Jahrhunderten in anderen Kulturkreisen verwendeten Mittel (im Westen sind das die Mittel der galenischen Pharmakopöe) einer streng systematisierten funktiotropen Prüfung unterworfen werden, um ihre in der Literatur oft nur deskriptiv umrissenen Wirkungen spezifischer zu fassen.

3. *Die somatotrope Prüfung*

Die somatotrope Prüfung eines Arzneimittels zielt, wie ihr Name sagt, auf die Bestimmung von Wirkungen, die sich im menschlichen Organismus als körperlich organische Veränderungen fassen lassen. Auch die bisherige Arzneimittelprüfung hat ja über solche Wirkungen Aufschluß gebracht; allerdings wurde das zu prüfende Mittel an beliebigen Kranken erprobt, über deren funktionellen, konstitutionellen Vorausstatus und ihre *momentane zeitliche* Funktionslage bestenfalls wenige empirische Daten vorlagen. Im Rahmen einer erweiterten Arzneimittelprüfung sollte eine somatotrope Prüfung grundsätzlich nur *nach* einer abgeschlossenen funktiotropen Prüfung angesetzt werden, auf deren Ergebnisse sie aufbaut. Eine solche Prüfung sollte wiederum – ebenso wie die funktiotrope Prüfung – bei voller Unterrichtung des Probanden vorgenommen werden, wobei ihm gleichzeitig die aus der funktiotropen Prüfung gewonnenen Erkenntnisse und Erwartungen zur Kenntnis gebracht werden. Allerdings kann es sein, daß somatotrope Prüfungen zumindest teilweise an klinisch Kranken durchgeführt werden müssen, nämlich überall dort, wo die zu erprobenden Mittel für die Behandlung einer vorgeschrittenen Störung mit massiven somatischen Befunden gedacht sind. Das Problem der Nebenwirkungen eines neuen Arzneimittels wird zwar damit nicht aufgehoben, es wird aber im Vergleich zu der Prüfung alter Art eine sehr viel besser kontrollierbare Größenordnung haben. Man wird ja ohnehin ein absolut unbekanntes Mittel nicht sogleich in hoher Dosierung einsetzen, sondern wird sich an die Wirkmöglichkeiten herantasten. Dann liefern auch flankierende Erkenntnisse, ob sie nun aus der Empirie alter Pharmakopöen oder aus der Systematik der Chemie bereitgestellt werden, Anhaltspunkte für die Korrektur, die eventuelle Pufferung oder Kompensation des einen durch andere Mittel. Auch bei der somatotropen Prüfung kann es notwendig sein, den Prüfvorgang an ein und demselben Individuum über Monate und unter Umständen über Jahre fortzusetzen – was man wiederum bei der Auswahl der Probanden in Betracht ziehen wird.

DIE STANDARDISIERUNG VON ARZNEIMITTELN

Aus allem bisher Gesagten ergibt sich, daß es durch die vor allem funktiotropen, aber auch angepaßt somatotropen Verfahren möglich wird, Arzneimittel *im Hinblick auf ihre klinische Wirkung* zu standardisieren.

Zur Information der Nichtärzte: Die heutige Pharmakologie, vor allem aber zunächst die Pharmazie, sieht eine wichtige Aufgabe ihrer Arbeit darin, offizinelle, d. h. apothekenübliche Mittel *durch Wirkstoffbestimmung* zu standardisieren. Bei synthetischen Chemotherapeutika ergibt sich diese Standardisierung aus dem Herstellungsvorgang, der ja ohne Kenntnis der Bau- und Summenformeln und der Gewichtsverhältnisse nicht vollziehbar ist. Bei Mitteln der Phytotherapie hingegen versucht man schon seit dem 19. Jahrhundert den überlieferten Arzneimittelschatz durch chemische Analysen und pharmakologische Versuche (mit all den oben genannten Einschränkungen und Vorbehalten wie Tierversuch, Blindversuch etc.) hinsichtlich seiner Hauptwirkstoffe zu analysieren und zu standardisieren. In manchen Ländern ist von manchen alten Mitteln, wie etwa der Tollkirsche, Belladonna, nur noch ein daraus isolierter Wirkstoff, in diesem Fall das Atropin, offizinell und gesundheitspolizeilich zugelassen. Diese Entwicklung wird von vielen Therapeuten bedauert, die davon überzeugt sind, daß die Naturdrogen ein breiteres Wirkungsspektrum besitzen als der isolierte Wirkstoff. Doch konnte sich in dieser Debatte angesichts der methodischen Unzulänglichkeit der bisherigen Arzneimittelprüfungen weder die eine noch die andere Seite durchsetzen.

Die Arzneimittelprüfung neuer Art ist in der Lage, die präzisen klinischen Auswirkungen jedes, auch des komplexesten Mittels zu definieren. Und diese sind es ja schließlich, die für Arzt und Patient gleichermaßen ausschlaggebend sind: den Patienten interessiert nicht so sehr, woraus das Mittel besteht, das er einnimmt, sondern wie zuverlässig, sicher und nachhaltig es hilft. Und eben über diese Potenzen und Erwartungen gibt ja die funktiotrope Arzneimittelprüfung Auskunft.

Sobald also eine ausreichend große Anzahl von Medizinern zur Verfügung steht, die mit den Methoden der traditonellen chinesischen Diagnostik gründlich vertraut sind, wird es praktikabel und vor allem kostensparend sein, die Mehrzahl der Arzneimittel nicht vom Wirkstoffgehalt, der ja in Abhängigkeit von Herkunftsort, Erntezeit etc. gewissen Schwankungen unterworfen ist, sondern allein von der klinischen Wirkung her zu standardisieren. Mit einem solchen Verfahren wäre aus der Perspektive, die wir im 20. Jahrhundert von einer umfassend rationalen und im höchsten Grade zuverlässigen Medizin haben, das Optimum schlechthin erreicht.

Anhang

Glossar

Abwehrfähigkeit – Aus der Sicht der chinesischen Medizin hängt die Abwehrfähigkeit zuvorderst von der Verfassung der Orthopathie (s. d.), im engeren von der Orthopathie des *o. pulmonalis* (s. S. 116) und den in den *orbes lienalis et renalis* vorhandenen Energiereserven ab.

Acht Leitkriterien – Die Acht Leitkriterien, nämlich *yin* und *yang, intima* und *species, algor* und *calor, inanitas* und *repletio* – sind die wichtigsten in der Diagnostik gebrauchten, qualitativen Normkonventionen (vgl. auch dieses Stichwort sowie S. 183 ff.).

Agens (Plural: Agentien) – Ein Agens, chinesisch *yin,* ist ein gedanklich postulierter Faktor, der als gleichzeitig mit einer beobachteten Wirkung angenommen wird und deren Auftreten allein oder im Verein mit anderen Faktoren bedingt.

Ein Agens ist also innerhalb induktivsynthetischer Wissenschaft das gedankliche Gegenstück dessen, was innerhalb einer kausalanalytischen Wissenschaft eine Ursache (*causa*) darstellt.

Algor – Das Wort *algor,* wörtlich mit »Kälte« zu übersetzen, chinesisch *han,* kann entweder für ein diagnostisches Leitkriterium, für ein Agens oder für eine aus dem Agens resultierende Heteropathie identischer Richtung stehen (vgl. all diese Begriffe im Glossar).

Aktion, Aktiv, Aktivität – Diese Begriffe, Entsprechungen des chinesischen Wortes *yang,* bezeichnen den dynamischen, bewegten, verändernden, expansiven, negierenden, negativen, d. h. Bestehendes verändernden, verneinenden, aufhebenden, so nur indirekt positiv wahrnehmbaren, an sich nicht determinierbaren Aspekt von Wirkung.

Aktualität, Aktuell, Aktual – Gegenwart, Gegenwärtigkeit, also die Annahme, daß eine bestimmte Wirkung gleichzeitig mit ihrer Wahrnehmung gegeben ist. Dabei weist »Aktualität« einfach auf die Gleichzeitigkeit, und der Begriff »Aktual« deutet auf eine in der Gegenwart sich entfaltende Wirkung oder Energie als Ganzes hin (Antonym: »Potential«).

Aku-Moxi-Therapie – Entsprechung der chinesischen Wortverbindung *zhenjiu*; sie bezeichnet die wichtigsten Verfahren der sogenannten »äußeren Therapie« (S. 268 ff.), nämlich das Stechen von Nadeln und das Abbrennen von Kegelchen aus Artemisia-Kraut (Beifuß) auf Reizpunkten an der Körperoberfläche.

Akupressur – vgl. S. 282.

Akupunktur – In seiner engen und präzisen Bedeutung bezeichnet dieses Wort ausschließlich das Einstechen von Spezialnadeln in Reizpunkte an der Körperoberfläche mit der Absicht einer Heilbehandlung und unter Zugrundelegung der chinesischen Medizintheorie.

In der westlichen Laienliteratur wird der Begriff allerdings häufig und irreführend für alle medizinischen Maßnahmen, in denen irgendwelche Nadeln verwendet werden, die jedoch nicht auf der chinesischen Medizin beruhen, angewandt, insbesondere auch für die Aurikulo-Therapie (»Ohrakupunktur«) und vor allem für die Nadelstichanalgesie (vgl. S. 277).

Akupunkturanalgesie – vgl. Nadelstichanalgesie

Akupunkturpunkt – s. *foramen*

Anatomie – Anatomie, d. h. die Disziplin von der Zergliederung des Körpers, ist ein theoretischer Zweig allein der modernen westlichen Medizin. Sie setzt eine positive und exakte Wahrnehmung von Materie, also von körperlichen Substraten voraus, wie sie nur auf der Grundlage einer kausalanalytischen Methode vollziehbar ist. Eine primär funktionsbezogene, induktivsynthetische Betrachtung der Wirklichkeit kann indes über Substrat nur empirische, also nicht rational streng systematische Erkenntnisse gewinnen.

Es ist zwar richtig, daß es auch in China in den Jahrhunderten vor und nach der Zeitenwende Ansätze zu einer solchen Betrachtungsweise gegeben hat, die ihren Niederschlag in den fragmentarischen Aussagen über das Leben des Hua Tuo (vgl. S. 301 ff.) und, ausführlicher, im *Nanjing* (»Klassiker der Einwendungen«) gefunden haben.

Falsch und irrig ist allerdings die Behauptung, daß solche Bemühungen irgendwelchen Einfluß auf das streng induktivsynthetische System der chinesischen Heilwissenschaft gewinnen konnten; oder gar die durch einfachste und allgemeinste Evidenz zu widerlegende Behauptung, daß das, was in der chinesischen Medizinliteratur als ›Orbisikonographie‹ (s. dort) beschrieben wird, eine »primitive Anatomie« darstelle.

Anatomisches Substrat der Leitbahnen – Im Gefolge des Interesses, welches das chinesische Verfahren der Akupunktur bei Ärzten und Laien gleichermaßen auf sich gezogen hat, hat sich die westliche Medizin immer wieder bemüht, *aus ihrer Sicht* schlüssige Begründungen für die Wirksamkeit der Akupunktur zu finden. Hierzu gehört auch das Bemühen um den Nachweis der anatomischen Besonderheit der von der chinesischen Medizin postulierten *foramina* (»Reizpunkte«).

Es liegt außerhalb unserer Zuständigkeit, allgemeine Vorhersagen über die Ergebnisse solcher Forschungen zu machen und widerspräche geradewegs unserer Überzeugung, wollten wir nach Kriterien momentaner Zweckmäßigkeit solche Forschung ablehnen. Mit aller Klarheit und Entschiedenheit ist hier lediglich festzuhalten, daß

1. solche Untersuchungen weder eine Bestätigung noch eine Widerlegung der chinesischen Erkenntnisse bringen können: Die chinesische Medizin hat zu keiner Zeit über die Spezifizität des Substrats an den Akupunkturpunkten irgend etwas behauptet oder ausgesagt!

2. Folglich können sich mit dem Gelingen oder Scheitern solcher Nachweise auch keinerlei Konsequenzen für die klinische Anwendung der Akupunktur ergeben: Ihre Wirksamkeit wird seit mehr als 2000 Jahren und auch in Zukunft nach komplementären rationalen Überlegungen bestimmt, vorhergesagt und beurteilt.

Arzneien – Arzneien sind mehr oder minder komplizierte Stoffe, die zur Behandlung von Gesundheitsstörungen eingesetzt werden. Die Arzneimittel der chinesischen Medizin (ihre Pharmakopöe) unterscheiden sich von denen der westlichen oder anderen Medizinsystemen radikal nicht durch ihre Herkunft oder Zubereitung – die traditionelle chinesische Medizin verwendet sowohl Mittel pflanzlichen, tierischen als auch mineralischen Ursprungs, die z. T. in ähnlicher oder identischer Beschaffenheit auch im Westen bekannt sind –, sondern allein durch die methodisch andere, in der Regel *qualitativ* präzisere und eindeutigere Bestimmung ihrer Wirkung.

Arzneimittelprüfung – vgl. S. 339

Arzneitherapie, chinesische – im Rahmen der traditionellen chinesischen Medizin ist die Anwendung rezeptierter Arznei, also die Arzneimitteltherapie, Pharmakotherapie, das mit Abstand wichtigste Verfahren zur Behandlung von Krankheit (vgl. S. 238 ff.).

Außen-Orbis – Innerhalb eines sogenannten funktionellen Gespanns bezeichnet man den aktiv (*yang*) gepolten Orbis als *species* oder als »Außen-Orbis«. So bildet z. B. in der Kombination von *o. lienalis* und *o. stomachi* der *o. lienalis* den »Innen-Orbis« (*intima*), der *o. stomachi,* dem der überwiegend aktive Teil der Gesamtfunktion zugeschrieben wird, die *species,* den »Außen-Orbis« (vgl. auch S. 187 ff.).

Außenseite – nicht normative Übersetzung des Fachwortes *species,* chinesisch *biao* (s. d.).

Aurikulomedizin, Aurikulotherapie – Medizinische Fachworte, welche das seit wenigen Jahrzehnten entwickelte Verfahren der Nadelstichbehandlung des Ohres bezeichnen (vgl. S. 279).

Barfußärzte – Zur Sicherstellung einer möglichst gleichmäßigen und umfassenden medizinischen Versorgung auch der ländlichen Gebiete hatte man am Anfang der 60er Jahre in der VR China damit begonnen, im ganzen Land Landarbeitern in Lehrgängen, die sich über ein ganzes Jahr verteilten, ein medizinisches Elementarwissen zu vermitteln. Dieses Elementarwissen umfaßt unterschiedslos Elemente der traditionellen chinesischen, der Volksmedizin und der westlichen Medizin. Die so ausgebildeten Landarbeiter wurden dann gewissermaßen in vorderster medizinischer Front, auf den Feldern und in den Dörfern eingesetzt, wo sie ganz normal ihre landwirtschaftliche Arbeit verrichten, aber in Notfällen sofort Erste Hilfe zu leisten und einfache Diagnosen zu stellen in der Lage sind. Aufgrund des Umstands, daß in China wie zu allen Zeiten auch heute nicht nur die Reispflanzung, sondern auch sehr viele andere Feldarbeiten barfüßig verrichtet werden, nannte man diese so ausgebildeten Heilgehilfen *chijiaoyisheng,* wörtlich »Bloßfußmediziner«. Im weiteren wurde dieser Begriff allerdings oft auch auf Heilgehilfen in der Industrie ausgedehnt, mitunter in politischer Argumentation überhaupt als das Ideal des volksnahen Arztes verherrlicht. Festzuhalten gilt allerdings, daß in der VR China zu keiner Zeit der »Barfußarzt« mit einem umfassend in einer Heilkunde ausgebildeten Berufsmediziner verwechselt worden ist.

Bauenergie – s. *ying*

Bezwingungsreihenfolge – Die Bezwingungsreihenfolge, auch »Bändigungsreihenfolge«, lateinisch *sequentia vincens sive cohibens,* chinesisch *xiangshengxu, xiangkexu* genannt, ist jene Aufzählung der Gliederung eines energetischen Zyklus, die sich dann ergibt, wenn man ihre wechselseitige Bändigung, Hemmung, Gegensteuerung, kurzum ihre Struktivität (*yin*) ins Auge faßt (vgl. S. 83).

Blut – Was der Laie weltweit und die Medizin als »Blut« bezeichnet, ist nach dem wissenschaftlichen Verständnis der traditionellen chinesischen Medizin ein Teilaspekt des Fachbegriffs *xue,* d. h. der individualspezifisch struktiven Energie (s. d.).

Calor, zu übersetzen mit »Hitze« oder »Wärme«, chinesisch *re,* kann je nach Zusammenhang für ein diagnostisches Leitkriterium, ein pathologisches Agens oder die aus dessen Wirkung resultierende Heteropathie stehen (vgl. auch S. 188 f.).

Cardinalis (Plural: *cardinales*) – Als *cardinalis,* zu deutsch »Hauptleitbahn«, chinesisch *jing* oder auch *jingluo,* bezeichnet man jene gedachten aber nicht fiktiven (!) Verbindungen, welche eine bestimmte Folge von *foramina* (d. h. Reizpunkten) zu einem bestimmten Funktionskreis (Orbis) in Beziehung setzt (vgl. auch S. 153 ff.).

Ch'i – alte Transskription nach dem Wade-Giles-System des chinesischen Wortes *qi* (s. d.)

Ching – alte Transskription nach dem Wade-Giles-System des chinesischen Wortes *jing,* »Struktivpotential« (s. *jing)*

Diät, chinesische – Die chinesische Küche ist, unbeschadet ihrer Ausprägungen in verschiedenen Provinzen oder oft gerade eben in solcher Ausprägung, außerordentlich hygienisch und auf die Erhaltung der Gesundheit bedacht. Ein allgemeines Wissen über die diätetischen Qualitäten der Nahrungsmittel war zu allen Zeiten, ist auch heute noch in Ostasien lebendig. Insofern finden diätetische Empfehlungen des Arztes, sofern sie überhaupt gegeben werden müssen, dort größeres Verständnis als in anderen Kulturkreisen.

Dreifacher Wärmebereich – Deutsche Übersetzung des Fachwortes »Tricalorium« (s. d.).

Durchgangs-Orbis – umschreibende deutsche Bezeichnung eines *orbis aulicus,* chinesisch *fu,* also eines primär durch seine *yang*-Qualität, seine Aktivität qualifizierten, für die Weiterleitung von Energie zuständigen Funktionskreises.

»Elemente« – Irrige Übersetzung des chinesischen Wortes *xing,* »Wandlungsphase«. Sie ist in älteter Literatur über die chinesische Philosophie, Wissenschaften und Medizin allgemein anzutreffen, in der modernen Literatur nur insoweit, als sie kritiklos frühere Autoren kopiert (vgl. das Stichwort »Wandlungsphasen«).

Emotionen (emotiones) – Unter »Emotionen«, lateinisch *emotiones,* chinesisch als pathologischer Terminus *qing,* als physiologischer *zhi,* versteht man jene konventionell definierten Gefühlsregungen, die als »innere Faktoren« auf die Orthopathie einwirken und diesen stützen oder aber stören können (vgl. S. 202 ff.).

Energetik – Obzwar die chinesischen Wissenschaften, so auch die chinesische Medizin, keinen allgemeinen und abstrakten Begriff kennen, der dem im 19. Jahrhundert im Westen eingeführten der »Energie« entspricht, so kommt dieser doch den von diesen Wissenschaften positiv beschriebenen Wirkaspekten am nächsten.

Zu berücksichtigen ist allerdings, daß in der Medizin als einer angewandten Wissenschaft die technischen Aspekte der Energetik im Vordergrund stehen, weshalb jeder einzelne beobachtbare energetische Aspekt mit einem eigenen Begriff belegt wird: *qi* = sich aktiv in einer bestimmten Richtung manifestierende, also qualitativ determinierte Energie;

jing = Struktivpotential, d. h. als stofflicher Energieträger angesehene oder postulierte, besonders struktionsbereite, an vielfältigen biologischen Potenzen reiche Form der Energie;

xue = individualspezifisch struktive Energie, d. h. vor allem jene Säfte einschließlich des Blutes, die die Struktivbereitschaft eines Individuums gewährleisten und aufrechterhalten und zugleich in ihrer ganz spezifischen Qualität individualtypisch sind;

ying = Bauenergie, *qi constructivum,* eine im Grunde parallele Bezeichnung für das gleiche Phänomen wie *xue,* wobei der Aspekt im Vordergrund steht, daß hier eine Struktion, eine Konkretisierung, Materialisation stattfindet, indem äußere Einwirkungen in das Individuum assimiliert werden und damit das Individuum aufgebaut, konsolidiert wird;

wei = Wehrenergie – eine Bezeichnung für jene aktiven energetischen Leistungen an der Körperoberfläche, die die Abwehr ablenkender, also die Orthopathie störender äußerer Einwirkungen und Agentien bewirken;

shen = konstellierende Kraft, bezeichnet jene Manifestation aktiver Energie, durch welche alle Qualitäten eines ganz bestimmten Individuums kohärent induziert und aufrechterhalten werden. Zu seiner Manifestation bedarf allerdings *shen* des struktiven, also materiellen Komplements, *jing,* Struktivpotential – weshalb in der Literatur der Ausdruck *jingshen* häufig ist, der als »sich positiv und konkret manifestierende Individualität« zu umschreiben wäre.

Entsprechungen, Entsprechungssystem – Während in kausalanalytischer, auf dem Bezug der bewußten Wahrnehmung auf die Vergangenheit beruhenden Wissenschaft allein quantitative Entsprechungen exakt definiert werden können und deshalb eine weite Diskrepanz zwischen diesen und der unmittelbaren sinnlichen Erfahrung besteht (z. B. wenn ein Papst, die eigene Ehefrau und ein Sack Getreide das gleiche Gewicht haben, entsprechen sie sich quantitativ – was jedoch in aller Regel für die gewöhnliche Charakterisierung dieser drei Erscheinungen ohne sonderlichen Belang ist), verhält es sich in einer induktivsynthetischen, das Bewußtsein auf die positive Wahrnehmung und Erkenntnis gegenwärtiger Wirkung konzentrierenden Wissenschaft anders: Hier liegen unmittelbar sinnliche Erfahrung und exakt positive Aussage über eine Bewegungsrichtung eng beieinander. Darum ist es sinnvoll, von Entsprechungen zu reden, wenn zwischen verschiedenen Erscheinungen gleiche Bewegungsrichtungen, Qualitäten, Affinitäten festgestellt werden. Beispielsweise werden der Morgen, der Frühling, der *o. hepaticus,* der Wind . . . allesamt durch die Wandlungsphase Holz als Aktivität in ihrer höchsten Potentialität qualifiziert. Wenn ein zeitliches Übereinstimmen, eine Gleichzeitigkeit in der Akzentuierung zweier oder mehrerer dieser Erscheinungen beobachtet wird, kann die Gleichartigkeit der Wirkrichtung, also der Qualität als Entsprechung verstanden werden – ganz so wie zwischen verschiedenen Verkehrsmitteln, die gleichzeitig die Städte A und B miteinander verbinden.

Erde – konventionelle Bezeichnung der zentralen Wandlungsphase (vgl. S. 81).

Exzesse, klimatische – Als »klimatische Exzesse« (*yin* – ein anderes Wort und Zeichen als das im Polpaar *yin* und *yang* oder jenes mit »Agens« übersetzte) bezeichnet man äußere Faktoren, nämliche meteorologische Erscheinungen, die entweder in übermächtiger Stärke (»Exzeß«) oder zur Unzeit auftreten.

Feuchtigkeit – vgl. *humor*

Feuer – Wandlungsphasenkonvention zur Bezeichnung von Aktivität in ihrer höchsten Aktualität (vgl. auch S. 80).

Fleisch – Fleisch, lateinisch *caro,* chinesisch *rou,* entspricht der *perfectio,* d. h. der vollkommenen Darstellung des *o. lienalis.* Darunter versteht man jene körperlichen Komponenten, die die äußere Erscheinungsgestalt eines Individuums – »Fülle« oder »Magerkeit« – bedingen. Es ist deutlich zu unterscheiden zwischen diesem präzis definierten Begriff und den *nervus* (s. d.).

Foramen, (Plural: *foramina*) – Das Fachwort *foramen,* chinesisch *xue,* mit dem modernen Ausdruck »Reizpunkt« oft umschrieben, bezeichnet sowohl im Lateinischen als auch im Chinesischen gleichzeitig eine »Öffnung« und eine »Vertiefung«. In der chinesischen Foraminologie, der Lehre von den *foramina,* wird jeder dieser an der Körperoberfläche gelegenen Punkte als Öffnung verstanden, durch welche Energie besonders leicht passieren kann. Zugleich weist der Begriff jedoch auch auf die Erfahrungstatsache hin, daß viele der *foramina* in tastbaren Vertiefungen liegen.

Foraminologie – Die als Systematisierung empirischer Daten über an der Körperoberfläche liegende Reizpunkte entwickelte Lehre von den Reizpunkten. Die Foraminologie ist eine der theoretischen Säulen der Akupunktur.

Fünf Wandlungsphasen – deutsche definitorische Entsprechung des chinesischen Ausdrucks *wuxing,* des lateinischen *quinque transvectus,* womit vier polare Richtungen eines Zyklus sowie die neutrale Undifferenziertheit seines Mittelpunkts qualifiziert sind (vgl. S. 78 ff.).

Funktion – Funktion ist die allgemeinste Bezeichnung für in der Gegenwart positiv wahrnehmbare Wirkung. Solche Wirkung ist *per definitionem* nur als Bewegung oder in Bewegung, als Hemmung von Bewegung, Beschleunigung von Bewegung, Richtungsänderung von Bewegung faßbar.

Funktionskreis – beschreibender deutscher Ausdruck für den *terminus technicus* Orbis, entsprechend dem chinesischen Begriff *zang* bzw. *zangfu* (vgl. das Stichwort »Orbis«).

Funktionsstörungen – Aus grundsätzlichen, erkenntnistheoretischen Gründen ist die chinesische Medizin und chinesische Diagnostik in der Lage, Funktionsstörungen unmittelbar positiv zu registrieren und zu definieren, während eine kausalanalytische Medizin Funktionsstörungen zwar empirisch beschreiben kann, mit rationaler Eindeutigkeit positiv fassen jedoch erst, wenn sie sich in der Vergangenheit massiert angehäuft haben, mit anderen Worten, wenn sie sich in somatischer Veränderung, in körperlichen Schäden konkretisiert haben (vgl. auch S. 85 ff.).

Funktiotrope Humanprüfung – Die positive Ermittlung und eindeutige Protokollierung aller funktionellen Veränderungen, die ein bestimmtes Arzneimittel am Menschen hervorzurufen geeignet ist. Diese Prüfung gründet auf diagnostischen Verfahren, die von der induktivsynthetischen chinesischen Medizin entwickelt worden sind (vgl. auch S. 350 ff.).

Gegenwart, Gegenwärtigkeit – bezeichnen jenen Aspekt der Wirklichkeit, unter dem wir diese als mit uns gleichzeitig gegeben annehmen. Alle Funktionen, alle Bewegungen sind positiv nur in der Gegenwart oder als Gegenwart zu definieren.

Geschmack, Geschmacksrichtung – vgl. *sapor*

Gesundheit (im Sinn der chinesischen Medizin) – Gesundheit im Sinn der chinesischen Medizinlehre ist definiert als eine intakte Orthopathie (vgl. dieses Stichwort).

Hauptleitbahnen – vgl. *cardinalis*

Haut – Die Haut ist die *perfectio,* d. h. die vollkommene Darstellung des *o. pulmonalis,* zugleich die äußerste Verteidigungslinie gegen äußere Störreize, klimatische Exzesse (vgl. S. 198 f.).

Hervorbringungsreihenfolge – Als Hervorbringungsreihenfolge (lateinisch: *sequentia efficiens*, chinesisch: *xiangshengxu*) definiert man jene Abfolge der Qualitäten eines Zyklus, in der sich die wechselseitige aktive Induktion von Wirkungen äußert.

Herz – Natürlich gibt es in der chinesischen Umgangssprache eine Übersetzung für unser Wort »Herz«: *xin*. Als genaue Entsprechung können diese beiden Begriffe allerdings nur dann gebraucht werden, wenn die Innereien von Schlachtvieh – ein Rinderherz, ein Hühnerherz – mit ihnen beschrieben werden.

Als eng gefaßter medizinischer Fachausdruck mit *o. cardialis* übersetzt, deckt *xin* einen Komplex von Funktionen ab, die nur zum kleineren Teil und zufällig mit jenen übereinstimmen, welche die moderne westliche Medizin dem Herzmuskel zuschreibt.

Als etwas umfassenderer Ausdruck der chinesischen Medizin und anderer Wissenschaften gebraucht, entspricht *xin* entweder einem »Mittelpunkt« (»Zentrum«) oder einer zentrierten Individualität, muß daher oft mit »Bewußtsein« oder »Inhalte des Bewußtseins« übersetzt oder umschrieben werden.

Heteropathie – Eine Heteropathie, chinesisch *xie*, wörtlich »Schrägläufigkeit« von Funktion, bezeichnet die zu Gesundheitsstörungen führenden abgespaltenen Energiebeträge (vgl. S. 63 ff.).

Holz – Wandlungsphasenkonvention, welche Aktivität in ihrer höchsten Potentialität bezeichnet.

Hsüeh – alte Transskription nach dem System Wade-Giles für *xue*: »individualspezifisch struktive Energie«

Humor – »Feuchtigkeit«, chinesisch *shi*, ist ein durch die Wandlungsphase Erde qualifizierter, auf die *orbes lienalis et stomachi* bezogener klimatischer Exzeß (vgl. S. 201).

Ikonographie – Gegenwärtige Wirkungen; die Gegenwart tritt uns nicht in abstrakten, analytischen Begriffen, sondern in komplexen Bildern ins Bewußtsein. Auch die Medizin, insoweit sie sich mit gegenwärtigen, d. h. funktionellen Phänomenen, Lebenserscheinungen befaßt, hat grundsätzlich mit komplexen Vorgängen zu tun. Daher kann es zweckmäßig sein, Zusammengehöriges in ein »Bild«, griechisch *eikon*, chinesisch *xiang*, zu fassen. So wird nicht nur die Gesamtheit aller einen Funktionskreis bildenden Phänomene als ein »Orbisikonogramm«, als die »Manifestation seiner Funktionen«, chinesisch *zangxiang*, bezeichnet; auch in der Pulsdiagnose spricht man ausdrücklich von »Ikonogrammen« des Pulses: *moxiang* (vgl. auch S. 220 ff.).

Inanitas – Energiemangel, energetische Defizienz der Orthopathie (vgl. S. 89)

Induktion – Analog den chinesischen Begriffen *gan* bzw. *ganying* verwenden wir die Worte »Induktion«, »induktiv«, »Induktivität« präzis stets nur in jener Bedeutung, wie sie seit dem Ende des 19. Jahrhunderts in der westlichen Elektrodynamik Gültigkeit erhalten haben: Induktion bedeutet die Wechselwirkung zwischen zwei gleichzeitig gegebenen Faktoren (vgl. S. 62 ff.).

Induktivsynthetischer Erkenntnismodus – Die Konzentration des Bewußtseins auf gegenwärtige Wirkungen bedeutet ein »Nebeneinanderstellen« (»Synthese«) von diesen Wirkungen in der gleichen Zeit, zugleich das Postulat ihrer wechselseitigen Beeinflussung (vgl. auch S. 62 ff., S. 92 und das Stichwort »Kausalanalytischer Erkenntnismodus«).

Induktorien – Hervorgehobene, ausdrücklich so bezeichnete *foramina »inductoria«*, (*shu* oder *shuxue*) entweder am Rücken oder an den Extremitäten (vgl. S. 149 ff.).

Innen-Orbis – deutsche Bezeichnung für jenen Teil eines funktionellen Gespanns, der als *intima* (chinesisch *li*) als struktive Komponente, mithin gewissermaßen als Widerlager einer Gesamtfunktion verstanden und qualifiziert wird (vgl. auch »Außen-Orbis«).

Intima – Dieses Fachwort als Entsprechung des chinesischen *li* deutet entweder auf einen »Innen-Orbis« (s. d.) oder allgemeiner auf die in der Tiefe des Individuums oder des Körpers sich vollziehenden Vorgänge (vgl. auch S. 187 ff.).

Kampo-Medizin Japans – Der japanische Begriff *kampo* bedeutet wörtlich »chinesische Rezeptur«. Nachdem die Japaner mit anderen Wissenschaften vor allem seit dem 7. Jahrhundert auch ihr Medizinsystem weitgehend aus China übernommen hatten, kam diese Bezeichnung zunächst als Ausdruck für die wissenschaftliche chinesische – im Gegensatz zur einheimischen Volksmedizin – auf. Im 20. Jahrhundert erlebte er zusammen mit den traditionellen Verfahren eine entsprechende Renaissance. Oft bezeichnet er dann in Japan im engen Sinn jene Tradition der Arzneimitteltherapie, die sich auf Zhang Zhongjing und sein *Shanghanlun* gründet (vgl. S. 300 ff.).

Kausalanalytischer Erkenntnismodus – Konzentriert sich die bewußte Aufmerksamkeit auf vergangenes Geschehen, so bedeutet dies eine Ablösung des Bewußtseins vom Gegenwärtigen und die Hinwendung der Aufmerksamkeit auf verursachend der Gegenwart vorangehende Faktoren (*causae*, »Ur-Sachen«). Eine entsprechende Erkenntnishaltung nennt man kausalanalytischen Erkenntnismodus (vgl. auch S. 59 ff.).

Klima – Insofern das für einen Ort charakteristische Klima, aber auch seine Veränderungen stets und fortgesetzt das Befinden eines jeden Menschen beeinflussen, werden sie ausdrücklich in konventionell definierter Weise in Diagnose und Therapie berücksichtigt (vgl. S. 198 ff. und S. 232 f.).

Knochen – Die Knochen sind zusammen mit den Zähnen die *perfectio* des *o. renalis* (vgl. S. 120 ff.).

Konstellierende Kraft – umschreibender Ausdruck für den chinesischen Terminus *shen* (vgl. »Energetik«).

Kontravektion, kontravehent – Kontravektion, chinesisch *ni*, entspricht einer Bewegung im Gegensinn; kontravehent bedeutet »im Gegensinn bewegt« oder »im Gegensinn sich bewegend«. Der Ausdruck ist typisch und zugleich unerläßlich für die Beschreibung komplexer dynamischer Vorgänge, die der Gegenstand einer funktionsorientierten Medizin sind.

Körperakupunktur – Eine Bezeichnung, die sich in der westlichen Medizinliteratur in jüngster Zeit eingebürgert hat, um die klassische Akupunktur, welche Reizpunkte am ganzen Körper kennt, von modernen, z. T. nichtchinesischen Neuentwicklungen und Sonderverfahren abzugrenzen, die sich auf die Nadelung einzelner Körperteile oder Regionen beschränken, etwa auf das Ohr, den Kopf, auf den Mund.

Krankheit – Im Sinn der chinesischen Medizin ist Krankheit entweder durch eine Schwäche der Orthopathie (s. d.) oder aber durch das Vorhandensein von Heteropathien (s. d.) charakterisiert.

Leitbahnen – Deutsche Entsprechung der Allgemeinbezeichnung »Sinarterien«, chinesisch *jingmo*. Nach Auffassung der chinesischen Medizintheorie bewegen sich in ihnen die verschiedenen

Formen von Energie (vgl. »Energetik«), mit Ausnahme der Wehrenergie. Die Leitbahnen sind gedachte (also nicht materielle, aber auch nicht fiktive!) Verbindungen zwischen all jenen Punkten, die empirisch einen Funktionszusammenhang zwischen den Orbes erkennen lassen. Es sind Bahnen, in welchen sich Bewegungen vollziehen, nicht anders als die Kraftlinien eines magnetischen »Feldes« oder die Bahnen eines Planeten. Weder die Kraftlinien noch die Planetenbahnen lassen sich als materielle Konkretisierung fassen; sehr wohl aber wird Materie, die zu bestimmten Zeiten in sie eintritt, dynamischen Kräften ausgesetzt. Wenn seit einiger Zeit in den verschiedensten Ländern aufgrund dilettantischer Darstellungen der chinesischen Medizin Forschungen unternommen wurden und z. T. noch werden, um das Substrat, d. h. die anatomischen Grundlagen der Leitbahnen nachzuweisen, so ist ganz klar festzustellen, daß es sich hier *nicht* um den Nachweis chinesischer Theorie, sondern um den Versuch handelt, Hypothesen nachzuprüfen, die *absolut nichts mit chinesischen Theorien zu tun haben.*

Leitkriterien – Leitkriterium ist die Entsprechung des chinesischen Terminus *gang* und bezeichnet eine von acht konventionell eng definierten Wertkonventionen, die vor allem in der Diagnostik die stringente Verbindung zwischen beobachteten Symptomen und postulierten Agentien ermöglicht (vgl. auch S. 183 ff.).

Maß – Maß ist jener Aspekt, hinsichtlich dessen sich alle vergangenen Wirkungen gliedern und unterscheiden lassen. Maß setzt Masse voraus, d. h. eine Anhäufung, Akkumulation von Wirkung in der Vergangenheit. (Demgegenüber ist Gegenwart oder gegenwärtige Wirkung nicht akkumuliert, sondern entfaltet, besitzt also keine Masse, entzieht sich der positiven Messung.)

»Meridian« – In der älteren Literatur und in der pragmatischen Akupunkturliteratur auch z. T. heute noch anzutreffende Bezeichnung für den chinesischen Ausdruck *jingmo:* »Leitbahn« – wobei zwischen deren verschiedenen Kategorien kein Unterschied gemacht wird (vgl. Stichwort »Leitbahnen«).

Meßbarkeit, Messung – Messung ist die Voraussetzung für die exakte Gliederung von vergangenen Wirkungen, von Materie, von Substrat. Umgekehrt ist die Meßbarkeit (vgl. das Stichwort »Maß«) auf positiv vergangene Wirkung beschränkt (vgl. S. 173 f.).

Metall – Wandlungsphasenqualifikation von Struktivität in ihrer höchsten Potentialität (vgl. auch S. 80 f.).

Moxibustion – das Abbrennen von Kegelchen aus Artemisia-Kraut (Beifuß) an oder über bestimmten *foramina* (vgl. S. 274 f.).

Nadelstichanalgesie – Nadelstichanalgesie ist die genaue Übersetzung der chinesischen Worte *zhenzimasui,* die ein Hilfsverfahren der modernen (westlichen!) Chirurgie bezeichnen, das erst seit den sechziger Jahren unseres Jahrhunderts in China entwickelt worden ist (vgl. S. 277 ff.).

Nebenwirkungen (von Arzneimitteln) – Während die westliche Medizin bei vielen zur Behandlung von Krankheiten eingesetzten Stoffen Nebenwirkungen beschreibt, vermutet oder fürchtet, ist aus der Perspektive der wissenschaftlichen chinesischen Medizin ein solcher Begriff ohne Inhalt und tatsächlich auch nicht vorhanden. Denn die chinesische Diagnostik erfaßt ja *alle* irgendwie biologisch signifikanten Wirkungen bereits in ihrer aktuellen, unmittelbaren Entfaltung, also noch ehe sie sich zeitlich akkumulieren und damit zu körperlichen Veränderungen führen können. Aufgrund solcher Erkenntnismöglichkeiten lassen sich unerwünschte aktuelle Wirkungen auch sogleich adäquat kompensieren, ausgleichen – und alles, was als unerwünschte »Nebenwirkung« ins Gewicht fallen könnte, ist vom Ansatz her zu verhindern.

Nerven – In Ermangelung einer Anatomie finden sich in der chinesischen Medizintheorie keine ausdrücklichen (expliziten) Aussagen über Nerven oder das Nervensystem. Sehr wohl aber können die Funktionen dieses Systems zur Gänze dem *o. renalis* zugerechnet werden, was durch spätere Ergänzungspostulate wie etwa die *paraorbes cerebri et medullae* (»Hirn und Mark«) noch verdeutlicht wird.

Nervocardinales – Eine Gruppe von an der Körperoberfläche gelegenen Leitbahnen, zu Deutsch etwa »Muskelleitbahnen« (vgl. das folgende Stichwort), die zum Bewegungsapparat und seinen Elementen in besonders enger Beziehung stehen, weshalb ihre »Verknotungen« bei Muskelschmerzen im weitesten Sinn bevorzugt behandelt werden.

Nervus – Der klassische lateinische Terminus *nervus* entspricht exakt dem chinesischen Fachbegriff *jin,* welcher alle Antriebselemente des Bewegungsapparats, also die Muskeln und Sehnen bezeichnet. Die *nervus* sind die *perfectio* des *o. hepaticus,* mithin in ihrer Leistungsfähigkeit von der Stärke seiner Orthopathie abhängig.

Netzbahnen – vgl. *reticulares*

Normkonventionen – In jeder Wissenschaft können Erkenntnisdaten allgemeinverbindlich formuliert und eindeutig nur mitgeteilt werden, wenn sie unter Bezug auf Normkonventionen (= konventionelle Normen) ausgedrückt werden. Eine messende Wissenschaft wie die kausalanalytische westliche bedarf der quantitativen Normkonventionen, wie sie z. B. im metrischen System gegeben sind. Eine wertende, Richtungen bestimmende, wie die induktiv-synthetische chinesische Medizin bedarf der qualitativen Normkonventionen, wie wir solche in Gestalt von *yin* und *yang,* den Fünf Wandlungsphasen, den Leitkriterien der Diagnostik kennengelernt haben.

Objektivität – Objektivität ist ein typischer Begriff des westlichen Denkens und der westlichen Wissenschaft, der allerdings entgegen weitverbreitetem Glauben in keinem direkten Zusammenhang mit dem positiven Charakter, mit der Nachprüfbarkeit und Reproduzierbarkeit von Erkenntnisdaten zusammenhängt (vgl. auch S. 213 ff.).

Ohrakupunktur – ein Begriff, der sich in Fach- und Laienliteratur zur Bezeichnung des Verfahrens der Aurikulotherapie eingebürgert hat (s. d.).

Orbis – Fachwort für den chinesischen Begriff *zang* oder *zangfu* (vgl. S. 91 ff.).

Orbisikonographie – Als genaue Nachbildung des chinesischen Ausdrucks *zangxiang* bezeichnet Orbisikonographie die Lehre von den charakteristischen Erscheinungsweisen der Funktionskreise (vgl. auch S. 85 ff.).

Organ – Anders als in der westlichen Medizin bezeichnet im Zusammenhang der chinesischen der Ausdruck »Organ«, chinesisch *guan,* ausschließlich ein Sinnesorgan wie etwa das Auge oder die den Geschmackssinn tragende Zunge. Bei Fehlen einer Anatomie ist dem Begriff keine weitere Bedeutung beizulegen.

Orthopathie – Die Orthopathie, chinesisch *zheng,* bedeutet eine »Geradläufigkeit« einer einzelnen oder der Gesamtheit aller Lebensfunktionen eines Individuums; Antonym: Heteropathie (vgl. auch S. 63 und S. 65).

Paraorbes – Eine Anzahl von zur Berücksichtigung wichtiger empirischer Daten in das System der Orbisikonographie definierter, ergänzender Funktionskreise – zu denen vor allem die Paraorbes »Hirn«, »Mark«, »Gebärmutter« und »Galle« gehören.

Perfectio – Das Fachwort *perfectio,* chinesisch *chong,* bezeichnet die »vollkommene Darstellung«, mit anderen Worten die im Konzert aller Funktionskreise Persönlichkeit typisierende Funktion des entsprechenden Orbis.

Persönlichkeit – Der chinesische Ausdruck *shen* (ein anderes Wort als *shen,* das mit »konstellierende Kraft« umschrieben wird!) bezeichnet die Gesamtheit aller Phänomene, die wir als »Persönlichkeit« beschreiben. Eine Trennung von Seele und Körper, Geist und Stoff ist den chinesischen Denkern, mithin auch den chinesischen Wissenschaften, zu allen Zeiten fremd gewesen. Wenn daher in modernen chinesischen oder westlichen Darstellungen der Eindruck erweckt wird, daß eine bestimmte Therapie sich ausschließlich auf körperliche *oder* psychische Symptome beschränke, so liegt dies an der mangelhaften sprachlichen Wiedergabe der chinesischen Gedanken – und entspricht nicht der Begrifflichkeit der chinesischen Medizin.

Phasenenergetik – Allgemeinbezeichnung für eine Spezialdisziplin der chinesischen Medizin, die möglicherweise erst im 7. Jahrhundert unserer Zeitrechnung Gestalt angenommen hat, und die sich systematisierend um die Zusammenhänge zwischen kosmischen Perioden sowie Wetter und Immunologie bemüht.

»Pneuma« – Ein in älteren europäischen Schriften über die chinesische Medizin mitunter zur Übersetzung des Begriffs *qi* gebrauchter Ausdruck. Seine Verwendung ist unangemessen, weil Pneuma aus einem ganz anderen philosophischen Zusammenhang stammt als der *qi*-Begriff.

Polarität – Polarität, chinesisch *yinyang,* bezeichnet das Auseinandertreten zweier Aspekte einer Wirkung, die sich gegenseitig ausschließen, zugleich gegenseitig ergänzen, aufeinander angewiesen sind, sich gegenseitig bedingen.

Potentialität, potentiell, Potential – Potentialität ist der Aspekt von Wirkung, die sich nicht in der Gegenwart entfaltet, sondern in der Vergangenheit angehäuft ist. Aller Stoff, alles Substrat, alle Materie ist potentielle oder potenzierte Wirkung, ist Potential.

Auch die chinesische Medizin kennt die Vorstellung von Potentialen, etwa in den Begriffen *jing*, »Struktivpotential«, aber auch in *ying*, »Bauenergie«. Der Begriff des »Potentials« unterstellt, daß seine Möglichkeiten stets nur teilweise aktualisiert werden können, weshalb niemals eine erschöpfende Aussage über die Gesamtheit der in einem Potential angesammelten Wirkungen von ein und derselben Bezugsposition her gemacht werden kann.

Prognose – Auch die chinesische Medizin ist in der Lage, überall dort, wo sie positive Beobachtungsdaten rational stringent vernetzt hat, prognostische Aussagen mit sehr hoher, oft mit an Sicherheit grenzender Wahrscheinlichkeit zu machen. Selbstverständlich beziehen sich diese Aussagen – entsprechend dem induktivsynthetischen Erkenntnismodus, welcher der chinesischen Medizin zugrunde liegt – primär stets auf Funktionen, d. h. auf Lebensvorgänge, nur indirekt auf das diese Lebensfunktionen tragende Substrat (vgl. auch S. 58 ff.).

Prüderie – Es ist richtig, daß die chinesische Kultur insgesamt und all ihre Vertreter zu allen Zeiten im Vergleich zur abendländischen bei der unmittelbaren Darstellung oder Entblößung des Körpers viel stärkere Zurückhaltung zeigen. Diese Zurückhaltung hat indes die chinesische Medizin niemals bei der Gewinnung von positiven Erkenntnissen über alle wichtigen Lebensfunktionen und nur sehr selten bei der Behandlung von Störungen eben dieser Funktionen behindert. Es ist schlicht ein Märchen, das wohl erst im 19. Jahrhundert von oberflächlichen Berichterstattern über die Praxis der chinesischen Medizin in die Welt gesetzt wurde, daß die Pulsdiagnose im wesentlichen aufgrund der herrschenden Prüderie als diagnostisches Mittel Bedeutung erlangt habe (vgl. auch S. 217 ff.).

Puls – Die genaue Beobachtung und vor allem eindeutige Qualifikation des Pulses ist eine tragende Säule der chinesischen Diagnostik (vgl. S. 213 ff.).

Qi – wichtigster, zugleich relativ allgemeiner Begriff für aktiv sich in einer bestimmten Richtung entfaltende Energie (vgl. auch das Stichwort »Energetik« sowie S. 62 ff.).

Qualität, Qualifikation – Das einzige positive Unterscheidungskriterium aktuellen Geschehens, von Bewegung, ist ihre Richtung. Ein im Hinblick auf wissenschaftliche Methodologie synonymer Begriff von »Richtung« ist »Qualität«. Eine Bestimmung von Qualität oder Richtung, eine Qualitätsaussage nennt man eine »Qualifikation« oder »Wertung« (vgl. auch S. 62).

Radialispulse – Obzwar die chinesische Diagnostik eine ganze Anzahl von Pulsstellen am Körper kennt und erforderlichenfalls auch tastet, kommen mit Abstand den *situs*, welche durch die am Köpfchen der Speiche (*processus styloides radii*) vorbeiziehende Arterie gebildet werden, mit Abstand die größte Bedeutung und diagnostische Aussagekraft zu (vgl. S. 220 ff.).

Reaktion – Eine Re-aktion ist eine gespiegelte, zurückgeworfene Aktion, also selbst immer noch Aktion. Sie darf nicht mit einer Struktion verwechselt werden (s. d.).

Reizpunkt – s. *foramen*

Repletio – energetische Stärke, Redundanz, energetische Besetzung einer Heteropathie (vgl. S. 190 f.).

Reticularis – zu deutsch »Netzbahn«, chinesisch *luo*, bezeichnet die von den Hauptleitbahnen abzweigende, die Hauptleitbahnen untereinander vernetzende Gruppe von Leitbahnen. Die *reticulares* haben in der Regel keine eigenen Reizpunkte, sondern teilen diese mit den Hauptleitbahnen (*cardinales*).

Richtung – Der Begriff Richtung ist das erkenntnistheoretische Gegenstück zu Maß, als solches das einzige positive Unterscheidungskriterium für in der gleichen Zeit gegebene Wirkungen (vgl. auch Qualität, Wertung, etc. sowie S. 192 ff.).

Sapor (Plural: *sapores*) – Das Fachwort *sapor* hat, wie seine chinesische Entsprechung *wei*, nicht nur die Bedeutung »Geschmack«, »Geschmacksrichtung«, sondern bezeichnet auch Speisen oder Arzneimittel einer bestimmten Geschmacksrichtung. Mit anderen Worten: im Begriff liegt eine materielle Komponente. Die *sapor*-Qualifikation ist ein wichtiger Bestandteil der normativen Definition des Wirkbereichs eines jeden Arzneimittels (vgl. auch S. 241 ff.).

Schmerz – Chinesische und westliche Medizin sind zwar einhellig der Meinung, daß Schmerz stets nur ein Symptom, niemals die

Krankheit selbst darstelle. Dennoch gehen beide Systeme in ihrem praktischen Verhalten gegenüber dem Schmerz auseinander. Während die westliche Medizin außerordentlich häufig eine symptomatische Schmerzlinderung oder Schmerzunterdrückung befürwortet oder durchführt, weil sie in vielen Fällen die Ursachen des Schmerzes nicht fassen kann, ist die chinesische Medizin, sachgerecht angewandt, praktisch immer in der Lage, zwar nicht die Ursachen der schmerzauslösenden Störung – die ja (vgl. S. 194 f.) grundsätzlich außerhalb ihres Gesichtsfeldes liegen –, wohl aber die bedingenden Faktoren (Agentien) des Schmerzerlebnisses zu bestimmen und dann direkt zu beeinflussen. Die daraus sich ergebende Behandlung ist also keine symptomatische Behandlung, sondern die Korrektur eines umfassenderen Krankheitsbefundes.

Sekundovektion, sekundovehent – Sekundovektion, sekundovehent, chinesisch *shun,* weist auf das Bild eines auf einem Wasserlauf dahintreibenden Blattes, bezeichnet also präzis eine Bewegung mit der allgemeinen Flußrichtung. Je nach Zusammenhang kann sekundovehent bzw. Sekundovektion daher eine Bewegung im Sinn der Orthopathie oder in Richtung auf den Wiederaufbau der Orthopathie oder in größerem kosmischen Zusammenhang entsprechend der für die Jahreszeit typischen oder für ein Ortsklima typischen Wetterlage bedeuten.

Sexualität – Im Rahmen der chinesischen Medizintheorie beruht die Sexualität primär auf dem *o. renalis,* ist also von der dort konstitutionell gegebenen Reserve abhängig. Da nach dieser Medizintheorie der *o. renalis* Sitz der angeborenen Konstitution und die Instanz der Potenzierung von Kraft ist, bezieht die chinesische Sexualhygiene ihre Motivation im wesentlichen aus dem Umstand, daß mit diesen schwer oder überhaupt nicht zu regenerierenden Potenzen haushälterisch umgegangen werden muß.

Pathologisch werden sexuelle Exzesse – wie auch Völlerei und Trunksucht – außerhalb der für nahezu alle anderen Störungen geltenden Klassifikation als »neutrale«, d. h. weder endogene noch exogene pathogene Faktoren eingestuft (vgl. auch S. 122 f. und 209).

Sinarterien, Sinarteriologie – Fachsprachliche Adaptierungen der lateinischen Neubildung *sinarteria,* entsprechend dem chinesischen Terminus *jingmo,* auch *jingluo.* Im klassischen und mittelalterlichen Latein bezeichnet *arteria* eine »pulsierende Ader«, eine »Schlagader«, womit gleichzeitig zweierlei zum Ausdruck gebracht ist, nämlich erstens das Postulat einer »Leitung« oder »Leitbahn«, zweitens die ständige Bewegung dieser Leitbahn. Nachdem die Medizin der Neuzeit dem Begriff der Arterie einen sehr viel engeren und präziseren Sinn beigelegt hat, wurde, um Verwechslungen zuverlässig zu vermeiden, die Vorsilbe *sin-* vorangestellt.

Sinarterien sind die allgemeinste Bezeichnung für die von der chinesischen Medizin postulierten Leitbahnen. Der Begriff sagt nichts über die Formen der Energie aus, die in den einzelnen Leitbahnen vermutet werden (vgl. »Energetik«). Auf jeden Fall ist es eine unzulässige, durch keine klassische chinesische Quelle gestützte Annahme, den Inhalt der Sinarterien als »Blut« zu deuten oder gar zu definieren – und demnach den Chinesen die Endeckung des Blutkreislaufs à la Harvey zuzuschreiben (vgl. auch *cardinales, reticulares*).

Sinnesorgan – vgl. Organ

Somatotrope Humanprüfung – Bestandteil einer Arzneimittelprüfung neuer Art (vgl. S. 352 ff.), setzt *zwingend* die Durchführung einer funktiotropen Humanprüfung voraus. Nur unter dieser Bedingung ist zuverlässig das Auftreten von unvorhersehbaren Nebenwirkungen oder gar Schäden zu vermeiden.

Species – chinesisch *biao*, bezeichnet wörtlich die Außenseite (eines Kleidungsstücks), als Fachwort im engen Sinn entweder a) einen Außen-Orbis oder b) die die Funktionskreise nach außen vertretenden und in der Haut verlaufenden Leitbahnen. Im weiteren Sinne steht *species* für die funktionelle »Oberfläche« – im Gegensatz zur »Tiefe« (*intima*) der Persönlichkeit (vgl. auch S. 187 ff.).

Speicherfunktion – In der Orbisikonographie wird jedem *o. horrealis* eine Speicherfunktion im Hinblick auf eine charakteristische Form von Energie zugeschrieben (vgl. die Spalte der Tafel auf S. 126).

Speicher-Orbis – nicht normierte deutsche Entsprechung des lateinischen Fachworts *o. horrealis*, des chinesischen *zang* (vgl. S. 105 ff.).

Struktion, struktiv, Struktivität – Struktion, von lateinisch *struere* = »bauen, »konkret darstellen«, bezeichnet bei induktivsynthetischer Erkenntnis von Wirkungen das Komplement einer Aktion: während Aktion, Aktivität Bestehendes aufhebt, verändert, und deshalb absolut gesetzt und gesehen nicht wahrnehmbar, definierbar ist, entspricht die Struktion einerseits dem in Gestalt vergangener Wirkungen vorhandenem Widerstand gegen gegenwärtige Aktion, zugleich dem, was die Wirkung einer Aktion assimiliert, aufnimmt, fixiert, damit zu konkreter, materieller Darstellung bringt. (Dies ist auch die einzige umfassend adäquate Übersetzung des chinesischen Begriffs *yin*, für den alle übrigen mitunter anzutreffenden »Übersetzungen« oder »Entsprechungen« (wie etwa »Passion« oder »Reaktion«) nicht nur unzulänglich, sondern schlechthin irreführend sind.

Subjektivität – Subjektivität ist ein Begriff der westlichen Philosophie und Erkenntnistheorie. Er spielt in der chinesischen Philosophie keine hervorgehobene, in der chinesischen Medizin überhaupt keine Rolle, weil man sich immer darüber klar war, daß die Mehrzahl der medizinisch relevanten Daten primär oder grundsätzlich nur subjektiv erfaßt und gewonnen werden können (Schmerzempfindungen, Träume, Gefühle, Neigungen, Begierden sind der positiven und authentischen Erfahrung allein durch ein *humanes* Subjekt zugänglich. Der Versuch einiger neuerer westlicher Disziplinen, sie durch statistische Vergleiche und/oder gezielte Fragen zu »objektivieren«, verstößt gegen elementare Regeln jeder Erkenntnis: Durch das Argument, ein bestimmter Schmerz werde durch statistische Vergleiche der Erfahrungen anderer Subjekte wahrscheinlicher und sei daher »positiver« oder gar »objektiv«, ist ohne jede Relevanz für den konkreten Individualfall und ohne Bedeutung für die Therapie). Subjektive Erfahrungen und Erlebnisse können nur dann *indirekt* und bedingt objektiviert werden, wenn eine über Jahrhunderte, ja Jahrtausende bekräftigte Erfahrung die Korrelation zwischen solchen Eindrücken, etwa Angst, Kummer ... (vgl. »Emotionen«) und eindeutigen objektiven Symptomen wie entsprechenden Pulsikonogrammen bekräftigt hat. Solches ist in der Tat in beachtlichem Umfang in der chinesischen Medizin der Fall, ohne daß man deshalb der Unterscheidung von Subjekt und Objekt irgendwelchen heuristischen oder klinischen Wert zubilligen mußte.

Substrat – Substrat, von lateinisch *substernere*, »darunter hinbreiten« – bezeichnet den (materiellen) Träger einer Funktion.

Tageszeiten – Eine primär auf die Beobachtung und Beeinflussung gegenwärtiger Abläufe gerichtete Medizin wie die chinesische erkennt selbstverständlich die tageszeitlichen Einflüsse auf die normalen und die gestörten Lebensfunktionen – und trägt ihnen Rechnung (vgl. auch Orbisikonographie, S. 171 u. passim).

Tricalorium – Das Tricalorium, chinesisch *sanjiao,* zu Deutsch mit »Dreifacher Wärmebereich« zu umschreiben, bezeichnet etwa seit dem Beginn unserer Zeitrechnung einen eigenen Orbis als Gegenstück zum *o. pericardialis.* Allerdings gab es auch in China jahrhundertelange Diskussionen über seine Abgrenzung. Immer bestand Klarheit darüber, daß ihm kein spezifisches Substrat zugeordnet werden kann (vgl. S. 134 ff.).

Überwältigungsreihenfolge – Als Überwältigungsreihenfolge, lateinisch *sequentia violationis,* chinesisch *xiangwuxu,* bezeichnet man jene Abfolge der Qualitäten eines Zyklus, in der eine pathologische, also störende oder zerstörende Flußrichtung der Energie zum Ausdruck kommt (vgl. S. 83 sowie die Stichworte »Bezwingungsreihenfolge«, »Hervorbringungsreihenfolge«).

Vergangenheit – Vergangenheit ist jener Aspekt der Wirklichkeit, der nur unter der Voraussetzung ins Bewußtsein tritt, daß dieses gegenüber gegenwärtigen Wirkungen abgeschirmt, von ihnen willkürlich gelöst wird. Die Vergangenheit entspricht einer Akkumulation vieler Wirkungen, hat mithin Dimension, Masse, aber keine Richtung.

Wandlungsphasen – Eine in praktisch allen klassischen Wissenschaften Chinas, so auch in der Medizin, gültige Wertkonvention, nach der durch Kombination dreier Polpaare, nämlich Differenziertheit: Undifferenziertheit, Aktivität: Struktivität und Aktualität: Potentialität die Richtungen (= Qualitäten) jedes beliebigen Zyklus normativ qualifiziert, d. h. eindeutig, exakt bewertet werden können.

Wasser – Wandlungsphasenkonvention von Struktivität in ihrer höchsten Aktualität, wie sie etwa dem Winter, Mitternacht, dem Norden entspricht.

Wehrenergie – s. *wei.*

Wei – Als *wei,* »Wehrenergie«, bezeichnet man jene Form von Energie, welche sich an der Körperoberfläche außerhalb der Leitbahnen in der Abwehrkraft, Widerstandskraft des Individuums gegen äußere Störreize bekundet (vgl. auch »Energetik«).

Wert, Wertung, Wertbarkeit – Wert ist eine Aussage über eine Qualität, über eine Richtung.

Wertung ist der Vollzug dieser Aussage, Wertbarkeit die Möglichkeit zu ihr. Bei der Vielzahl gegenwärtiger Wirkungen ist deren jeweilige Richtung, ihre Qualität, die einzige positive Unterscheidungsmöglichkeit.

Auch die Sprache der kausalanalytischen Wissenschaft kennt den Begriff des Wertes, verwendet ihn aber in einer durchaus lockeren, unwissenschaftlichen, allenfalls technischen Weise, indem sie eine subjektive Stellungnahme in das Meßergebnis schmuggelt: Messungen sind *per definitionem* wertfrei (sie haben an sich keine Richtung!) Deshalb ist ein Wort wie der häufig anzutreffende »Meßwert« ein Wortungeheuer, ein Hermaphrodit; und vollends der Gebrauch des Wortes Wert anstelle von Meßdatum oder Maßangabe setzt den Begriff des völlig Fehlenden – nämlich den der Wertung – an die Stelle des allein Zugelassenen – des Maßes, der Messung.

Wertkonvention – Wertkonventionen sind in jeder induktivsynthetischen Wissenschaft die unabdingbare Voraussetzung für die exakte, allgemeinverbindliche und eindeutige Formulierung von Richtungsangaben, qualitativen Aussagen. Ihre praktisch völlige Abwesenheit in den medizinischen Disziplinen des Westens ist für sich allein genommen bereits ein Indiz dafür, daß diese entweder auf der kausalen Analyse beruhen – also zu einer Wertung nicht in der Lage sind – oder aber Wertungen *ad hoc,* in nicht allgemeinverbindlicher Weise vollziehen, insofern auf der Stufe der Empirie und Protowissenschaft verharren (vgl. auch S. 180 ff.).

Wetter – Das Wetter ist unmittelbarer Ausdruck des Klimas und übt fortgesetzt auf jedes Individuum Wirkungen aus, die selbstverständlich diagnostisch zu berücksichtigen sind (vgl. Klima sowie S. 198 u. S. 232 f.).

Wirkposition – Als »Wirkposition« bezeichnen wir jede separat definierbare, also individuelle positive Wirkung.

Xue – Das chinesische Fachwort *xue,* in der Alltagssprache bedingt mit »Blut« übersetzbar, ist im präzisen Zusammenhang der chinesischen Medizin als »individualspezifisch struktive Energie«

zu umschreiben und ein verhältnismäßig allgemeiner Begriff für alle einem bestimmten Individuum verfügbaren, zugleich für es typischen Säfte (vgl. auch »Energetik«, S. 362 f.).

Yang – fundamentale Wertkonvention aller chinesischen Wissenschaften: Aktivität, Aktives, Aktion (vgl. S. 71 f.)

Yin – Fundamentale Wertkonvention aller chinesischen Wissenschaften: Struktivität, Struktives, Struktion (vgl. S. 71 f.)

Ying – Allgemeinbezeichnung für die einem Individuum verfügbaren, stets wirksamen struktiven Energien, wörtlich als »Bauenergie« zu übersetzen, dem *xue* verwandt (vgl. »Energetik« sowie S. 77 ff.).

Zungendiagnose – Die diagnostische Beurteilung des Zungenbefunds, und zwar geschieden nach dem Aussehen des Zungenkörpers und dem des Zungenbelags, ist ein wichtiger Bestandteil der chinesischen Diagnose durch den Augenschein, *inspectio* (vgl. S. 211 f.).

Anmerkungen

I. DIE WESTLICHE UND DIE CHINESISCHE MEDIZIN

1 Th. Meyer-Steineg/K. Sudhoff, Illustrierte Geschichte der Medizin, 5. Auflage, Stuttgart 1965, S. 30
2 Arthur Jores, Die Medizin in der Krise unserer Zeit, Bern/Stuttgart 1961, S. 38
3 Th. Meyer-Steineg/K. Sudhoff, a.a.O., S. 320
4 Christof Helberger, Ziele und Ergebnisse der Gesundheitspolitik, in: Wolfgang Zapf (Hg.), Lebensbedingungen in der Bundesrepublik, Sozialer Wandel und Wohlfahrtsentwicklung, Frankfurt/New York 1977, S. 686
5 Hans Schaefer, Die Medizin heute, München 1963, S. 113
6 Arthur Jores, a.a.O., S. 54
7 Christof Helberger, a.a.O., S. 691
8 Christof Helberger, a.a.O., S. 690
9 Elisabeth Noelle-Neumann (Hg.), Allensbacher Jahrbuch der Demoskopie 1976, Wien/München/Zürich 1976, S. 180. Auf die Frage »Wie würden Sie im großen und ganzen Ihren Gesundheitszustand beschreiben?« antworteten 18 Prozent mit »sehr gut«, 41 Prozent mit »ziemlich gut«, 35 Prozent mit »es geht«, 5 Prozent mit »ziemlich schlecht« und 1 Prozent mit »sehr schlecht«
10 Arthur Jores a.a.O., S. 26 f.
11 So etwa der Berliner Neurologe Roland Schiffter in: Akupunktur aus der Sicht eines kritischen Neurologen, Vortrag in »Akupunktur«, Heft 1/74
12 Süddeutsche Zeitung Nr. 173 vom 30./31. Juli 1977
13 Thure von Uexküll, An den Grenzen der Medizin, in: Heinrich Nussbaum (Hg.), Die verordnete Krankheit, Frankfurt/Main 1977, S. 100
14 Vom griechischen *iatros* (Arzt) und *genesis* (Ursprung)
15 Arthur Jores, a.a.O., S. 58
16 Arthur Jores, a.a.O., S. 54
17 Benjamin Lee Whorf, Sprache, Denken, Wirklichkeit, Beiträge zur Metalinguistik und Sprachphilosophie, Reinbek bei Hamburg 1963, S. 12

18 Whorf, a.a.O., S. 52 f.
19 Whorf, a.a.O., S. 46
20 Thomas S. Kuhn, Die Struktur wissenschaftlicher Revolutionen, Frankfurt/Main 1973, S. 45
Zum Begriff der »normalen Wissenschaft«, der bei Kuhn als Fachterminus gebraucht wird, genügt es, festzustellen, daß die derzeitige Medizinwissenschaft darunter fällt
21 Whorf, a.a.O., S. 40
22 Whorf, a.a.O., S. 52 f.
23 Wolfgang Stegmüller, Theorie und Erfahrung, Berlin/Heidelberg/New York 1973, S. 8
24 Bichat – zitiert nach Th. Meyer-Steineg/K. Sudhoff, Illustrierte Geschichte der Medizin, Stuttgart 1963, S. 299
25 Viktor von Weizsäcker, Der Arzt und der Kranke (1927), in: Karl E. Rothschuh (Hg.), Was ist Krankheit?, Darmstadt 1975
26 Whorf, a.a.O., S. 20
27 Von griechisch *soma* (Körper, Leib)
28 C. G. Jung in der Einleitung zu: Richard Wilhelm, Das Geheimnis der goldenen Blüte, Zürich 1928, S. 74 f.
29 a.a.O., 2. Auflage, Zürich 1948
30 Die »klassische« Medizinliteratur ist im Anhang in der Bibliographie A 2. näher beschrieben
31 Diese bei engem Kontakt mit den chinesischen Quellen im Grunde selbstverständliche Feststellung haben wir neuerdings mit Entschiedenheit immer wieder betont, keinesweges aber erstmals formuliert. Bereits Mitte des vorigen Jahrhunderts stellte der russische Arzt A. Tartarinoff in seinen »Bemerkungen über die Anwendung schmerzstillender Mittel bei den Operationen und über die Hydropathie in China« fest, daß sich »in der ganzen chinesischen Medizin keine Spur anatomischer Kenntnisse findet«, oder daß »dieselben so schwach sind, daß sie keine Aufmerksamkeit verdienen«. (vgl. »Arbeiten der Kaiserlich Russischen Gesandtschaft zu Peking über China, sein Volk, seine Religion, seine Institutionen, socialen Verhältnisse«. Aus dem Russischen nach dem in St. Petersburg 1852–57 veröffentlichten Original von Dr. Carl Abel und F. A. Mecklenburg, Berlin 1858)
32 Ludwig Wittgenstein, Philosophische Untersuchungen 43, in: Schriften von Ludwig Wittgenstein, Band I, Frankfurt/Main 1963, S. 311
33 Marcel Granet, Das chinesische Denken, München 1963, S. 87
34 Paul Nogier, Über die Akupunktur der Ohrmuschel, in: Deutsche Zeitschrift für Akupunktur 1957, Nr. 3–4, 5–6, 7–8
35 Geboren wahrscheinlich 216 v. Chr.
36 Die Übersetzung stammt von Franz Hübotter in: Zwei berühmte chinesische Ärzte des Altertums Chouen Yu-I und Hoa T'ouo, in: Mitteilungen der Deutschen Gesellschaft für Natur- und Völkerkunde Ostasiens, Band XXI, Teil A, Tokyo 1926, S. 19

37 Fachterminus von lateinisch *ardor*, die Hitze
38 Franz Hübotter, a.a.O., S. 15
39 A. Tartarinoff, Die chinesische Medizin, a.a.O.
40 Whorf, a.a.O., S. 20
41 Originaltext in Englisch: »Unite all sections of medical and public health workers, veteran or new, Chinese or Western style, in a solid united front and strive to promote the great work of public health for the people.« in: Creating a New Chinese Medicine and Pharmacology, Foreign Language Press, Peking 1977, S. 6
42 In: Scaling Peaks in Medical Science?, Foreign Language Press, Peking 1972, S. 9

II. GRUNDBEGRIFFE

1 Die »große Abhandlung über die dem *yin* und *yang* entsprechenden Erscheinungen« ist das 5. Kapitel des *Suwen*, der »Elementaren Fragen im Inneren Klassiker des Gelben Fürsten«
2 Whorf, a.a.O., S. 1

III. DIE ORBISIKONOGRAPHIE

1 N. R. Hanson, Patterns of Discovery, Cambridge 1958. Eine detaillierte Darstellung der wissenschaftstheoretischen Problematik findet sich bei: Wolfgang Stegmüller, Theorie und Erfahrung, 2. Halbband, Theorienstrukturen und Theoriendynamik, Berlin/Heidelberg/New York 1973
2 Die energetischen Leitbahnen werden bisher gemeinhin als »Meridiane« bezeichnet. In der wissenschaftlichen Terminologie werden sie »Sinarterien« genannt (siehe auch Glossar)
3 »Fleisch« (chinesisch *rou*) bezeichnet den Aspekt des Körpers, den man mit Magerkeit oder Schlankheit oder aber mit Gedunsenheit oder Vollheit qualifizieren kann. Solches »Fleisch« hat prinzipiell nichts mit der Bewegungstüchtigkeit und Kraft des Körpers zu tun. Letztere beruhen ausschließlich auf *jing* (lateinisch *nervus*), d. h. den Muskeln und Sehnen, die dem *orbis hepaticus* zugeordnet sind
4 Franz Hübotter, Die chinesische Medizin, Leipzig 1929, S. 316
5 Die Zeiten von ein bis drei Uhr und von sieben bis neun Uhr, sowohl vor- als auch nachmittags
6 Zitiert nach Manfred Porkert, Die theoretischen Grundlagen der chinesischen Medizin, Wiesbaden 1973, S. 133

IV. DIE SINARTERIOLOGIE

1 Die lateinischen Ausdrücke werden in systematischem Zusammenhang im Glossar erklärt
2 Yoshio Manaka, Ian A. Urquhart, The Layman's Guide to Acupuncture, New York/Tokio 1972, S. 129 ff.
3 Im folgenden wird auf die Netzbahnen und ihre Verzweigungen nur noch kursorisch eingegangen. Zur Vertiefung sei auf Manfred Porkert, Die theoretischen Grundlagen der chinesischen Medizin, a.a.O., S. 150 ff. hingewiesen
4 Zum Beispiel Manfred Porkert, Die theoretischen Grundlagen der chinesischen Medizin, a.a.O.; Manaka/Urquhart, a.a.O., und »An Outline of Chinese Acupuncture«, hrsg. von: The Academy of Traditional Chinese Medicine, The Foreign Language Press, Peking 1975. Die in westlichen Sprachen angebotene Akupunkturliteratur enthält zum Teil gute Illustrationen zum Verlauf der Leitbahnen und der Lage der Reizpunkte. Die zugehörigen Erläuterungen stützen sich indes nicht auf die Systematik der traditionellen Medizintheorie und sind daher mit zahlreichen Widersprüchen behaftet. Sie genügen nicht annähernd den Ansprüchen/Kriterien der wissenschaftlichen chinesischen Medizin. Z. B. ist in den westlichen Büchern die Nennung von Indikationen – also von Krankheiten, bei welchen die Reizung des Punktes Wirkung zeigen soll – die einzige Information. Dagegen müßte in einer angemessenen Darstellung vor allem die Wirkung der Beinflussung eines Punktes im Vordergrund stehen

V. DIE DIAGNOSTIK

1 Ernst Mayr, Grundlagen der zoologischen Systematik, Hamburg/Berlin 1975, S. 13
2 *Suwen,* Kapitel 22/234, zitiert nach Porkert, Die theoretischen Grundlagen der chinesischen Medizin a.a.O., S. 98
3 *Suwen,* Kapitel 62/547, zitiert nach Manfred Porkert, Lehrbuch der chinesischen Diagnostik, Heidelberg 1976, S. 35
4 *Suwen,* Kapitel 17/178, zitiert nach Porkert, Lehrbuch der chinesischen Diagnostik, a.a.O., S. 35
5 *Shanghanlun,* 1. Abschnitt, zitiert nach Porkert, Lehrbuch der chinesischen Diagnostik, a.a.O., S. 36
6 Einzelheiten siehe Porkert, Lehrbuch der chinesischen Diagnostik, a.a.O., S. 45 ff.
7 Unbefangene Fragen, 4. Kapitel
8 Manfred Porkert, Lehrbuch der chinesischen Diagnostik, a.a.O.
9 Vgl. die Schule von Todo Yoshimasu; nähere Angaben in: Keisetsu Otsuka, Kanpo, Geschichte, Theorie und Praxis der Chinesisch-Japanischen Traditionellen Medizin, Tokyo 1976

10 Gerhard Bachmann, Die Akupunktur – eine Ordnungstherapie, 2. Aufl. Heidelberg 1976, S. 68 ff.

VI. DIE THERAPIE

1 Aus Kapitel 13 des »Inneren Klassikers des Gelben Fürsten«
2 Siehe Manfred Porkert, Die klinische chinesische Pharmakologie, Heidelberg 1978
3 Vgl. hierzu Acta Medicinae Sinensis 1981, Hefte 8 und 9; ferner die Bemerkung des westdeutschen Chemieprofessors Wolters, der, von einer Informationsreise aus China 1978 zurückkehrend, die Presse mit der Feststellung überraschte, daß durch die Behandlung mit chinesischen Medikamenten – und eine solche Behandlung setzt natürlich eine Diagnose nach den Regeln der chinesischen Medizin voraus – eine Grippe in zwei Tagen ausheile, während bei uns hierfür zehn Tage erforderlich sind. Prof. Wolters, der heute Mitarbeiter des Chemiekonzerns Hoechst ist, steht beileibe nicht im Ruf, ein begeisterter Anhänger der chinesischen Medizin zu sein; um so beachtlicher ist eine solche Mitteilung
4 Manaka, persönliche Mitteilung 1976

VII. DIE GESCHICHTE DER CHINESISCHEN MEDIZIN

1 Der Fall ist geschildert in: Hui Wen, Acupuncture Anaesthesia in Brain Surgery, in: Acupuncture Anaesthesia, Peking 1972
2 Mao Zedong, Zitat in: Acupuncture Anaesthesia, a.a.O.
3 Mao Zedong, Die Einheitsfront in der Kulturarbeit, Ausgewählte Werke, Bd. 3
4 Zitiert nach: Creating a New Chinese Medicine and Pharmacology, Peking 1977
5 Wilfred Burchett/Rewy Alley, China – Das neue Leben, Berlin 1975, S. 215
6 Wilfred Burchett/Rewy Alley, a.a.O., S. 229
7 Joshua S. Horn, Arzt in China, Hamburg 1975, S. 87
8 Horn, a.a.O.
9 *Hoangdi Neijing*, Suwen, 1. Kapitel, Übersetzung von Manfred Porkert
10 Wie Anmerkung 9
11 *Shanghanlun*, Übersetzung von Manfred Porkert
12 Lebensbeschreibung des Hua Tuo aus Band 920 der chinesischen Enzyklopädie, Übersetzung des Orginaltextes von Manfred Porkert
13 Hua Tuo-Zitat nach Manfred Porkert, Hua Tuo, Sonderdruck aus Bd. II der Enzyklopädie: Die Großen der Weltgeschichte, Kindler-Verlag, Zürich 1972, S. 527

14 a.a.O., S. 524
15 a.a.O., S. 521
16 a.a.O., S. 522 ff.
17 a.a.O.
18 A. Tartarinoff, Die chinesische Medizin, Berlin 1858, S. 423 ff.
19 Zitiert nach Willy Hartner, Heilkunde im alten China, in: Sinica, Frankfurt/Main 1941 und 1942
20 Acupuncture Anaesthesia, Peking 1972, S. 4 f.
21 Ein am Handrücken gelegener Reizpunkt der *sinarteria intestini crassi*
22 Akupunktur-Narkose nur Propagandalüge, in: Frankfurter Allgemeine Zeitung vom 5. 11. 1980

VIII. DIE SITUATION HEUTE

1 Whorf, a.a.O., S. 46
2 Wolfgang Stegmüller, Hauptströmungen der Gegenwartsphilosophie Bd. II, Stuttgart 1979, S. 773
3 Gerhard Pfohl, Vom Verlust akademischer Gesinnung, Festvortrag anläßlich des Festaktes »20 Jahre Forschungszentrum Neuherberg« am 10. 12. 1980 – Manuskript der Gesellschaft für Strahlen- und Umweltforschung
4 Arthur Jores, a.a.O., S. 54

Kritisches Schriftenverzeichnis und weiterführende Hinweise für den Leser

Die methodische Erschließung der traditionellen chinesischen Medizin im Hinblick auf ihren Einbau in das Gesamtgefüge der universellen Wissenschaft ist ein Werk der letzten Jahrzehnte, das selbst in Ostasien erst seit kurzem in Gang kommt. Zuvor wurde diese Medizin entweder einfach als ein ›historisches Relikt‹ oder als ein beliebig auszubeutendes und allein nach den Regeln der westlichen Medizin zu erklärendes Konglomerat von Erfahrungsdaten verstanden. All diese Umstände erklären, weshalb einschlägige Sekundärliteratur im Chinesischen und erst recht in westlichen Sprachen verhältnismäßig selten ist; auch, weshalb die bestehenden Akupunkturgesellschaften überwiegend auf die Vermittlung technischer Daten und Kniffe (»Rezeptakupunktur«), unter Vermeidung des weiteren systematisch-methodologischen Zusammenhangs der chinesischen Medizin, bedacht sind. Wir verweisen darum als fundamentale Information zunächst auf die chinesischen Quellen.

Bibliographie

A

Das hier entwickelte Verständnis der chinesischen Medizin beruht zu einem wesentlichen Teil auf der direkten Beschäftigung mit den chinesischen Quellen. Allerdings entspricht es nicht den Tatsachen, wenn gerade Chinesen oft behaupten, daß noch heute wie vor 2000 Jahren die alten Medizinklassiker die wichtigste und ausschlaggebende Informationsquelle und Richtschnur medizinischer Erkenntnis und ärztlichen Handelns darstellten. Richtig ist zwar, daß in diesen Klassikern erstmals eine in ihrem Kern noch heute gültige Theorie formuliert wird; falsch hingegen ist, daß die dort gegebene Formulierung dem Stand heutiger Erkenntnis entspreche und modernen Anforderungen genüge. In China selbst wurde diese Theorie fortlaufend verfeinert, präzisiert, überprüft und gestrafft und so erst auf jenen hohen Stand gebracht, der Aussagen wie die in diesem Buch getroffenen rechtfertigt. Ebenso ist es unzutreffend, daß man – auch bei bester philologischer und medizinischer Vorbildung – nur einen beliebigen der alten Medizintexte in die Hand zu nehmen brauche, um in überschaubarer Zeit zu einem Verständnis des ganzen Systems zu kommen.

Vielmehr haben erst die in den 50er Jahren des 20. Jahrhunderts geleisteten Bestandsaufnahmen und Synthesen ein solches Verständnis ermöglicht. Aus gutem Grund stehen also die wichtigsten der modernen Gesamtdarstellungen aus jenen Jahren am Anfang unserer Auswahlbibliographie.

1. Moderne Darstellungen der chinesischen Medizin in chinesicher Sprache

1) »Allgemeine Darstellung der chinesischen Medizin« (*Zhongyixue gailun*) – von der Nankinger Akademie für traditionelle chinesische Medizin kompiliertes, grundlegendes Lehrbuch, dessen erste Ausgabe 1958 erschien. 560 Seiten, Renmin weisheng chubanshe, Beijing.

Eine 2., überarbeitete Ausgabe erschien ein Jahr später, 1959. Darin ist die Darstellung an vielen Stellen gestrafft; wichtige Teile, etwa die »Phasenenergetik«, sind ergänzt worden. – Gleicher Verlag, Beijing.

In den 70er Jahren wurde die 1. Ausgabe des Werks vom Verlag Yiyao weisheng chubanshe in Hongkong vor allem für den Markt der Auslandschinesen neu aufgelegt und mehrere Jahre hindurch vertrieben.

Beide Ausgaben dieser Darstellung vermitteln das System der traditionellen chinesischen Medizin gerafft und doch umfassend aus profunder Kenntnis all ihrer Spezialitäten und Verzweigungen, *ohne auf die Theorienbildung und Terminologie der westlichen Medizin Rücksicht zu nehmen,* was in China Anlaß zu Kritik und zu bedenklichen »Verbesserungen« gab.

2) »Lehrmaterialien für traditionelle chinesische Medizin« (*Zhongyixue jiaocai*). Im Anschluß an die soeben genannte »Allgemeine Darstellung« wurde in China als Folge der offiziellen Politik der Ruf nach umfassendem autoritativem Lehrmaterial laut, der erstmals 1963 in Shanghai zu einer Konferenz aller Akademien für traditionelle chinesische Medizin führte. Dabei wurde beschlossen, über alle theoretischen und klinischen Fächer und Traditionen Monographien zu erstellen. So entstanden folgende Einzelwerke:

Lehrbuch zum Inneren Klassiker (*Neijing jiangyi*)
Lehrbuch zur *algor-laedens*-Lehre (*Shanghanlun jiangyi*)
Lehrbuch zu den *morbi temperati* (*Wenbingxue jiangyi*)
Lehrbuch zur chinesischen Arzneimittellehre (*Zhongyaoxue jiangyi*)
Lehrbuch zu den ›Wichtigen Besonderheiten des Goldenen Schreins‹ (*Jinkuei yaolue jiangyi*)
Lehrbuch zur chinesischen Rezeptur (*Zhongyi fangjixue jiangyi*)
Lehrbuch zur chinesischen Inneren Medizin (*Zhongyi neikexue jiangyi*)
Lehrbuch zur Lehre von den Inneren Verletzungen (*Zhongyi shangkexue jiangyi*)
Lehrbuch zur chinesischen Chirurgie (*Zhongyi waikexue jiangyi*)
Lehrbuch zur chinesischen Gynäkologie (*Zhongyi fukexue jiangyi*)
Lehrbuch zur chinesischen Ophthalmologie (*Zhongyi yankexue jiangyi*)
Lehrbuch zur chinesischen Pädiatrie (*Zhongyi erkexue jiangyi*)
Lehrbuch zur chinesischen HNO-Heilkunde (*Zhongyi houkexue jiangyi*)
Lehrbuch zur chinesischen Diagnostik (*Zhongyi zhenduanxue jiangyi*)

Lehrbuch über die verschiedenen historischen Theorien der chinesischen Medizin (*Zhongyi gejia xueshuo jiangyi*), endlich Lehrbuch zur chinesischen Medizingeschichte (*Zhongguo yixueshi jiangyi*).

Alle genannten Werke wurden zunächst vom Shanghaier Verlag für Wissenschaft und Technik (Shanghai Kexuejishu chubanshe) von 1964 an gedruckt und vertrieben, zu Beginn der 70er Jahre wiederum vom Hongkonger Verlag für Medizin, Pharmakologie und Hygiene für den Auslandsmarkt nachgedruckt.

Diese Darstellung der traditionellen chinesischen Medizin ist naturgemäß noch umfangreicher als die im eingangs genannten Einzelwerk; andererseits erreicht sie jedoch nicht die Geschlossenheit und terminologische Stringenz des erstgenannten Werks.

3) Lehrbuch der chinesischen Arzneimitteltherapie (*Zhongyaoxue jiangyi*) und

4) Lehrbuch der Aku-Moxi-Therapie (*Zhenjiuxue jiangyi*). Bemerkenswerterweise waren in der vorgehend genannten Reihe diese beiden Hauptthemen und damit auch Titel ausgespart worden, weil hierzu bereits je ein Lehrbuch von der Shanghaier Akademie für traditionelle chinesische Medizin zusammengestellt worden war – und seit 1960, zunächst vom Shanghaier Verlag für Wissenschaft und Technik (Shanghai kexue jishu chubanshe) innerhalb Chinas, ab 1971 bzw. 1972 dann von dem Hongkonger Verlag Xuelin shudian (Academy Press) für den ausländischen Markt nachgedruckt und vertrieben worden waren.

Während der 70er Jahre ging die Führung in der Produktion des richtungweisenden Lehrmaterials an die Shanghaier Akademie für traditionelle chinesische Medizin (Shanghai zhonoyi xueyuan). Diese veröffentlichte zunächst ein monumentales Kompendium über die Aku-Moxi-Therapie:

5) »Aku-Moxi-Therapie« (*Zhenjiuxue*), 1974, Volkshygiene Verlag, Beijing und nahezu gleichzeitig eine neue Serie von Monographien mit dem allgemeinen Titel.

6) »Neu Kompiliertes Lehrmaterial für die traditionelle chinesische Medizin« (*Xinbian zhonyixue jiaocai*) und Einzeltitel wie

Aku-Moxi-Therapie
Theoretische Grundlagen der chinesischen Medizin
Massage
Verletzungen
Oto-Rhino-Laryngologie
Arzneimittellehre
Gynäkologie
Pädiatrie
Rezeptur
Innere Medizin.

Auch diese Bücher wurden zunächst vom Volkshygiene Verlag im Inland und etwa ab 1976 über die Hongkonger Commercial Press für das Ausland vertrieben.

Man kann die letztgenannte Serie die »3. Generation« des modernen Lehrmaterials nennen. Sie entlehnt allerdings von der westlichen Terminologie und Medizintheorie Argumente, die dem Thema der traditionellen chinesischen Medizin fremd sind, und ist trotz aller Sorgfalt nur von bedingtem wissenschaftlichen und praktischen Wert.

Seit Ende der 70er Jahre entsteht eine 4. bzw. 5. Generation von Lehrmaterial, über deren endgültiges Gesicht noch keine abschließenden Aussagen möglich sind.

2. Einige klassische Texte

1) *Hoangdi neijing* (»Der Innere Klassiker des Gelben Fürsten»)
Der erste und, soweit bekannt, älteste Klassiker der chinesischen Medizin ist der mit Abstand am häufigsten zitierte. Spätestens seit dem 13. Jahrhundert werden daraus vor allem zwei Werke, nämlich

1. das *Suwen*, die »Unbefangenen Fragen« (*Hoangdi neijing suwen*) in 81 Kapiteln, und 2. das *Lingshu*, der »Angelpunkt der Struktivkraft«, gleichfalls in 81 Absätzen, benutzt.

Das *Suwen* ist eine textgeschichtlich heterogene Kompilation, deren ältere Teile mit großer Wahrscheinlichkeit bis ins 3. Jahrhundert vor der Zeitenwende zurückgehen. Neuere Teile wurden wahrscheinlich erst im 18. Jahrhundert ergänzt bzw. eingefügt.

Das *Lingshu* ist in seiner heutigen Gestalt ziemlich sicher eine Rekonstruktion aus dem 13. Jahrhundert, wobei allerdings verstreute Überlieferungen aus älterer Zeit verwendet wurden.

Das *Suwen* berührt alle Bereiche der Medizintheorie und eine Anzahl klinischer Fragen von praktischem Interesse, das *Lingshu* erscheint in vieler Hinsicht theoretischer und abstrakter und wird vor allem zitiert, weil es im ersten Aufriß die für die Akupunktur grundlegende Leitbahntheorie enthält (Kapitel 10).

Diese Werke wurden nicht nur kritischen Studien unterzogen, sondern inhaltlich neu gruppiert (z. B. im *Leijing,* d. h. nach Gruppen geordnetem »Klassiker« – von Zhang Jiebin in der Ming-Zeit, 16. Jahrhundert). Vor allem hat man seit 1950 wiederholt versucht, die Texte in die moderne chinesische Hochsprache zu übersetzen und zu kommentieren (z. B. *Hoangdi neijing suwen yishi,* shanghai kexue jishu chubanshe, 1959, sowie *Lingshu baihuajie,* Renmin weisheng chubanshe, Beijing 1963). Und natürlich gibt es auch Versuche zu Übertragungen in westliche Sprachen, am bekanntesten der von Ilza Veith: *The Yellow Emperor's Classic of Internal Medicine* ins Englische, und von Chamfrault und Nguyen Van Nghi ins Französische. Keine dieser Übertragungen genügt auch nur bescheidenen wissenschaftlichen Ansprüchen und erlaubt eine praktische Anwendung oder Rekonstruktion der chinesischen Theorien, einmal weil die Übersetzer die wichtigste Voraussetzung einer Übertragung, nämlich die Verwendung einer eindeutigen und normativen Terminologie nicht beachtet haben; zum anderen auch, weil die genannten Werke, wie oben schon ausgeführt, für sich allein genommen, keineswegs den Schlüssel zum Verständnis der heute praktizierten und praktizierbaren chinesischen Medizin liefern. Bestenfalls vermitteln sie einen Hauch von *couleur locale* und können als medizinhistorische Kuriositäten gelesen werden.

2) *Shanghan zabinglun* (»Das Buch über *algor laedens* und Verschiedene Krankheiten«) von dem Kliniker Zhang Zhongjing im 2. Jahrhundert unserer Zeitrechnung verfaßt. Dieser aus zwei Teilen bestehende Text gilt als das älteste uns erhaltene klinische Handbuch der chinesischen Medizin. Der im Titel verwendete Aus-

druck *shanghan* – ›*algor laedens*‹, »schädigende Kälte«, ist ein *terminus technicus* der chinesischen Pathologie und bezieht sich auf jene wichtige Untergruppe von Krankheiten, die sich gedanklich durch den Einfluß von Kälte-Noxen (*algor*) erklären lassen. Als *zabing*, ›*morbi varii*‹, »vermischte Krankheiten«, versteht man hingegen im Grunde alle Krankheiten, sofern sie nach der Pathologie der Orbes verstanden und behandelt werden. Das *Shanghanlun* hat bis heute seine Bedeutung als Sammlung klassischer Drogenrezepte bewahrt, die auch in China, vor allem aber in Japan (dort als »chinesische Rezeptur«: *kampo* bezeichnet) mit großer Konsequenz eingesetzt werden.

Diese Texte erfuhren im Laufe der Jahrhunderte verschiedene Veränderungen, woraus sich die Trennung von *Shanghanlun* und *Jinkueiyaolue* (»Wichtige Besonderheiten aus dem Goldenen Schrein«) ergab. In ersterem sind heute die der *algor laedens*-Pathologie zugeordneten Anweisungen zusammengefaßt, im zweiten Rezepturen und Therapievorschläge für die *morbi varii*. Auch diese Werke wurden in den letzten Jahrzehnten wiederholt in die moderne chinesische Hochsprache übersetzt, z. B. *Shanghanlunyishi*, Renmin weisheng chubanshe, Beijing 1959.

3) *Mojing*, der »Pulsklassiker«. Ein vermutlich um 300 von Wang Shuhe kompiliertes klinisches Handbuch, das sich, anknüpfend an die Systematik des »Inneren Klassikers«, mit der allgemeinen Pathologie und Pathognomik befaßt und dabei einen ersten Überblick über die Pulsikonographie gibt. (Diese Pulsikonographie ist – wie alle frühen Erkenntnisse der traditionellen chinesischen Medizin – erst im Laufe der Jahrhunderte zu der heute gegebenen Reife gelangt. Deshalb kann das *Mojing* nicht – wie manchmal irrigerweise unterstellt – als Grundlage oder Richtschnur einer modernen Pulsdiagnose genommen werden.

Dieses Werk wurde durch Hübotter ins Deutsche übersetzt: *Die chinesische Medizin im XX. Jahrhundert und ihr historischer Werdegang* auf den SS. 239–272.

4) Das *Zhenjiu jiayijing*, der »Systematische Aku-Moxi-Klassiker«, im 3. Jahrhundert von dem taoistischen Literaten Huangfu Mi

kompilierte Zusammenstellung aller ihm erreichbaren klassischen, auf das *Neijing* zurückgehenden Aussagen über die Theorie der Leitbahnlehre (Sinarteriologie) und ihre praktische Anwendung in Akupunktur und Moxibustion.

Auch dieses Werk wurde neuerdings in die moderne chinesische Hochsprache übertragen: *Zhenjiu jiayijing jiaoshi,* Renmin weisheng chubanshe, Beijing 1979.

5) *Zhubing yuanhoulun,* »Über den Ursprung und die Symptomatik aller Krankheiten« – ein auf kaiserliches Geheiß im Jahre 610 unter der Leitung von Yuanfang kompiliertes enzyklopädisches Werk, in dem alles damals erreichbare Wissen über die bedingenden Faktoren und die Symptomatik von Krankheit zusammengestellt worden war. – Zahlreiche Ausgaben.

6) *Qianjinfang, Qiangjin yifang* »Rezepte tausend Taler wert« und »Ergänzende Rezepte tausend Taler wert« – die umfassendste Sammlung ärztlicher Ratschläge, die je von einem einzelnen Autor zusammengestellt worden ist, von dem Taoisten Sun Simo. – Verschiedene Ausgaben.

7) *Waitai biyao* »Esoterische Wichtigkeiten von der Äußeren Terrasse«, eine von Wang Tao im 8. Jahrhundert zusammengestellte Sammlung klinischer Erfahrungen überwiegend taoistischen Ursprungs, die an die im *Zhubing yuanhoulun* gegebene Typologie anknüpft. – Verschiedene Ausgaben.

8) *Bencaojing (Shennung Bencaojing)* – die früheste Sammlung pharmakognostischen, pharmazeutischen, pharmakologischen Wissens, anonym vermutlich um die Zeitenwende erstmals zusammengestellt, und damals dem Kulturheroen Shennung zugeschrieben. Der heutige Text ist eine teilweise Rekonstruktion späterer Zeit, vor allem des 12. und 13. Jahrhunderts auf Grund damals erreichbarer Texte. – Verschiedene Ausgaben.

9) *Bencao gangmu* »Systematische Pharmakopöe«, von Li Shizhen (1518–1593) in jahrzehntelanger Arbeit zusammengetragene

Sammlung des damals erreichbaren pharmakognostischen, pharmakologischen Wissens. Die Sammlung ist von größtem medizinhistorischem Interesse und heute noch immer eine Quelle auch klinischer Anregungen. – Verschiedene Ausgaben.

10) *Nanjing* (»Klassiker der Einwände« [oder »der schwierigen Fälle«]) – Ein mit größter Wahrscheinlichkeit um die Zeitenwende kompilierter Text, der die Tradition des »Inneren Klassiker« (*Neijing*) ergänzt und als nahezu einziges wichtiges Werk auch »anatomische « Daten enthält. Auch dieser Text wurde neuerdings in die moderne Hochsprache übersetzt: *Nanjing yishi,* Shanghai kexue jishu chubanshe bzw. Academy Press in Hongkong, 1975

B

Acupuncture Anaesthesia, Peking 1972

An Outline of Chinese Acupuncture, Peking 1975

Bachmann, Gerhard: *Die Akupunktur – eine Ordnungstherapie,* zwei Bände, 2. Auflage, Heidelberg 1976

Burchett, Wilfred/Alley, Rewy: *China – Das neue Leben,* Berlin 1975

Creating a New Chinese Medicine and Pharmacology, Peking 1977

Fu Wei-kang: *The Story of Chinese Acupuncture and Moxibustion,* Peking 1975

Granet, Marcel: *Das Chinesische Denken* (deutsche Übersetzung von Manfred Porkert), München 1963

Hartner, Willy: »Heilkunde im alten China«, in: Sinica, Frankfurt/Main 1941 und 1942

Horn, Joshua S.: *Arzt in China,* Reinbek bei Hamburg 1975

Hübotter, Franz: *Die chinesische Medizin,* Leipzig 1929

ders.: »Berühmte chinesische Ärzte« in: Archiv für Geschichte der Medizin, Siebenter Band, Leipzig 1914

ders.: »Zwei berühmte chinesische Ärzte des Altertums; Chouen Yu-J und Hoa T'ouo« in: Mitteil. der Deutschen Gesellschaft für Natur und Völkerkunde Ostasiens, Band XXI, Teil A, Tokyo 1926

Jores, Arthur: *Die Medizin in der Krise unserer Zeit*, Bern/Stuttgart, 1961

Kuhn, Thomas S.: *Die Struktur wissenschaftlicher Revolutionen*, Frankfurt/Main 1973

Kleinmann, Arthur/Kunstadter, Peter/Alexander, E. Russell/Gale, James L.: *Medicine in Chinese Cultures: Comparative Studies of Health Care in Chinese and Other Societies*, Washington, DC. 1974

Leslie, Charles (Ed.): *Asian Medical Systems: A Comparative Study*, Berkeley/Los Angeles/London 1976

Manaka, Yoshio/Urquhart Ian A.: *The Layman's Guide to Acupuncture*, New York/Tokio 1972

Mayr, Ernst: *Grundlage der zoologischen Systematik*, Hamburg/Berlin 1975

Meyer-Steineg, Th./Sudhoff, K.: *Illustrierte Geschichte der Medizin*, Stuttgart 1965

Noelle-Neumann, Elisabeth (Hg.): *Allensbacher Jahrbuch der Demoskopie 1976*, Wien/München/Zürich 1976

Nussbaum, Heinrich (Hg.): *Die verordnete Krankheit*, Frankfurt/Main 1976

Otsuka, Keisetsu: *Kanpo, Geschichte, Theorie und Praxis der Chinesisch-Japanischen Traditionellen Medizin*, Tokyo 1976

Rothschuh, Karl E. (Hg.): *Was ist Krankheit?*, Darmstadt 1975

Scaling Peaks in Medical Science, Peking 1972

Schaefer, Hans: *Die Medizin heute*, München 1963

Stegmüller, Wolfgang: *Hauptströmungen der Gegenwartsphilosophie*, Band II, Stuttgart 1979

ders.: *Theorie und Erfahrung*, Berlin/Heidelberg/New York 1973

Tartarinoff, A.: »Die Chinesische Medizin«, in »Arbeiten der Kaiserlich Russischen Gesandtschaft zu Peking über China«, Zweiter Band, Berlin 1858

Whorf, Benjamin Lee: *Sprache, Denken, Wirklichkeit*, Reinbek bei Hamburg 1963

Wilhelm, Richard: *Das Geheimnis der Goldenen Blüte*, Zürich 1928 (zweite Auflage: Zürich 1948)

Zapf, Wolfgang (Hg.): *Lebensbedingungen in der Bundesrepu-*

blik, Sozialer Wandel und Wohlfahrtsentwicklung, Frankfurt-Main/New York 1977

C

Werke von Manfred Porkert

1. Bücher

Die theoretischen Grundlagen der chinesischen Medizin, Wiesbaden 1973, Englische Ausgabe: *The Theoretical Foundations of Chinese Medicine,* Cambridge, Mass. 1974; 2. Auflage 1978

Lehrbuch der chinesischen Diagnostik, Heidelberg 1976, Englische Ausgabe: *The Essentials of Chinese Diagnostics,* AMS Monographs, im Druck

Klinische Chinesische Pharmakologie, Heidelberg 1978

2. Aufsätze

Die Heilung von Magen- und Darmgeschwüren durch ch'i-Übungen, in: Basler Nachrichten, 16./17. 12. 1960

Chinas Medizin heute, in: Handelsblatt, 21./22. 10. 1960

Das neue Lehrbuch der chinesischen Medizin, in: Handelsblatt, 11./12. 11. 1960

Hua T'uo – ein chinesischer Chirurg im 2. Jahrhundert unserer Zeitrechnung, in: Die Großen der Welt, Zürich 1971

Die elementaren Fragen im Inneren Klassiker des Gelben Fürsten (Huang-ti Nei-ching Su-wen) – Über den ältesten Klassiker der chinesischen Medizin, in: Basler Nachrichten, 24. 5. 1963

The Intellectual and Social Impulses Behind the Evolution of Chinese Medicine, in: Wenner Gren Symposium No. 53 Proceedings, 1971

Die Akupunktur und der Schmerz, in: TR-Verlagsunion, München 1974

On the Dilemma of Present-Day Interpretations of Chinese Medicine and on the Ways to Overcome this Dilemma, in: National Institutes of Health Conference Proceedings 1974

Die andere, die chinesische Medizin, in: Süddeutsche Zeitung, 15./16. 7. 1974 und in Münchener Ärztliche Anzeigen Nr. 17/1975

Die energetische Terminologie in den chinesischen Medizinklassikern, in: Sinologica 2/1965

Die historischen und methodischen Bedingungen der chinesischen Medizin, in: München 1975

Der wissenschaftliche Ort der Akupunktur, in: Münchener Medizinische Wochenschrift, 2. 4. 1976

Die sachlichen Prämissen für eine wissenschaftliche Diskussion der Akupunktur, in: Deutsches Ärzteblatt, 29. 4. 1976

Die verschiedenen Fassungen der »Allgemeinen Darstellung der chinesischen Medizin« *(Chung-I-hsüeh Kai-lun)* als Beispiel für den Wandel des wissenschaftlichen Verständnisses der traditionellen Medizin in der Volksrepublik China in: Festschrift für Herbert Franke, Wiesbaden

Die Aussprache der chinesischen Worte und die in diesem Buch verwendete Umschrift

Wegen der im Chinesischen geringen Zahl von Lautbildern (Phonemen) und dem daraus sich ergebenden häufigen Vorkommen gleichklingender Worte bzw. Wortverbindungen (Homonyme) mit ganz unterschiedlichen Bedeutungen muß das Chinesische wie von alters her auch heute noch mit einer Zeichenschrift geschrieben werden, die Hinweise auf den Sinn der Begriffe gibt. Nachdem bei keinem westlichen Volk die Kenntnis dieser Zeichenschrift vorausgesetzt werden kann, müssen unübersetzte chinesische Begriffe, vor allem aber auch Personen- und Ortsnamen unter Verwendung des westlichen Alphabets lautlich umschrieben – »transkribiert« – werden. Nun sind mindestens seit dem 17. Jahrhundert, ausgedehnt aber seit dem 19., unterschiedliche Transkriptionssysteme im Westen angewandt worden, je nach den phonetischen Wertigkeiten, die in der Muttersprache des Anwenders den lateinischen Buchstaben zugeschrieben wird. Auch die Chinesen selbst haben im 20. Jahrhundert zu pädagogischen, didaktischen und wissenschaftlichen Zwecken wenigstens 3 Transkriptionssysteme entwikkelt, davon zwei unter Verwendung des lateinischen Alphabets. Es ist unvermeidlich, daß die konkurrierende Anwendung der unterschiedlichen Transkriptionen für ein und dasselbe chinesische Wort für alle Außenstehenden eine nie versiegende Quelle der Verwirrung darstellt. Trotzdem wird jeder umsichtige Wissenschaftler und Autor sich bemühen, in seinen Chinabüchern jeweils das System anzuwenden, das die denkbar weiteste Verbreitung hat. Dies erklärt, warum wir im vorliegenden Werk erstmals auch in einem Buch die sogenannte *pinyin*-Umschrift anwenden: Sie wurde zwar bereits 1958 für die genannten Sonderzwecke in der Volksrepublik als die alleinverbindliche verkündet, hat sich jedoch in der internationalen Chinawissenschaft nur sehr langsam und auch heute noch nicht vollständig durchgesetzt. Andererseits haben jedoch vor wenigen Jahren sowohl der Weltpostverein als auch alle internationalen Presseagenturen die Schreibung aller chinesischen Namen konsequent auf das *pinyin*-System umgestellt, so daß heute, zumal in einem Sachbuch, kein überzeugender Grund besteht, es weiterhin zu meiden. Das zuvor nicht nur in angelsächsischen Ländern am weitesten verbreitete System war das sogenannte Wade-Giles-System, das heute noch von einem Teil der angelsächsischen Sinologie beibehalten wird und auch in unseren, vor 1981 erschienenen Büchern Verwendung fand.

Um dem Leser zumindest in groben Zügen eine Orientierung in der vorhandenen Literatur und eine annähernd richtige Aussprache zu ermöglichen, seien hier die Besonderheiten sowohl des Wade-Giles-Systems als auch des *pinyin*-Systems – und mithin die wichtigsten Unterschiede zwischen beiden – mitgeteilt.

Das Wade-Giles-System

Die phonetische Wertigkeit der lateinischen Buchstaben im Wade-Giles-System gründet auf drei Faustregeln:

1. Konsonanten, auch Konsonantenverbindungen, etwa *ch*, wie im Englischen;

2. Vokale wie im Italienischen oder Deutschen, wobei in letzterem Bezugssystem die Doppelvokale getrennt zu artikulieren sind, also *ei* nicht wie *ae*, sondern wie e-i. Ausnahme: *j* wie im Französischen: *jour*.

3. Die Aspiration wird im Wade-Giles-System grundsätzlich durch ' angezeigt. Deshalb ist *p'ing* wie deutsch *ping*, *ping* hingegen wie deutsch *bing* zu sprechen.

Weitere Beispiele: *chung* wie deutsch *dschung*, *ch'ung* wie deutsch *tschung*, *p'ang* wie deutsch *bang*, *tao* wie deutsch *dao*, *t'ao* wie deutsch *tao* usw.

Ein in vielen europäischen Sprachen mit Ausnahme des Russischen fehlender Vokal, nämlich ein ziemlich klangarmes i, wird im Wade-Giles-System mit *ih* transkribiert: *jih*, *shih* bzw. nach einem stimmlosen s, wie u: *szu*.

Das Pinyin-System

Es knüpft in seinem Aufbau an vorhandene europäische Transkriptionssysteme, vor allem aber an ein in China im 20. Jahrhundert für wissenschaftliche Zwecke eingeführtes Silbenalphabet an, woraus sich für die chinesischen Wissenschaftler etwas größere Klarheit, für alle ausländischen Laien hingegen einige weitere zu beachtende Regeln ergeben, nämlich

1. die Mehrzahl der Konsonanten wird wie im Italienischen ausgesprochen – mit folgenden Ausnahmen:

c wie deutsch *ts*

ch wie deutsch *tsch*, *sh* wie deutsch *sch*, *zh* wie ein weiches englisches *j*, annähernd ähnlich dem deutschen *dsch*,

j wie im deutschen *dj* (z. B. *ji* = *dji*)

q wie im deutschen etwa *tji*.

Der Gebrauch der Vokale und Doppelvokale bietet deshalb für die internationalen Leser Schwierigkeiten, weil die Umlaute im *pinyin*-System nicht mehr gekennzeichnet werden. Während also einzelstehende Vokale und einige Doppelvokale wie im Italienischen klingen, sind folgende Besonderheiten zu beachten:

1. Die Lautverbindung *yan* bzw., nach vorangehendem Konsonant *ian*, ist *iän* bzw. *yän* zu lesen (im Wade-Giles-System stand hierfür *-ien* oder *yen*)

Beispiele: *qian* (Wade-Giles: *ch'ien*), deutsche ungefähre Aussprache: *tjiän.*

mian, Wade-Giles: *mien*, deutsche ungefähre Aussprache: *mijän.*

lian, Wade-Giles: *lien*, deutsche ungefähre Aussprache: *lijän.*

Der Buchstabe *i* wird im allgemeinen wie ›i‹ im Italienischen oder Deutschen gesprochen;

Ausnahmen nach c, sh, r, wo mit diesem Buchstaben ein stimmloses i (Wade-Giles *-ih*), ähnlich dem russischen ausgedrückt wird.

Der Buchstabe *r* entspricht ausnahmslos immer einem weichen Zischlaut, ähnlich dem *j* im Französischen.

Der Klang des *o* ist in manchen Silben offener, z. B. Wade-Giles *feng*, in manchen dem *u* nahe: *zhong* = Wade-Giles: *chung*, deutsche ungefähre Aussprache: *dschung*, bald deutet es auf offeneres (lö, dö) bald auf ein tiefes (luo) *o*.

Das *e* steht grundsätzlich für ein offenes o: *re* = ungefähr französisch *jeu*, oder *de* mit einer ungefähren deutschen Aussprache *dö* usw.

Schließlich ist noch zu bemerken, daß, während im Wade-Giles-System sinngemäß zusammengehörende Einsilber mit einem Bindestrich untereinander verbunden wurden, diese im *pinyin*-System als eine Wortverbindung, als ein einziges Wort geschrieben werden. Aus der Notwendigkeit einer solchen Entscheidung ergeben sich aber gerade bei den in der Regel nicht in westlicher Linguistik geschulten Chinesen endlose Zweifelsfälle und daraus Varianten der Wortverbindung oder Worttrennung.

HINWEIS AUF DIE SMS:

Die SOCIETAS MEDICINAE SINENSIS, Internationale Gesellschaft für chinesische Medizin e. V., ist ein gemeinnütziger wissenschaftlicher Verein, der sich die zeitgemäße Erforschung, weltweite Verbreitung und praktische Anwendung der chinesischen Medizin zur Aufgabe gemacht hat. Die SMS führt Einzelpersonen als ordentliche, freie oder fördernde Mitglieder, juristische Personen als korporative oder fördernde Mitglieder. Die freie Mitgliedschaft ist an keine spezielle Vorbedingung geknüpft, die ordentliche Mitgliedschaft setzt vor allem eine wissenschaftliche Qualifikation, nicht hingegen die Zugehörigkeit zu einer bestimmten Berufsgruppe voraus.

Die SMS hat derzeit Mitglieder in Westeuropa, Nordamerika und China. Ihre Zeitschrift, die ACTA MEDICINAE SINENSIS, bringt regelmäßig auch Beiträge von chinesischen Autoren.

Anschrift: SOCIETAS MEDICINAE SINENSIS, Sophie-Stehle-Straße 5, 8000 München 19

PERSONEN- UND SACHREGISTER

Das Register enthält alle im Buch vorkommenden Personennamen und Sachbegriffe. Die Personennamen sind durch fette Schrift gekennzeichnet, lateinische und chinesische Wörter durch kursive Schrift.